MANUAL FOTOGRÁFICO de
Testes Ortopédicos e Neurológicos

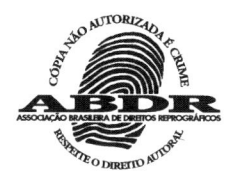

C577m Cipriano, Joseph J.
　　　　Manual fotográfico de testes ortopédicos e neurológicos / Joseph J.
　　　　Cipriano ; tradução: Jacques Vissoky ; revisão técnica: Silviane Vezzani. –
　　　　5. ed. – Porto Alegre : Artmed, 2012.
　　　　565 p. : il. ; 25 cm.

　　　　ISBN 978-85-363-2793-8

　　　　1. Fisioterapia – Testes e registros fotográficos. 2. Testes ortopédicos.
　　　　3. Testes neurológicos. I. Título.

　　　　　　　　　　　　　　　　　　　　　　　　　　　　　CDU 615.8-71(035)

Catalogação na publicação: Ana Paula M. Magnus – CRB 10/2052

MANUAL FOTOGRÁFICO de Testes Ortopédicos e Neurológicos

5ª edição

Joseph J. Cipriano
Doutor em Quiropraxia pela Escola de Quiropraxia
no Life Chiropractic College, em Marietta.

Tradução:
Jacques Vissoky

Consultoria, supervisão e revisão técnica desta edição:
Silviane Vezzani
*Fisioterapeuta pelo Centro Universitário Metodista – IPA.
Especialista em Ciência do Movimento pela
Universidade Federal do Rio Grande do Sul (UFRGS).
Fisioterapeuta Esportiva pela SONAFE, com formação
em Terapia e Estabilização Central.*

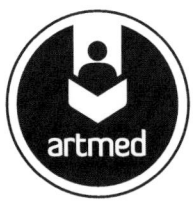

2012

Obra originalmente publicada sob o título Photographic Manual of
Regional Orthopaedic and Neurological Tests, 5th Edition
ISBN 9781605475950

© 2010 by LIPPINCOTT WILLIAMS & WILKINS, a WOLTERS KLUWER business

Published by arrangement with Lippincott Williams & Wilkins/Wolters Kluwer Health Inc.,USA

Lippincott Williams & Wilkins/Wolters Kluwer Health did not participate in the translation of this title.

Indicações, reações colaterais e programação de dosagens estão precisas nesta obra, mas poderão sofrer mudanças com o tempo. Recomenda-se ao leitor sempre consultar a bula da medicação antes de sua administração. Os autores e editoras não se responsabilizam por erros ou omissões, ou quaisquer consequências advindas da aplicação de informação contida nesta obra.

Capa sobre arte original
VS Digital

Preparação do original
Márcio Christian Friedl

Leitura final
Ana Claudia Regert Nunes

Editora responsável por esta obra
Dieimi Deitos

Coordenadora editorial
Cláudia Bittencourt

Gerente editorial
Letícia Bispo de Lima

Projeto e editoração
Armazém Digital® Editoração Eletrônica – Roberto Carlos Moreira Vieira

Reservados todos os direitos de publicação, em língua portuguesa, à
ARTMED EDITORA LTDA., divisão do GRUPO A EDUCAÇÃO S.A.
Av. Jerônimo de Ornelas, 670 – Santana
90040-340 – Porto Alegre – RS
Fone: (51) 3027-7000 Fax: (51) 3027-7070

É proibida a duplicação ou reprodução deste volume, no todo ou em parte, sob quaisquer formas ou por quaisquer meios (eletrônico, mecânico, gravação, fotocópia, distribuição na *Web* e outros), sem permissão expressa da Editora.

SÃO PAULO
Av. Embaixador Macedo Soares, 10.735 – Pavilhão 5
Cond. Espace Center – Vila Anastácio
05095-035 – São Paulo – SP
Fone: (11) 3665-1100 Fax: (11) 3667-1333

SAC 0800 703-3444 – www.grupoa.com.br

IMPRESSO NO BRASIL
PRINTED IN BRAZIL

Para
Jenny e Sofia, minhas amadas esposa e filha
Maria, minha mãe, que me estimulou, e em memória de Vincent,
meu Pai, que me deu a coragem para seguir os meus sonhos.
Sem o seu amor, encorajamento, compaixão e coragem,
este livro não existiria.

AGRADECIMENTOS

Agradeço às seguintes pessoas por suas contribuições a este livro:

J. Randazzo, D.C., Mark E. White, D.C., e Warren T. Jahn, D.C., F.A.C.O., Chris Williams, D.C. – a sua revisão técnica dos originais e as sugestões foram muito importantes.

Mark DelSantro, Steve Hite, Dr. L.F. Jernigan, Michelle Larson e Mark Lozier – seu talento é evidente nas fotografias que reforçam o conteúdo apresentado neste livro.

Anthony Conticelli, John Michie, Barry Silverstein, Joseph Castellana, Mark E. White, Lucas Wells, Raymond Blong, Benjamin Michael e Deneane Richburg – sou grato por seu tempo e profissionalismo como modelos.

Lydia V. Kibiuk – sua arte apurada e as 20 ilustrações publicados neste livro reforçam a compreensão dos leitores sobre a anatomia ao longo dos capítulos.

Steven P. Weiniger, D.C. – sua experiência e seu profissionalismo ficam evidentes em seu capítulo sobre avaliação postural.

PREFÁCIO

Este livro é a 5ª edição de um projeto que teve início em 1983. Depois do treinamento profissional, meu interesse voltou-se para o exame físico ortopédico e neurológico. Em minha pesquisa, descobri que, com o passar do tempo, muitas das descrições de testes eram alteradas, e que essas descrições alteradas estavam sendo ensinadas aos alunos. Isso se tornou evidente após a publicação de cada uma das edições anteriores deste livro, pois recebia correspondência de instrutores, alunos e profissionais apontando algumas inconsistências na descrição de certos testes em relação à de outros autores. Como se pode ver, essa situação acaba levando a erro de interpretação dos procedimentos de exame físico, o que, se interpretados incorretamente, por sua vez, acaba levando a erro diagnóstico. Esses são alguns dos problemas quando os testes de exame físico não são padronizados.

Esforcei-me ao máximo para buscar a literatura e tentar encontrar a descrição original de cada teste. A descrição original mais antiga de um dos testes deste livro é de 1864. Trata-se do teste de Lasègue, que alguns autores compararam ao clássico teste de levantamento da perna reta. Com o passar do tempo, a descrição foi alterada, e alguns autores erroneamente os têm descrito como se fossem sinônimos.

Nesta edição, mudei a escala de sensibilidade/confiabilidade para evidenciar as novas pesquisas, e escolhi a Escala Funcional da Melhor Prática (Best Practice Utility Scale, BPUS).

Além disso, foram incluídos vídeos *online* (com legenda em português). Quando apresentei este projeto, originalmente quis mostrar em vídeo todos os testes deste livro, de forma que o leitor pudesse ver cada teste sendo executado, mas isso seria muito redundante. Então, decidi que uma abordagem melhor seria executar um exame de rastreamento completo para cada região, o que forneceria uma base para a escolha do teste em um exame típico de determinada região. Além disso, ao longo dos capítulos, indico com este ícone todos os testes que podem ser vistos nos vídeos *online*.

Espero que esta edição seja uma ferramenta valiosa para potencializar suas habilidades no exame físico, o que, em última instância, reforçará o bem-estar de seus pacientes.

Joseph J. Cipriano, D.C.

SUMÁRIO

Introdução à validade e à confiabilidade baseadas em evidência dos procedimentos de exame físico 15

1 Protocolo de avaliação clínica 19
    História do paciente 20
    Observação e inspeção 22
    Palpação 23
    Avaliação da amplitude de movimento 25
    Testes físicos, ortopédicos e neurológicos especiais 28
    Imagens diagnósticas e outros testes estruturais especializados ...30
    Teste funcional 33
    Resumo 34
    Referências gerais 35

2 Avaliação postural 36
    Por que a postura é importante 36
    Alterações posturais estruturais *versus* adaptativas: somatotipos, lesão e hábitos ...37
    Avaliação da postura: métodos e observações 39
    Tipos de postura 46
    Síndromes posturais 46
    Outras distorções, adaptações e patologias posturais 49
    Referências 63
    Referências gerais 63

3 Testes ortopédicos cervicais 64
    Palpação cervical 66
    Amplitude de movimento cervical 73
    Teste muscular isométrico cervical resistido 78
    Avaliação da circulação vertebrobasilar 82
    Comprometimento da artéria subclávia 94
    Diagnóstico diferencial: distensão *versus* entorse 96
    Fraturas cervicais 99
    Instabilidade cervical 103
    Lesões expansivas 107
    Compressão e irritação neurológica cervical 109
    Referências 118
    Referências gerais 119

4 Lesões das raízes nervosas cervicais ... 120
- C5 ... 124
- C6 ... 126
- C7 ... 128
- C8 ... 130
- T1 ... 132
- Referências gerais ... 133

5 Testes ortopédicos do ombro ... 134
- Palpação do ombro ... 136
- Amplitude de movimento do ombro ... 145
- Síndrome do impacto (supraespinal) ... 151
- Tendinite (bicipital) ... 154
- Bursite ... 159
- Instabilidade glenoumeral anterior ... 162
- Instabilidade glenoumeral posterior ... 169
- Instabilidade multidirecional do ombro ... 173
- Rupturas labrais (lesões tipo SLAP) ... 176
- Instabilidade do manguito rotador ... 180
- Instabilidade do tendão do bíceps ... 182
- Síndrome do desfiladeiro torácico ... 188
- Irritação do plexo braquial ... 196
- Referências ... 199
- Referências gerais ... 200

6 Testes ortopédicos do cotovelo ... 201
- Palpação do cotovelo ... 203
- Amplitude de movimento do cotovelo ... 211
- Epicondilite lateral (cotovelo do tenista) ... 214
- Epicondilite medial (cotovelo do golfista) ... 218
- Instabilidade ligamentar ... 219
- Síndromes compressivas e neuropatias ... 223
- Referências ... 229
- Referências gerais ... 229

7 Testes ortopédicos do punho ... 230
- Palpação do punho ... 232
- Síndrome do túnel do carpo ... 242
- Síndrome do túnel ulnar ... 248
- Tenossinovite estenosante ... 249
- Instabilidade carpal ... 250
- Referências ... 253
- Referências gerais ... 253

8 Testes ortopédicos da mão ... 254
- Palpação da mão ... 254
- Instabilidade articular ... 259
- Testes da cápsula articular ... 261
- Instabilidade do tendão ... 264
- Referências ... 267
- Referências gerais ... 267

9 Testes ortopédicos do tórax 268
Palpação 270
Amplitude de movimento do tórax 278
Rastreamento de escoliose e cifose 281
Fraturas torácicas 284
Lesões de raízes nervosas 286
Anquilose da articulação costovertebral 289
Referências 291
Referências gerais 291

10 Testes ortopédicos lombares 292
Palpação 294
Amplitude de movimento lombar 301
Testes de disfunção articular 304
Fraturas lombares 308
Testes de compressão e irritação das raízes nervosas lombares e do nervo isquiático 309
Lesões expansivas 331
Diagnóstico diferencial: envolvimento lombar *versus* sacroilíaco 334
Referências 338
Referências gerais 339

11 Lesões de raízes nervosas lombares 340
T12, L1, L2, L3 340
L2, L3, L4 347
L4 349
L5 351
S1 355
Referências gerais 357

12 Testes ortopédicos sacroilíacos 358
Palpação 360
Entorse sacroilíaco 362
Síndrome do piriforme 368
Lesões gerais da articulação sacroilíaca 371
Referências 375
Referências gerais 375

13 Testes ortopédicos da articulação do quadril 376
Palpação 378
Amplitude de movimento do quadril 384
Displasia congênita do quadril 390
Fraturas do quadril 393
Testes de contratura do quadril 395
Lesões gerais da articulação do quadril 400
Referências 404
Referências gerais 404

14 Testes ortopédicos do joelho 405
Palpação 407
Amplitude de movimento do joelho 419
Instabilidade meniscal 421

Testes para pregas sinoviais 433
Instabilidade ligamentar 436
Disfunção patelofemoral 446
Derrame articular no joelho... 451
Referências 453
Referências gerais... 453

15 Testes ortopédicos do tornozelo 455
Palpação.. 457
Amplitude de movimento do tornozelo 468
Instabilidade ligamentar 472
Síndrome do túnel do tarso.. 477
Ruptura do tendão do calcâneo 479
Referências 482
Referências gerais... 482

16 Miscelâneos de testes ortopédicos 483
Insuficiência arterial periférica 483
Trombose venosa profunda 486
Avaliação da amplificação somatossensorial 487
Irritação e inflamação das meninges 496
Medidas das pernas.. 499
Referências 500
Referências gerais... 501

17 Nervos cranianos 502
Nervo olfatório (I) 503
Nervo óptico (II) 504
Exame oftalmoscópico... 507
Nervos oculomotor, troclear e abducente (III, IV, VI) 509
Nervo trigêmeo (V) 512
Nervo facial (VII)... 515
Nervo auditivo (VIII) 518
Nervos glossofaríngeo e vago (IX, X) 524
Nervo espinal acessório (XI) 527
Nervo hipoglosso (XII) 528
Referências gerais... 529

18 Reflexos.. 530
Reflexos patológicos da extremidade superior 530
Reflexos patológicos da extremidade inferior 535
Reflexos cutâneos superficiais 540
Referências gerais... 542

19 Testes da função cerebelar 543
Extremidade superior 543
Extremidade inferior 548
Referências gerais... 551

Índice **553**

INTRODUÇÃO À VALIDADE E À CONFIABILIDADE BASEADAS EM EVIDÊNCIA DOS PROCEDIMENTOS DE EXAME FÍSICO

Os procedimentos do exame físico ortopédico e neurológico são uma parte integral do exame clínico. As queixas musculoesqueléticas e neurológicas são problemas comuns, frequentemente vistas em muitos consultórios médicos. Os procedimentos completos de anamnese e de exame físico são a base de qualquer avaliação musculoesquelética e neurológica. As modalidades avançadas de imagens também fazem parte integral do processo de avaliação. Devido à preferência das imagens avançadas como a imagem por ressonância magnética (IRM), os procedimentos de exame físico têm sido menos favorecidos em pesquisa do que os testes diagnósticos avançados. Se mais pesquisas fossem conduzidas sobre os procedimentos de exame clínico, muitas das provas diagnósticas atuais poderiam se tornar desnecessárias.

Devido a essa falta de pesquisa, a validade e a confiabilidade de muitos testes ortopédicos e neurológicos comuns não estão documentadas. A literatura é cheia de descrições de vários testes, mas pouco existe para guiar na orientação da validade e da confiabilidade da maioria dos procedimentos de teste. Quando há literatura sobre a validade e a confiabilidade dos testes comuns, os resultados variam muito de estudo para estudo.[1] Infelizmente, não há um padrão ouro verdadeiro para avaliar os procedimentos de exame físico. Dito isso, tais procedimentos não devem ser desvalorizados, mas mais pesquisas são necessárias para entender melhor cada teste e, em última instância, contribuir para uma padronização dos procedimentos de exame físico.

ACURÁCIA DIAGNÓSTICA

A pesquisa disponível e que aborda a acurácia diagnóstica dos procedimentos de exame físico deve ser bem projetada e de alta qualidade. A qualidade dos estudos sobre os procedimentos de exame físico é muito variável. A comunidade científica tem produzido algumas ferramentas para ajudar na crítica e na qualidade das publicações sobre a pesquisa de procedimentos de exame físico.[2,3,4] Um dos métodos usados foi criado por Whiting et al.,[5] chamado de avaliação da qualidade dos estudos de acurácia diagnóstica (QUADAS, em inglês) (Tab. 1). O método foi desenvolvido para avaliar a qualidade dos estudos de pesquisa envolvendo a acurácia diagnóstica. O QUADAS envolve a pontuação de 14 componentes de estudos individuais. Cada passo é pontuado com um "sim", "não" ou "incerto". Um escore de sete ou mais com respostas "sim" indica um estudo de alta qualidade; aqueles escores abaixo de 7 indicam estudos de baixa qualidade. A ferramenta QUADAS oferece um formato no qual o leitor pode veri-

TABELA 1 **Ferramenta para avaliação da qualidade dos estudos de acurácia diagnóstica (QUADAS)**

1. O espectro dos pacientes foi representativo dos pacientes que receberão o teste na rotina?
   S   N   INCERTO
2. Os critérios de seleção foram claramente descritos?
   S   N   INCERTO
3. O padrão de referência provavelmente classifica a condição direcionada corretamente?
   S   N   INCERTO
4. O período entre a aplicação do padrão-ouro e o teste em avaliação foi curto o suficiente para que se tenha razoável segurança de que não houve mudanças na situação entre os dois testes?
   S   N   INCERTO
5. A amostra total ou uma seleção randomizada da amostra recebeu verificação do diagnóstico pelo padrão-ouro?
   S   N   INCERTO
6. Os pacientes receberam o mesmo teste como padrão-ouro, independentemente do resultado obtido pelo teste em avaliação?
   S   N   INCERTO
7. O teste padrão-ouro era independente do teste em avaliação (ou seja, o teste em avaliação não constituiria parte do padrão-ouro)?
   S   N   INCERTO
8. A execução do teste em avaliação foi descrita com suficientes detalhes, permitindo a sua reprodução?
   S   N   INCERTO
9. A execução do teste padrão-ouro foi descrita com suficientes detalhes, permitindo a sua reprodução?
   S   N   INCERTO
10. Os resultados do teste em avaliação foram interpretados sem o conhecimento dos resultados do teste padrão-ouro?
    S   N   INCERTO
11. Os resultados do teste padrão-ouro foram interpretados sem o conhecimento dos resultados do teste em avaliação?
    S   N   INCERTO
12. Os dados clínicos disponíveis para o laboratório foram os mesmos que são usados na prática rotineira?
    S   N   INCERTO
13. Os resultados indefinidos ou intermediários dos testes foram relatados?
    S   N   INCERTO
14. As perdas do estudo foram explicadas?
    S   N   INCERTO

Uma vez que a qualidade de estudo seja avaliada com base nos critérios como QUADAS, podemos então considerar a validade, a confiabilidade, a especificidade e a sensibilidade.

ficar a validade dos estudos que tentam avaliar os procedimentos de teste do diagnóstico físico.

VALIDADE

A validade dos procedimentos do exame físico é avaliada de duas formas. Primeiro, é a validade interna do teste ou do procedimento. Isso incluiria as conclusões a partir dos dados das pesquisas, obtidos de um estudo que represente e valide corretamente a pergunta clínica que está sendo pesquisada.

A validade externa fica fora do contexto de pesquisa e situa-se no contexto clínico, baseada na rotina clínica do mundo real. As conclusões do estudo podem ser transferidas para o contexto clínico e os desfechos são os mesmos? Muitos fatores, como os erros no delineamento do estudo, a pesquisa demasiadamente simplificada, os erros de medida, as características clínicas e demográficas da população em estudo podem influenciar a acurácia e a validade, tanto interna quanto externa.

CONFIABILIDADE

A confiabilidade é o conceito da reprodutibilidade. Os resultados do estudo podem ser replicados e reproduzem de forma consistente a mesma conclusão encontrada no estudo? A precisão, que é parte do fator de confiabilidade, é a uniformidade e a consistência dos dados, e é afetada pelo erro aleatório. Se o erro aleatório no estudo for alto, então a precisão do estudo é baixa.

A confiabilidade deve levar em consideração a reprodutibilidade intra e interobservador. A reprodutibilidade intraobservador requer que medidas repetidas sejam reproduzíveis por um único observador. A reprodutibilidade interobservador requer que medidas repetidas do mesmo evento sejam reproduzidas por observadores em separado.

Depois de determinar a validade e a confiabilidade, o próximo passo é averiguar a sensibilidade e a especificidade do procedimento.

SENSIBILIDADE E ESPECIFICIDADE

A sensibilidade e a especificidade são determinadas pelos dados que incluem os positivos verdadeiros, os negativos verdadeiros, os falso-positivos e os falso-negativos.

a) Um positivo verdadeiro indica que o teste ou o procedimento é positivo e que o paciente realmente tem a patologia que a manobra tenta revelar.
b) Um falso-positivo indica que o teste ou o procedimento é positivo e que o paciente não tem a patologia que a manobra tenta revelar.
c) Um falso-negativo indica que o teste ou o procedimento é negativo e que o paciente tem a patologia.
d) Um negativo verdadeiro indica que o teste ou o procedimento é negativo, e o paciente não apresenta a patologia.

A sensibilidade indica a capacidade do teste em identificar lesão ou doença. Para o teste ser altamente sensível à presença de lesão ou doença, um teste positivo teria um desfecho que inclua um positivo verdadeiro (a) e um falso-negativo (c).

$$\text{Sensibilidade} = (a) + (c).$$

A especificidade indica a capacidade do teste em identificar a ausência da lesão ou doença.

Para o teste ser altamente específico à ausência de lesão ou doença, um teste negativo teria um desfecho que incluísse um falso-positivo (b) e um negativo verdadeiro (d).

$$\text{Especificidade} = (b) + (d).$$

RESUMO

A avaliação dos procedimentos de exame físico por meio de estudos de alta qualidade nos fornece melhor evidência clínica sobre o valor individual dos testes e procedimentos. Isso levará o profissional a escolher testes que sustentarão mais acuradamente o diagnóstico.

A prática baseada em evidência deve combinar o conhecimento clínico com a melhor evidência clínica disponível. Isso deve incluir uma busca na literatura, a avaliação da literatura, a integração da literatura com a sua experiência clínica e as circunstâncias únicas do paciente, a implementação dos achados e a avaliação do desfecho.

A obtenção de um diagnóstico preciso requer uma abordagem lógica sistêmica que é baseada no conhecimento, na experiência e nas habilidades interpessoais do profissional. A meta do profissional é diagnosticar acuradamente a condição do paciente e tratar de maneira eficaz a condição com base em parâmetros seguros baseados em evidência.

REFERÊNCIAS

1. Sackett DL, Rennie D. The science and the art of clinical examination. *JAMA*. 1992;267:2650–2652.
2. Deeks JJ. Systematic reviews in health care: systematic reviews of evaluations of diagnostic and screening tests. *BMJ*. 2001;323:157–162.
3. Lijmer JG, Mol BW, Heisterkamp S, et al. Empirical evidence of design-related bias in studies of diagnostic tests. *JAMA*. 1999;282:1061–1066.
4. Reid, MC, Lachs MS, Feinstein AR. Use of methodological standards in diagnostic test research: getting better but still not good. *JAMA*. 1995;274:645–651.
5. Whiting P, Rutjes AW, Dinnes J, Reitsma J, Bossuyt PM, Kleijnen J. Development and validation of methods for assessing the quality of diagnostic accuracy studies. *Health Technol Assess*. 2004;1–234.

1
PROTOCOLO DE AVALIAÇÃO CLÍNICA

HISTÓRIA DO PACIENTE   20
    Anamnese fechada   21
    Anamnese aberta   21

OBSERVAÇÃO E INSPEÇÃO   22
    Pele   22
    Tecido subcutâneo   22
    Estrutura óssea   23
    Marcha   23

PALPAÇÃO   23
    Pele   24
    Tecido subcutâneo   24
    Pulso   25
    Estruturas ósseas   25

AVALIAÇÃO DA AMPLITUDE DE MOVIMENTO   25
    Amplitude de movimento passiva   25
    Amplitude de movimento ativa   26
    Amplitude de movimento resistida   27

TESTES FÍSICOS, ORTOPÉDICOS E NEUROLÓGICOS ESPECIAIS   28
    Escala funcional da melhor prática (*Best Practice Utility Scale*, BPUS)   29

IMAGENS DIAGNÓSTICAS E OUTROS TESTES ESTRUTURAIS ESPECIALIZADOS   30
    Radiologia simples   30
    Tomografia computadorizada   30
    Imagem por ressonância magnética   31
    Mielografia   32
    Cintilografia óssea   32

TESTE FUNCIONAL   33
    Eletroencefalografia   34
    Eletromiografia   34
    Potencial evocado somatossensorial   34
    Sugestão de imagens diagnósticas   34

Uma compreensão abrangente dos princípios anatômicos e biomecânicos fornece a base para a avaliação precisa das condições ortopédicas e neurológicas relacionadas. O conhecimento desses princípios é necessário para entender a relação entre a estrutura e a função, e para entender o seu papel ao avaliar a disfunção ortopédica e neurológica. O examinador deve também estar familiarizado com as variantes anatômicas e biomecânicas que podem ser normais em um determinado paciente.

Este texto trata primariamente dos procedimentos de exame físico, que são parte integral de qualquer exame ortopédico ou neurológico relacionado. A avaliação completa não fica limitada ao exame físico: inclui outros procedimentos padronizados, como a radiografia simples, a tomografia computadorizada (TC) e a imagem por ressonância magnética (IRM). O profissional deve executar o protocolo adequado para avaliar a condição do paciente.

Este capítulo discute o protocolo indicado para avaliar os problemas ortopédicos e neurológicos relacionados. Esses procedimentos, quando seguidos corretamente, permitem ao profissional juntar as partes de um quebra-cabeça, de forma que possa visualizar o quadro que, nesse caso, é a condição do paciente. Cada pedaço do quebra-cabeça é análogo à informação coletada em cada procedimento particular no protocolo de avaliação clínica. O protocolo da avaliação clínica é mostrado no Quadro 1.1.

QUADRO 1.1 Protocolo de avaliação clínica

- História do paciente
- Inspeção e observação
- Palpação
- Amplitude de movimento
- Testes ortopédicos e neurológicos
- Imagens diagnósticas
- Teste funcional

Durante a avaliação clínica, é necessário documentar os achados. O método mais comum para registrar o resultado da avaliação é um método orientado de registros de problemas que usa uma anotação em forma de SOAP (subjetivo, objetivo, avaliação, plano) (Quadro 1.2).

QUADRO 1.2 Notas SOAP

Subjetivo — A porção subjetiva é avaliada com a história relatada pelo paciente
Objetivo — A porção objetiva é avaliada pela observação e por testes especiais que medem um componente objetivo
Avaliação — A avaliação é baseada na compilação dos achados subjetivos e objetivos e no exame
Plano — O plano pode incluir opções adicionais de testes e/ou de tratamento

---

O protocolo de avaliação clínica é um sistema completo, organizado e reproduzível. Esse protocolo é uma ferramenta essencial para avaliar os distúrbios musculoesqueléticos e neurológicos.

HISTÓRIA DO PACIENTE

Uma história completa é um dos aspectos mais importantes do protocolo de avaliação clínica. Uma história completa e abrangente é inestimável ao avaliar a condição do paciente. Às vezes, uma história isolada pode levar ao diagnóstico correto. O examinador deve colocar ênfase no aspecto da história do paciente que tiver a maior significância clínica. Embora concentrado na área de maior significância clínica, o examinador não deve deixar de obter toda a história do paciente, mesmo se não parecer relevante no momento. Pode haver um momento, durante a avaliação clínica, em que a informação aparentemente irrelevante será bastante útil.

A história pode também ajudar a determinar o tipo de personalidade do paciente e a sua capacidade ou vontade de seguir as instruções. Os pacientes que apresentarem uma história de busca de um número irregular de profissionais para o mesmo distúrbio e que receberam pouca ou nenhuma ajuda deles podem estar pouco dispostos ou incapazes de executar certas funções para melhorar a sua condição.

É importante que o examinador mantenha o paciente focado no problema e desencoraje a dispersão da condição apresentada. Para obter uma boa história, é essencial escutar cuidadosamente as preocupações do paciente sobre o seu problema e as suas expectativas em relação ao diagnóstico e ao tratamento. Ao adquirir informação do paciente, o examinador não deve levar o paciente a responder perguntas do tipo "esse movimento é doloroso"? Em vez disso, o examinador deve dizer algo como "o que você está sentindo com esse movimento?".

A história deve se concentrar, mas não ficar limitada à queixa principal do paciente, à história pregressa, à história familiar, à história ocupacional e à história social. A obtenção da história deve ser realizada em dois passos:

Anamnese fechada

O primeiro passo é um formato fechado de perguntas e respostas, no qual o paciente responde a perguntas diretas. Esse passo pode ser realizado em um formulário escrito que o paciente preenche.

Anamnese aberta

Depois de a história fechada ser completada, o paciente e o examinador devem iniciar um diálogo aberto para discutir a condição do paciente. Uma história fechada pode levar o examinador ao problema do paciente, mas pode não abordar os medos ou as preocupações do paciente em relação a essa condição. O paciente pode também ter outros problemas direta ou indiretamente relacionados à queixa de apresentação que podem não ser abordados com uma história fechada.

Uma história aberta pode empreender um formato de discussão em que o examinador e o paciente fazem perguntas entre si. Desse modo, o examinador adquire informação extra e necessária sobre o paciente e a sua queixa. Todos os aspectos da queixa do paciente devem ser explorados e avaliados em sua totalidade. O examinador deve desenvolver uma boa empatia com o paciente, mantendo-o focado no problema de apresentação e desencorajando tópicos irrelevantes. A regra mnemônica, em inglês OPQRST, (aparecimento, considerações provocativas ou paliativas, qualidade da dor, irradiação, local e intensidade, tempo) pode ser incorporada nessa avaliação (Quadro 1.3).

Quando o examinador tiver determinado todos os aspectos da queixa de apresentação, é hora de focar na história. O paciente teve problemas prévios com essa ou outra queixa? Essa informação pode ajudar na avaliação do problema e oferecer pistas em como tratá-lo.

> **QUADRO 1.3 Regra mnemônica OPQRST**
> - Aparecimento da queixa (*onset*)
> - Considerações provocativas ou paliativas (*provoting*)
> - Qualidade da dor
> - Irradiação (*radiating*) para uma área em particular
> - Local (*site*) e intensidade da queixa
> - Intervalo de tempo (*time*) da queixa

A história familiar pode dar uma pista sobre a propensão do paciente em herdar doenças familiares. Um número significativo de problemas neurológicos e muitos problemas ortopédicos podem ser localizados nos membros da família.

As histórias ocupacional e social também são importantes, porque podem levar ao fator que causou o problema do paciente, como uma síndrome por esforço repetitivo. Elas também podem ajudar a determinar se a condição do paciente responderá mais favoravelmente caso o paciente se recuse a executar certos trabalhos ou funções sociais. Por exemplo, os atos de erguer-se, inclinar-se e jogar tênis ou golfe podem ser contraindicados. O paciente pode também precisar ser treinado para outros tipos de trabalho.

OBSERVAÇÃO E INSPEÇÃO

Observar o aspecto geral e a condição funcional do paciente. Notar o biotipo (magro ou obeso, baixo ou alto) e os desvios posturais no aspecto geral, na marcha, na defesa muscular, nos movimentos compensatórios ou substitutos e nos dispositivos de auxílio para a condição funcional.

A inspeção deve ser dividida em três camadas: pele, tecido subcutâneo e estrutura óssea. Cada camada tem as suas próprias características especiais para determinar a patologia ou a disfunção subjacente.

Pele

A avaliação da pele deve começar com os achados comuns e óbvios, como equimoses, fibroses e evidência de trauma ou cirurgia. Após, buscar alterações na cor, seja de alterações vasculares que acompanham a inflamação, ou por deficiência vascular, como palidez ou cianose. Regiões de áreas pigmentadas grandes, castanhas e/ou pilosas, especialmente próximas à coluna, podem indicar um defeito ósseo como a espinha bífida. As alterações na textura podem acompanhar as distrofias simpático-reflexas. As feridas abertas devem ser avaliadas para uma origem traumática ou insidiosa, que pode acompanhar o diabetes.

Tecido subcutâneo

As anormalidades do tecido subcutâneo habitualmente envolvem inflamação e edema ou atrofia. Ao avaliar um aumento no tamanho, podem ser identificados edema, derrame articular, hipertrofia muscular ou outras alterações hipertróficas. Também se deve observar quaisquer nódulos, linfonodos ou cistos. Estabelecer qualquer inflamação ao comparar a simetria bilateral no dorso e nas medidas circunferenciais das extremidades.

Estrutura óssea

A estrutura óssea deve ser avaliada especialmente quando o paciente apresenta-se com uma anormalidade funcional, como desvios da marcha ou uma amplitude de movimento alterada. A inspeção óssea na coluna deve ser focada em aspectos como escoliose, inclinação pélvica e altura dos ombros. Notar e possivelmente medir as malformações nas extremidades que podem ser congênitas ou traumáticas. Dois exemplos de malformações congênitas são o joelho varo e o joelho valgo. As malformações traumáticas incluem uma fratura de Colles consolidada com angulação residual. Todas as estruturas ósseas devem ser visualmente avaliadas na busca de anormalidades e documentadas.

Marcha

A análise da marcha é importante ao avaliar uma disfunção neurológica e/ou musculoesquelética. A marcha é um aspecto importante da inspeção que pode levar a conclusões diagnósticas específicas. Ela é particular para cada indivíduo; embora existam características normais da marcha, o desvio do normal não é necessariamente patológico. Os padrões de marcha disfuncional notados durante a inspeção podem levar a um diagnóstico rápido.

Um ciclo de marcha completo é um evento funcional que ocorre entre o tempo que um pé faz contato com o solo até o ponto em que o mesmo pé faz novamente o contato com o solo. O ciclo da marcha consiste em dois períodos de tempo. O primeiro é a fase de apoio, que inclui batida do calcanhar e pé aplainado. É quando o calcanhar atinge o chão e, então, o antepé fica em contato com o solo, resultando na sustentação do membro. O final dessa fase resulta no pé oposto deixando o chão. O próximo período é chamado de fase do balanço. A fase do balanço começa com o pé erguido do chão e termina com o contato inicial do pé oposto atingindo o solo. Aproximadamente 60% do ciclo de marcha ficam na fase de apoio, e 40% do ciclo de marcha ficam na fase de balanço. A maioria das anormalidades de marcha é produzida durante a fase de apoio, porque é a fase em que ocorre a sustentação do peso.

PALPAÇÃO

Palpar o paciente junto com a inspeção; as estruturas inspecionadas são as mesmas que devem ser palpadas. As camadas são as mesmas para palpação como para a inspeção: pele, tecido subcutâneo e estruturas ósseas.

Ao palpar a pele, começar com um leve toque, especialmente se houver suspeita de pressão em nervo. A pressão sobre um nervo pode resultar em disestesia, que pode ser sentida pelo paciente como uma sensação de queimação exagerada.

Pele

Avaliar primeiro a temperatura da pele. A temperatura alta da pele pode indicar um processo inflamatório subjacente. A temperatura baixa da pele pode indicar uma deficiência vascular. Avaliar, também, a mobilidade cutânea para a busca de aderências, especialmente depois de cirurgia ou trauma.

Tecido subcutâneo

O tecido subcutâneo consiste em gordura, fáscia, tendões, músculos, ligamentos, cápsulas articulares, nervos e vasos sanguíneos. Deve-se palpar essas estruturas com mais pressão do que na pele. A sensibilidade dolorosa é um queixa subjetiva que deve ser notada. Pode ser causada por:

a) lesão;
b) patologia que se correlaciona com a sensibilidade dolorosa, como sensibilidade dolorosa no ligamento supraespinal por tendinite do supraespinal; ou
c) um componente referido, como a sensibilidade dolorosa na área glútea por uma lesão ou patologia lombar.

Determinar a sensibilidade dolorosa ao aplicar pressão na área e graduá-la de acordo com a resposta do paciente (Quadro 1.4).

Avaliar edema de acordo com a sua origem. Determinar se a inflamação é intra-articular ou extra-articular. No derrame intra-articular, o líquido é limitado à cápsula articular. No derrame extra-articular, o líquido fica nos tecidos circundantes. Várias técnicas de palpação são discutidas em detalhe nos capítulos de áreas específicas do corpo.

QUADRO 1.4 Escala de pontuação da sensibilidade dolorosa

Grau I	O paciente reclama de dor
Grau II	O paciente reclama de dor e geme
Grau III	O paciente geme e retira a articulação
Grau IV	O paciente não permitirá a palpação da articulação

Existem tipos diferentes de edema, de acordo com o aparecimento e a sensação à palpação:

- se um edema ocorrer logo depois de uma lesão e parecer duro e morno, o edema contém sangue;
- se o edema ocorrer de 8 a 24 horas depois de uma lesão e for amolecido ou esponjoso, o edema contém líquido sinovial;
- se o edema for duro e seco, é mais provável que seja um calo;
- se a sensação for de espessamento ou endurecimento, é mais provável que seja um edema crônico;

- se o edema for mole e flutuante, é mais provável que seja agudo;
- se a sensação for de dureza, é mais provável que seja osso;
- se a sensação for espessa e de movimentação lenta, é mais provável que seja um edema depressível.

Pulso

A amplitude de pulso em certas artérias é importante. O pulso é usado para avaliar a integridade vascular de uma área e faz parte de certos testes para síndrome do desfiladeiro torácico, insuficiência arterial e comprometimento vertebrobasilar.

Estruturas ósseas

A palpação da estrutura óssea é fundamental para a detecção de problemas de alinhamento, como as luxações, os deslocamentos, as subluxações e as fraturas. Quando você palpar estruturas ósseas, deve também identificar os ligamentos e os tendões que se inserem àquelas estruturas. A sensibilidade dolorosa é um achado importante na palpação óssea. Pode indicar um entorse periosteoligamentar. Também pode indicar uma fratura. Os aumentos ósseos habitualmente estão associados à consolidação de fraturas e à doença articular degenerativa.

AVALIAÇÃO DA AMPLITUDE DE MOVIMENTO

A avaliação da amplitude de movimentos não é somente uma medida de função, mas também uma parte importante da análise biomecânica. A amplitude de movimento é avaliada em três tipos separados de funções: movimento passivo, movimento ativo e movimento contra a resistência.

Amplitude de movimento passiva

No movimento passivo, o examinador move a parte do corpo do paciente sem a sua ajuda. Pode produzir uma quantidade significativa de informação sobre a patologia subjacente. A meta obviamente depende de qual articulação está sendo testada e qual patologia ou lesão é suspeitada. Ao avaliar tal movimento, primeiro é preciso notar se o movimento é normal, se está aumentado ou diminuído, e em quais planos. Segundo, notar qualquer dor. Classicamente, a dor na amplitude de movimento passiva indica uma lesão capsular ou ligamentar no lado do movimento e/ou uma lesão muscular no lado oposto do movimento. Vários outros problemas podem ser detectados, dependendo do grau de mobilidade e de dor. As seis variações possíveis de dor na amplitude de movimento são mostradas no Quadro 1.5.

Depois de determinar o grau de amplitude de movimento passivo e avaliar a dor, deve-se verificar a sensação de final de movimento. Para determinar a sensação de final de movimento, mover passivamente a articulação até a extremidade de sua amplitude de movimento e então aplicar uma leve pressão adicional na articulação. A qualidade da sensação de que isso produz é a sensação de final de movimento, avaliada como normal (fisiológica) ou anormal (patológica) (Tab. 1.1).

> **QUADRO 1.5 Seis variações na amplitude de movimento e dor**
>
> 1. **A mobilidade normal sem dor** indica uma articulação normal sem lesão
> 2. **A mobilidade normal com produção de dor** pode indicar uma entorse ligamentar menor ou uma lesão capsular
> 3. **A hipomobilidade sem dor** pode indicar aderência de uma estrutura em particular sendo testada
> 4. **A hipomobilidade com produção de dor** pode indicar entorse aguda de um ligamento ou lesão capsular. Quando uma lesão for grave, a hipomobilidade e a dor também podem ser sinal de espasmo muscular causado por defesa ou por distensão muscular oposta ao lado do movimento
> 5. **A hipermobilidade sem dor** sugere ruptura completa de uma estrutura, sem fibras intactas onde a dor possa ser produzida. Pode também ser normal se outras articulações na ausência de trauma também forem hipermóveis
> 6. **A hipermobilidade com produção de dor** indica uma ruptura parcial, com algumas fibras ainda intactas. A pressão normal pelo peso da estrutura que é inserida ao ligamento ou à cápsula está sendo exercida. Essa pressão nas fibras intactas pode produzir dor

Amplitude de movimento ativa

A amplitude de movimento ativa avalia a função física de uma parte do corpo. Esse tipo de variação produzirá informações gerais em relação à habilidade do paciente e a vontade de usar a parte. Se, quando solicitado, um paciente não conseguir mover uma articulação em um arco completo de movimento, será impossível distinguir se a perda da função é causada por dor, fraqueza causada por uma disfunção motora neurológica, rigidez ou falta de vontade consciente do paciente em executar a função completa. Por conseguinte, o valor da avaliação da amplitude de movimento ativa em si é vago e limitado. O movimento ativo é um teste básico para verificar a integridade do músculo ou músculos usados na ação e do suprimento nervoso que vai ao músculo. Obviamente, deve haver integridade da articulação sendo testada para avaliar uma disfunção muscular ou neurológica. Essa integridade é mais adequadamente avaliada pela amplitude de movimento passiva.

Ao avaliar o movimento ativo, é importante notar o grau de movimento no plano testado, bem como qualquer dor associada ao movimento. A dor deve ser correlacionada com o movimento, como a dor no arco completo ou somente na amplitude de movimento extrema. A crepitação também deve ser notada ao executar uma amplitude de movimento ativa. A crepitação é um som de estalo que habitualmente indica aspereza de superfícies articulares ou aumento da fricção entre um tendão e sua bainha (causado por edema ou aspereza).

A amplitude de movimento articular deve ser medida e registrada por meios reprodutíveis geralmente aceitos. Para medir a amplitude de movimento da coluna vertebral, o instrumento mais preciso é o inclinômetro (Fig. 1.1). Esse instrumento mede o deslocamento angular relativo à gravidade, em vez dos arcos. A razão para a medida da coluna com o inclinômetro é que ela é composta de articulações múltiplas que funcionam em uníssono para produzir o movimento. Um dispositivo que mede os arcos, como o goniômetro (Fig. 1.2), não consegue distinguir a diferença entre a flexão sacral e a flexão lombar na região mais inferior das costas quando o paciente estiver inclinado para a frente. Nesse caso particular, o inclinômetro pode distinguir entre a fle-

TABELA 1.1 Avaliação da sensação de final de movimento

Categoria	Sensações finais de movimento fisiológicas normais	Sensações finais de movimento patológicas anormais
Dura	Movimento abrupto de parada dura, quando o osso faz contato com osso Ex., extensão passiva do cotovelo. O processo do olécrano se contrai na fossa do olécrano	Movimento de parada abrupta antes do movimento passivo normal esperado Ex., sensação final dura na flexão cervical devido à doença articular degenerativa grave
Mole	Quando duas superfícies de corpo se juntam, uma compressão mole de tecido é sentida Ex., flexão passiva do cotovelo. O aspecto anterior do antebraço se aproxima do músculo bíceps	Uma sensação amolecida resultante de sinovite ou edema de tecido mole Ex., entorse ligamentar
Firme	Uma sensação firme ou esponjosa que cede um pouco quando um músculo, ligamento ou tendão é estirado Ex., flexão de passiva de punho, rotação externa passiva do ombro	Uma sensação firme e elástica ao movimento com um leve ceder nas articulações capsulares Ex., ombro congelado
Elástico, bloqueio		Efeito rebote com movimento limitado; habitualmente nas articulações com um menisco Ex., menisco rompido
Vazio		Uma sensação vazia na articulação com dor intensa quando movida passivamente. O movimento não pode ser executado por causa da dor Ex., fratura, bursite subacromial, neoplasia, inflamação articular

xão lombar verdadeira e sacral ou a flexão do quadril (ver amplitude de movimento do inclinômetro nos Caps. 3, 9 e 10). Os goniômetros são mais adequados para medir a amplitude de movimentos das extremidades.

Amplitude de movimento resistida

A amplitude de movimento resistida é útil para avaliar as estruturas musculotendíneas e neurológicas. É primariamente usada para testar a função neurológica (ver lesões de raízes nervosas). Os testes são pontuados de 5 a 0, uma escala que foi adotada pela American Academy of Orthopaedic Surgeons (Quadro 1.6).

As lesões musculotendíneas são geralmente mais dolorosas do que causadoras de fraqueza. As lesões neurológicas são geralmente mais causadoras de fraqueza do

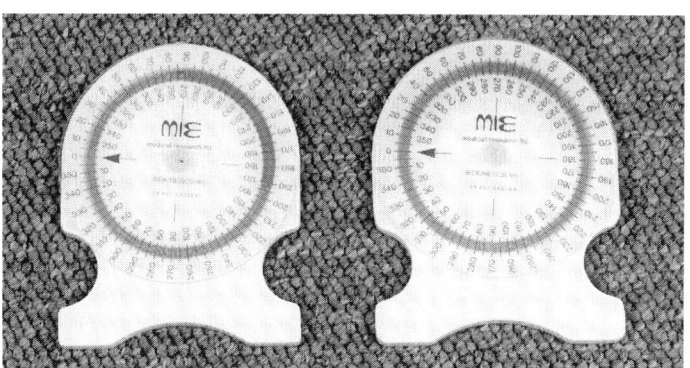
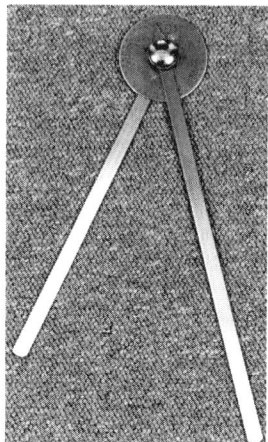

Figura 1.1 **Figura 1.2**

que dolorosas. As quatro reações gerais relacionadas à dor no teste da amplitude de movimento resistida estão listadas no Quadro 1.7.

TESTES FÍSICOS, ORTOPÉDICOS E NEUROLÓGICOS ESPECIAIS

Testes especiais físicos, ortopédicos e neurológicos são feitos para colocar estresse funcional em estruturas teciduais isoladas em termos da patologia subjacente. O teste físico positivo não é diagnóstico em si, sendo uma avaliação biomecânica para ser usada como parte de uma avaliação clínica completa.

Antes de executar certos testes especiais, é preciso assegurar que eles não sejam prejudiciais à condição do paciente. O Quadro 1.8 lista as condições em que deve haver cautela ao executar o teste de amplitude de movimento ou os testes físicos especiais ortopédicos e neurológicos.

Se for determinado que um teste físico especial possa realmente prejudicar o paciente, o teste estrutural e/ou funcional, como a radiografia, a TC, a IRM ou a eletromiografia (EMG), deve ser feito antes de qualquer teste físico.

QUADRO 1.6 Escala de pontuação muscular

5 Amplitude de movimento completa contra a gravidade com resistência completa
4 Amplitude de movimento completa contra a gravidade com alguma resistência
3 Amplitude de movimento completa contra a gravidade
2 Amplitude de movimento completa com a gravidade eliminada (movimento no plano horizontal)
1 Evidência de contratilidade leve
0 Nenhuma evidência de contratilidade

> **QUADRO 1.7 Reações da amplitude de movimento resistida**
> 1. Forte sem dor produzida é normal e não indica qualquer lesão
> 2. Forte com dor produzida pode indicar uma lesão menor de músculo ou tendão
> 3. Fraca e indolor pode indicar uma lesão neurológica, que deve ser avaliada com o gráfico prévio. Pode também indicar uma ruptura completa de um tendão ou músculo, porque não existe qualquer fibra intacta que possa produzir dor
> 4. Fraca e com dor pode indicar uma ruptura parcial de um músculo ou tendão, porque fibras intactas podem estar comprometidas e produzir dor. Fratura, neoplasia e inflamação aguda também são possibilidades

Os capítulos subsequentes contêm uma coleção de testes físicos ortopédicos e neurológicos especiais organizados anatomicamente e subdivididos por entidade diagnóstica. Esse sistema é mais adequado para uma avaliação conveniente das condições musculoesqueléticas e ortopédicas e neurológicas. Cada teste ilustra e discute os procedimentos para o seu correto desempenho e é acompanhado por uma explicação que aponta para os indicadores positivos daquele teste e o seu significado em termos de uma patologia ou lesão subjacente. As considerações biomecânicas que podem não estar evidentes na interpretação clássica de um teste em particular também são exploradas.

Escala funcional da melhor prática (*Best Practice Utility Scale*, BPUS)

Nesta edição, foi modificada a escala de sensibilidade/confiabilidade para a Escala funcional da melhor prática (*Best Practice Utility Scale*, BPUS) para evidenciar as novas pesquisas. Adicionei uma BPUS para cada um dos testes descritos neste texto. Para cada diagnóstico apresentado, existem testes múltiplos. Alguns desses testes são diagnosticamente mais valiosos do que outros. Além disso, tentei classificar cada teste com base na pesquisa atualmente disponível. A escala é numerada de 0 até 4, com 1 a 2 sendo de pouco valor diagnóstico; 2 a 3 de valor diagnóstico moderado; e 3 a 4 com muito valor diagnóstico. Os testes de muito valor diagnóstico devem ser executados primeiro. Isso ajudará a avaliar mais prontamente a condição do paciente.

> **QUADRO 1.8 Precauções no exame físico**
> - Luxação
> - Fratura não consolidada
> - Miosite ossificante/ossificação ectópica
> - Infecção articular
> - Osteoporose intensa
> - Anquilose óssea
> - Fratura recentemente consolidada
> - Depois de cirurgia

IMAGENS DIAGNÓSTICAS E OUTROS TESTES ESTRUTURAIS ESPECIALIZADOS

As imagens diagnósticas ou os testes estruturais requerem o uso de equipamentos especializados para visualizar certas estruturas anatômicas. Os procedimentos diagnósticos de imagens mais comuns incluem a radiologia simples (raios X), a TC, a IRM e a cintilografia esquelética (cintilografia óssea). Cada tipo de teste estrutural pode ser mais adequado para visualizar várias estruturas em modos específicos.

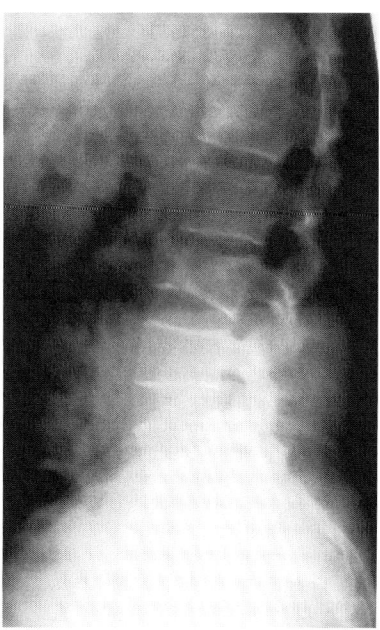

Figura 1.3

Radiologia simples

A radiologia simples existe desde 1895, e hoje seus princípios são ainda usados rotineiramente. Os raios X são uma forma de energia radiante, que tem um comprimento de onda curto e pode penetrar muitas substâncias (Fig. 1.3).

O raio X é produzido pelo bombardeio de um alvo de tungstênio com um feixe de elétrons no tubo de raios X. A radiografia simples demonstra cinco densidades básicas: ar, gordura, tecido subcutâneo, osso e metal. As estruturas anatômicas são vistas nas radiografias como contornos inteiros ou como parte de diferentes densidades teciduais. Essas diferenças nas densidades são fundamentais para determinar o estado normal ou patológico dos tecidos mostrados no filme radiográfico. O osso é o melhor tecido para ser visto nas radiografias simples.

Tomografia computadorizada

A tomografia computadorizada é uma técnica de imagens transversais que usa raios X como a sua energia (Fig. 1.4). Um computador é usado para reconstruir uma imagem transversal a partir das medidas da transmissão de raios X. A maioria das unidades de TC permite uma espessura de corte entre 1 e 10 mm, sendo geralmente limitado ao plano axial. A TC é mais adequada para detalhes ósseos e demonstração de calcificações. Os defeitos do disco intervertebral podem também ser visualizados na TC, mas não tão bem como na IRM.

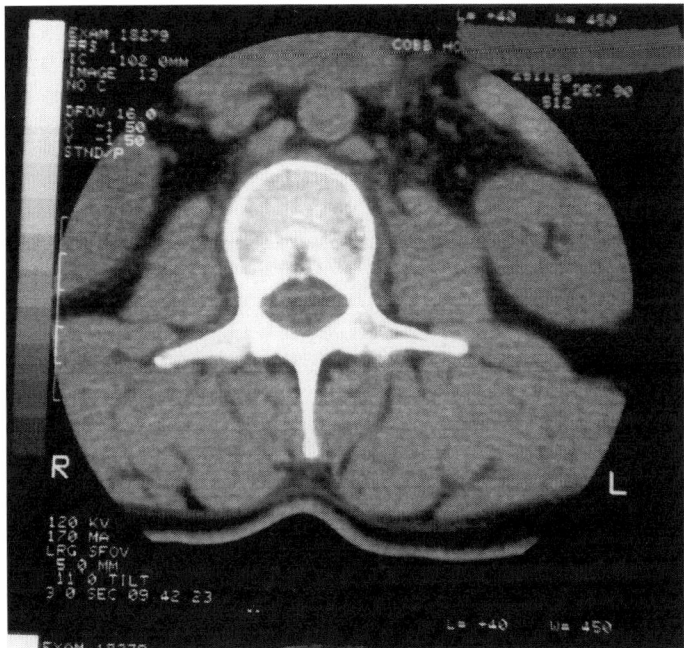
Figura 1.4

Imagem por ressonância magnética (IRM)

A IRM também é uma técnica de imagens transversais (Fig. 1.5). Essa técnica usa campos magnéticos e ondas de rádio em vez de raios X para produzir as suas imagens. A IRM é baseada na capacidade do corpo de absorver e emitir ondas de rádio quando está em um campo magnético forte. A absorção e a liberação dessa energia são diferentes e detectáveis em cada tipo individual de tecido. Consequentemente, a IRM é inestimável em fazer o contraste de estruturas de tecidos moles em muitos planos, sem o uso de radiação ionizante. Ela demonstra mal os detalhes de densidade óssea ou calcificações; essa é uma vantagem da TC. A IRM é superior para visualizar um disco intervertebral ou outra estrutura de tecidos moles para a busca de patologia.

Pacientes com quaisquer implantes ou fragmentos de metálicos (p. ex., marca-passos cardíacos, bombas de insulina, *clamps* vasculares, grampos de pele, projéteis ou estilhaços) são aconselhados a não serem submetidos à IRM por causa do forte campo magnético emitido pelo dispositivo. Esse campo pode mover ou desalojar implantes ou objetos metálicos em um indivíduo cujo corpo esteja sendo examinado.

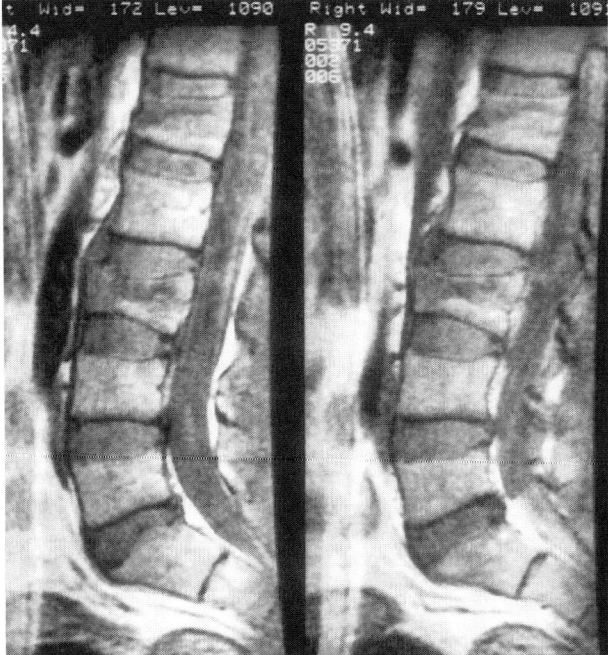

Figura 1.5

Mielografia

A mielografia introduz uma pequena quantidade de meio de contraste hidrossolúvel no espaço subaracnóideo (Fig. 1.6). Radiografias simples da coluna são então obtidas para avaliar os defeitos do canal vertebral, como a estenose vertebral, as lesões de medula espinal e as rupturas durais.

Cintilografia óssea

A cintilografia esquelética, ou cintilografia óssea, usa um radiofármaco intravenoso, o tecnécio-99m, que é atraído para a atividade osteoblástica no tecido ósseo e é detectado por um gama-câmara (Fig. 1.7). A atividade osteoblástica vigorosa, como as fraturas em consolidação e as condições patológicas, estimulam o fluxo sanguíneo esquelético e o reparo ósseo. Por sua vez, mais radiofármaco se fixa na área, marcando o aumento da atividade para a avaliação. As cintilografias ósseas são mais adequadas para as fraturas e artropatias não detectáveis aos raios X, como as alterações degenerativas iniciais nas articulações, a osteomielite, as displasias ósseas, os tumores ósseos primários e a malignidade metastática.

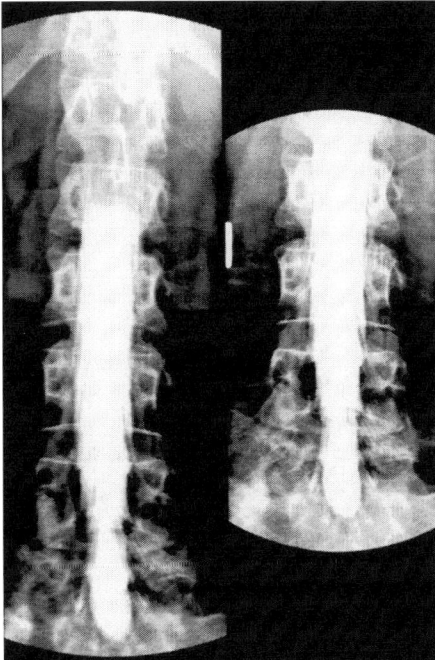

Figura 1.6

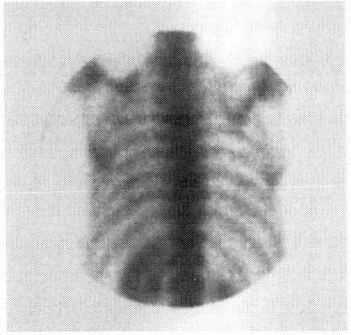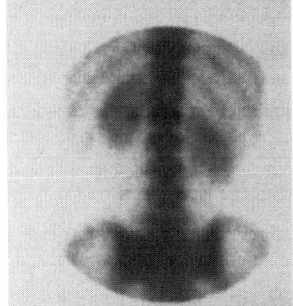

Figura 1.7

TESTE FUNCIONAL

O teste funcional da patologia musculoesquelética e neurológica prevê o teste da função neurológica pela avaliação da atividade elétrica de estruturas neurológicas específicas, como a eletroencefalografia (EEG), a EMG e os exames dos potenciais evocados somatossensoriais (PESS).

Eletroencefalografia

A EEG registra a atividade elétrica do encéfalo por meio de elétrodos de superfície no crânio. A atividade elétrica anormal pode indicar patologia cerebral, como epilepsia, encefalopatias inflamatórias, isquemia, trauma ou tumor que não seja detectável por testes estruturais.

Eletromiografia

A EMG mede a atividade elétrica dos músculos em contração, sendo registrada via eletrodos de superfície ou por agulhas inseridas diretamente no músculo em si. Os eletrodos de superfície registram e calculam a atividade de muitas unidades motoras, enquanto a EMG por agulha pode detectar a atividade de uma única unidade motora. Os registros são usados para detectar a causa de uma fraqueza muscular. Também são úteis para detectar neuropatias, desnervação e síndromes compressivas.

Potencial evocado somatossensorial

Os exames de PESS medem a atividade elétrica de um nervo distal em relação a um ponto mais proximal, à medula espinal ou tronco cerebral. Um estímulo é dado periferficamente, e as respostas são registradas e calculadas proximalmente à área estimulada. O propósito do teste é determinar e quantificar as lesões de nervos, medula ou tronco cerebral. É usado com mais frequência para detectar trauma, tumores e doenças desmielinizantes do sistema nervoso.

Sugestão de imagens diagnósticas

Cada capítulo contém uma seção de sugestão para imagens diagnósticas de acordo com cada entidade diagnóstica. Essas sugestões começam desde as imagens diagnósticas mais básicas e evoluem para procedimentos mais avançados. Se uma imagem diagnóstica for necessária, o profissional deve começar com os exames mais básicos e avançar com base nos resultados daqueles primeiros exames. Em segundo lugar, o profissional não deve avançar para outros testes diagnósticos se os resultados das imagens diagnósticas básicas revelarem que pode haver lesão adicional resultante do exame, como a radiografia simples com flexão/extensão da coluna cervical se uma instabilidade for notada nos exames estáticos exploratórios. Lembrar que não existe nenhum substituto para história e exame físico completos, e que as seções sobre as imagens diagnósticas sugeridas são apenas sugestões baseadas na história e no exame do paciente que se apresenta.

RESUMO

O profissional avaliador deve empregar as técnicas discutidas neste capítulo para avaliar a condição do paciente. Nem todos os segmentos do protocolo de avaliação clínica precisam ser empregados para cada paciente e queixa. A história, a inspeção, a palpação, a amplitude de movimentos e a prova física são requisitos fundamentais. O uso das imagens diagnósticas e das provas funcionais é baseado nos resultados das necessidades e no julgamento clínico, bem como na experiência do examinador.

REFERÊNCIAS GERAIS

Adams JC, Hamblen DL. Outline of Orthopaedics. 11th ed. Edinburgh: Churchill Livingstone, 1990.

American Academy of Orthopaedic Surgeons. The Clinical Measurement of Joint Motion. Chicago: American Academy of Orthopaedic Surgeons, 1994.

Bates B. Bates' Guide to Physical Examination and History Taking. 7th ed. Philadelphia: Lippincott Williams & Wilkins, 1999.

Clarkson HM. Musculoskeletal Assessment: Joint Range of Motion and Manual Muscle Strength. 2nd ed. Baltimore: Lippincott Williams & Wilkins, 2000.

Corrigan B, Maitland GD. Practical Orthopaedic Medicine. London: Butterworth, 1983.

Cyriax J. Textbook of Orthopaedic Medicine. Vol 1. Diagnosis of Soft Tissue Lesions. 8th ed. London: Bailliere Tindall, 1982.

Dambro MR, Griffith JA. Griffith's 5 Minute Clinical Consult. Baltimore: Williams & Wilkins, 1997.

Endow AJ, Swisher SN. Interviewing and Patient Care. New York: Oxford University, 1992.

French S. History Taking in Physiotherapy Assessment. Physiotherapy 1988;74:158–160.

Greenstein GM. Clinical Assessment of Musculoskeletal Disorders. St. Louis: Mosby, 1997.

Hawkins RJ. An Organized Approach to Musculoskeletal Examination and History Taking. St. Louis: Mosby, 1995.

Hertling D, Kessler RM. Management of Common Musculoskeletal Disorders: Physical Therapy Principles and Methods. 3rd ed. Philadelphia: Lippincott Williams & Wilkins, 1996.

Hoppenfeld S. Physical Examination of the Spine and Extremities. New York: Appleton-Century-Crofts, 1976.

Kendall FP, McCreary EK, Provance PG. Muscles: Testing and Function. 4th ed. Baltimore: Williams & Wilkins, 1993.

Krejci VP. Koch muscle and tendon injuries. Chicago: Year Book, 1979.

Magee DJ. Orthopaedic physical assessment. 3rd ed. Philadelphia: WB Saunders, 1997.

Minor MAD, Minor SD. Patient Evaluation Methods for the Health Professional. Reston, VA: Reston, 1985.

Mooney V. Where is the Pain Coming From? Spine 1989;12:8:754–759.

Nordin M, Frankel VH. Basic biomechanics of the musculoskeletal system. 3rd ed. Philadelphia: Lippincott Williams & Wilkins, 2001.

Post M. Physical Examination of the Musculoskeletal System. Chicago: Year Book, 1987.

Salter RB. Textbook of disorders and injuries of the musculoskeletal system. 3rd ed. Baltimore: Williams & Wilkins, 1999.

Starkey C, Ryan J. Evaluation of Orthopedic and Athletic Injuries. Philadelphia. FA Davis, 1996.

2

AVALIAÇÃO POSTURAL

Steven P. Weiniger, DC[*]

POR QUE A POSTURA É IMPORTANTE 36	Postura da cabeça anteriorizada 49
ALTERAÇÕES POSTURAIS ESTRUTURAIS *VERSUS* ADAPTATIVAS: SOMATO-TIPOS, LESÃO E HÁBITOS 37	Inclinação e/ou rotação da cabeça 52
	Ombros desnivelados 53
	Escápula alada 54
AVALIAÇÃO DA POSTURA: MÉTODOS E OBSERVAÇÕES 39	Rotação da escápula 55
Avaliação da vista posterior 42	Ombros arredondados/rotação interna da extremidade superior 56
Vista lateral 43	Desvio vertebral lateral/escoliose 56
Vista anteroposterior/frontal 45	Inclinação pélvica lateral/assimetria abdominal 57
TIPOS DE POSTURA 46	Inclinação pélvica anterior ou posterior 58
SÍNDROMES POSTURAIS 46	Protrusão do abdome 60
OUTRAS DISTORÇÕES, ADAPTAÇÕES E PATOLOGIAS POSTURAIS 49	Joelhos aproximados: geno valgo 61

POR QUE A POSTURA É IMPORTANTE

A postura é como um corpo se equilibra. Se um corpo não se equilibrar, ele cai. Para analisar a postura, é necessário observar como o corpo está se equilibrando. A postura é mais do que músculos e ossos. A coluna, com seus ligamentos intactos, mas destituídos de músculos, é uma estrutura extremamente instável. Os músculos e seu complexo controle neuromuscular são necessários:

a) para fornecer estabilidade do tronco em uma postura; e
b) para produzir movimento durante a atividade fisiológica (1). O sistema motor e o sistema nervoso funcionam como uma entidade (2).

Por conseguinte, a análise postural é uma avaliação da função do sistema motor (ossos, músculos e ligamentos) e do controle do sistema nervoso do sistema motor.

As observações posturais são orgânicas: elas lidam com todo o organismo. Diferentemente da maioria dos testes ortopédicos ou neurológicos, que focam na identi-

---

[*] Consultório privado em Conyers, Geórgia; fundador, BodyZone.com.

ficação da natureza específica de lesão, enfermidade ou outro problema clínico, uma avaliação postural olha para a pessoa por inteiro e tenta avaliar as contribuições relativas de uma miríade de observações posturais. A postura inclui um acúmulo de adaptações e compensações de lesões e hábitos para permitir que o corpo se equilibre e funcione de maneira eficaz.

A postura neutra de um indivíduo ocorre quando o encéfalo e o sistema nervoso usam a informação a partir de três fontes para equilibrar o corpo no espaço: ao ficar em pé, ao sentar ou ao mover-se:

- Olhos: conseguimos ver o que é nivelado.
- Ouvidos: o aparato vestibular dá ao encéfalo a informação sobre a posição relativa e o movimento de cada ouvido interno.
- Músculos e articulações: os proprioceptores nos músculos, ligamentos e tendões informam ao encéfalo o quanto cada um está sendo estressado.
- O encéfalo integra a informação que recebe para equilibrar o corpo.

ALTERAÇÕES POSTURAIS ESTRUTURAIS *VERSUS* ADAPTATIVAS: SOMATOTIPOS, LESÃO E HÁBITOS

As compensações e adaptações posturais podem ser tanto uma causa quanto um efeito de um problema clínico. Os problemas ortopédicos frequentemente causam uma alteração postural, que por sua vez piora o problema ortopédico. Os problemas posturais assintomáticos podem causar um estresse mecânico impróprio, predispondo o indivíduo a lesão ou síndrome crônica de estresse mecânico.

Não existe uma postura "normal". Uma postura ideal é usada como um ponto de referência, mas raramente um paciente tem uma "postura perfeita". Uma vez que a postura é como o corpo se equilibra, a postura ideal de um indivíduo distribui as forças da gravidade para uma função muscular equilibrada. As articulações devem se mover em sua variação média para minimizar o estresse e a tensão imprópria sobre os ligamentos no final da amplitude de movimento da articulação e distribuir completamente o estresse nas superfícies articulares. Uma postura biomecanicamente eficiente é muito efetiva nas atividades da vida diária do indivíduo e evita lesões.

As pessoas têm várias formas e tamanhos e vivem vidas ímpares, e suas posturas, consequentemente, diferem (Fig. 2.1). Um indivíduo aprende durante a infância a equilibrar a arquitetura ímpar do corpo. Os hábitos da criança afetam a sua postura. Bons hábitos podem criar uma postura forte e estável. Os hábitos ruins podem treinar o corpo para uma postura ruim e para a instabilidade. Tempo excessivo sentado, transporte de uma mochila pesada, postura curvada ou posição ruim para dormir treina o corpo em uma postura curvada para a frente. As atividades unilaterais habituais, como carregar uma bolsa pesada, sentar sobre uma carteira de bolso cheia ou olhar de lado para enxergar um monitor de computador mal colocado treinam o corpo para ser assimétrico, da esquerda para a direita.

A má postura cria padrões adaptativos de movimentos corporais. A postura ruim e o movimento corporal sobrecarregam o sistema musculoesquelético, resultando em desgaste articular prematuro e suscetibilidade a lesões. Os estudos mostram que as lesões esportivas se correlacionam com desvios da mecânica corporal (3). A in-

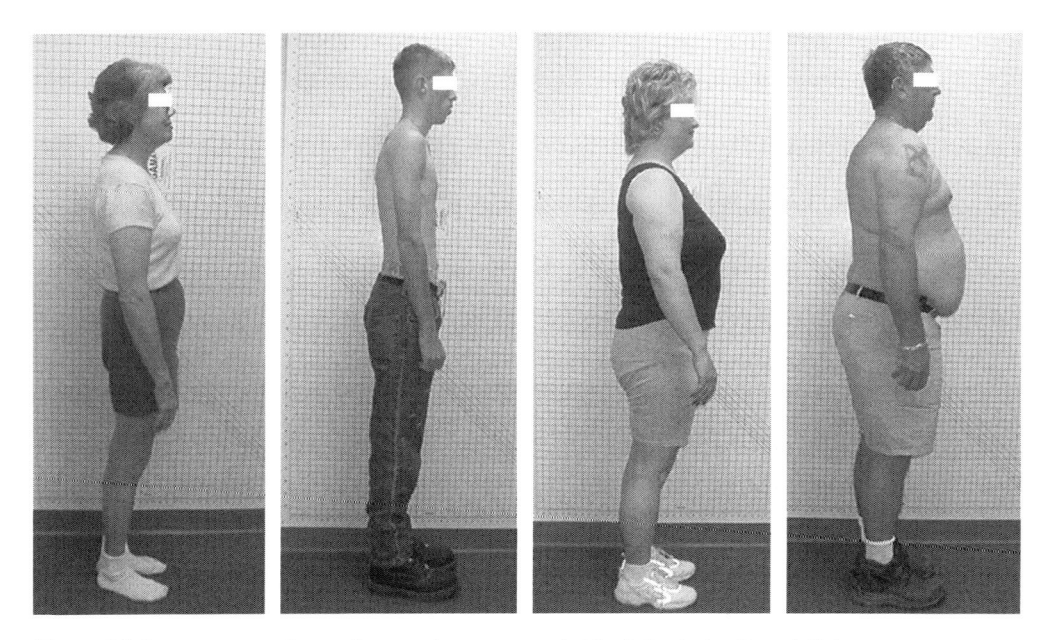

Figura 2.1 A postura varia conforme tipo corporal, história da lesão e hábitos.

cidência de lesão em atletas tem sido ligada a distorções posturais associadas ao local da lesão, e aqueles com mais de dois tipos de lesão têm uma simetria postural significativamente pior.

A postura humana bípede é extremamente efetiva e "um dos mecanismos antigravitacionais mais econômicos, uma vez que a postura vertical seja atingida" (4). Entretanto, quando ocorre enfermidade ou lesão, o corpo se adapta e se move diferentemente. O corpo deve se equilibrar de forma que a postura se adapte a alterações no movimento muscular e articular e nas posições de repouso. Os músculos sobrecarregados se fortalecem, e os músculos favorecidos enfraquecem.

A postura e o movimento do corpo são como uma dobra em um pedaço de papel. Uma vez dobrado, o papel curvará ao longo da prega quando for sobrecarregado. Similarmente, uma vez que a postura e o movimento do corpo compensam os hábitos ruins ou a lesão, o corpo continua a assumir a mesma postura desigual de repouso e segue o mesmo padrão adaptativo de movimento. Biomecanicamente falando, essa postura adaptativa é quase sempre ineficiente. As mães estavam certas sobre exigir uma boa postura na criança, ficando em pé reto, com a cabeça e os ombros para trás.

Clinicamente, uma alteração postural começa em uma cascata de causas e efeitos compensatórios. Subjetivamente, o paciente em geral acredita que está em pé e equilibrado, mesmo que uma inspeção visual mostre o contrário. Se o cérebro acredita que o corpo está equilibrado quando não estiver, as adaptações de postura causam estresse desigual e predisposição a uma lesão futura. Ao longo da vida, a história de lesão da pessoa, as atividades da vida diária e os hábitos formatam a sua postura individual.

As distorções vertebrais ocorrem em todas as direções do espaço tridimensional e são mais do que uma soma das visões anterior, posterior e laterais da coluna. Quando vista por acima, a natureza helicoidal das adaptações vertebrais fica aparente (Fig. 2.2) (1). Entretanto, de acordo com White e Panjabi (1), o conhecimento e a tecnologia atuais não permitem uma avaliação efetiva das adaptações helicoidais. Todavia, a análise da postura pode fornecer informação clínica valiosa, que deve ser correlacionada com a história do paciente e seus sintomas relatados.

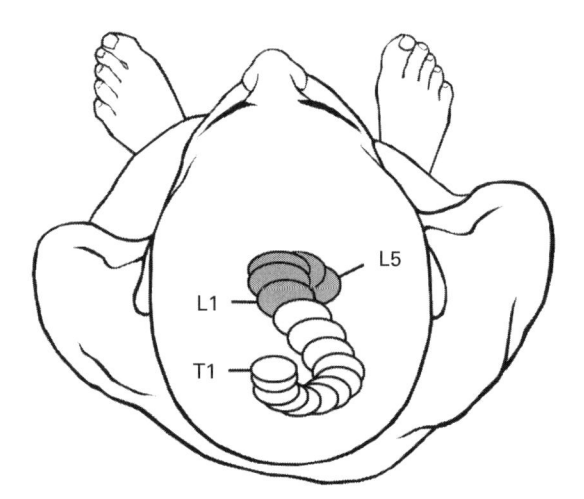

Figura 2.2 Adaptação helicoidal da coluna vertebral.

AVALIAÇÃO DA POSTURA: MÉTODOS E OBSERVAÇÕES

Uma mentalidade sugerida de avaliação da postura é pensar sobre o corpo como uma pilha de blocos infantis (Fig. 2.3). Quando os blocos estão todos equilibrados, a pilha é estável. Mas quando um está fora de lugar, a pilha balança. Para equilibrar uma pilha de blocos, deve-se colocar o segundo bloco sobre o primeiro. Quando puser o terceiro bloco sobre o segundo, ele poderá ser somente tão estável quanto o segundo. Colocar um quarto bloco requer a estabilidade dos blocos abaixo, e assim por diante. Esse arranjo de baixo para cima é como o ser humano se equilibra. É por isso que as correções dos ombros tendem a se seguir após a correção da inclinação pélvica lateral, mas o contrário não ocorre necessariamente.

Além disso, na análise de postura e no tratamento clínico, é importante determinar se um músculo está fraco ou inibido. Um músculo fraco não é usado porque é pouco sobrecarregado e, por conseguinte, deve ser fortalecido com exercícios. Um músculo inibido não é usado porque o seu antagonista está sendo superutilizado de forma adaptativa. A inibição neurológica recíproca de um músculo por seu antagonista resulta em superdesenvolvimento dos músculos mais usados na postura e subdesenvolvimento de seus antagonistas (2).

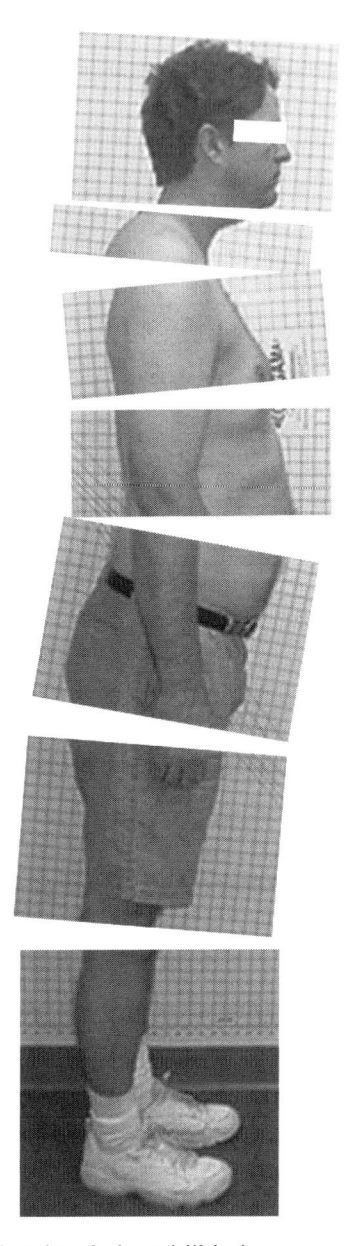

Figura 2.3 A postura desequilibrada cria instabilidade.

Clinicamente, a meta é identificar a falha mais importante na cadeia cinética. Já que a análise postural pode levar ao diagnóstico e possivelmente sugerir ações terapêuticas, é imperativo diferenciar entre ações e reações. As posturas desequilibradas têm reações compensatórias. Ao observar a postura, o examinador deve notar quaisquer inconsistências ou desequilíbrios, tanto da esquerda para a direita quanto de frente para trás. Integre mentalmente a queixa e a história do paciente com a mecânica do equilíbrio corporal. A palpação pode ajudar a diferenciar a hipertrofia muscular adaptativa de longa data (músculos unilateralmente tensos, sem dor reativa significativa à palpação) do espasmo muscular agudo (com dor reativa à palpação).

Antes da avaliação postural, o examinador deve obter toda a história pertinente, incluindo descrição de sintomas, fraturas, lesões, anormalidades congênitas e a mão dominante do paciente. É importante notar quaisquer assimetrias estruturais grosseiras, escoliose ou outra condição que crie desequilíbrio.

O paciente deve estar com o mínimo de roupa possível, de forma que o examinador possa claramente visualizar os contornos, as proeminências ósseas e outras referências anatômicas da frente (vista anteroposterior [AP]), costas (vista posteroanterior [PA]) e lados (vistas laterais esquerda e direita) (Fig. 2.4).

Deve ser dito ao paciente para ficar reto e olhar para a frente. O paciente que adotar uma postura reta rígida (isto é, endurecimento bilateral dos ombros ou abdominal ao assumir uma postura reta) deve ser orientado a relaxar e assumir uma posição confortável. Os pacientes tentarão assumir uma postura "boa", de forma que, para observar a verdadeira postura de repouso, é importante não pedir aos pacientes para se endireitar sobre o que está mal alinhado.

Se houver um alinhamento ruim dos pés e do tronco ou se ambos os pés não estiverem virados no mesmo ângulo, instrua o paciente a marchar no mesmo lugar por cinco passos. Uma distorção postural será indicada se os pés e o tronco ainda estiverem mal alinhados.

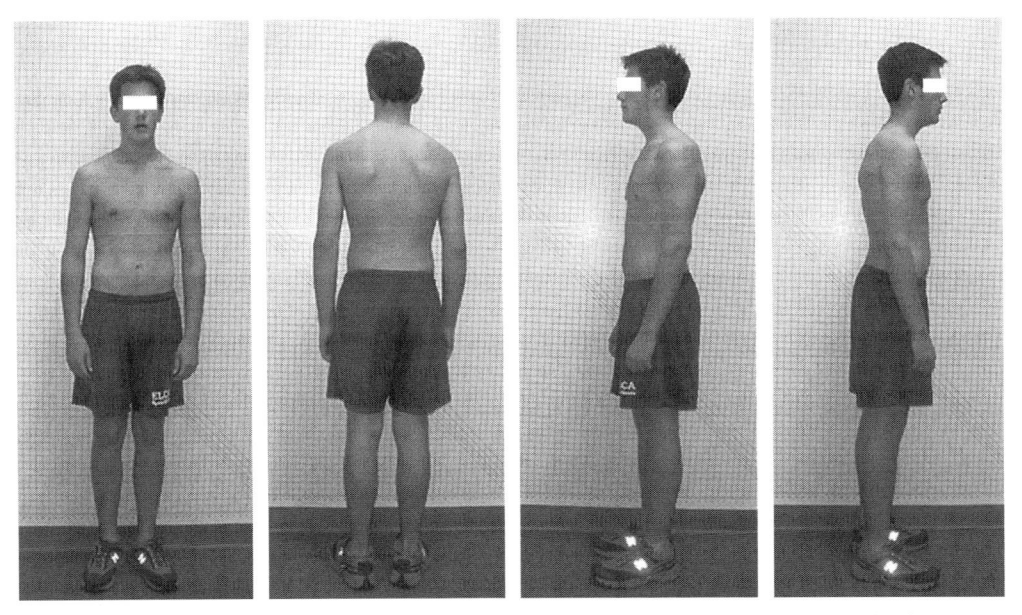

Figura 2.4 A postura deve ser vista pela frente, por trás, pela esquerda e pela direita.

Avaliação da vista posterior

Em uma postura equilibrada, o corpo parece se igualar da esquerda até a direita. Um fio de prumo vertical sobre o centro do corpo (Fig. 2.5) deve mostrar o alinhamento da protuberância occipital; os processos espinhosos cervicais, torácicos e lombares; o cóccix; e as pregas glúteas. Os braços devem pender igualmente a partir do tronco, com uma quantidade igual e pequena visível das palmas. O espaço entre os braços e o corpo deve ser o mesmo em ambos os lados. As pernas devem parecer igualmente abduzidas a partir da linha central, e as partes de trás dos joelhos devem ter a mesma

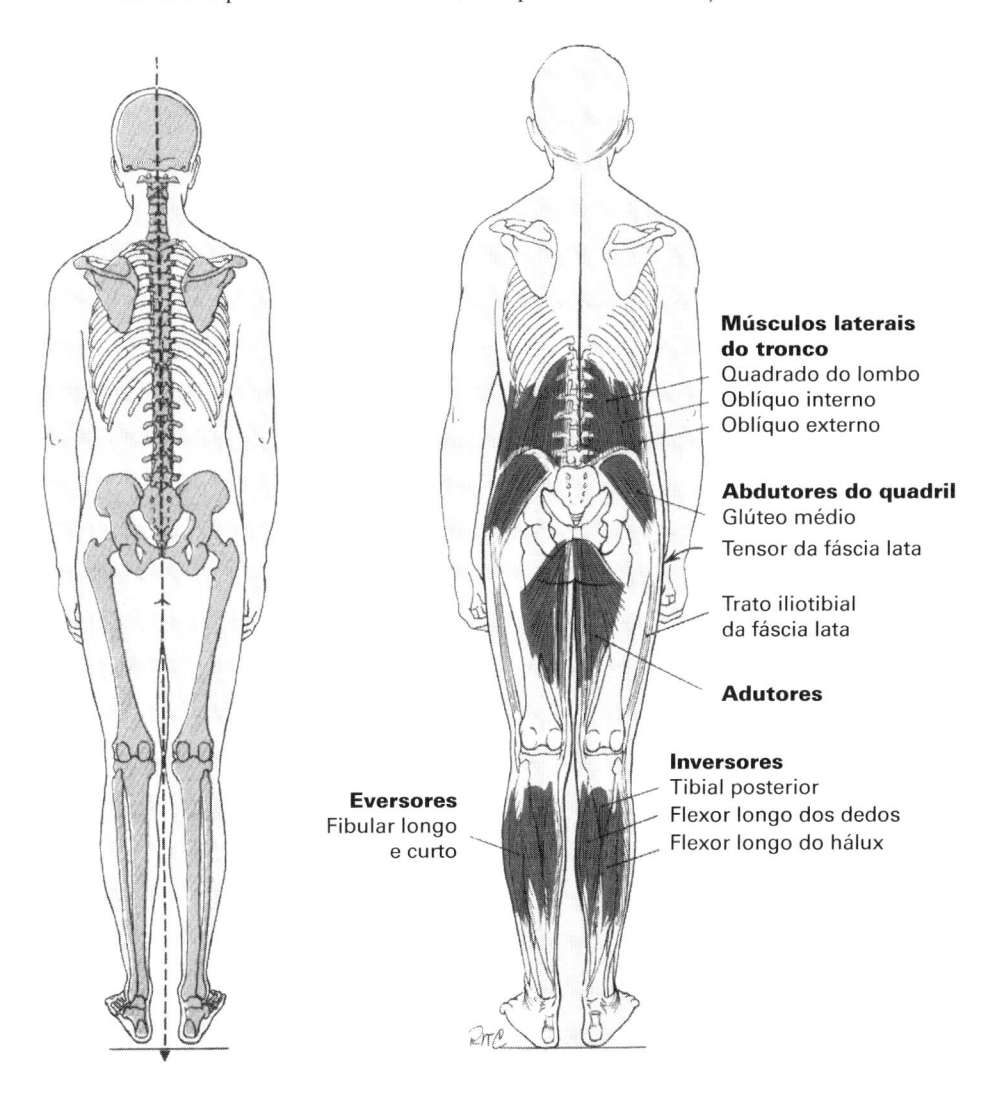

Figura 2.5 Alinhamento ideal, vista posterior.
(Modificada com permissão de Kendall FP, McCreary EK, Provance PG. Muscles: Testing and Function. 4th ed. Baltimore: Williams & Wilkins, 1993:88.)

aparência. Os tornozelos e os pés devem exibir um alinhamento bilateralmente simétrico (p. ex., nenhuma pronação ou supinação) e os dedos dos pés para fora. Em uma postura equilibrada, as seguintes estruturas devem estar niveladas e equivalentes: as pontas dos processos mastoides, os acrômios, a escápula, as margens inferiores das 12$^{\underline{as}}$. costelas, as cristas ilíacas, as espinhas ilíacas posterossuperiores e as tuberosidades isquiáticas.

A maioria das pessoas tem uma leve distorção postural por causa da dominância à esquerda ou à direita. As pessoas destras tendem a apresentar um quadril direito alto e um ombro direito baixo (Fig. 2.6). Os canhotos tendem a apresentar um quadril esquerdo alto e um ombro esquerdo baixo. Além disso, a coluna normal em AP tem uma leve curva torácica convexa direita, mais provavelmente devido à dominância esquerda ou direita do indivíduo (1).

Vista lateral

O examinador deve avaliar ambos os lados do paciente. Na vista lateral, um fio de prumo deve mostrar o alinhamento entre o canal auditivo externo, o acrômio do om-

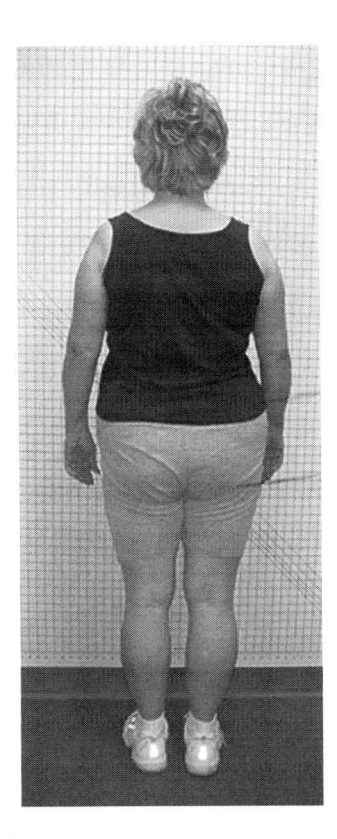

Figura 2.6 Padrão postural destro.

bro, a linha axilar, o ponto médio da crista ilíaca, o trocânter maior do quadril, os côndilos laterais do fêmur e a tíbia ligeiramente anterior ao maléolo lateral.

A cabeça, o tórax, a pelve e as extremidades inferiores devem estar em alinhamento e equilibradas. Deve haver lordose cervical, cifose torácica e lordose lombar normal (Fig. 2.7). A cabeça está equilibrada quando uma linha horizontal puder ser traçada a partir da protuberância occipital até a margem inferior do arco zigomático. Na postura neutra, a cabeça deve estar sobre os ombros e não anteriorizada. Os olhos têm uma forte tendência a buscar o nível; então, se houver distorção postural, a posição da cabeça pode se inclinar para a frente ou para trás para compensar (Fig. 2.8).

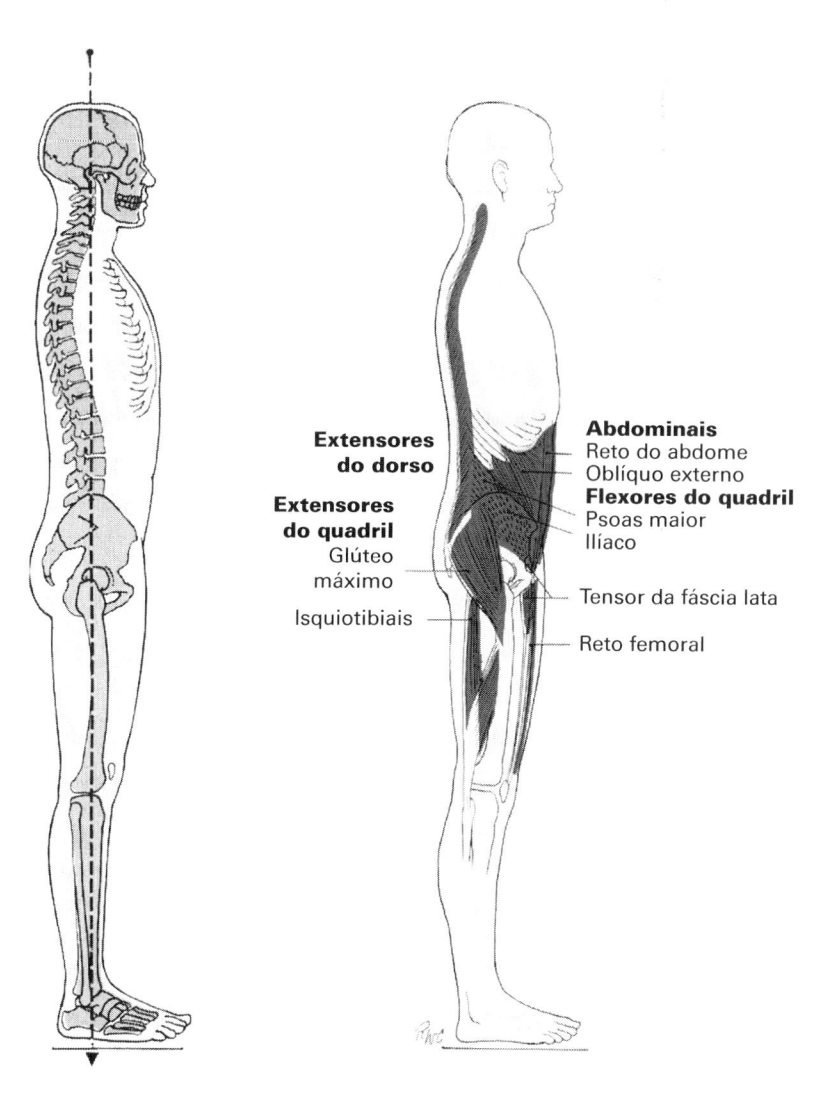

Figura 2.7 Alinhamento da postura lateral.
(Modificada com permissão de Kendall FP, McCreary EK, Provance PG. Muscles: Testing and Function. 4th ed. Baltimore: Williams & Wilkins, 1993:83.)

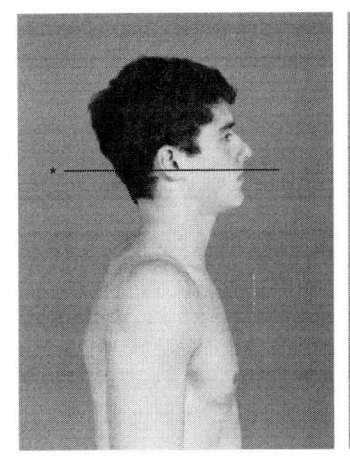

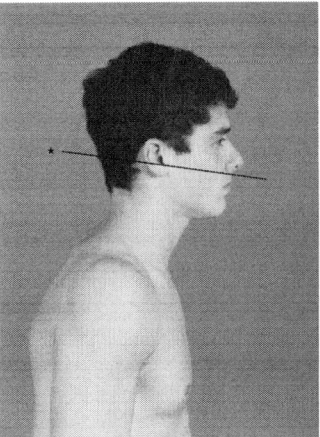

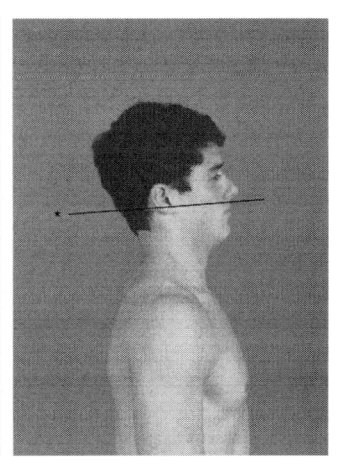

Figura 2.8 Postura neutra (esquerda), postura anteriorizada (centro) e retração cervical (direita).

Em uma vista lateral, a cintura escapular e o tronco estão equilibrados quando uma linha horizontal puder ser traçada a partir da extremidade medial da espinha da escápula até a cabeça do úmero e então até a extremidade medial da clavícula. As escápulas devem parecer iguais e ficarem simetricamente contra o tronco (Fig. 2.9).

A pelve está nivelada e equilibrada quando uma linha horizontal puder ser traçada logo abaixo da espinha ilíaca anterossuperior até a espinha ilíaca posterossuperior. Idealmente, a espinha ilíaca anterossuperior deve estar verticalmente alinhada com sínfise púbica (Fig. 2.9).

As extremidades inferiores devem estar verticalmente alinhadas com as articulações do joelho em posição neutra (p. ex., não bloqueada em hiperextensão). As pernas devem estar igualmente verticais e em um ângulo reto com a planta do pé (Fig. 2.9).

Vista anteroposterior/frontal

A postura equilibrada deve parecer igual da esquerda até a direita. Um fio de prumo vertical acima do centro do corpo mostrará alinhamento desde o eixo do nariz, o centro do queixo, a incisura episternal, o processo xifoide, o umbigo e o púbis. Os braços devem estar pendentes de forma similar, com ambas as palmas ao lado das coxas. A simetria da cintura escapular está indicada se as mãos mostrarem rotação e posicionamento similar no corpo. As pernas devem parecer igualmente abduzidas a partir da linha central, com os pés exibindo alinhamento bilateralmente simétrico (p. ex., nenhuma pronação ou supinação) e com os dedos para fora. Os joelhos devem ficar para a frente e bilateralmente simétricos em seu alinhamento e orientação na extremidade inferior (Fig. 2.10).

Na postura equilibrada, o exame anterior mostrará as seguintes estruturas bilateralmente iguais e niveladas: olhos, clavículas, margens inferiores do gradil costal, espinhas ilíacas anterossuperiores, trocânteres femorais, joelhos e tornozelos.

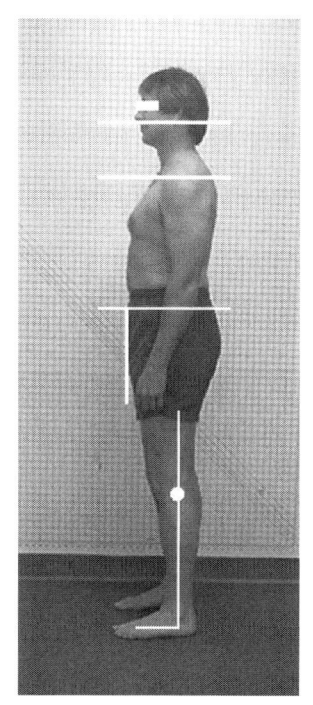

Figura 2.9 Cintura escapular e tronco equilibrados.

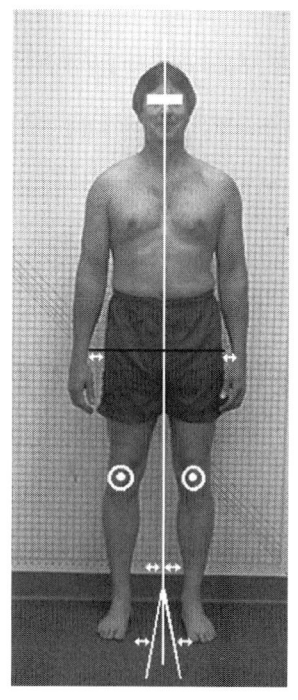

Figura 2.10 Postura equilibrada da esquerda para a direita.

TIPOS DE POSTURA

A distorção postural é uma adaptação ou mudança no modo como o corpo se equilibra. Isso é acompanhado por padrões característicos de tensão e fraqueza muscular disfuncional. Uma informação clínica significativa pode ser deduzida a partir da observação e correlação dos diferentes tipos de postura e distorções.

O sistema de tipos de postura de Kendall e Kendall categoriza os tipos de postura pela vista lateral em quatro tipos: militar, cifolordótica, *swayback* e costas planas (Fig. 2.11). É mostrado cada tipo de padrão característico da superatividade e subatividade muscular da postura, com músculos tensos em escuro, e os músculos fracos em coloração mais clara. A observação da posição da cabeça (neutra ou anteriorizada) e a postura pélvica (neutra ou posteriorizada) permitem que a postura seja categorizada nos quatro tipos. A Tabela 2.1 correlaciona-se com os tipos de postura da Fig. 2.11 e resume os tipos de postura e seus padrões associados de fraqueza muscular (Tab. 2.1).

SÍNDROMES POSTURAIS

O corpo se move em padrões de movimento. O uso excessivo desequilibrado dos músculos posturais (ou seja, os músculos usados para manter a postura) é acompa-

Postura militar

Postura cifolordótica

Postura de *swayback*

Postura de costas planas

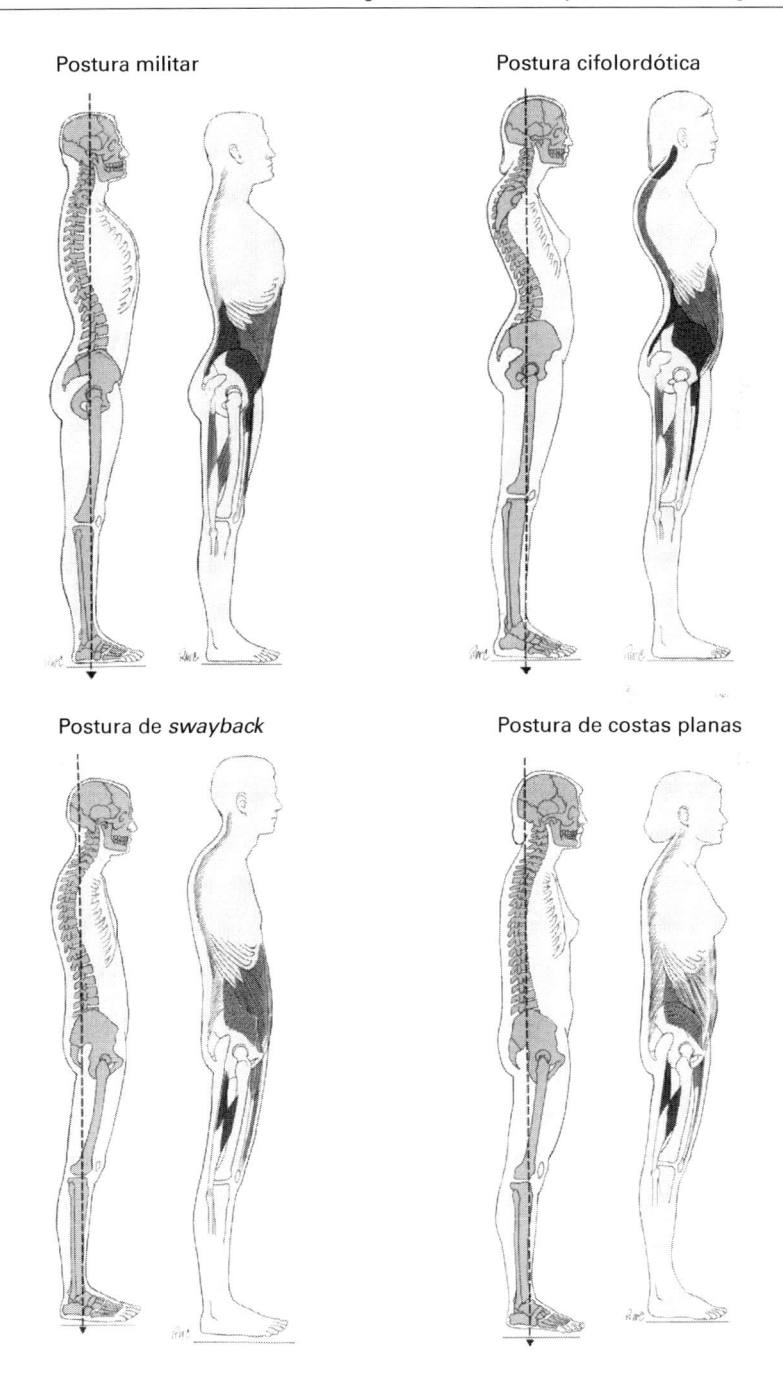

Figura 2.11 Quatro tipos de postura.
(Modificada com permissão de Kendall FP, McCreary EK, Provance PG. Muscles: Testing and Function. 4th ed. Baltimore: Williams & Wilkins, 1993:84–87.)

TABELA 2.1 **Classificação do tipo de postura por inclinação pélvica e postura da cabeça**

	Posturas com a cabeça neutra	Posturas com a cabeça anteriorizada

Inclinação pélvica posterior	**Postura militar**
	Estrutura anterior do corpo
	    Tórax; pelve, se a lordose for intensa
	Músculos tensos
	    Costas
	    Flexores do quadril
	Músculos fracos
	    Abdominais anteriores inicialmente, os isquiotibiais alongam, e então adaptativamente encurtam
		Postura cifolordótica
		Estrutura anterior do corpo
		    Cabeça (postura da cabeça anteriorizada)
		    Abdome
		Músculos tensos
		    Extensores suboccipitais do pescoço
		    Flexores do quadril
		    Serrátil anterior
		    Peitorais
		    Trapézio superior (se as escápulas estão abduzidas)
		Músculos fracos
		    Flexores do pescoço
		    Coluna torácica superior
		    Oblíquo externo abdominal
		    Trapézio médio e inferior (se escápulas estão abduzidas)

Inclinação pélvica anterior	**Postura de *swayback***
	Estrutura anterior do corpo
	    Pelve ou cabeças dos fêmures com cifose longa compensatória
	Músculos tensos
	    Isquiotibiais
	    Oblíquos internos abdominais
	    Eretor da coluna lombar
	    TFL do mesmo lado (se distorção pélvica lateral)
	Músculos fracos
	    Flexor da articulação do quadril
	    Oblíquos externos abdominais
	    Trapézio inferior e médio
	    Flexores profundos do pescoço
	    Glúteo médio do mesmo lado (se distorção pélvica lateral)
		Postura de costas planas
		Estrutura anterior do corpo
		    Cabeça
		Músculos tensos
		    Isquiotibiais
		    Abdominais
		Músculos fracos
		    Flexor da articulação do quadril

nhado por enfraquecimento dos músculos antagonistas opostos. Esse enfraquecimento é devido a falta de uso e uma inibição recíproca neurológica. Esse padrão de uso excessivo e enfraquecimento resulta em síndromes posturais distintas. A síndrome cruzada superior afeta a cabeça, o pescoço e os ombros, enquanto a síndrome cruzada inferior afeta a coluna lombar e a pelve. Elas, com frequência, existem simultaneamente e se combinam para criar um estresse musculoesquelético crônico.

Essa síndrome de postura cruzada superior é a fonte de queixa do usuário do computador (e de outros que ficam prolongadamente sentados) de dor e tensão crônicas do pescoço e do ombro. A postura cruzada superior é caracterizada por ombros para dentro e anteriorizados, com cifose torácica aumentada, uma postura anteriorizada da cabeça, e perda da lordose cervical (Fig. 2.12). A tensão nos músculos anteriores do ombro resulta em fraqueza e inibição dos músculos infraespinal, redondo menor, romboide e eretor da espinha torácica. Os músculos do pescoço, dorso e cintura escapular estão encurtados e tensos pelo uso excessivo, enquanto os seus antagonistas estão fracos e alongados. Os pontos-gatilho são frequentemente encontrados nos músculos extensores superutilizados do pescoço, no trapézio superior e no músculo levantador da escápula. Os músculos opositores longo do pescoço, da cabeça e trapézio inferior estão fracos (Tab. 2.2).

A síndrome cruzada inferior é o outro padrão postural moderno. A postura cruzada inferior é caracterizada por uma pelve anterior e lordose lombar aumentada, com tensão no psoas e no eretor da coluna lombar (Fig. 2.13). O ato de sentar encurta o psoas e os outros músculos flexores do quadril quando a coxa é flexionada. O ato de sentar longamente no trabalho e no lazer, junto com o ato de dirigir entre os dois, cria um desequilíbrio muscular entre esses flexores do quadril superutilizados e os extensores subutilizados do quadril. O glúteo máximo, que é o extensor primário do quadril, opõe-se aos flexores de quadril e, por conseguinte, torna-se adaptativamente fraco. Para manter a postura ereta e o equilíbrio, os músculos eretores da espinha lombar compensam e estendem a coluna, resultando em hipertonicidade do eretor da espinha lombar e enfraquecimento adaptativo dos músculos abdominais opostos. Além disso, os músculos adutores do quadril estão frequentemente tensos, com fraqueza compensatória dos músculos glúteo médio e mínimo (Tab. 2.2).

OUTRAS DISTORÇÕES, ADAPTAÇÕES E PATOLOGIAS POSTURAIS

Em função de a avaliação postural ser uma avaliação global de como o corpo se equilibra, as falhas e as posturas de parte da cadeia cinética podem causar distorção postural compensatória em uma região diferente. A postura global é a soma de todas as distorções e compensações resultantes e necessárias para permitir ao indivíduo se equilibrar e evitar posições e movimentos dolorosos. No interesse de fornecer um resumo completo, os envolvimentos musculares primariamente locais estão detalhados a seguir. Além disso, é pressuposto um sistema esquelético normal sem fraturas de compressão vertebral ou anormalidades congênitas como hemivértebras.

Postura da cabeça anteriorizada

A postura da cabeça anteriorizada é provavelmente a distorção postural mais comum (Fig. 2.14). Para cada 2,5 cm que a cabeça se move para adiante da postura neutra, o peso infligido à região cervical inferior aumenta pelo peso adicional de toda a cabeça (Fig. 2.15). Muito dos sintomas de dor no pescoço, no ombro e no braço dos pacientes, além de cefaleias e do estresse, estão associados à biomecânica ruim de carregar o crânio muito para a frente do tronco. As observações associadas à postura anteriorizada da cabeça incluem:

a) o meato auditivo externo anterior do acrômio; e
b) o esternocleidomastóideo (ECM) habitualmente hipertrofiado.

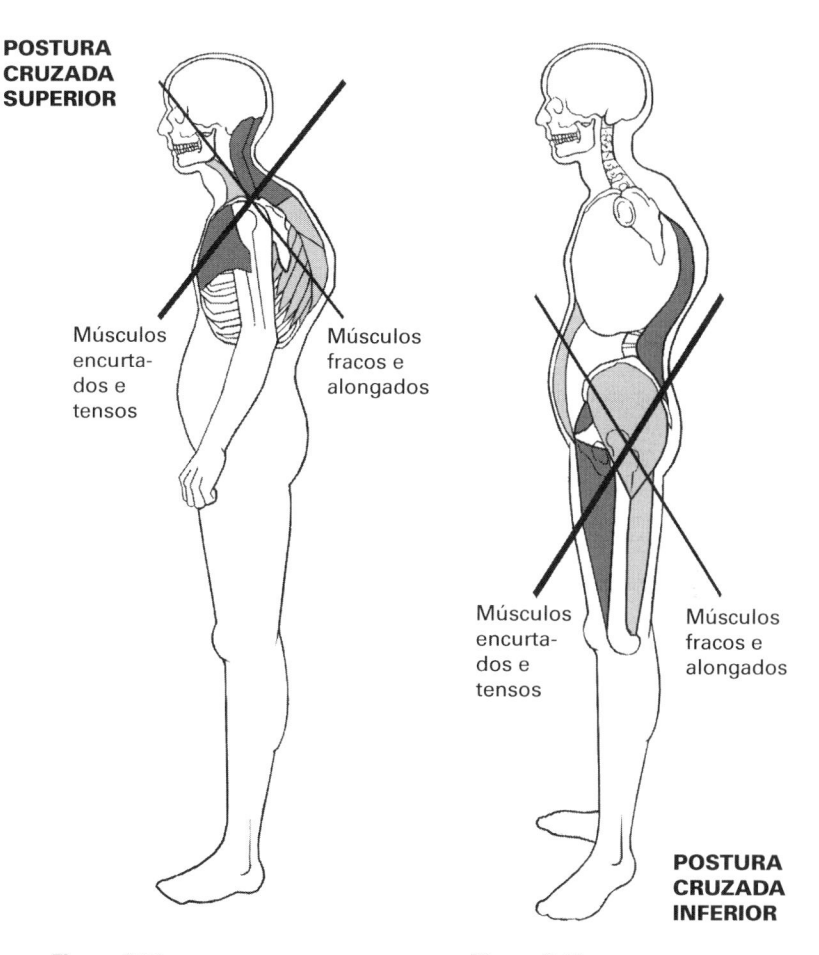

Figura 2.12
Postura cruzada superior
Cabeça anteriorizada
Perda da lordose cervical
Ombros rodados para dentro e para a frente
Cifose torácica aumentada
Músculos encurtados e tensos
   Suboccipitais
   Peitorais, ombro anterior
   Trapézio superior
Músculos fracos e alongados
   Trapézio médio e inferior
   Serrátil anterior

Figura 2.13
Postura cruzada inferior
   Pelve anterior
   Abdome protruso
   Lordose lombar aumentada
   Pés virados para fora
Músculos encurtados e tensos
   Psoas
   Eretor da coluna lombar
   Adutor do quadril
Músculos fracos e alongados
   Extensores do quadril, glúteo máximo
   Abdominal
   Glúteo médio, mínimo

TABELA 2.2 Sinais posturais de síndrome cruzada superior e inferior

Achado postural	Disfunção
Síndrome cruzada superior	
Ombros arredondados	Peitorais encurtados
Cabeça posicionada para a frente	Espinha torácica superior cifótica
Hiperextensão de C0-C1	Suboccipitais encurtados
Elevação dos ombros	Trapézio superior encurtado, levantador das escápulas, trapézio inferior e médio fraco
Escápulas aladas	Serrátil anterior fraco
Síndrome cruzada inferior	
Hiperlordose lombar	Eretor da espinha encurtado
Inclinação pélvica anterior	Glúteo máximo fraco
Abdome protruso	Abdominais fracos
Pé virado para fora	Piriforme encurtado
Hipertrofia da junção toracolombar	Junção lombossacra hipermóvel
Trato iliotibial enrugado	Tensor da fáscia lata encurtado

Adaptada com permissão de Liebenson C, ed. Rehabilitation of the Spine. Baltimore: Williams & Wilkins, 1996:363-364.

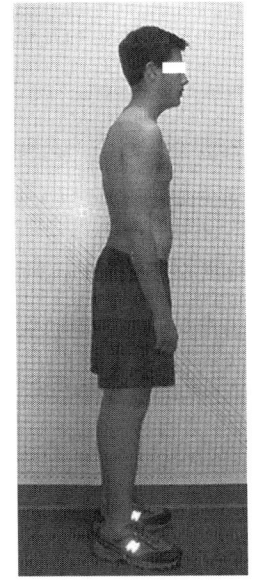

Figura 2.14 Postura da cabeça anteriorizada.

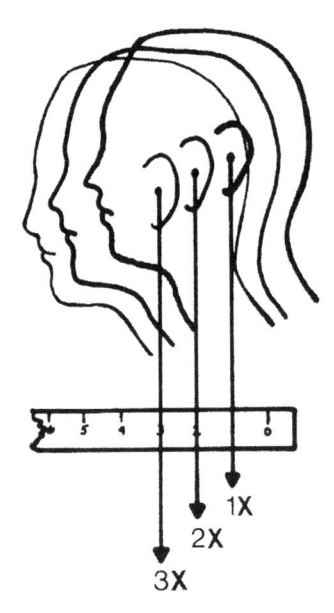

Figura 2.15 Para cada 2,5 cm que a cabeça se move para frente da postura neutra, o peso infligido à região cervical inferior aumenta pelo peso adicional de toda a cabeça.
(Adaptada de Liebenson C, ed. Rehabilitation of the Spine. Baltimore: Williams & Wilkins, 1996:177.)

- Músculos possivelmente hiperativos e tensos: ECM e/ou suboccipitais, flexores cervicais anteriores; trapézio superior, levantador da escápula, peitorais.
- Músculos possivelmente fracos e hipoativos: extensores cervicais, trapézio inferior e médio, serrátil anterior. Também é possível a inibição profunda dos flexores do pescoço (longo do pescoço).
- Correlação clínica: palpar os suboccipitais quando sentado e em pé (Figs. 2.16 e 2.17). Se houver menos tensão enquanto sentado, um estresse postural pélvico está contribuindo para a postura anteriorizada da cabeça.

Inclinação e/ou rotação da cabeça

- Vista PA: a linha entre as pontas dos processos mastoides está desnivelada (Fig. 2.18). A protuberância occipital está em um lado de uma linha central que bifurca a pelve e a coluna. O crânio não sofre bissecção uniforme por uma linha central.
- Músculos possivelmente hiperativos e tensos: flexores laterais do pescoço no lado flexionado, músculos escalenos ou rotadores intrínsecos no lado oposto de rotação da cabeça. Esternocleidomastóideo, trapézio superior.
- Músculos possivelmente fracos e hipoativos: flexores laterais do pescoço no lado oposto da flexão da cabeça. Músculos rotadores intrínsecos no lado de rotação da cabeça.

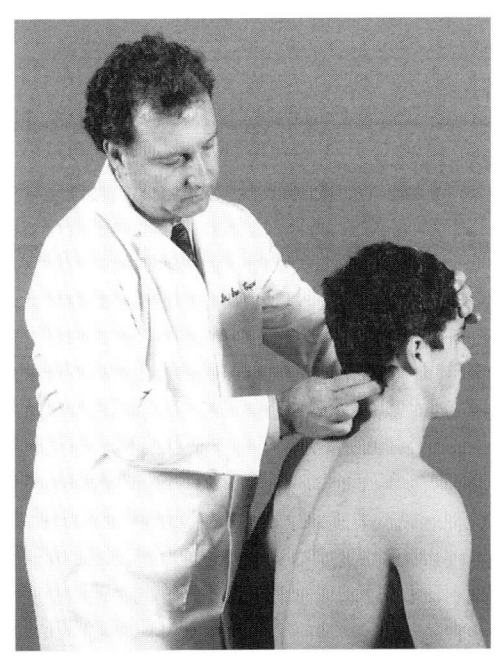

Figura 2.16 Palpação dos suboccipitais com o indivíduo sentado.

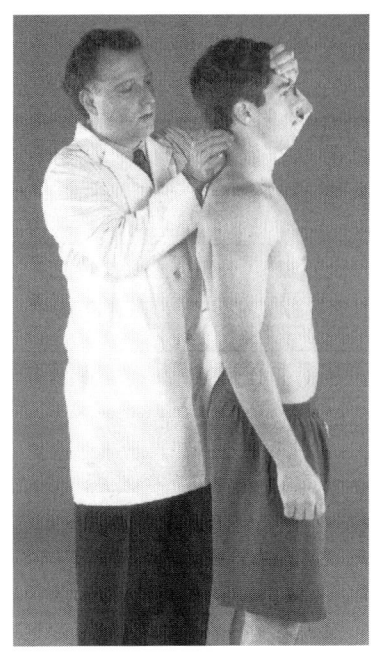

Figura 2.17 Palpação dos suboccipitais com o indivíduo em pé.

Ombros desnivelados

- Observações: a linha horizontal entre os acrômios não está nivelada. O desequilíbrio do ombro também é observado com a escoliose torácica e a dominância da mão (Fig. 2.19).
- Músculos possivelmente hiperativos e tensos: no lado do ombro mais alto, músculos trapézio superior e/ou levantador da escápula; no lado do ombro mais baixo, músculos trapézio inferior e peitoral menor, músculos romboide e/ou latíssimo do dorso tensos.
- Músculos possivelmente fracos e hipoativos: no lado do ombro mais alto, trapézio inferior e médio; no lado do ombro mais baixo, trapézio superior.
- Observação: a linha pescoço-ombro não tem o contorno normal (Fig. 2.20). Uma retificação da linha pescoço-ombro indica um músculo trapézio tenso. Isso é conhecido como aspecto de ombros góticos, porque parece uma torre de igreja gótica.
- Observação: um aspecto de onda dupla na escápula lateral, na inserção do levantador da escápula, indica tensão do levantador da escápula (Fig. 2.21).

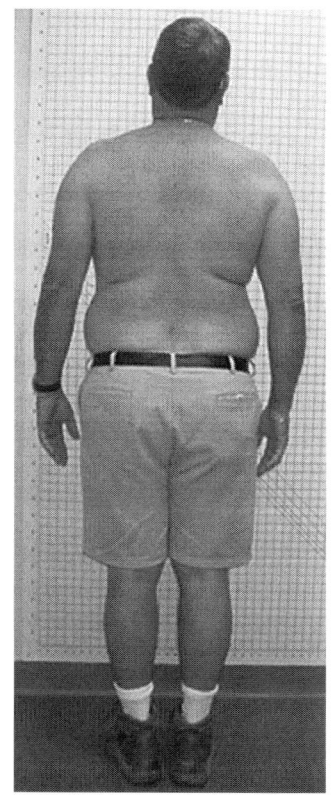

Figura 2.18 Inclinação e rotação à direita da cabeça.

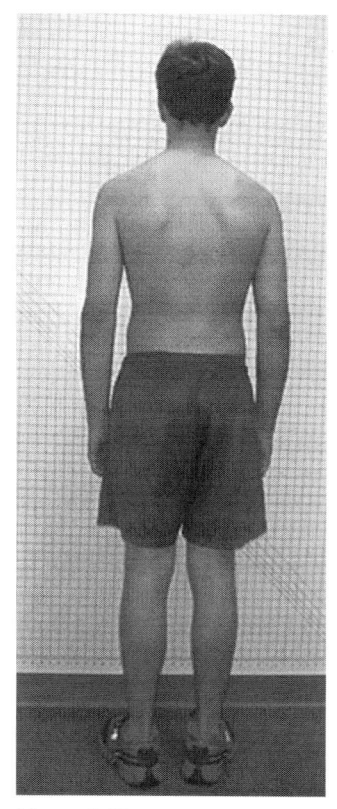

Figura 2.19 Ombro esquerdo alto.

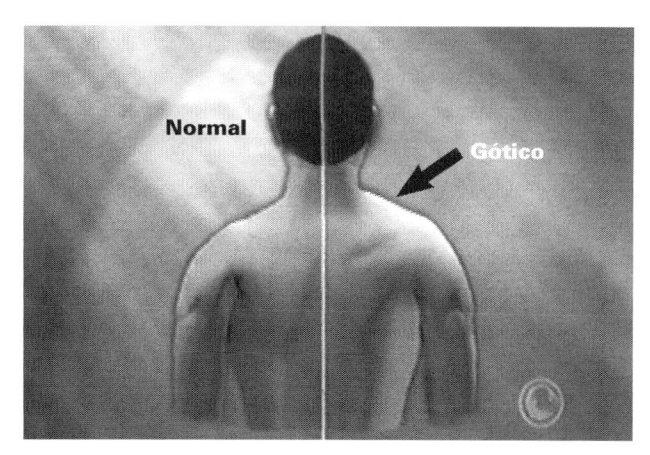

Figura 2.20 Ombros elevados ou góticos.
(Reimpressa com permissão de Liebenson C, Chapman S. Cervico-Thoracic Spine: Making a Rehabilitation Prescription, Tape 2. Baltimore: Williams & Wilkins, 1998, Fig. 3.)

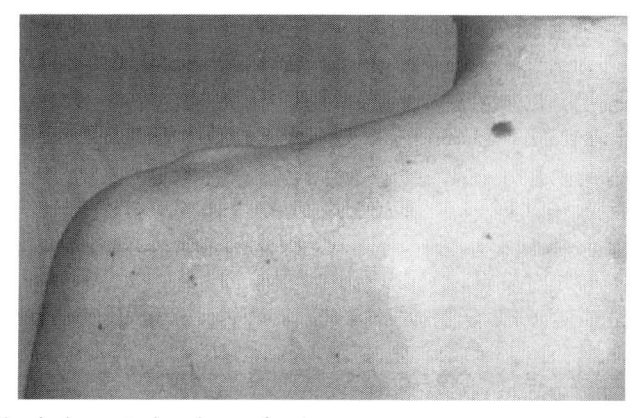

Figura 2.21 Tensão do levantador da escápula.
(Reimpressa com permissão de Liebenson C, ed. Rehabilitation of the Spine. Baltimore: Williams & Wilkins, 1996:108.)

Escápula alada

As bordas mediais das escápulas são erguidas posteriormente a partir das costelas.

- Músculo possivelmente hiperativo e tenso: romboide.
- Músculo possivelmente fraco e hipoativo: serrátil anterior.
- Correlação clínica: teste do apoio. Observar se a elevação da escápula aumenta quando a pessoa fizer um apoio (Fig. 2.22).

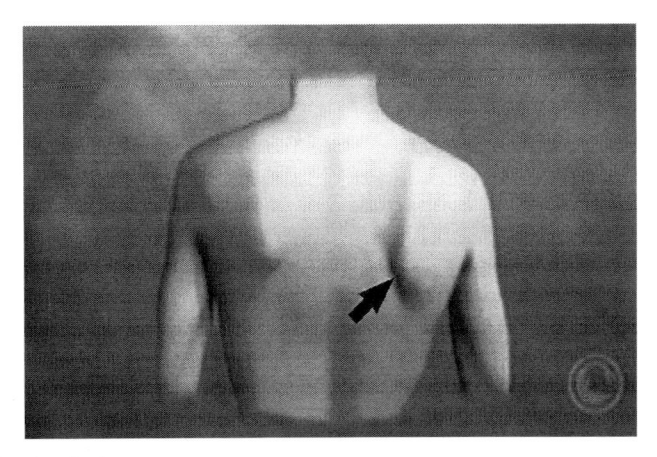

Figura 2.22 Escápula alada.
(Reimpressa com permissão de Liebenson C, Chapman S. Cervico-Thoracic Spine: Making a Rehabilitation Prescription, Tape 2. Baltimore: Williams & Wilkins, 1998, Fig. 2.)

Rotação da escápula

As escápulas são desigualmente centradas no tronco. Habitualmente uma está abduzida (mais lateral a partir de linha média da coluna torácica), e uma está aduzida (mais medial a partir da linha média de coluna torácica) (Fig. 2.23). A rotação escapular também é observada com a escoliose torácica e a dominância da mão.

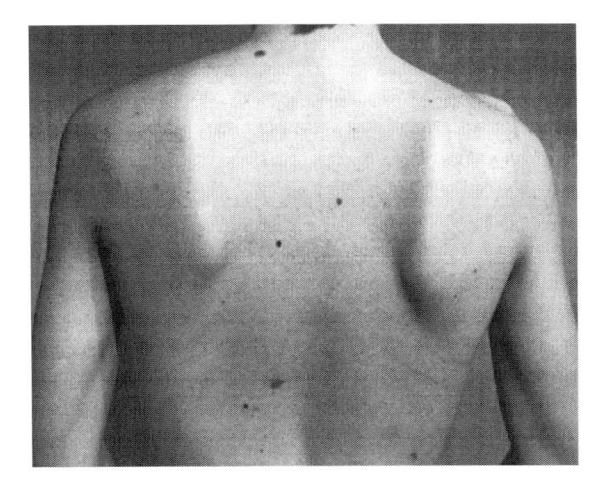

Figura 2.23 Escápula direita alada e abduzida.
(Reimpressa com permissão de Liebenson C, ed. Rehabilitation of the Spine. Baltimore: Williams & Wilkins, 1996:108.)

- Músculos possivelmente hiperativos e tensos: no lado da escápula abduzida, serrátil anterior; no lado da escápula aduzida, romboide.
- Músculos possivelmente fracos e hipoativos: no lado da escápula abduzida, romboide e trapézio médio; no lado da escápula aduzida, peitoral maior ou menor.

Ombros arredondados/rotação interna da extremidade superior

Além do aspecto arredondado dos ombros, o dorso das mãos pode ser visível em uma vista anterior, conforme os polegares apontam para o meio do corpo em vez de anteriormente. A palma da mão pode ser visível de trás (Fig. 2.24).

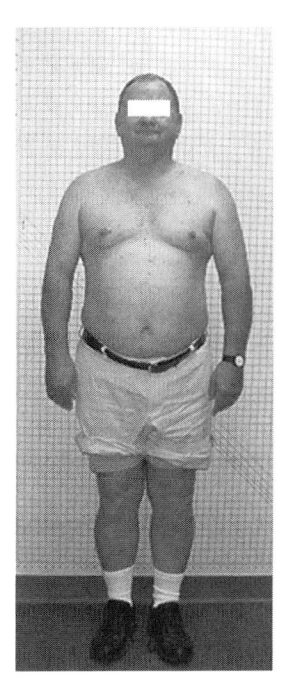

Figura 2.24
Ombros arredondados com rotação interna dos braços.

- Músculos possivelmente hiperativos e tensos: latíssimo do dorso e/ou peitorais.
- Músculos possivelmente fracos e hipoativos: trapézio médio.
- Correlação clínica: habitualmente observada com a postura da cabeça anteriorizada.

Desvio vertebral lateral/escoliose

A escoliose é uma curvatura lateral da coluna, que pode ser adquirida ou congênita. A escoliose congênita é devido a alguma assimetria estrutural, como uma vértebra em cunha ou outra variante anatômica. A maioria das escolioses adquiridas é idiopática ou de origem desconhecida. A avaliação, o manejo e o tratamento da escoliose progridem continuamente, mas são ainda controversos. Na avaliação visual, os processos espinhosos estão laterais à linha média do tronco (Fig. 2.25).

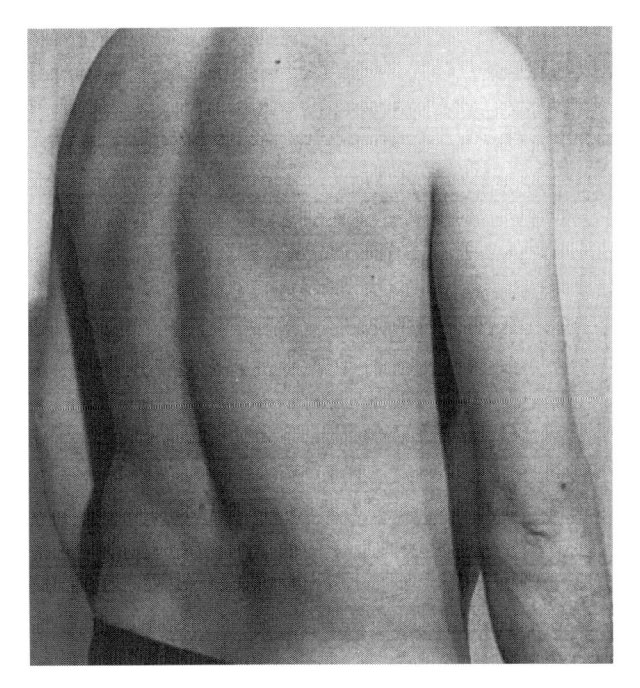

Figura 2.25 Hipertrofia do eretor da espinha toracolombar direito.
(Reimpressa com permissão de Liebenson C, ed. Rehabilitation of the Spine. Baltimore: Williams & Wilkins, 1996:107.)

- Músculos possivelmente hiperativos e tensos: músculos paravertebrais intrínsecos encurtados no lado da concavidade.
- Músculos possivelmente fracos e hipoativos: músculos paravertebrais intrínsecos alongados no lado da convexidade.
- Correlação clínica: a hipertrofia do eretor da espinha toracolombar indica uma alteração adaptativa existente de longa data. A maioria das colunas vistas em AP tem uma leve curva torácica convexa direita devido à predominância destra do indivíduo. É importante eliminar anormalidades e fator congênito nas discrepâncias dos comprimentos de pernas e outras distorções.

Inclinação pélvica lateral/assimetria abdominal

A linha horizontal que conecta as cristas ilíacas esquerda e direita está inclinada (Fig. 2.26)

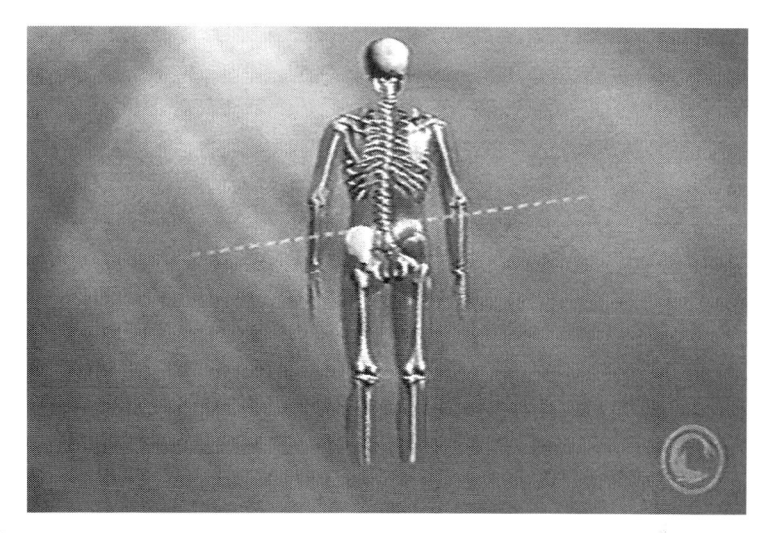

Figura 2.26 Desnível pélvico.
(Reimpressa com permissão de Liebenson C, Chapman S. Lumbar Spine: Making a Rehabilitation Prescription, Tape 1. Baltimore: Williams & Wilkins, 1998, Fig. 5.)

- Músculos possivelmente hiperativos e tensos:
  Lado alto: PA, músculo quadrado do lombo; AP, oblíquos abdominais.
  Lado baixo: adutor do quadril.

- Músculos possivelmente fracos e hipoativos:
  Lado alto: glúteo máximo, músculos abdutores.
  Lado baixo: oblíquos abdominais do lado oposto.

- Correlações clínicas: as discrepâncias no comprimento da perna e outras distorções estão habitualmente presentes. O teste de Trendelenburg pode ser positivo no lado da lateralidade. A escoliose pode estar presente.

Inclinação pélvica anterior ou posterior

A posição pélvica neutra e estável é a variação das posições estáveis possíveis, que são a base na qual a postura vertebral repousa. As espinhas anterossuperiores dos ossos do quadril devem estar verticalmente alinhadas com a sínfise púbica. Em uma vista lateral, a linha da cintura (ou linha do cinto) deve estar nivelada a uma inclinação ligeiramente para a frente, com uma lordose lombar anterior normal provendo a postura estável.

- Pelve anterior: a pelve inclina para a frente, com a associação de uma lordose lombar aumentada (Figs. 2.27 e 2.28).
  - Músculos possivelmente hiperativos e tensos: psoas, eretor da coluna lombar.
  - Músculos possivelmente fracos e hipoativos: glúteo máximo, abdominais.

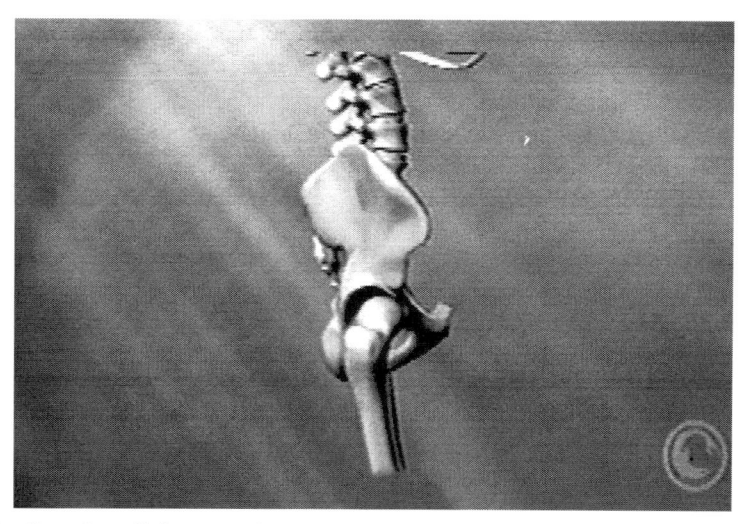

Figura 2.27 Inclinação pélvica anterior.
(Reimpressa com permissão de Liebenson C, Chapman S. Lumbar Spine: Making a Rehabilitation Prescription, Tape 1. Baltimore: Williams & Wilkins, 1998, Fig. 4.)

- Pelve posterior (Fig. 2.29): existe uma curvatura lombar plana, com a pelve inclinando-se posteriormente ou ligeiramente para a frente do nível.

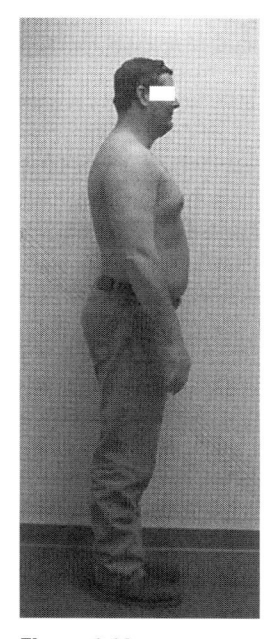

Figura 2.28 Inclinação pélvica anterior.

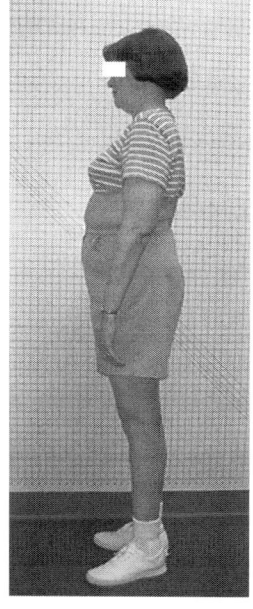

Figura 2.29 Inclinação pélvica posterior.

- Músculos possivelmente hiperativos e tensos: isquiotibiais, abdominais, eretor da coluna lombar.
- Músculos possivelmente fracos e hipoativos: flexores do quadril, quadríceps.

Protrusão do abdome (Figs. 2.30 e 2.31)

- Possíveis achados associados: achatamento lateral da nádega no quadrante lateral ou superior.
- Músculos possivelmente hiperativos e tensos: eretor da espinha, iliopsoas.
- Músculos possivelmente fracos e hipoativos: glúteo máximo, abdominais.
- Correlação clínica: a fraqueza e a limitação na amplitude de movimento na extensão do quadril e na abdução do quadril são comuns, por causa da intensa inclinação pélvica anterior que habitualmente está associada à protrusão abdominal.

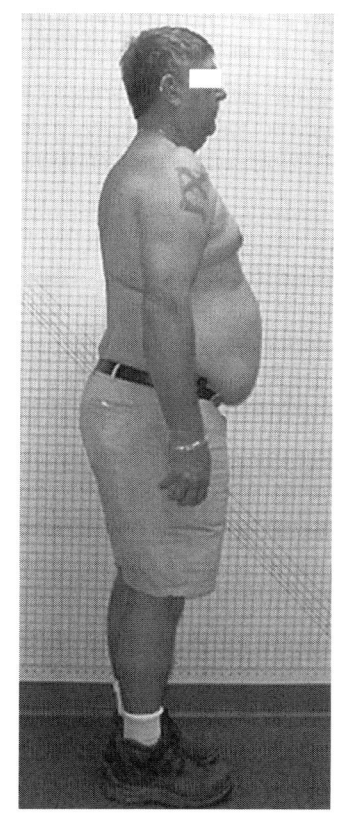

Figura 2.30 Protrusão abdominal.

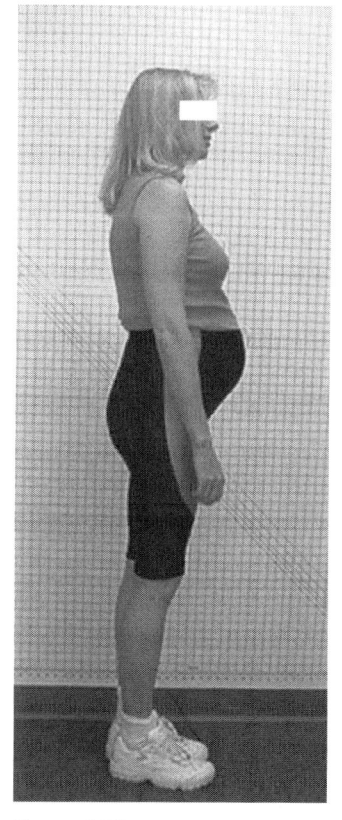

Figura 2.31 Protrusão abdominal na gravidez.

Joelhos aproximados: geno valgo (Fig. 2.32)

Observações associadas:

- Pronação.
- Trato iliotibial saliente.
- Observação: desvio lateral das patelas.
  - Músculo possivelmente hiperativo e tenso: TFL.
  - Músculos possivelmente fracos e hipoativos: adutores, sartório.
  - Correlação clínica: correlacionar com os padrões de desgaste dos sapatos.
- Observação: pernas arqueadas (geno varo) (Fig. 2.33).
  - Músculos possivelmente fracos e hipoativos: rotadores do quadril.
- Observação: pronação dos pés (Figs. 2.34 e 2.35).
  - Músculo possivelmente hiperativo e tenso: sóleo (à direita).
  - Músculos possivelmente fracos e hipoativos: tibial anterior, glúteo médio e máximo.
  - Correlação clínica: pés planos.

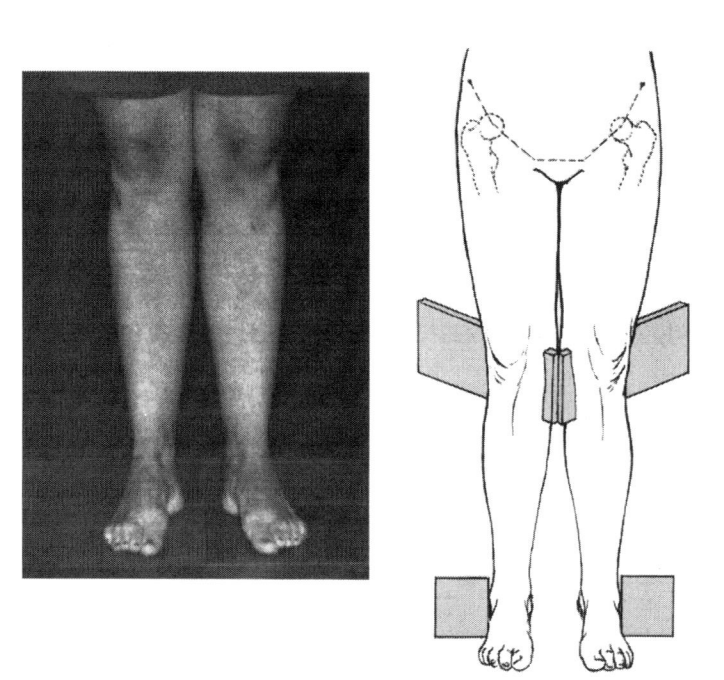

Figura 2.32 Joelhos juntos (geno valgo).
(Reimpressa com permissão de Kendall FP, McCreary EK, Provance PG. Muscles: Testing and Function. 4th ed. Baltimore: Williams & Wilkins, 1993:97.)

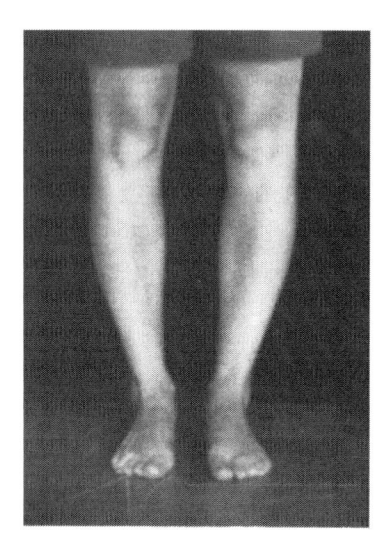

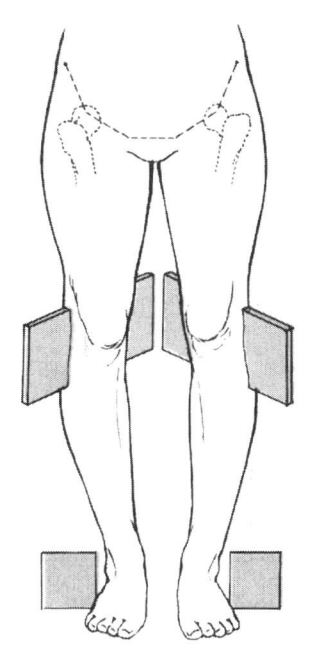

Figura 2.33 Pernas arqueadas (geno varo).
(Reimpressa com permissão de Kendall FP, McCreary EK, Provance PG. Muscles: Testing and Function. 4th ed. Baltimore: Williams & Wilkins, 1993:97.)

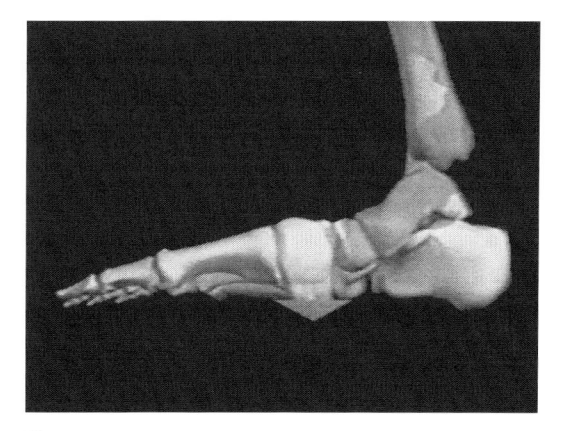

Figura 2.34 Pronação do pé.
(Reimpressa com permissão de Liebenson C, Chapman S. Lumbar Spine: Making a Rehabilitation Prescription, Tape 1. Baltimore: Williams & Wilkins, 1998, Fig. 1.)

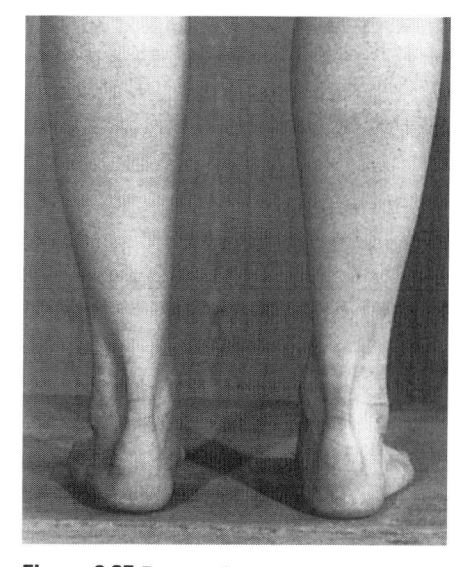

Figura 2.35 Pronação com tensão do sóleo à direita.
(Reimpressa com permissão de Liebenson C, ed. Rehabilitation of the Spine. Baltimore: Williams & Wilkins, 1996:107.)

REFERÊNCIAS

1. White AA, Panjabi MM. Clinical Biomechanics of the Spine. 2nd ed. Philadelphia: JB Lippincott, 1990:58, 86–91, 116, 162.
2. Janda V. Functional Pathology of the Motor System Seminars. Atlanta: 1999; Greenville, SC: 2000; Prague: 2000.
3. Watson J. Relationship between injuries & body mechanics in soccer and rugby players. Sports Med Physical Fitn 1995;35:289–294.
4. Basmajian JV, De Luca DJ. Muscles Alive. 5th ed. Baltimore: Williams & Wilkins, 1985:255, 414, P71, 328.

REFERÊNCIAS GERAIS

Kendall FP, McCreary EK, Provance PG. Muscles: Testing and Function. 4th ed. Baltimore:Williams & Wilkins, 1993:20, 70–119, 354–356.

Janda V. Functional Pathology of the Motor System Seminars. Atlanta: 1999; Greenville, SC: 2000; Prague: 2000.

Jull G, Janda V, Muscles and motor control in low back pain. In: Twomey LT, Taylor JR, eds. Physical Therapy for the Low Back. Clinics in Physical Therapy. New York: Churchill Livingstone, 1987.

Liebenson C, ed. Rehabilitation of the Spine. Baltimore: Williams & Wilkins, 1996.

3
TESTES ORTOPÉDICOS CERVICAIS

**FLUXOGRAMA DO EXAME
ORTOPÉDICO CERVICAL**   65

PALPAÇÃO CERVICAL   66

ASPECTO ANTERIOR   66
    Músculo
        esternocleidomastóideo   66
    Artérias carótidas   67
    Fossa supraclavicular   68

ASPECTO POSTERIOR   69
    Músculo trapézio   69
    Musculatura cervical intrínseca   70
    Processo espinhoso e
        articulações das facetas   71

**AMPLITUDE DE
MOVIMENTO CERVICAL**   73
    Flexão   74
    Extensão   75
    Flexão lateral   76
    Rotação   77

**TESTE MUSCULAR ISOMÉTRICO
CERVICAL RESISTIDO**   78
    Flexão   78
    Extensão   79
    Flexão lateral   80
    Rotação   81

**AVALIAÇÃO DA CIRCULAÇÃO
VERTEBROBASILAR**   82
    Sinal de Barré-Liéou   85
    Manobra funcional da
        artéria vertebrobasilar   86
    Teste de Maigne   87
    Teste da artéria vertebral
        (quadrante cervical)   88
    Teste de Dekleyn   89
    Teste de Hautant   90
    Teste de Underburg   90
    Manobra de Hallpike   92

**COMPROMETIMENTO DA
ARTÉRIA SUBCLÁVIA**   94
    Procedimento de
        rastreamento de George   94

**DIAGNÓSTICO DIFERENCIAL:
DISTENSÃO *VERSUS* ENTORSE**   96
    Manobra de O'Donoghue   97

FRATURAS CERVICAIS   99
    Teste da percussão vertebral   99
    Teste de Soto-Hall   101
    Sinal de Rust   102

INSTABILIDADE CERVICAL   103
    Teste de Sharp-Purser   104
    Teste de estresse do
        ligamento transverso   105
    Teste de estresse do ligamento alar   106

LESÕES EXPANSIVAS   107
    Manobra de Valsalva   107
    Sinal de Déjérine   108
    Teste da deglutição   108

**COMPRESSÃO E IRRITAÇÃO
NEUROLÓGICA CERVICAL**   109
    Teste de compressão foraminal   109
    Teste de compressão de Jackson   110
    Teste de compressão
        e extensão   111
    Teste de compressão e flexão   112
    Teste de Spurling   113
    Teste de compressão
        foraminal máxima   114
    Sinal de L'hermitte   115
    Teste de depressão do ombro   116
    Teste de distração   116
    Teste de abdução do ombro
        (Sinal de Bakody)   117

Manual fotográfico de testes ortopédicos e neurológicos **65**

Exame ortopédico cervical

História

Dor cervical e tonturas

Auscultar as artérias vertebrais e carótidas na busca de sopros

- (+) → Comprometimento vascular cervical
- (−) → Manobra funcional da artéria vertebrobasilar / Sinal de Barré-Liéou / Teste de Maigne / Teste de Dekleyn / Teste de Hautant / Teste de Underburg
  - (+) → Comprometimento vascular cervical
  - (−) → Encaminhar para avaliação neurológica

Dor na coluna cervical com dor e parestesia na extremidade superior

Teste de compressão foraminal / Teste de compressão de Jackson / Teste de compressão em flexão e extensão / Teste de depressão do ombro / Teste de distração / Teste de abdução do ombro

- (+) → Testes de raízes nervosas (motor) (sensitivo) (reflexos)
  - (+) → Déficit neurológico
  - Tríade de Dejerine / Manobra de Valsalva → Lesões expansivas
  - Imagens diagnósticas (radiografias) (RM) (TC)
    - (+) → Intrusão foraminal / Espondilose discogênica / Defeito do disco
- (−) → Teste de Allen
  - (+) → Comprometimento vascular periférico
  - (−) → Teste de Adson / Teste costoclavicular / Teste de Wright / Teste de tração / Manobra de Halstead
    - (+) → Síndrome do desfiladeiro torácico

Dor na coluna cervical

Sem trauma
Palpação → Amplitude de movimento (ativa) (passiva)
- Com sintomas na extremidade superior (+) → (vai para fluxo superior)
- Manobra de O'Donoghue (+) → Distensão ou Entorse

Trauma
Palpação → Sinal de Rust
- (−) → Amplitude de movimento
- (+) → Teste da percussão vertebral / Teste de Soto-Hall
  - (+) → Radiologia
    - (+) → Subluxação / Luxação / Defeitos ósseos

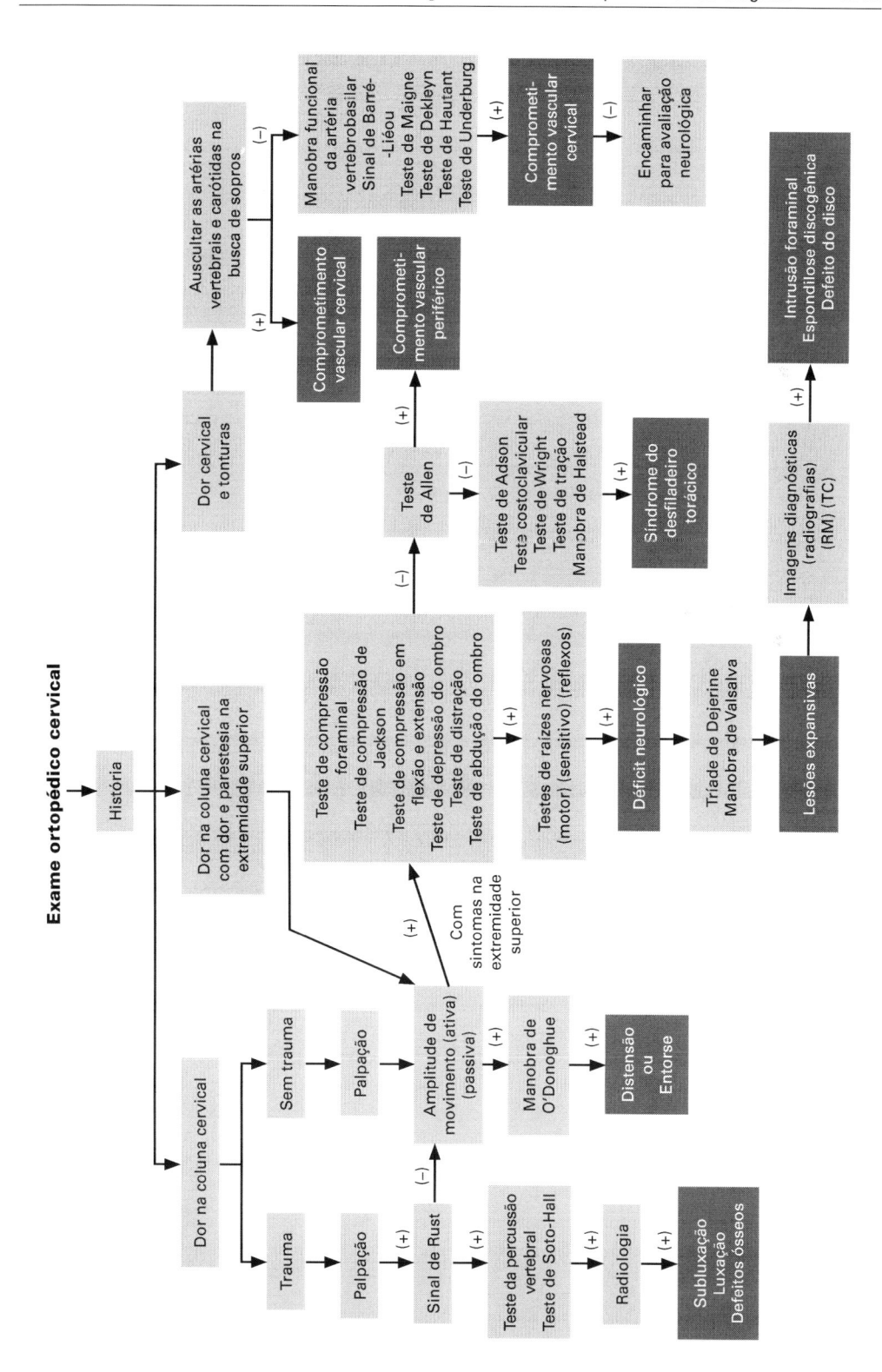

PALPAÇÃO CERVICAL

Aspecto anterior

Músculo esternocleidomastóideo

Anatomia descritiva

O músculo esternocleidomastóideo se estende do processo mastoide do osso temporal até a clavícula e o esterno (Fig. 3.1). Divide o pescoço em triângulos anterior e posterior. Sua ação é flexionar a cabeça para o mesmo lado e rodá-la para o lado oposto. Ambos os músculos atuando juntos flexionam o pescoço para a frente.

Procedimento

Instruir o paciente a virar a cabeça para um dos lados. Segurar o músculo no lado da rotação da cabeça entre o polegar e o dedo indicador, percorrendo a partir da clavícula, para cima, até a mastoide (Fig. 3.2). Comparar cada músculo bilateralmente, notando qualquer inflamação, sensibilidade dolorosa e bandas palpáveis. As bandas palpáveis são pontos hiperirritáveis dentro uma banda tensa de músculo esquelético ou fáscia. Classificar a sensibilidade dolorosa com base na escala de avaliação da sensibilidade dolorosa (Quadro 3.1).

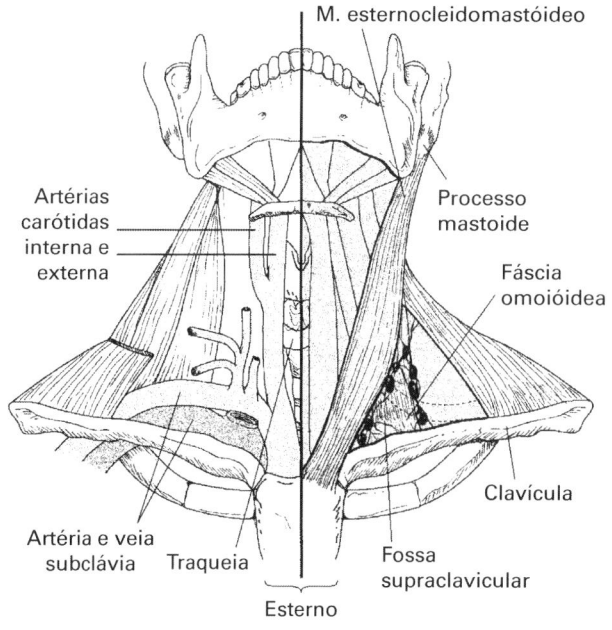

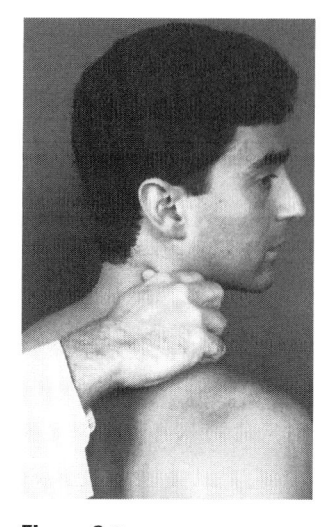

Figura 3.1

Figura 3.2

QUADRO 3.1 **Escala de pontuação da sensibilidade dolorosa**	
Grau I	Sensibilidade dolorosa leve à palpação moderada
Grau II	Sensibilidade dolorosa leve com sinais faciais de dor e encolhimento à palpação moderada
Grau III	Sensibilidade dolorosa intensa com retirada
Grau IV	Sensibilidade dolorosa intensa com retirada, mesmo com estímulos não nocivos

A inflamação e a sensibilidade dolorosa secundárias ao trauma habitualmente estão associadas aos tipos de lesões de aceleração e desaceleração cervical (ADC). O torcicolo também pode causar inflamação e sensibilidade dolorosa local. As bandas palpáveis podem indicar um ponto-gatilho miofascial. Esses pontos-gatilho podem ser causados por esforço repetitivo, trauma ou tremores. Podem também indicar articulações artríticas ou sofrimento emocional.

Artérias carótidas

Anatomia descritiva

As artérias carótidas ficam lateralmente à traqueia e medialmente ao músculo esternocleidomastóideo. Essas artérias ramificam para formar as artérias carótidas internas e externas, que levam sangue ao cérebro (Fig. 3.1).

Procedimento

Com o seu primeiro e segundo dedos, pressionar ligeiramente a artéria carótida contra o processo transverso da vértebra cervical (Fig. 3.3). Palpar cada artéria individualmente e avaliar a igualdade da amplitude. Uma diferença na força dos pulsos pode indicar estenose ou compressão da artéria carótida. Se houver suspeita de estenose ou compressão da artéria carótida, auscultar as artérias carótidas na busca de sopros e avaliar a circulação vertebrobasilar.

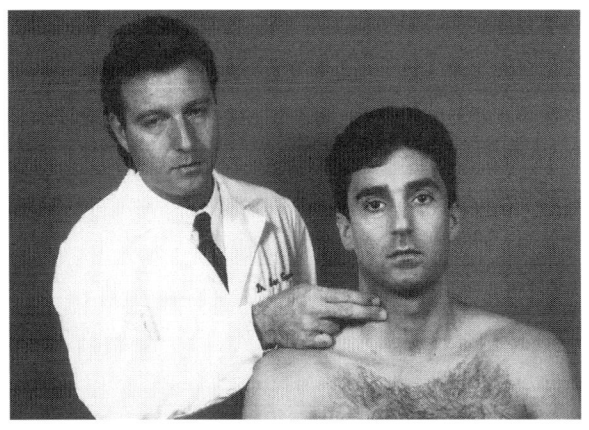

Figura 3.3

Fossa supraclavicular

Anatomia descritiva

A fossa supraclavicular é superior à clavícula. Contém a fáscia omoióidea, os linfonodos e o ponto de pressão para a artéria subclávia. É habitualmente uma depressão lisa e contornada (Fig. 3.1).

Procedimento

Palpar cada fossa na busca de edema, sensibilidade dolorosa e qualquer osso ou massa de tecido mole anormal (Fig. 3.4). A dor e a sensibilidade dolorosa associadas ao edema secundário ao trauma podem indicar uma clavícula fraturada ou uma lesão na articulação acromioclavicular. O tecido ósseo anormal pode indicar uma costela cervical, que pode causar sintomas neurológicos ou vasculares na extremidade superior. Se uma costela extra for suspeitada, avaliar a existência de síndrome do desfiladeiro torácico (Cap. 5). Uma massa de tecido mole anormal pode indicar adenopatia ou tumor.

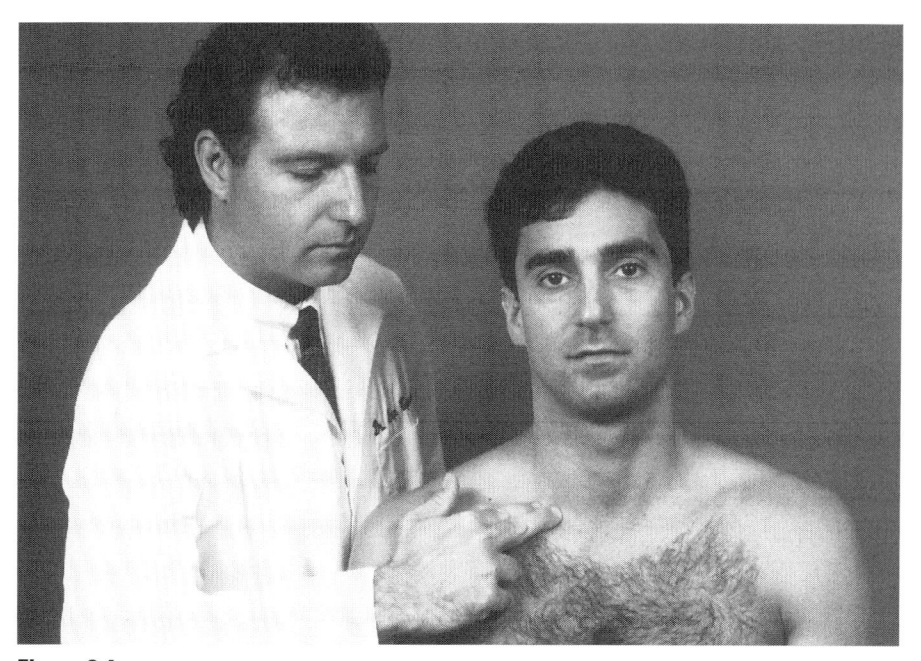

Figura 3.4

Aspecto posterior

Músculo trapézio

Anatomia descritiva

O músculo trapézio é um músculo grande e triangular que se estende desde o occipital e os processos espinhosos das vértebras cervicais e torácicas até o processo do acrômio da clavícula e a espinha da escápula (Fig. 3.5). Suas fibras superiores elevam os ombros; as fibras médias retraem a escápula; e as fibras inferiores deprimem a escápula e abaixam os ombros.

Procedimento

Palpar cada músculo a partir do aspecto superior logo abaixo do occipital, para baixo, continuando até o aspecto superior da espinha da escápula, e então lateral ao processo do acrômio (Fig. 3.6). A partir do aspecto inferior, palpar os processos espinhosos da vértebra torácica lateral e superior, em direção ao processo do acrômio (Fig. 3.7).

Figura 3.5

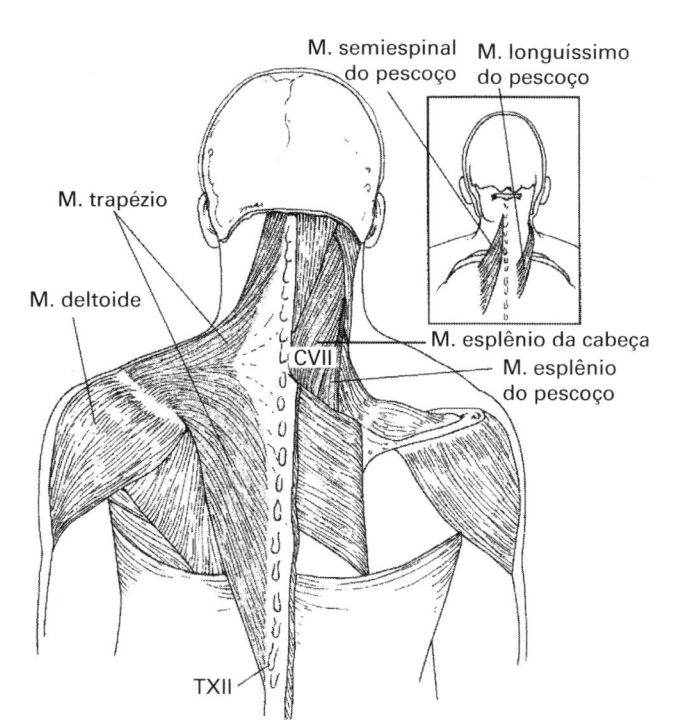

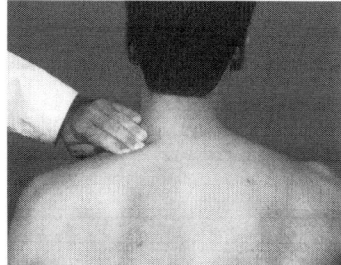

Figura 3.6

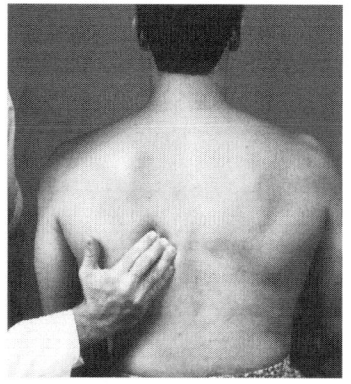

Figura 3.7

A inflamação e a sensibilidade dolorosa secundárias ao trauma podem indicar espasmo muscular causado por fibras musculares rompidas associadas ao edema. A inflamação e a sensibilidade dolorosa que não sejam relacionadas ao trauma podem indicar fibrose do tecido muscular ou fibromialgia. Verificar de acordo com a escala de avaliação da sensibilidade dolorosa (Quadro 3.1). As bandas palpáveis indicam pontos-gatilho miofasciais que podem ser causados por esforço repetitivo, sobrecarga, trauma ou tremor. Essas bandas palpáveis podem também indicar articulações artríticas ou sofrimento emocional.

Musculatura cervical intrínseca

Anatomia descritiva

Os músculos vertebrais intrínsecos palpáveis na coluna cervical consistem no esplênio da cabeça e do pescoço, no longuíssimo do pescoço e no semiespinal do pescoço. Esses músculos dispostos em camadas são usados para a manutenção da postura e para os movimentos da coluna cervical. A camada superficial consiste no esplênio da cabeça e do pescoço, e a camada intermediária consiste no longuíssimo e no semiespinal do pescoço. Esses músculos se estendem desde a base do occipital até o aspecto superior da espinha torácica (Fig. 3.5). Os músculos profundos na coluna cervical são, no mínimo, difíceis de palpar e não são discutidos aqui.

Procedimento

Palpar a camada superficial movendo os dedos de forma transversal sobre o ventre do músculo com a coluna cervical em leve extensão (Fig. 3.8). Notar qualquer tônus anormal, sensibilidade dolorosa ou bandas palpáveis. Palpar a camada intermediária com as pontas dos dedos diretamente adjacente aos processos espinhosos e também com a coluna cervical em leve extensão (Fig. 3.9). Notar qualquer tônus anormal, sensibilidade

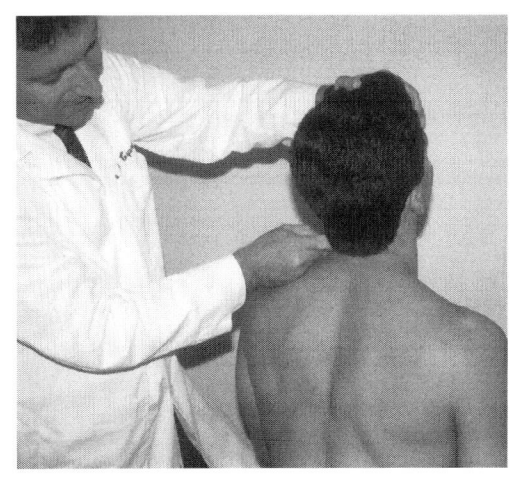

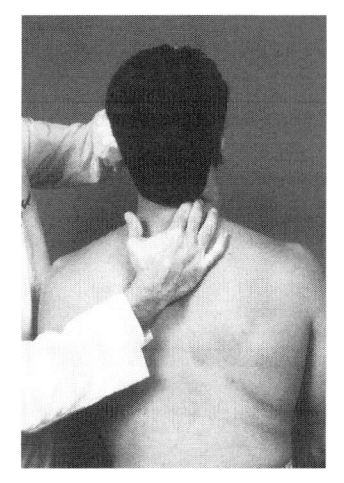

Figura 3.8

Figura 3.9

dolorosa ou bandas palpáveis. Classificar as camadas de acordo com a escala de avaliação da sensibilidade dolorosa (Quadro 3.1). Qualquer tônus anormal ou sensibilidade dolorosa podem indicar um processo inflamatório no músculo, como distensão muscular, miofasciite ou fibromialgia. As bandas palpáveis indicam pontos-gatilho miofasciais, que podem ser causados por esforço repetitivo, sobrecarga, trauma ou tremor. Podem também indicar articulações artríticas ou sofrimento emocional.

Processo espinhoso e articulações das facetas

Anatomia descritiva

A vértebra CI, ou atlas, tem um arco posterior em lugar de um processo espinhoso, que é bastante difícil de palpar. As vértebras CII a CVII têm processos espinhosos relativamente proeminentes que são facilmente palpáveis. As articulações das facetas ficam ligeiramente laterais aos processos espinhosos. Cada articulação facetária é composta de um processo articular posterior e inferior e um processo articular posterior e superior da vértebra congruente (Fig. 3.10).

Procedimento

Com o paciente sentado e com a cabeça ligeiramente flexionada anteriormente, palpar cada processo espinhoso individualmente com o seu indicador e/ou dedo médio, notando qualquer dor e/ou sensibilidade dolorosa (Fig. 3.11). Avaliar também cada processo espinhoso conforme você move a coluna cervical em flexão e extensão para determinar se há hipomobilidade ou hipermobilidade (Fig. 3.12).

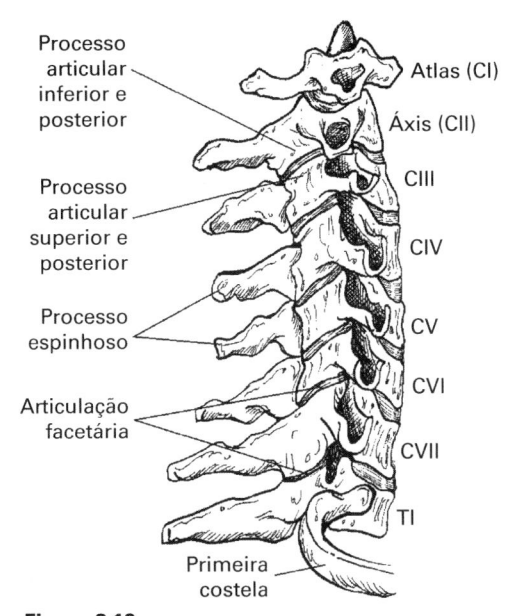

Figura 3.10

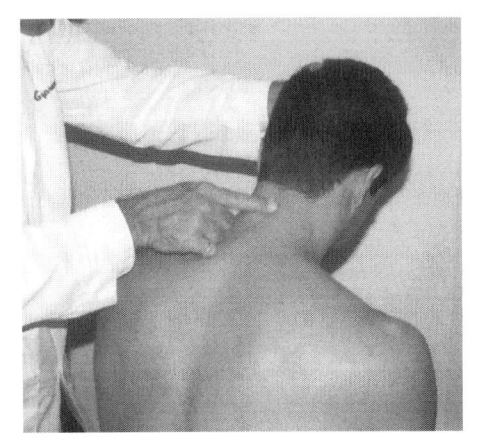

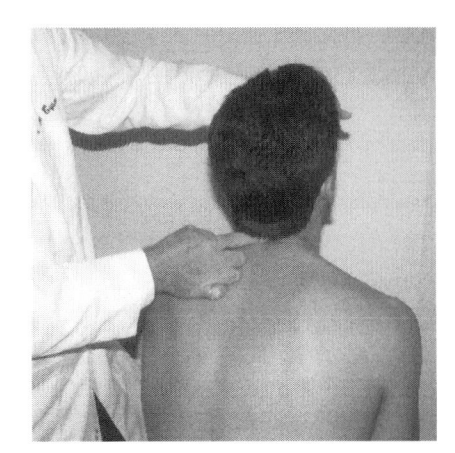

Figura 3.11

Figura 3.12

Novamente, com a cabeça do paciente ligeiramente flexionada anteriormente, usando o seu polegar e indicador, palpar as articulações das facetas bilateralmente, tanto em uma posição estática (Fig. 3.13) quanto em uma posição flexionada, e executando movimentos de extensão (Fig. 3.14). A sensibilidade dolorosa na articulação espinhosa e/ou facetária indica um processo inflamatório naquele local. A inflamação é habitualmente secundária a subluxação ou trauma, isto é, lesão por hiperflexão ou hiperextensão. A crepitação ao movimento pode indicar doença articular degenerativa.

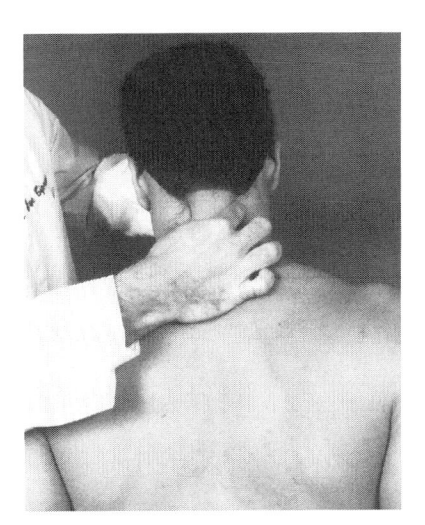

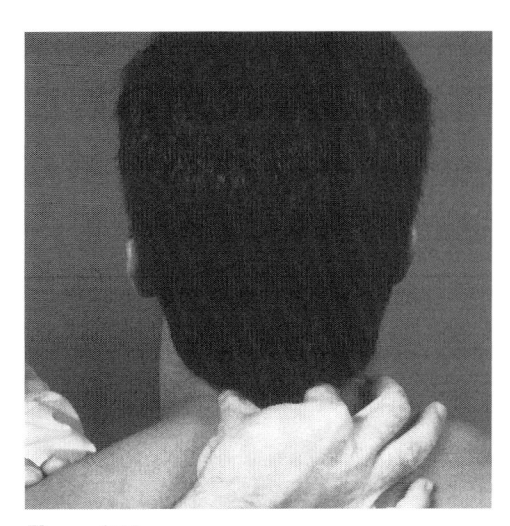

Figura 3.13

Figura 3.14

AMPLITUDE DE MOVIMENTO CERVICAL

A amplitude de movimento cervical somente deve ser avaliada depois de uma anamnese adequada e completa, para afastar qualquer indicação de que esses movimentos possam afetar adversamente o paciente. Um trauma grave que cause fratura ou luxação ou o comprometimento vascular cervical deve ser descartado antes de executar esses movimentos. Você deve não apenas notar o movimento limitado na coluna cervical, mas também qualquer dor, junto com a sua localização e característica. Os movimentos mais dolorosos devem ser feitos por último, de forma que nenhuma dor residual seja trazida do movimento prévio. A crepitação também deve ser notada no movimento e pode indicar alterações degenerativas na coluna cervical.

A amplitude de movimento vertebral é medida com o uso de inclinômetros, com o paciente fazendo os movimentos ativa e passivamente. O inclinômetro é o instrumento preferido para medir a amplitude de movimento vertebral, pois mede o deslocamento angular relativo à gravidade. Para a continuidade do relato e para avaliar a cooperação do paciente, os movimentos devem ser executados três vezes. As três medidas devem estar dentro de 5° ou de 10% entre si para um critério válido de relato. O arco completo de movimento é fundamental para a avaliação da amplitude de movimentos na coluna cervical. A adição das medidas opostas para determinar o arco completo de movimento é o caminho mais objetivo para avaliar o movimento da coluna cervical. Por exemplo, o paciente mantém a cabeça em 10° de flexão, os quais para essa pessoa correspondem à posição neutra. Quando você medir a flexão cervical nesse indivíduo, ela pode ser reduzida de 10° da média. Se você então medir a extensão, poderá ter um aumento de 10°. Esse aumento pode ser causado pelo ângulo de flexão de 10°, que é a posição neutra para aquele paciente. Se tomar cada medida individualmente, terá um déficit de movimento em flexão e um aumento do movimento em extensão. Se adicionar ambos os movimentos, verá que o arco completo está dentro dos limites normais.

Flexão: método do inclinômetro (1,2)

Com o paciente sentado e a coluna cervical na posição neutra, colocar um inclinômetro sobre o processo espinhoso de TI no plano sagital. Posicionar o segundo inclinômetro no aspecto superior do occipital, também no plano sagital (Fig. 3.15). Zerar ambos os inclinômetros. Instruir o paciente a flexionar a cabeça anteriormente e registrar ambos os ângulos (Fig. 3.16). Subtrair a inclinação de TI da inclinação occipital para obter o ângulo de flexão anterior cervical ativa.

Amplitude normal

A amplitude normal é de 50° ou mais a partir da posição neutra ou zero para o movimento ativo.

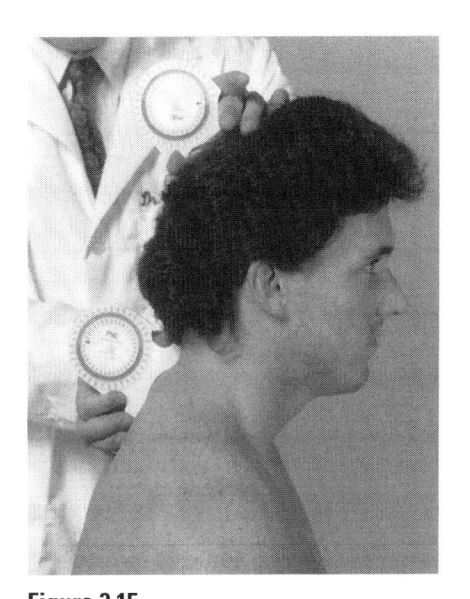

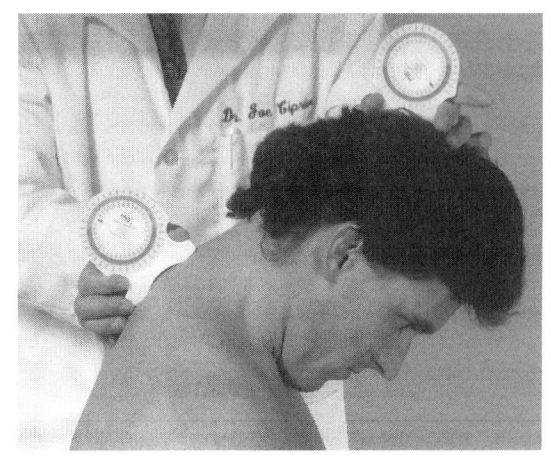

Figura 3.15 **Figura 3.16**

Extensão: método do inclinômetro (1,2)

Com o paciente sentado e a coluna cervical na posição neutra, colocar um inclinômetro levemente lateral ao processo espinhoso de TI no plano sagital. Posicionar o segundo inclinômetro no aspecto superior do occipital, também no plano sagital (Fig. 3.17). Zerar ambos os inclinômetros. Instruir o paciente a estender a cabeça para trás e registrar ambas as inclinações (Fig. 3.18). Subtrair a inclinação de TI da inclinação occipital para obter o ângulo de extensão cervical ativa.

Amplitude normal

A amplitude normal é de 60° ou mais a partir da posição neutra ou zero para o movimento ativo e de 110° para o arco completo de flexão e extensão ativa. A amplitude normal de flexão e extensão passiva varia conforme o seguinte (3):

Idade	Graus
20-29	151 ± 17
30-49	141 ± 35
> 50	129 ± 14

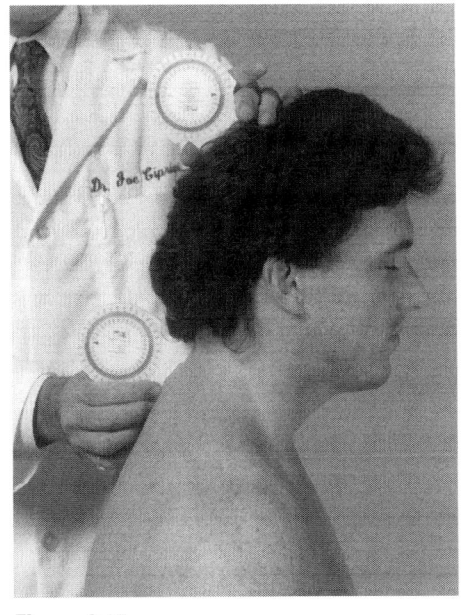

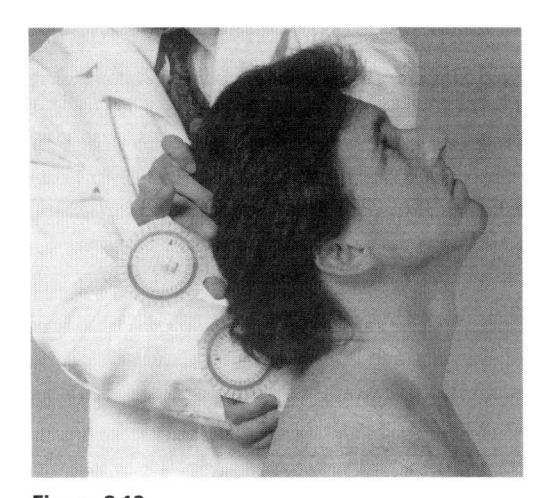

Figura 3.17

Figura 3.18

Flexão lateral: método do inclinômetro (1,2)

Com o paciente sentado e a coluna cervical na posição neutra, colocar um inclinômetro sobre o processo espinhoso de TI no plano coronal. Posicionar o segundo inclinômetro no aspecto superior do occipital, também no plano coronal (Fig. 3.19). Zerar ambos os inclinômetros. Instruir o paciente a flexionar a cabeça para um lado e registrar ambas as inclinações (Fig. 3.20). Subtrair a inclinação de TI da inclinação occipital para obter o ângulo de flexão lateral cervical ativa. Repetir com a flexão no lado oposto.

Amplitude normal

A amplitude normal é de 45° ou mais a partir da posição neutra ou zero para o movimento ativo e de 90° para o arco completo de flexão lateral ativa direita e esquerda. O arco total de flexão lateral passiva direita e esquerda varia conforme o seguinte (3):

Idade	Graus
20-29	101 ± 11
30-49	93 ± 13
> 50	80 ± 17

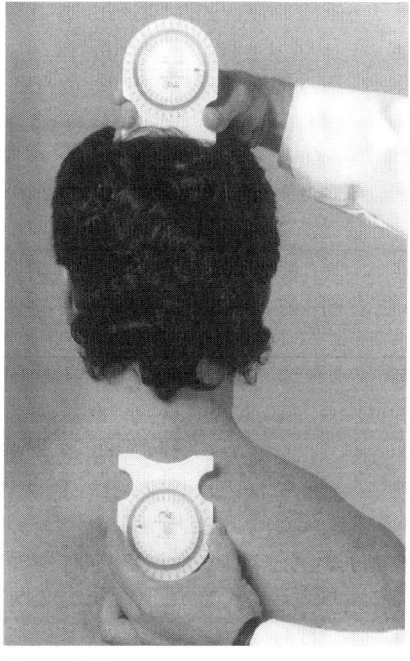

Figura 3.19

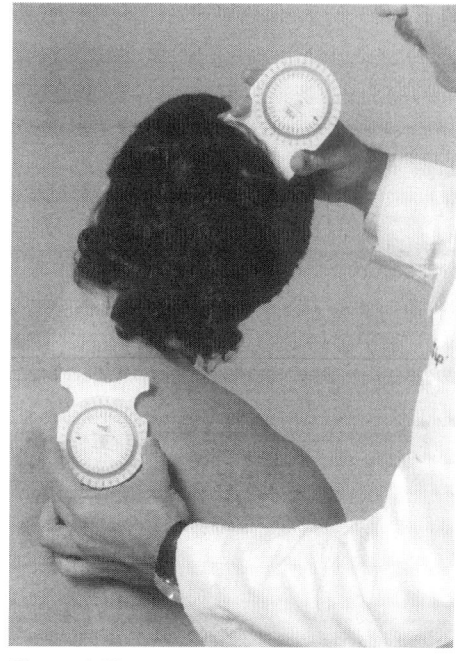

Figura 3.20

Rotação: método do inclinômetro (1,2)

Com o paciente em supino, colocar o inclinômetro no topo da cabeça, no plano transverso (Fig. 3.21). Zerar o inclinômetro. Instruir o paciente a rodar a cabeça para um lado, e então registrar os seus achados (Fig. 3.22). Repetir o procedimento com a cabeça do paciente rodada para o lado oposto.

Amplitude normal

A amplitude normal é de 80° ou mais a partir de posição neutra ou zero para o movimento ativo. O arco total de rotação ativa direita e esquerda é de 160°. O arco total de rotação passiva direita e esquerda varia conforme o seguinte (3):

Idade	Graus
20-29	183 ± 11
30-49	172 ± 13
> 50	155 ± 15

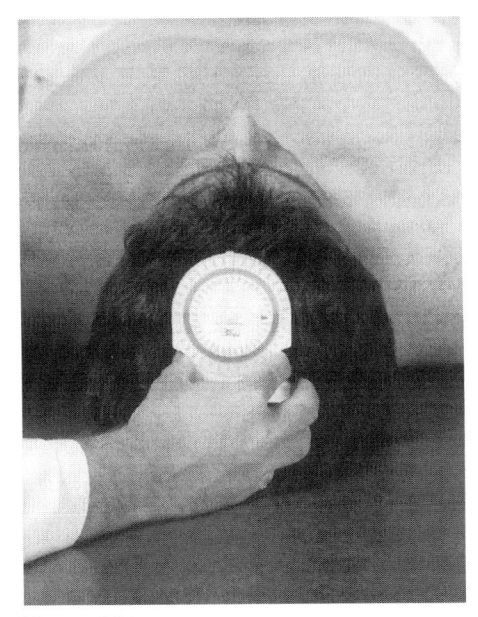

Figura 3.21 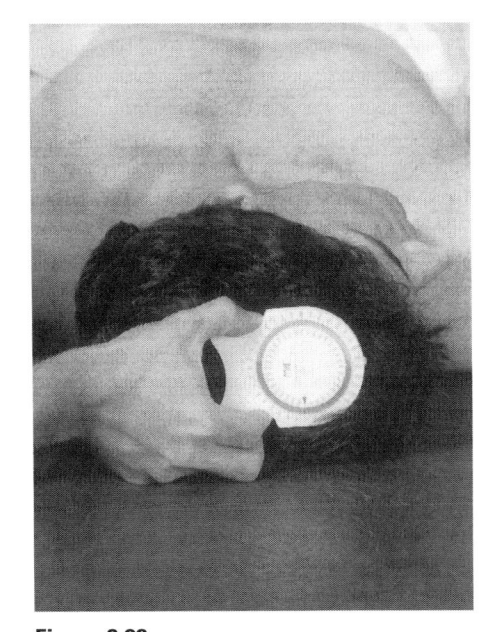   **Figura 3.22**

TESTE MUSCULAR ISOMÉTRICO CERVICAL RESISTIDO

Os mesmos movimentos também podem ser testados para a força resistida. As contraindicações como fraturas, luxações e comprometimento vascular cervical devem ser consideradas antes do teste de força resistida.

A prova muscular isométrica resistida é executada para avaliar a força muscular ou o estado muscular. A fraqueza de um músculo em particular ou de um grupo pode indicar disfunção neurológica nos nervos supridores dos músculos afetados. A dor de um músculo em particular ou de um grupo muscular durante o teste muscular isométrico contra a resistência pode indicar disfunção muscular, como uma distensão.

Cada um dos seguintes movimentos inclui um gráfico que indica os músculos que fazem o movimento e o suprimento nervoso para cada músculo. O profissional avalia cada movimento de acordo com a força muscular; o grau é baseado na escala de pontuação muscular adotada pela American Academy of Orthopaedic Surgeons (Quadro 3.2).

QUADRO 3.2 Escala de pontuação muscular

5 Amplitude de movimento completa contra a gravidade com resistência completa
4 Amplitude de movimento completa contra a gravidade com alguma resistência
3 Amplitude de movimento completa contra a gravidade
2 Amplitude de movimento completa com a gravidade eliminada
1 Evidência de contratilidade leve; nenhum movimento articular
0 Nenhuma evidência de contratilidade

Flexão anterior

Com o paciente sentado e na posição neutra, instrua-o a flexionar a cabeça para a frente contra a sua resistência, tendo certeza de que não haja nenhum movimento do paciente, apenas a contração muscular (Fig. 3.23).

Músculos	Suprimento nervoso
1. Longo do pescoço	C2-C5
2. Escaleno anterior	C4-C5
3. Escaleno médio	C3-C8
4. Escaleno anterior	C6-C8
5. Esternocleidomastóideo	Acessório, C2

Extensão

Com o paciente sentado e na posição neutra, instrua-o a estender a cabeça para trás contra a sua resistência, tendo certeza de que não haja nenhum movimento do paciente, apenas a contração muscular (Fig. 3.24).

Músculos	Suprimento nervoso
1. Esplênio do pescoço	C6, C7, C8
2. Semiespinal do pescoço	C1-C6, C7, C8
3. Longuíssimo do pescoço	C6-C8
4. Levantador da escápula	C3-C4
5. Iliocostal do pescoço	C6, C7, C8
6. Espinal do pescoço	C6, C8
7. Multífido	C1-C6, C7, C8
8. Interespinal do pescoço	C1-C8
9. Trapézio (superior)	C3, C4
10. Reto posterior maior da cabeça	C1
11. Rotador curto	C1-C8
12. Rotador longo	C1-C8

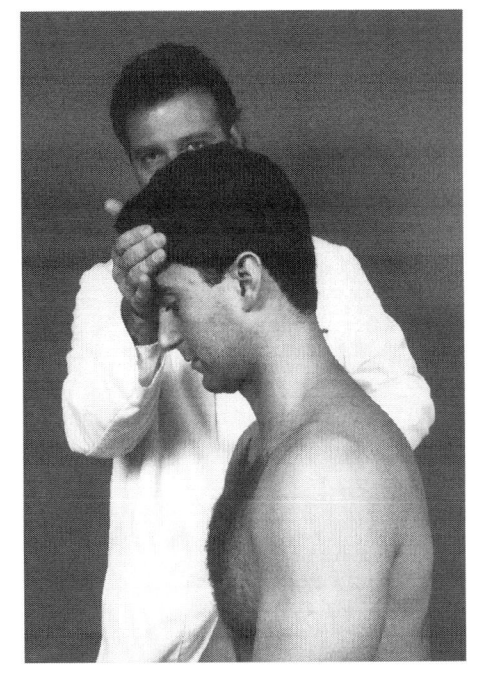

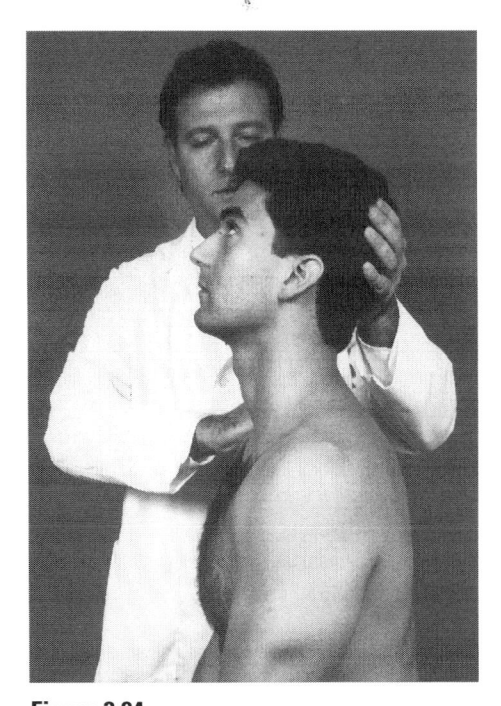

Figura 3.23

Figura 3.24

Flexão lateral

Com o paciente sentado e na posição neutra, instrua-o a inclinar a cabeça para um dos lados contra a sua resistência, tendo certeza de que não haja nenhum movimento do paciente, apenas a contração muscular (Fig. 3.25). Essa ação deve ser executada bilateralmente.

Músculos	Suprimento nervoso
1. Levantador da escápula	C3-C4
2. Esplênio do pescoço	C4-C6
3. Iliocostal do pescoço	C6-C8
4. Longuíssimo do pescoço	C6-C8
5. Semiespinal do pescoço	C1-C8
6. Multífido	C1-C8
7. Intertransversário	C1-C8
8. Escalenos	C3-C8
9. Esternocleidomastóideo	C2
10. Oblíquo inferior da cabeça	C1
11. Rotadores curtos	C1-C8
12. Rotadores longos	C1-C8
13. Longo do pescoço	C2-C6
14. Trapézio	C3-C4

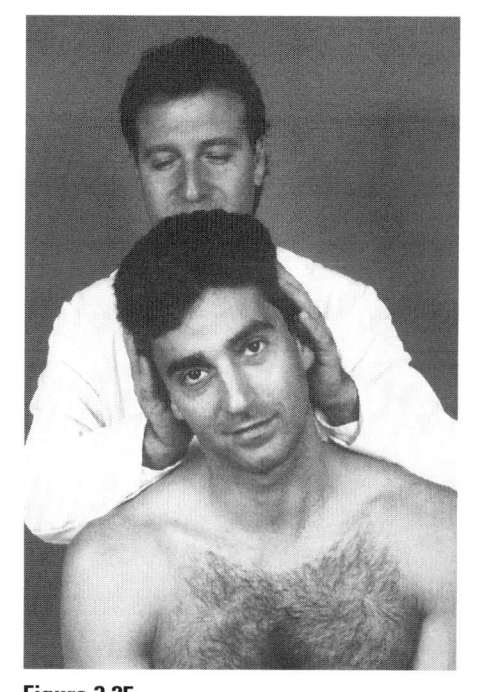

Figura 3.25

Rotação

Com o paciente sentado e na posição neutra, instrua-o a rodar a cabeça para um dos lados contra a sua resistência, tendo certeza de que não haja nenhum movimento do paciente, apenas a contração muscular (Fig. 3.26). Essa ação deve ser executada bilateralmente.

Músculos	Suprimento nervoso
Move a face para o mesmo lado	
1. Levantador da escápula	C3-C4
2. Esplênio do pescoço	C4-C6
3. Iliocostal do pescoço	C6-C8
4. Longuíssimo do pescoço	C6-C8
5. Intertransversário	C1-C8
6. Oblíquo inferior da cabeça	C1
7. Rotadores curtos	C1-C8
8. Rotadores longos	C1-C8
Move a face para o lado oposto	
1. Multífido	C1-C8
2. Escalenos	C3-C8
3. Esternocleidomastóideo	C2

Explicação

A dor na contração isométrica resistida pode indicar uma distensão musculotendínea de um ou mais dos músculos envolvidos na ação. A fraqueza pode indicar uma ruptura neurológica do músculo ou dos músculos envolvidos na ação.

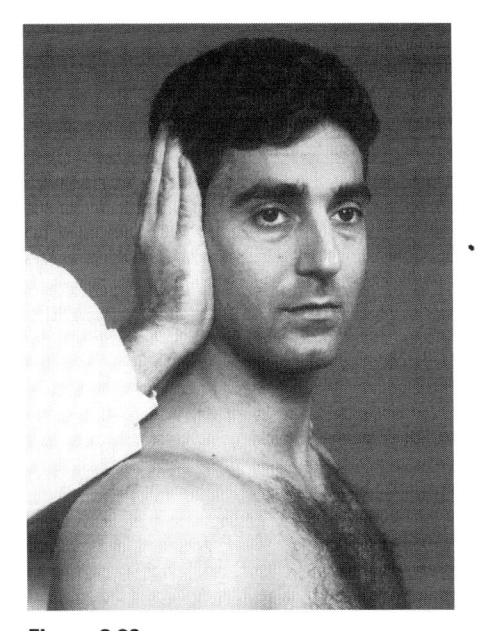

Figura 3.26

AVALIAÇÃO DA CIRCULAÇÃO VERTEBROBASILAR

Descrição clínica

A insuficiência vascular pode ser agravada por alteração posicional na coluna cervical. A avaliação da circulação vertebrobasilar deve ser feita se ajuste ou manipulação cervical forem executados. As contraindicações absolutas e os riscos de ajuste ou manipulação cervical podem ser significativamente minimizados, mesmo que sejam raros, com a avaliação diagnóstica adequada. Esses riscos e contraindicações podem ser previstos em alguns casos por meio de prova funcional ou teste provocativo e pela anamnese adequada (história familiar de AVC ou de doença cardiovascular, hipertensão, tabagismo, espondilose ou artrose cervical, distúrbios da coagulação, medicamentos e/ou anomalia ou patologia anatômica). Os acidentes vasculares podem ainda ocorrer sem evidência de insuficiência vascular, déficit e procedimentos provocativos negativos. O Quadro 3.3 lista as oito predisposições mais comuns associadas aos acidentes vasocerebrais (AVC).

QUADRO 3.3 Predisposições aos acidentes vasocerebrais

- Cefaleias, enxaqueca
- Tonturas
- Dor súbita e intensa na cabeça ou no pescoço
- Hipertensão
- Tabagismo
- Contraceptivos orais
- Obesidade
- Diabetes

Todos os seguintes testes incorporam uma alteração posicional na coluna cervical. O aspecto de rotação dessa alteração é o denominador comum de todos os testes a seguir. A rotação de C1 sobre C2 entre 30º e 45º comprime a artéria vertebral na junção atlantoaxial, no lado oposto de rotação de cabeça, reduzindo o fluxo sanguíneo para a artéria basilar (Fig. 3.27) (4,5). No paciente normal, essa diminuição de fluxo sanguíneo causado pela alteração posicional da coluna cervical não causa qualquer sintoma neurológico, como tonturas, náuseas, zumbidos, fraqueza ou nistagmo. Essa ausência de sintomas é o resultado do fluxo normal da circulação colateral pela artéria vertebral oposta, artérias carótidas comuns e um círculo arterial cerebral comunicante (Círculo de Willis) (Fig. 3.28).

A instabilidade rotacional na coluna cervical superior causada por trauma, doença arterial e/ou doença articular degenerativa na coluna cervical pode levar a uma redução mecânica do fluxo sanguíneo para uma área, causando sintomas neurológicos. Essa redução do fluxo sanguíneo pode ser de tal monta que a circulação colateral não seja suficiente para sustentar a função normal do cérebro. Por conseguinte, quando você testar de maneira posicional um vaso na coluna cervical, estará testando a integridade da circulação colateral fornecida para a área, que é normalmente suprida pelo vaso que está sendo testado.

Figura 3.27

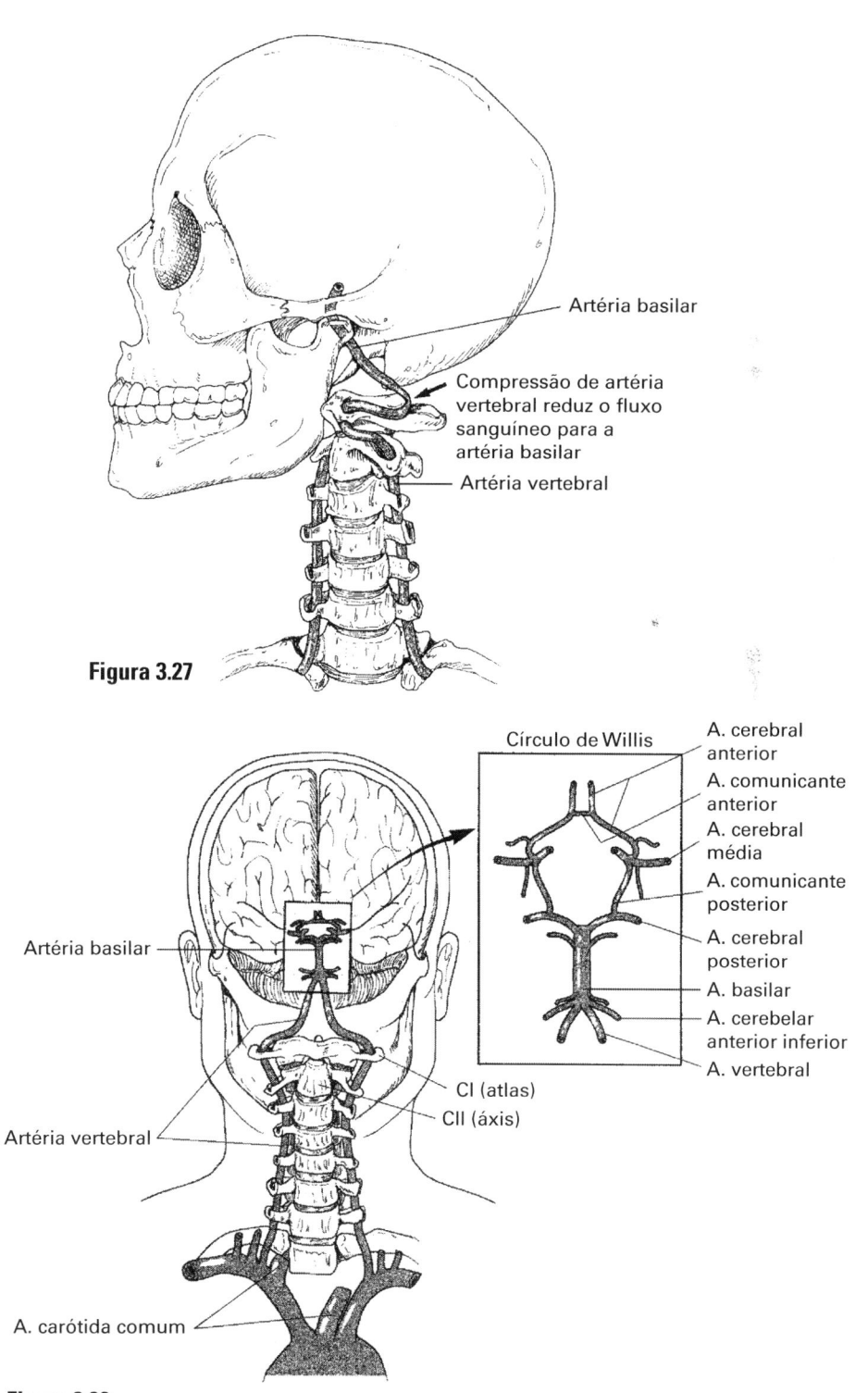

Figura 3.28

A avaliação da circulação vertebrobasilar por testes provocativos ou funcionais estressa sete áreas possíveis de compressão. Essas áreas são as seguintes (Fig. 3.29):

1. Entre os processos transversos de CI e CII, onde as artérias vertebrais estão relativamente fixas nos forames transversos de CI e CII
2. CII a CIII no nível da faceta articular superior de CIII no lado ipsilateral à rotação da cabeça
3. O processo transverso de CI e a artéria carótida interna
4. A abertura atlanto-occipital pelo arco posterior do atlas e na borda do forame magno ou anteriormente na cápsula articular atlanto-occipital e posteriormente na membrana atlanto-occipital
5. Os níveis CIV a CV ou CV a CVI, por causa de artrose das articulações uncovertebrais com compressão na rotação da cabeça para o lado ipsilateral
6. Os forames transversos do atlas ou áxis entre o oblíquo inferior da cabeça e o intertransversário durante os movimentos rotatórios
7. Antes de entrar no processo transverso de CVI pelo músculo longo do pescoço ou por tecido que comunica os músculos longo do pescoço e escaleno anterior

A maior parte das compressões e/ou danos é relatada nos primeiros quatro locais.

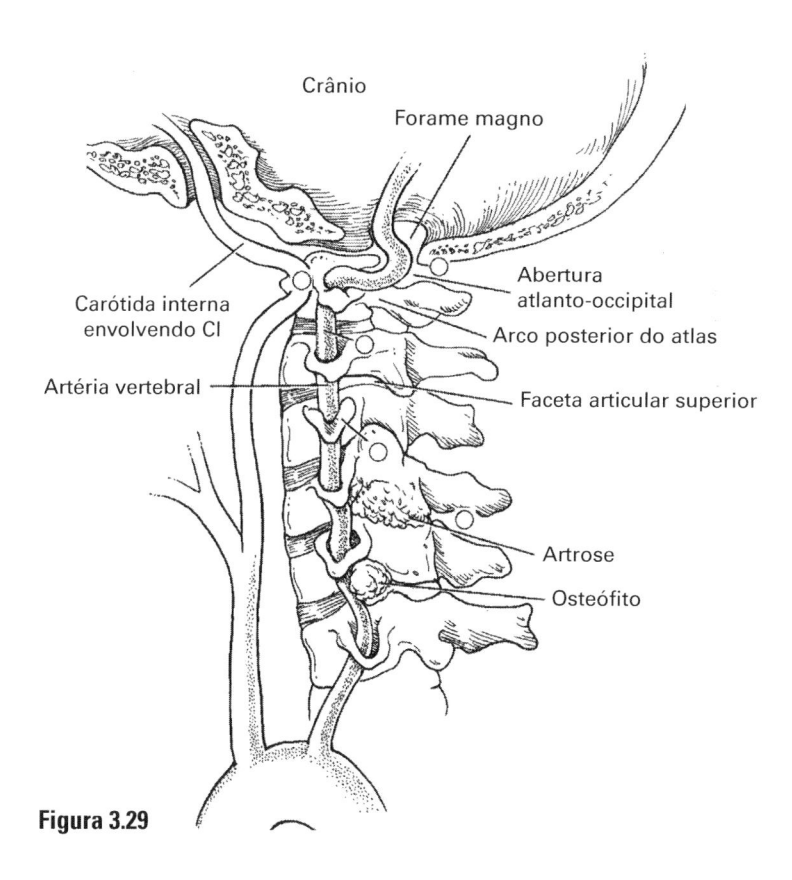

Figura 3.29

Permitir o intervalo de 10 segundos entre os testes para assegurar que não exista qualquer sintoma latente. Se os sintomas forem reproduzidos, não há necessidade de progredir para os outros testes provocativos vasculares cervicais. Os sinais clínicos e sintomas mais comuns exibidos nos episódios cerebrovasculares estão apresentados no quadro a seguir.

Sinais clínicos e sintomas de episódios cerebrovasculares
- Vertigem, tontura, sensação de cabeça vazia
- Desmaio, perda de consciência
- Diplopia
- Disartria
- Disfagia
- Ataxia da marcha
- Náuseas, vômitos
- Dormência em um lado da face
- Nistagmo

Sinal de Barré-Liéou (6)

Procedimento

Com o paciente sentado, instruí-lo a mover a cabeça para um lado e depois para o outro (Fig. 3.30).

Explicação

A rotação da cabeça causa compressão da artéria vertebral oposta ao lado da rotação da cabeça (Fig. 3.27). Por conseguinte, você está testando a perviedade (presença de fluxo) da artéria vertebral no mesmo lado da rotação da cabeça. Vertigem, tonturas, visão borrada, náuseas, fraqueza e nistagmo são os sinais de um teste positivo. Esse sinal indica uma síndrome da artéria vertebral. Também deve ser considerada a perviedade das artérias carótidas e do círculo arterial cerebral comunicante.

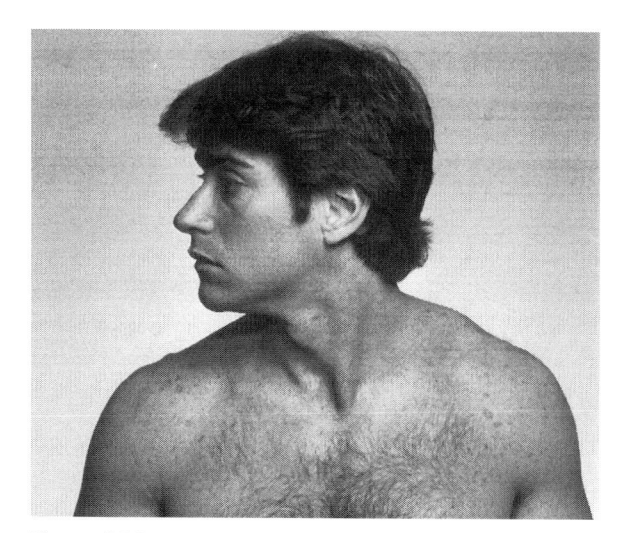

Figura 3.30

Manobra funcional da artéria vertebrobasilar (7)

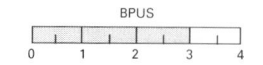

Procedimento

Com o paciente sentado, palpar e auscultar a carótida (Fig. 3.31) e as artérias subclávias (Fig. 3.32) buscando pulsações ou sopros. Ao auscultar, orientar o paciente a trancar a respiração. Se nenhuma artéria for palpável, orientar o paciente a rodar e hiperestender a cabeça para um lado e depois para o outro (Fig. 3.33). Se pulsações ou sopros estiverem presentes, não executar a porção de rotação e hiperextensão do teste.

Explicação

Se houver pulsações ou sopros nas artérias carótidas ou subclávias, esse teste é considerado positivo. Pode indicar compressão ou estenose das artérias carótidas ou subclávias. A porção de rotação e hiperextensão do teste ocasionam uma compressão induzida por movimento na artéria vertebral oposta ao lado da rotação da cabeça (Fig. 3.27). Vertigem, tonturas, visão borrada, náuseas, fraqueza e nistagmo são os sinais de um teste positivo. Um resultado positivo indica estenose da artéria vertebral ou basilar ou a compressão de um dos sete locais discutidos anteriormente neste capítulo. Também deve ser considerada a perviedade das artérias carótidas e do círculo arterial cerebral comunicante.

Nota

A manobra funcional da artéria vertebrobasilar e o procedimento de rastreamento de George são subseções do teste de funcional cerebrovascular craniocervical de George.

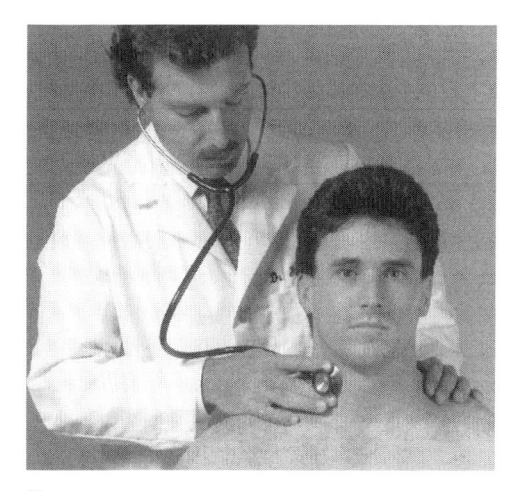

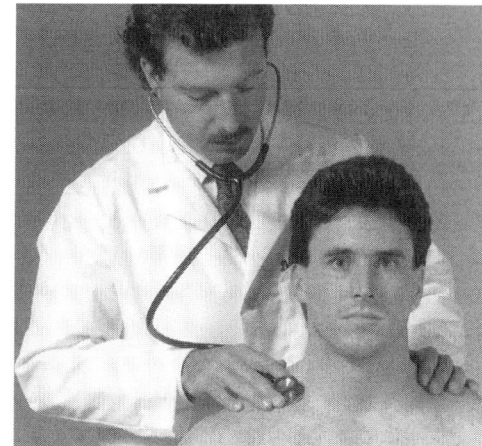

Figura 3.31

Figura 3.32

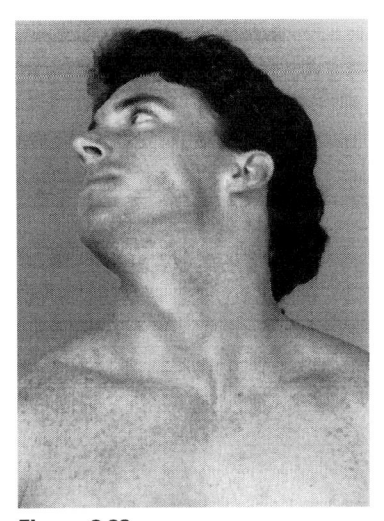

Figura 3.33

Teste de Maigne (8)

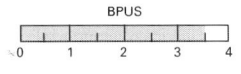

BPUS
0 1 2 3 4

Procedimento

Com o paciente sentado, instruí-lo a estender e rodar a cabeça e manter essa posição por 15 a 40 segundos (Fig. 3.34). Repetir o teste com a cabeça do paciente rodada para o lado oposto.

Explicação

A rotação e a extensão da cabeça ocasionam uma compressão induzida pelo movimento na artéria vertebral oposta ao lado da rotação da cabeça (Fig. 3.27). Vertigem, tonturas, visão borrada, náuseas, fraqueza e nistagmo são os sinais de um teste positivo. Esse teste indica estenose ou compressão da artéria vertebral, basilar ou carótida em um dos sete locais discutidos no princípio desta seção. Também deve ser considerada a perviedade das artérias carótidas e do círculo arterial cerebral comunicante.

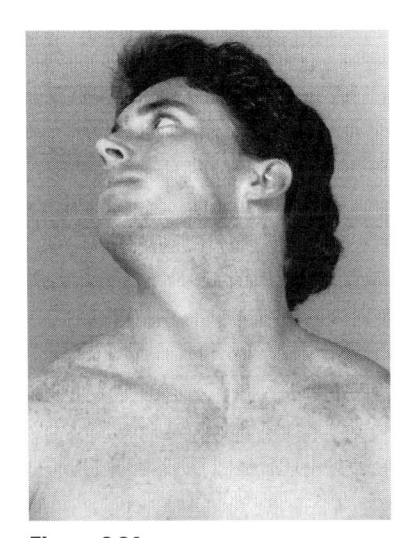

Figura 3.34

Teste da artéria vertebral (quadrante cervical) (9)

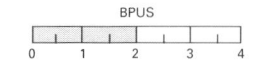

Procedimento

Com o paciente deitado em supino e a cabeça fora da mesa de exames, o examinador passivamente hiperestende e flexiona lateralmente a cabeça, mantendo-a nessa posição por 30 segundos (Fig. 3.35). Repetir com a cabeça lateralmente flexionada no lado oposto.

Explicação

A flexão lateral e a hiperextensão da cabeça ocasionam uma compressão induzida pelo movimento na artéria vertebral do mesmo lado da flexão lateral da cabeça. Vertigem, tonturas, visão borrada, náuseas, fraqueza e nistagmo são os sinais de um teste positivo. Esse teste indica estenose ou compressão da artéria vertebral, basilar ou carótida em um dos sete locais discutidos no princípio desta seção. Também deve ser considerada a perviedade das artérias carótidas e do círculo arterial cerebral comunicante.

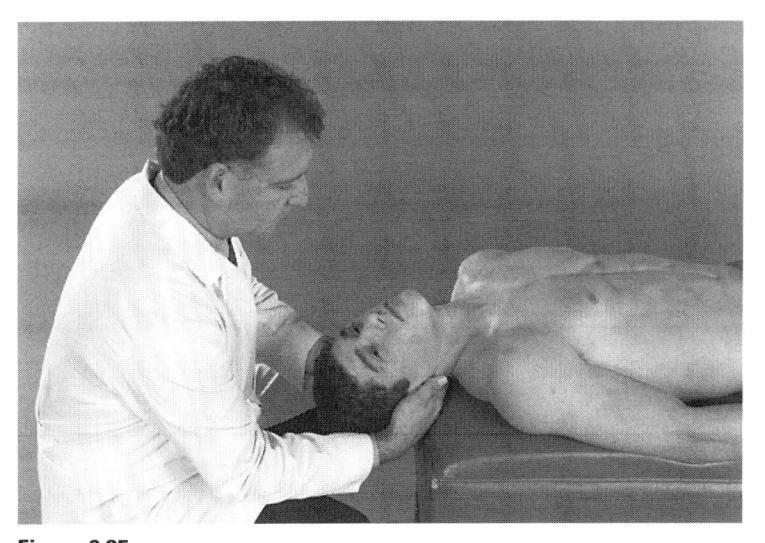

Figura 3.35

Teste de Dekleyn (10,11)

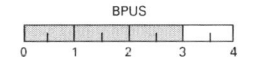

Procedimento

Com o paciente em supino e com a cabeça fora da mesa de exames, instruí-lo a hiperestender e rodar a cabeça e manter na posição por 15 a 40 segundos (Fig. 3.36). Repetir com a cabeça rodada e estendida para o lado oposto.

Explicação

A rotação e a hiperextensão da cabeça ocasionam uma compressão induzida pelo movimento na artéria vertebral oposta ao lado da rotação da cabeça (Fig. 3.27). Vertigem, tonturas, visão borrada, náuseas, fraqueza e nistagmo são os sinais de um teste positivo. Esse teste indica estenose ou compressão da artéria vertebral, basilar ou carótida em um dos sete locais discutidos no princípio desta seção. Também deve ser considerada a perviedade das artérias carótidas e do círculo arterial cerebral comunicante.

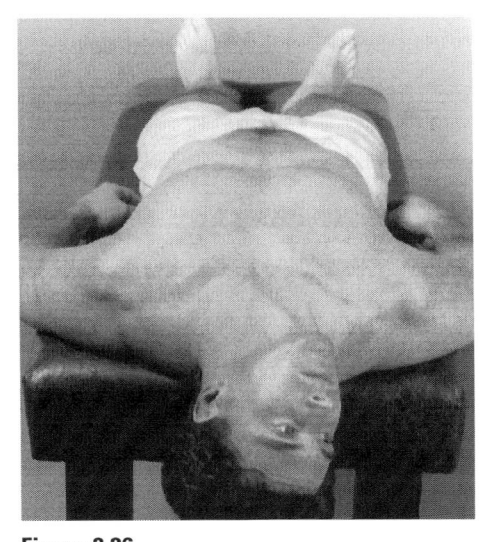

Figura 3.36

Teste de Hautant (12)

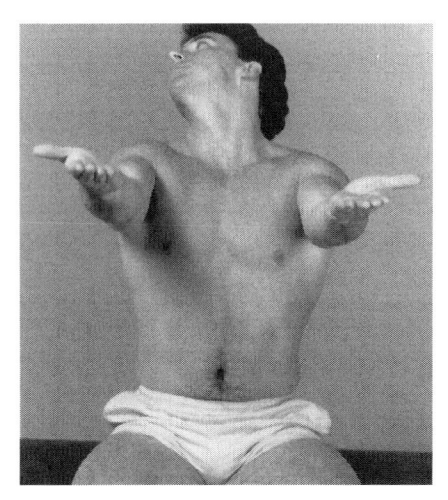

BPUS
0 1 2 3 4

Figura 3.37

Procedimento

Com o paciente sentado e com olhos fechados, instruí-lo a estender os braços para a frente, com as palmas para cima. Orientar o paciente a estender e rodar a cabeça para um dos lados (Fig. 3.37). Repetir com a cabeça rodada e estendida para o lado oposto.

Explicação

Um paciente com estenose ou compressão das artérias vertebral, basilar ou subclávia sem circulação colateral suficiente tenderá a perder equilíbrio, baixar os braços e pronar as mãos. Se isso ocorrer, suspeitar de estenose ou compressão da artéria vertebral, basilar ou carótida em um dos sete locais discutidos no princípio desta seção.

Teste de Underburg

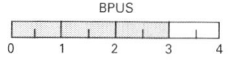

BPUS
0 1 2 3 4

Procedimento

Com o paciente em pé, instrua-o a fechar os olhos e busque dificuldades no equilíbrio (Fig. 3.38). A seguir, instrua o paciente a estender os braços a frente e supinar as mãos (Fig. 3.39). Buscar dificuldades no equilíbrio e oscilação ou pronação dos braços. Então instrua o paciente a marchar no mesmo lugar (Fig. 3.40). A seguir, instrua o paciente a estender e rodar a cabeça, mantendo a marcha no mesmo lugar (Fig. 3.41). Repetir com a cabeça do paciente rodada e estendida para o lado oposto.

Explicação

A marcha estacionária aumenta a frequência cardíaca, que aumenta a velocidade do fluxo sanguíneo por meio dos vasos suspeitados. A extensão e a rotação da cabeça ocasionam uma compressão induzida pelo movimento nas artérias vertebrais no lado oposto ao da rotação da cabeça (Fig. 3.27). Vertigem, tonturas, visão borrada, náuseas, fraqueza e nistagmo são os sinais de um teste positivo. Esse teste indica estenose ou compressão da artéria vertebral, basilar ou carótida em um dos sete locais discutidos no princípio desta seção. Também deve ser considerada a perviedade das artérias carótidas e do círculo arterial cerebral comunicante.

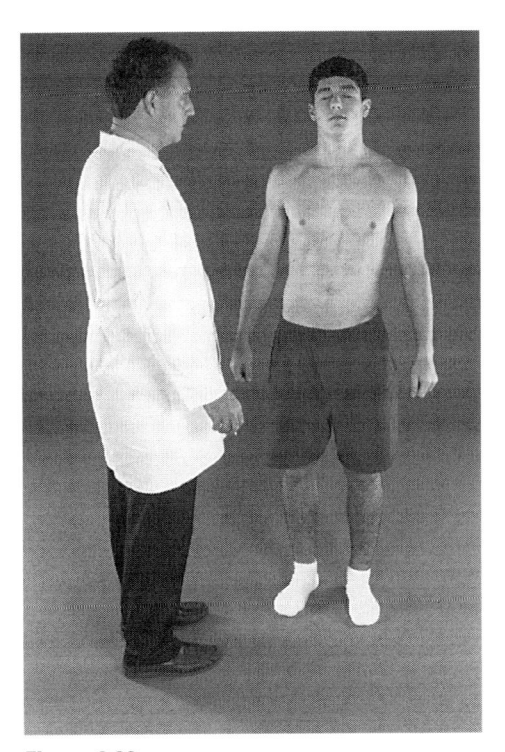

Manual fotográfico de testes ortopédicos e neurológicos **91**

Figura 3.38

Figura 3.39

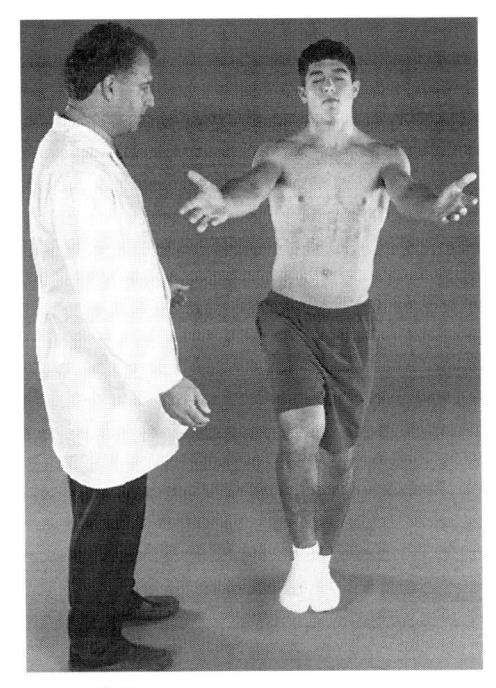

Figura 3.40

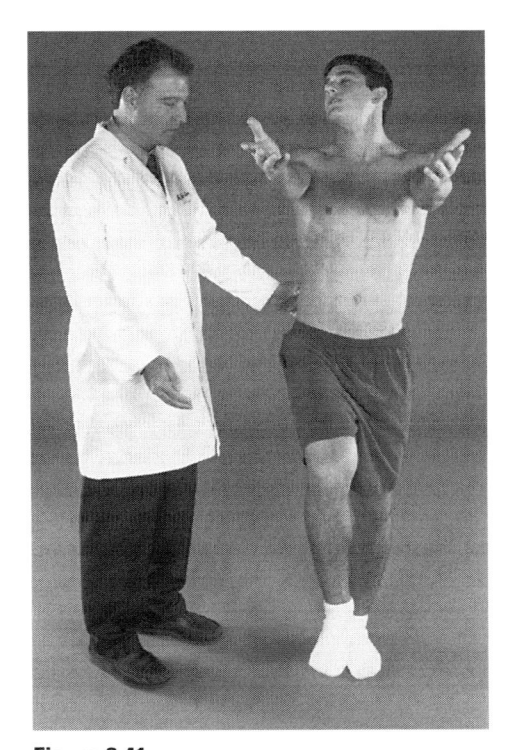

Figura 3.41

Manobra de Hallpike

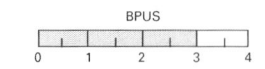

Procedimento

Faça o paciente deitar em supino com a cabeça para fora da mesa de exames. Segure a cabeça do paciente e mova-a em extensão (Fig. 3.42). Depois rode e flexione lateralmente a cabeça para um lado (Fig. 3.43) e mantenha por 15 a 45 segundos esperando algum nistagmo ou outros sinais neurológicos. Repetir o teste com o lado oposto. Por fim, liberar lentamente a cabeça e permitir que ela fique em hiperextensão (Fig. 3.44).

Explicação

A rotação e a hiperextensão com flexão lateral da cabeça ocasionam uma compressão induzida pelo movimento nas artérias vertebrais opostas ao lado da rotação da cabeça (Fig. 3.27). Vertigem, tonturas, visão borrada, náuseas, fraqueza e nistagmo são os sinais de um teste positivo. Esse teste indica estenose ou compressão da artéria vertebral, basilar ou carótida em um dos sete locais discutidos no princípio desta seção. Também deve ser considerada a perviedade das artérias carótidas e do círculo arterial cerebral comunicante.

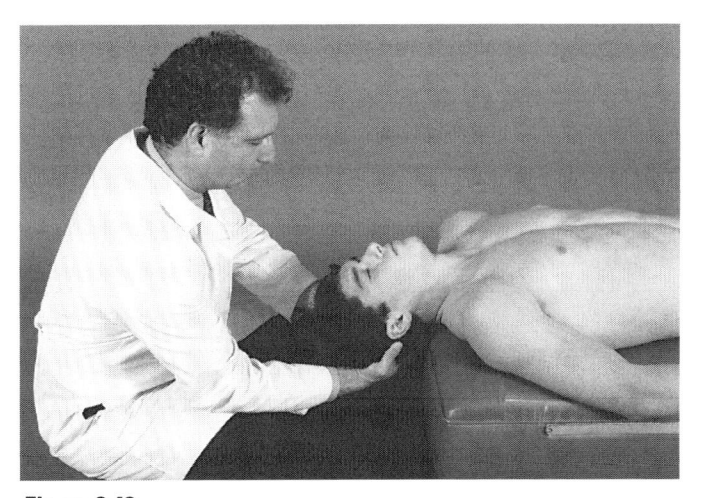

Figura 3.42

Manual fotográfico de testes ortopédicos e neurológicos **93**

SUGESTÃO DE IMAGENS DIAGNÓSTICAS

- Radiologia simples da coluna cervical
  AP transoral
  AP cervical inferior, torácica superior
  Cervical lateral neutra
  Incidências oblíquas
- Ultrassom da artéria vertebral e da carótida
- Angiorressonância magnética
- Angiografia cerebral

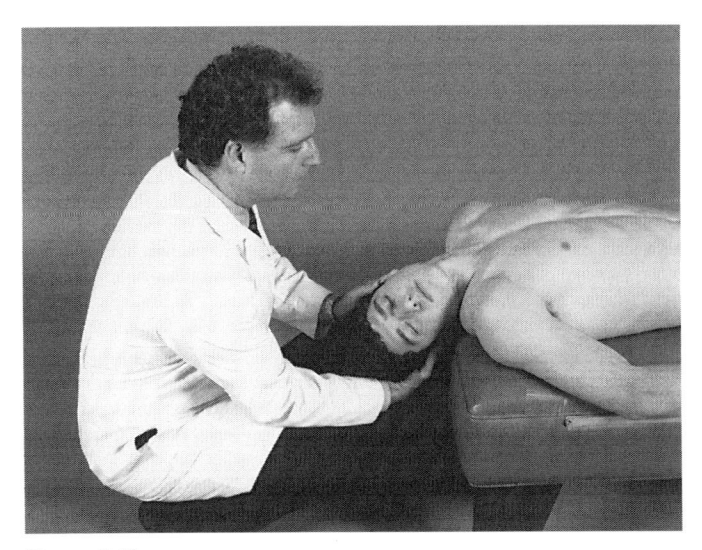

Figura 3.43

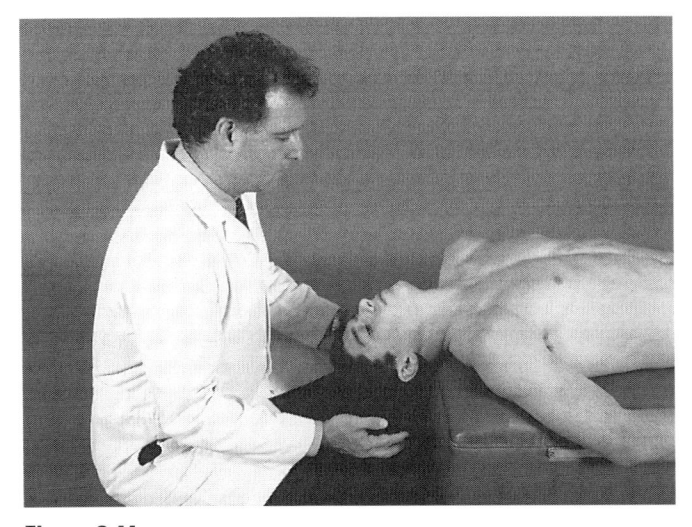

Figura 3.44

COMPROMETIMENTO DA ARTÉRIA SUBCLÁVIA

Descrição

As artérias subclávias são arqueadas superior e posteriormente, deprimindo a pleura e os pulmões. Elas então passam inferiormente por trás do ponto central da clavícula e são cruzadas anteriormente pelos músculos escalenos anteriores (Fig. 3.45). O comprometimento da artéria subclávia pode ser produzido por aterosclerose, disfunção muscular ou uma lesão expansiva. As seguintes condições podem comprometer a artéria subclávia:

a) placa esclerótica nas paredes da artéria;
b) espasmo do músculo escaleno anterior; e
c) tumor do sulco pulmonar superior (tumor de Pancoast).

SINAIS E SINTOMAS CLÍNICOS

- Dor na extremidade superior
- Extremidade superior fria
- Claudicação da extremidade superior
- Dor supraclavicular

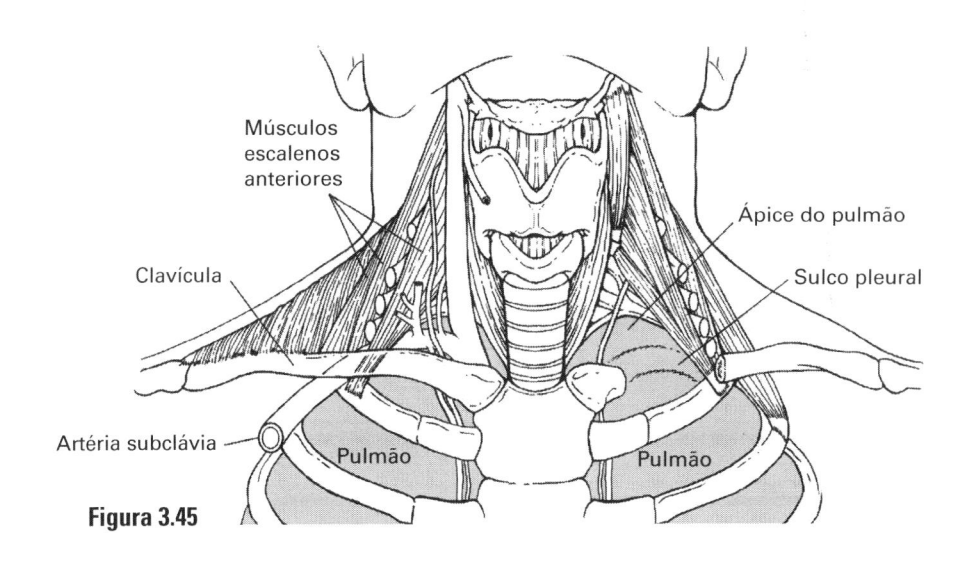

Figura 3.45

Procedimento de rastreamento de George (7)

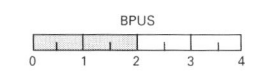

Procedimento

Com o paciente sentado, obter a pressão sanguínea bilateralmente e registrar os achados (Fig. 3.46). Determinar a característica do pulso radial do paciente bilateralmente (Fig. 3.47).

Explicação

Uma diferença de 10 mmHg entre as duas pressões sanguíneas sistólicas e um pulso radial fraco ou ausente indica estenose da artéria subclávia no lado do pulso fraco ou ausente.

Nota

Se o teste for negativo, colocar um estetoscópio sobre a fossa supraclavicular e auscultar a artéria subclávia na busca de sopros (Fig. 3.48). Se houver sopros, suspeitar de estenose ou de compressão da artéria subclávia.

SUGESTÃO DE IMAGENS DIAGNÓSTICAS

- Radiologia simples
  AP cervical inferior, torácica
  AP transoral
  Cervical lateral neutra
  PA de Tórax
  Incidência apical lordótica
  AP do ombro
- Ultrassom vascular
- Angiorressonância magnética

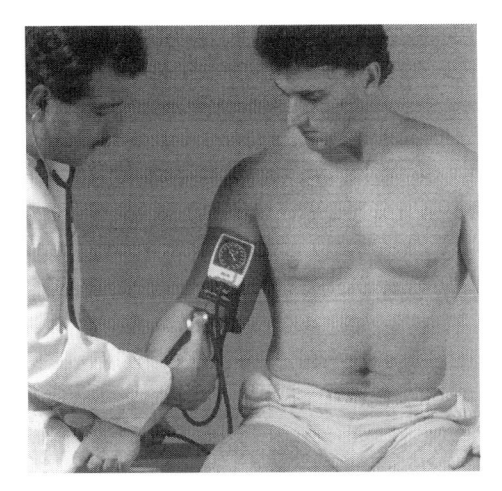

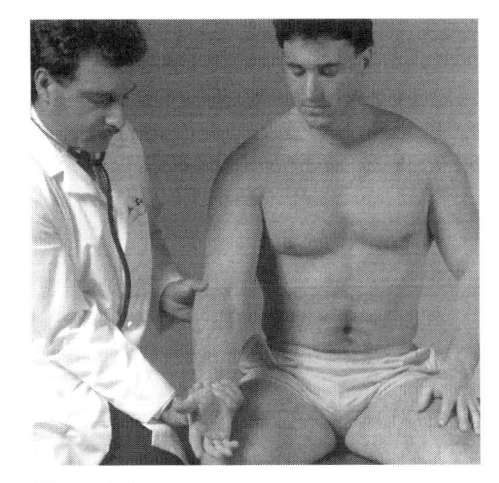

Figura 3.46

Figura 3.47

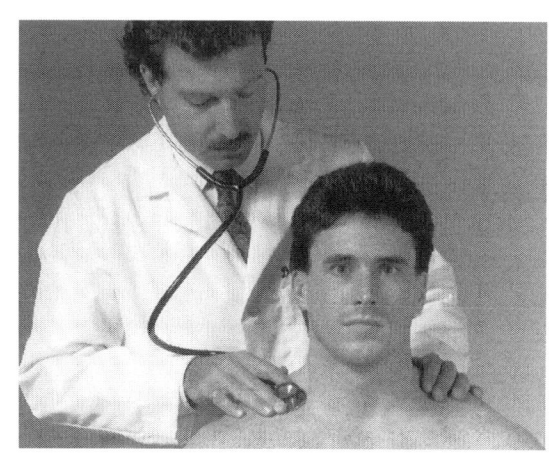

Figura 3.48

DIAGNÓSTICO DIFERENCIAL: DISTENSÃO *VERSUS* ENTORSE

Descrição clínica

A distensão cervical caracteriza-se por irritação e espasmo dos músculos da coluna cervical, com ou sem ruptura parcial da fibra muscular (ver Teste muscular isométrico cervical resistido, anteriormente citado no capítulo). A entorse cervical é uma torção das articulações da coluna cervical, com ruptura parcial de seus ligamentos. As lesões traumáticas como as lesões cervicais por aceleração-desaceleração produzem as lesões de distensão e entorse. Outras condições traumáticas e não traumáticas, como as lesões esportivas, o esforço repetitivo, o alongamento excessivo, a supercontração contra a resistência e um golpe direto, habitualmente produzem uma condição muscular que pode indicar entorse. As distensões são classificadas conforme o grau de dano ao tecido muscular (Quadro 3.4). As entorses são classificadas conforme o grau de dano ligamentar (Quadro 3.4).

SINAIS E SINTOMAS CLÍNICOS DA DISTENSÃO *VERSUS* ENTORSE

- Dor cervical e dorsal superior
- Rigidez cervical e dorsal superior
- Tensão cervical e no trapézio superior
- Amplitude de movimento cervical reduzida
- Espasmo cervical e no trapézio superior

QUADRO 3.4 Categorias de distensões e entorses

Grau de distensão
1. Leve: ruptura leve de fibras musculares, sem hemorragia apreciável e quantidades mínimas de edema
2. Moderado: laceração de fibras musculares com uma quantidade apreciável de hemorragia nos tecidos circundantes e uma quantidade moderada de edema
3. Grave: ruptura completa da unidade músculo-tendão, possivelmente com ruptura do tendão a partir do osso ou uma ruptura do músculo no seu ventre

Grau de entorse
1. Leve: rupturas leves de algumas fibras ligamentares
2. Moderado: ruptura mais grave de fibras ligamentares, mas sem a separação completa do ligamento
3. Grave: ruptura completa de um ligamento de suas inserções
4. Avulsão: um ligamento que se prende a um osso é arrancado com um fragmento daquele osso

Manobra de O'Donoghue (13)

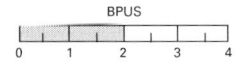

Procedimento

Com o paciente sentado, movimentar a coluna cervical na sua amplitude de movimento contra a resistência (Fig. 3.49), e depois na sua amplitude de movimento passiva (Fig. 3.50). Ver as seções sobre amplitude de movimento cervical e teste muscular isométrico cervical resistido neste capítulo.

Explicação

A dor durante a amplitude de movimento ou a contração muscular isométrica resistida significa distensão muscular (ver amplitude de movimento resistida para os mús-

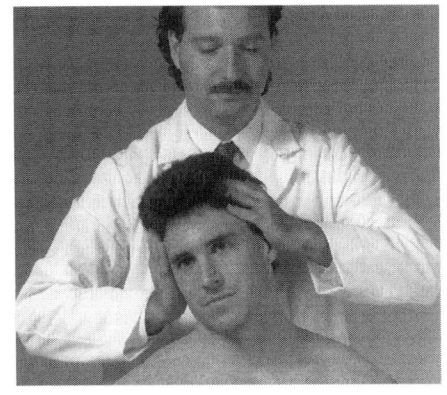

Figura 3.49

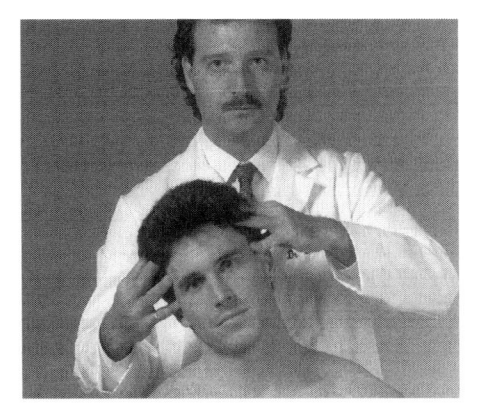

Figura 3.50

culos envolvidos). A dor durante a amplitude de movimento passiva pode indicar entorse dos ligamentos: ligamentos alares, ligamento transverso, ligamento espinhoso, ligamento interespinhoso, ligamento amarelo, cápsula articular, ligamentos intertransversos, ligamento longitudinal posterior e ligamento longitudinal anterior (Fig. 3.51).

Nota

Essa manobra pode ser aplicada a qualquer articulação ou série de articulações para determinar o envolvimento ligamentar ou muscular. Uma vez que a amplitude de movimento resistida força principalmente os músculos e a amplitude de movimento passiva força principalmente os ligamentos, você deve ser capaz de determinar se há distensão e entorse ou uma combinação delas.

SUGESTÃO DE IMAGENS DIAGNÓSTICAS

- Radiologia simples
  AP cervical inferior, torácica superior
- AP transoral
- Cervical lateral neutra
- Incidências cervicais com flexão e extensão[*]
- Incidências cervicais em flexão lateral[*]

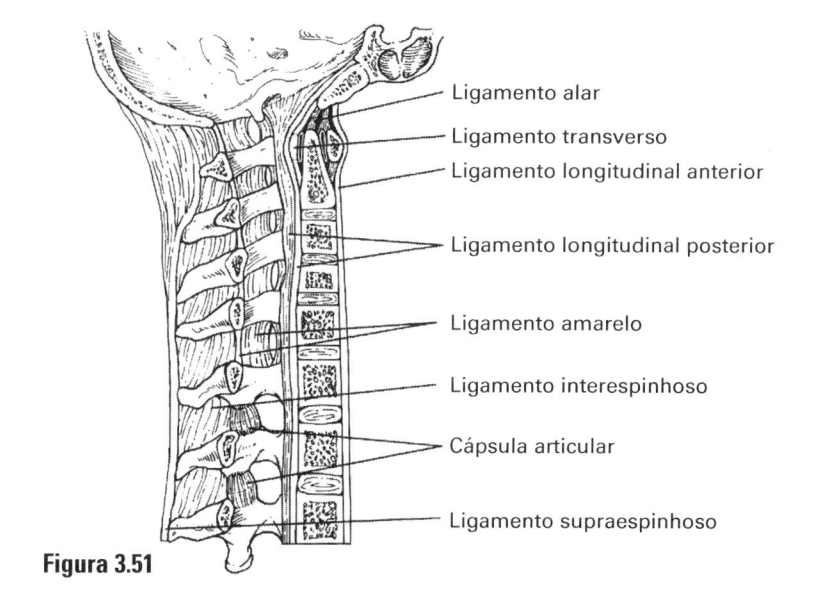

Figura 3.51

Ligamento alar
Ligamento transverso
Ligamento longitudinal anterior
Ligamento longitudinal posterior
Ligamento amarelo
Ligamento interespinhoso
Cápsula articular
Ligamento supraespinhoso

---

[*] Com base no resultado das radiografias cervicais em AP, transorais e laterais neutras e se o movimento não afeta adversamente o paciente.

FRATURAS CERVICAIS

Descrição clínica

As fraturas cervicais devido a trauma são classificadas como aquelas que rompem ou não rompem o canal vertebral, e como estáveis ou instáveis. As fraturas, as luxações e as fraturas-luxações da coluna cervical são frequentemente o resultado de uma flexão súbita e forte da cabeça e do pescoço, ou de uma força axial intensa, como objeto que caia sobre a cabeça. A principal preocupação com as fraturas cervicais é a compressão ou a transecção da medula espinal. A compressão de qualquer parte do sistema nervoso central por 3 a 5 minutos resulta na morte de tecido nervoso, particularmente as células nervosas.

É preciso tomar muito cuidado se houver suspeita de fratura cervical. As radiografias da área afetada devem ser feitas antes de qualquer movimento cervical. As fraturas podem ser causadas por acidente automotor, quedas, lesões esportivas ou queda de objetos. Algumas das fraturas cervicais comuns incluem a fratura do processo espinhoso, a fratura por compressão do corpo vertebral, a fratura do arco posterior do atlas, as fraturas do odontoide e a fratura de explosão, uma fratura composta anterior e posterior nas massas laterais. A maioria das fraturas cervicais causadoras de incapacidade grave é mais provavelmente avaliada em uma situação de emergência.

SINAIS E SINTOMAS CLÍNICOS

- Dor cervical intensa
- Paciente estabilizando a cabeça
- Pouco ou nenhum movimento cervical
- Espasmo muscular cervical intenso
- Disfunção neurológica da extremidade superior (Cap. 4)
- Disfunção neurológica da extremidade inferior (Cap. 11)

Teste da percussão vertebral (13,14)

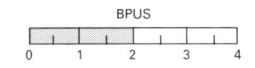

Procedimento

Com o paciente sentado e a cabeça ligeiramente flexionada, percutir o processo espinhoso (Fig. 3.52) e a musculatura associada (Fig. 3.53) de cada uma das vértebras cervicais com um martelo de reflexos.

Explicação

A evidência de dor local pode indicar uma vértebra fraturada sem comprometimento neurológico. A evidência de dor radicular pode indicar uma vértebra fraturada com comprometimento neurológico ou uma lesão discal com comprometimento neurológico. Se uma fratura for suspeitada, é indicada uma série completa de radiografias cervicais. Se uma dor radicular for produzida, deve-se avaliar qual nível neurológico está afetado (Cap. 4).

Nota

Esse teste não é específico; outras condições também produzem uma resposta positiva de dor. Uma entorse ligamentar produz um sinal positivo na percussão dos processos espinhosos. A percussão da musculatura paravertebral produz um sinal positivo na distensão muscular.

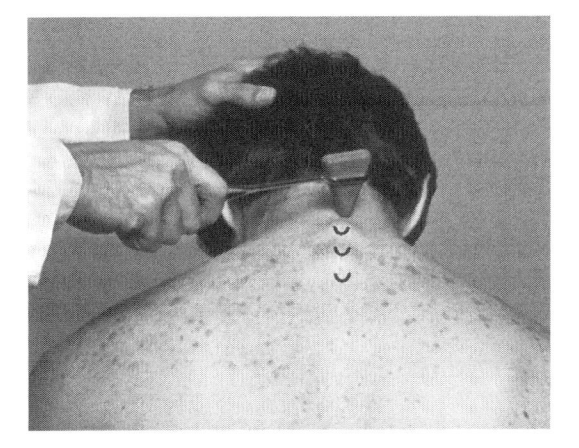

Figura 3.52

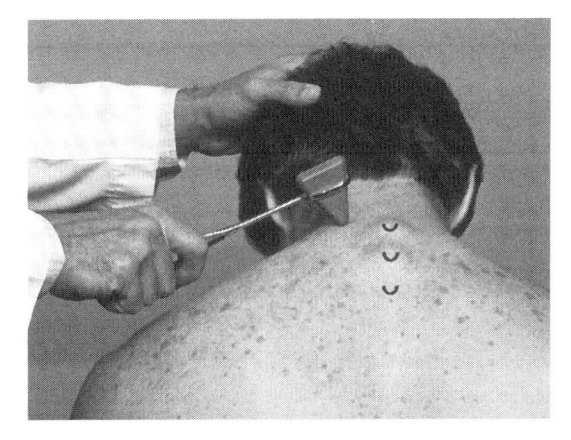

Figura 3.53

Teste de Soto-Hall (15)

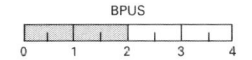

Procedimento

Com o paciente em supino, pressione o seu esterno com uma das mãos. Com a outra mão, flexione passivamente o pescoço do paciente em direção ao tórax (Fig. 3.54).

Explicação

A evidência de dor local pode indicar patologia ou lesão ligamentar, muscular, óssea ou doença da medula cervical. Esse teste é inespecífico; ele meramente isola a coluna cervical em flexão passiva. Se o paciente relatar sintomas radiculares na extremidade superior com a flexão passiva, suspeitar de um defeito discal. Quando a coluna cervical é flexionada para a frente, o disco intervertebral é comprimido na área anterior e estirado na área posterior (Fig. 3.55). A dura também sofre tração na área posterior. Se o paciente tiver um defeito discal posterior, esse movimento pode exacerbar o defeito, resultando em compressão de medula espinal ou de raiz nervosa.

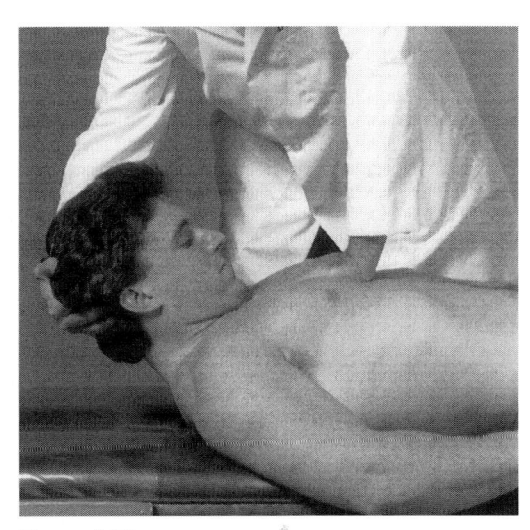

Figura 3.54

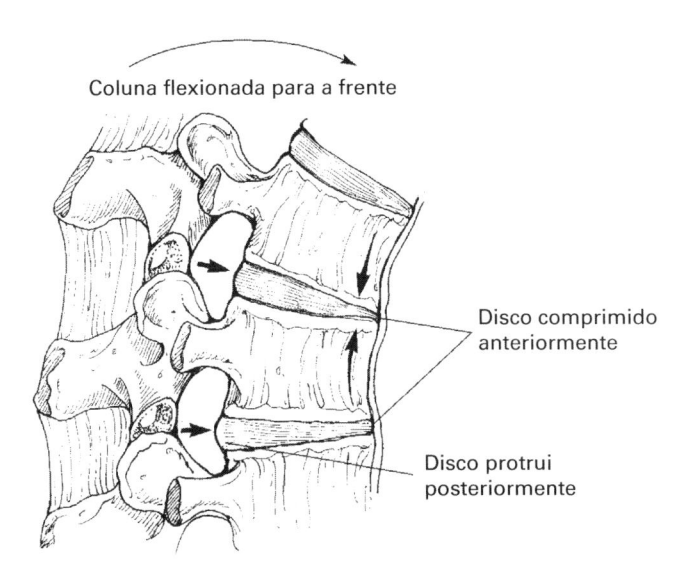

Figura 3.55

Coluna flexionada para a frente

Disco comprimido anteriormente

Disco protrui posteriormente

Sinal de Rust

Procedimento

Um paciente com lesão grave na coluna cervical superior pegará a cabeça com ambas as mãos para suportar o peso da cabeça sobre a coluna cervical (Fig. 3.56). O paciente deitado suportará a cabeça ao tentar levantar.

Explicação

O paciente com uma lesão cervical superior grave, como a distensão muscular grave, a instabilidade ligamentar, um defeito discal posterior, uma fratura cervical superior ou uma luxação, está sujeito a movimentos com defesa, incluindo a estabilização da cabeça com leve tração para reduzir a dor.

SUGESTÃO DE IMAGENS DIAGNÓSTICAS

- Radiologia simples
  AP cervical inferior, torácica superior
  AP transoral
  Cervical lateral neutra
  Incidências cervicais com flexão e extensão*
- Tomografia computadorizada
- Mielografia

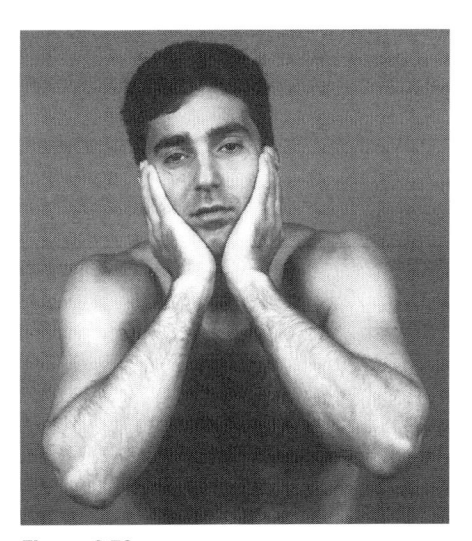

Figura 3.56

* Com base no resultado das radiografias cervicais em AP, transorais e laterais neutras e se o movimento não afetar adversamente o paciente.

INSTABILIDADE CERVICAL

Descrição clínica

A instabilidade cervical, como a fratura, está geralmente associada ao trauma na cabeça e na coluna cervical. Se a instabilidade for devido a uma fratura, pode ser causada por ruptura ou distensão ligamentar da articulação atlanto-occipital e/ou das articulações atlantoaxiais (Fig. 3.57), que pode causar uma subluxação ou luxação de qualquer uma dessas articulações. Se houver suspeita de instabilidade cervical, a principal preocupação é a compressão ou a transecção da medula espinal. A compressão da medula espinal cervical pode levar a problemas neurológicos graves, e a transecção de medula espinal cervical pode levar à morte. A maioria das lesões graves da medula espinal é avaliada no departamento de emergência.

Os testes descritos a seguir tentam avaliar a estabilidade das articulações atlanto-occipital e atlantoaxial e de seus ligamentos associados. Os ligamentos sendo testados são os alares e os transversos. As radiografias da coluna cervical devem ser obtidas antes de esses testes serem executados, por causa da possibilidade de instabilidade cervical, que pode levar a um déficit neurológico. Em função da natureza das lesões cervicais instáveis, os testes a seguir devem ser executados com extrema cautela.

SINAIS E SINTOMAS CLÍNICOS

- Dor cervical intensa
- Paciente estabilizando a cabeça
- Pouco ou nenhum movimento cervical
- Espasmo muscular cervical intenso
- Disfunção neurológica da extremidade superior (Cap. 4)
- Disfunção neurológica da extremidade inferior (Cap. 11)

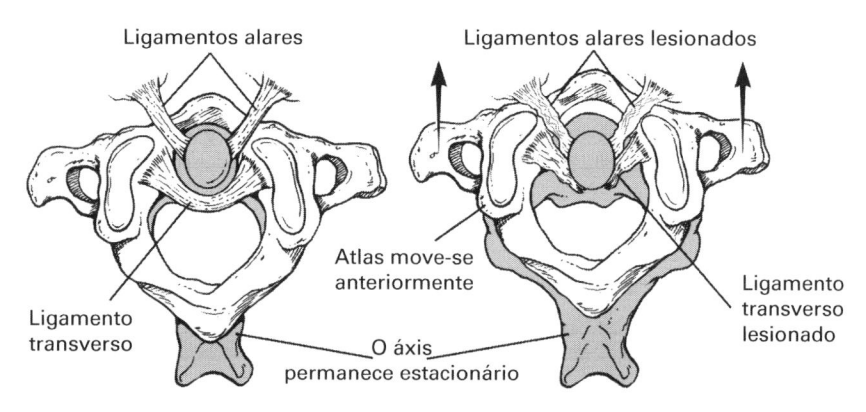

Figura 3.57

Teste de Sharp-Purser (16)

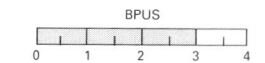

Procedimento

Com o paciente sentado, o examinador coloca uma das mãos sobre a testa do paciente e o polegar da mão oposta sobre o processo espinhoso de CII para estabilização (Fig. 3.58). Instruir o paciente a flexionar a cabeça lentamente, enquanto você aplica uma pressão posterior com a palma da sua mão (Fig. 3.59). Um teste é positivo se você sentir a cabeça deslizar para trás durante o movimento.

Explicação

Em uma subluxação anterior do atlas devido a trauma grave, o atlas fica anterior ao áxis, com dano do ligamento alar ou transverso. Um deslizamento para trás indica que a subluxação do atlas sobre o áxis foi reduzida, e o deslizamento pode ser acompanhado por um "ressalto". A subluxação pode ser causada por um ligamento alar ou transverso distendido ou rompido (Fig. 3.60).

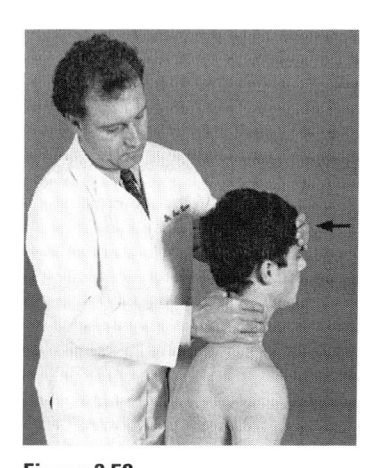

Figura 3.58

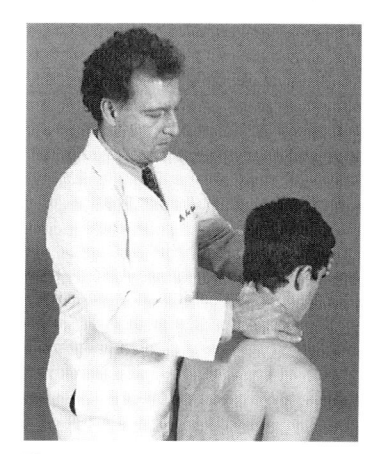

Figura 3.59

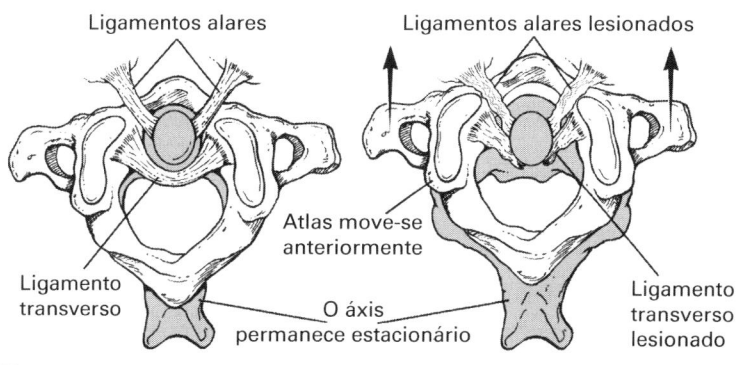

Figura 3.60

Teste de estresse do ligamento transverso (17,18)

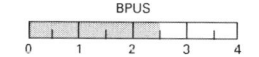

Procedimento

Com o paciente em supino, apoiar o occipital com as palmas de ambas as mãos utilizando terceiro, quarto e quinto dedos. Colocar os indicadores de ambas as mãos entre o occipital e CII no arco posterior ou atlas, que não é palpável (Fig. 3.61). Erguer cuidadosamente a cabeça e CI da mesa, não permitindo qualquer flexão ou extensão da coluna cervical (Fig. 3.62). Manter essa posição de 10 a 20 segundos.

Explicação

O levantamento da cabeça e CI para fora da mesa causa tração posterior no ligamento transverso pelo processo odontoide induzida pelo movimento. Esse movimento deve ser limitado por um ligamento transverso. Se o ligamento transverso estiver rompido ou distendido, pode ocorrer compressão da medula espinal por esse cisalhamento anterior. Os sinais possíveis incluem sensação final de movimento mole, espasmo muscular, tonturas, náuseas, parestesias no lábio, face ou membros, nistagmo ou sensação de bola na garganta. Isso indica articulação atlantoaxial hipermóvel.

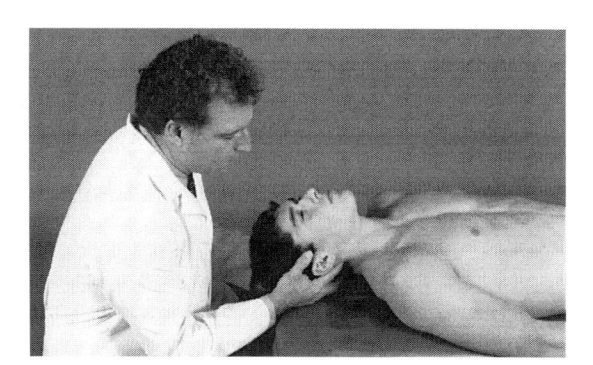

Figura 3.61

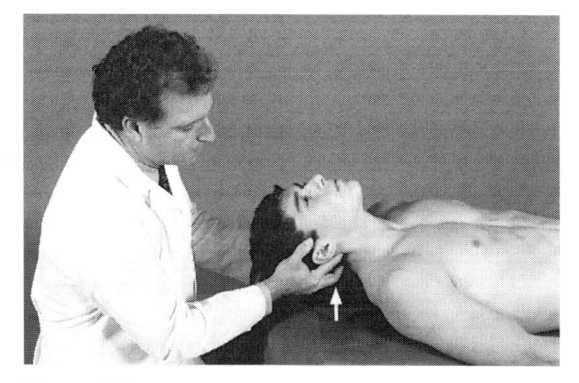

Figura 3.62

Teste de estresse do ligamento alar (17,18)

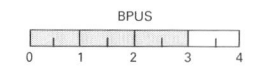

BPUS
0 1 2 3 4

Procedimento

Com o paciente em supino, segurar a cabeça com uma das mãos. Com a mão oposta, agarrar C2 com uma pinça dos dedos em torno do processo espinhoso e da lâmina (Fig. 3.63). Tentar um movimento de cisalhamento lado a lado da cabeça contra o áxis (Fig. 3.64). Deve haver uma quantidade mínima de movimento lateral, com uma forte sensação de final de movimento capsular.

Explicação

Os ligamentos alares estendem-se do processo odontoide até as margens laterais do forame magno. Esses ligamentos limitam o movimento de um lado a outro do crânio sobre o áxis. O movimento lateral excessivo indica um ligamento ou ligamentos alares distendidos ou rompidos.

SUGESTÃO DE IMAGENS DIAGNÓSTICAS

- Radiologia simples
  AP cervical inferior, torácica superior
  AP transoral
  Cervical lateral neutra
  Incidências cervicais com flexão e extensão*
  Incidências cervicais laterais em flexão*
  Incidências transorais rotatórias em AP*
- Tomografia computadorizada
- Mielografia
- Imagem por ressonância magnética nuclear

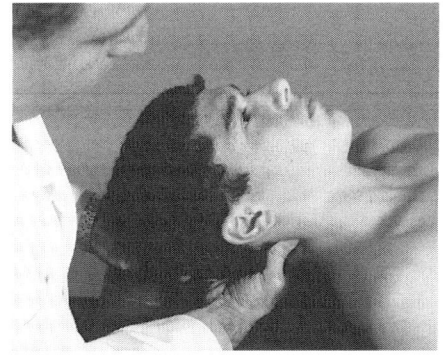

Figura 3.63

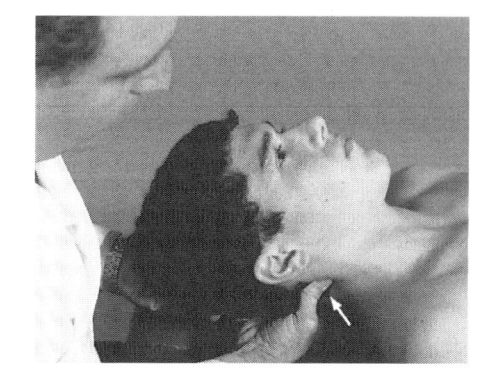

Figura 3.64

---

* Com base no resultado das radiografias cervicais em AP, transorais e laterais neutras e se o movimento não afetar adversamente o paciente.

LESÕES EXPANSIVAS

Descrição clínica

As lesões expansivas em torno ou na coluna cervical podem ter várias origens. Algumas massas, como os defeitos discais posteriores, os osteófitos posteriores, os tumores e as fraturas deslocadas estão dentro do canal vertebral. Os mesmos tipos de massas fora do canal vertebral incluem os defeitos discais anteriores, os osteófitos anteriores, os tumores e as fraturas deslocadas. As lesões expansivas dentro do canal vertebral podem causar déficit neurológico. A maior parte dessas massas é identificada por vários exames de imagens. Os testes seguintes tentam distinguir entre as massas dentro e fora do canal vertebral. Se a massa suspeitada estiver dentro do canal vertebral e estiver causando disfunção neurológica, o examinador deve avaliar a presença de déficit neurológico com base no resultado dos testes nesta seção. Os exames diagnósticos de imagens listados no fim desta seção são imperativos para determinar a localização e o tipo de massa.

SINAIS E SINTOMAS CLÍNICOS

- Dor cervical
- Sintomas neurológicos na extremidade superior
- Sintomas neurológicos na extremidade inferior

Manobra de Valsalva (19)

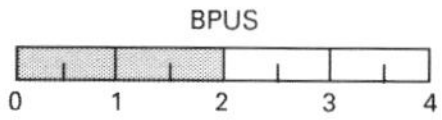

Procedimento

Com o paciente sentado, instruí-lo a inclinar-se como se estivesse defecando, mas concentrando o esforço na região cervical (Fig. 3.65). Perguntar ao paciente se ele sente qualquer aumento na dor e, em caso afirmativo, aponte a sua localização. Esse teste é subjetivo e requer uma resposta precisa do paciente.

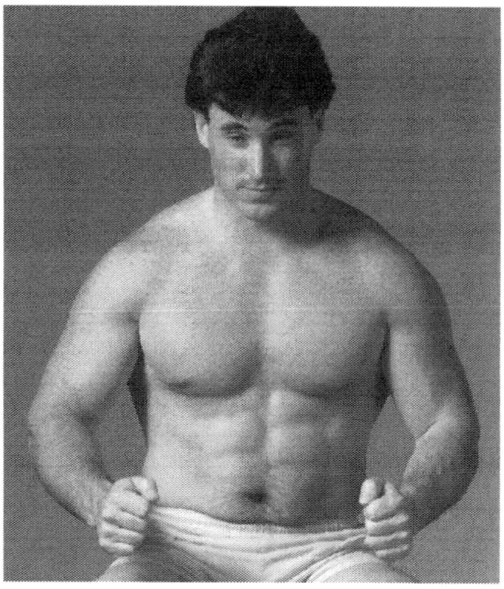

Explicação

Esse teste aumenta a pressão intratecal em toda a coluna, mas o paciente deve ser capaz de localizar o esforço na coluna cervical. A dor local secundária à pressão aumentada pode indicar uma lesão expansiva (p. ex., defeito discal, massa, osteófito) no canal ou forame cervical.

Figura 3.65

Sinal de Déjérine

Procedimento

Com o paciente sentado, instruí-lo a tossir, espirrar e inclinar-se para a frente como se estivesse defecando (manobra de Valsalva).

Explicação

A dor, seja local ou irradiada para os ombros ou extremidades superiores depois de qualquer uma dessas ações, indica aumento na pressão intratecal. Essa dor pode ser causada por uma lesão expansiva, como defeito discal, osteófito ou massa.

Teste da deglutição (19)

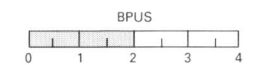

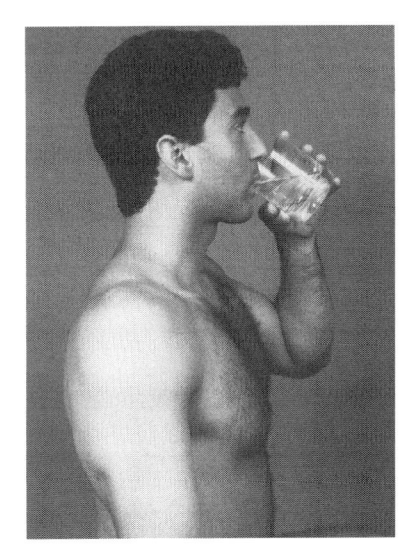

Procedimento

Instruir o paciente sentado a deglutir (Fig. 3.66).

Explicação

A dor na deglutição habitualmente indica lesão, disfunção ou patologia esofágica ou faríngea. A dor na deglutição tem significância ortopédica. Por causa da proximidade do esôfago com o ligamento longitudinal anterior na coluna cervical, uma patologia anterior da coluna cervical, como defeito discal anterior, osteófito, massa ou espasmo muscular, podem comprimir ou irritar o esôfago e causar dor na deglutição.

Figura 3.66

SUGESTÃO DE IMAGENS DIAGNÓSTICAS

- Radiologia simples
  AP cervical inferior, torácica superior
  AP transoral
  Cervical lateral neutra
  Incidências cervicais oblíquas
  Incidência lateral em extensão (para massa retrofaríngea)
- Tomografia computadorizada
- Imagem por ressonância magnética cervical

COMPRESSÃO E IRRITAÇÃO NEUROLÓGICA CERVICAL

Descrição clínica

A compressão e irritação das estruturas neurológicas na coluna cervical envolvem principalmente a medula espinal e as raízes nervosas. A compressão dessas estruturas pode ser causada por defeitos discais, osteófitos, doença articular degenerativa, tumores ou fraturas. A maior parte dos testes nesta seção é provocativa, isto é, agravam a compressão se ela estiver presente. Se houver suspeita de compressão neurológica, o examinador deve avaliar o déficit neurológico conforme descrito no Capítulo 4. Depois de executar esses testes e avaliar o déficit neurológico, selecionar os procedimentos adequados de imagens para a condição suspeitada.

SINAIS E SINTOMAS CLÍNICOS

- Dor cervical
- Dor radicular na extremidade superior
- Perda da sensibilidade na extremidade superior
- Perda dos reflexos na extremidade superior
- Perda da força muscular na extremidade superior

Teste de compressão foraminal (20-22)

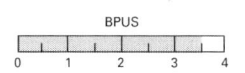

Procedimento

Com o paciente sentado e a cabeça na posição neutra, fazer uma forte pressão na cabeça para baixo (Fig. 3.67). Repetir o teste com a cabeça rodada bilateralmente (Fig. 3.68).

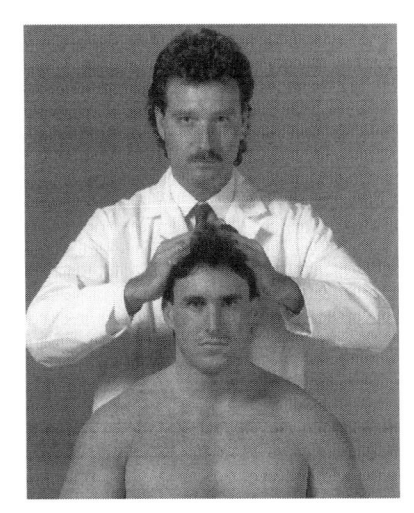

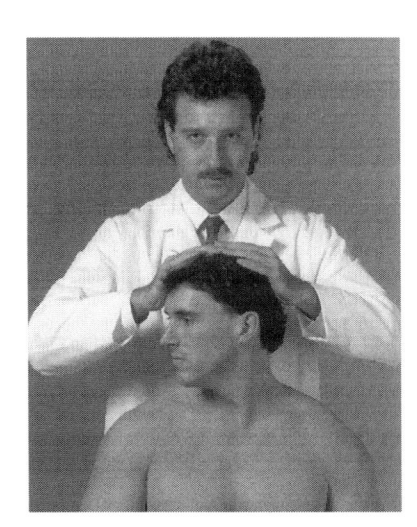

Figura 3.67

Figura 3.68

Explicação

Quando uma pressão para baixo é aplicada na cabeça, ocorrem as seguintes ações biomecânicas:

a) estreitamento dos forames intervertebrais;
b) compressão das articulações apofisárias na coluna cervical; e
c) compressão dos discos intervertebrais na coluna cervical.

A dor local pode indicar intrusão foraminal sem pressão na raiz nervosa ou capsulite apofisária. A dor radicular pode indicar pressão em uma raiz nervosa por uma diminuição no intervalo foraminal (intrusão foraminal) ou por um defeito discal. Se houver suspeita de um envolvimento de raiz nervosa, avaliar o nível neurológico (Cap. 4).

Teste de compressão de Jackson (23)

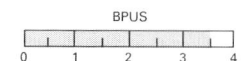

Procedimento

Com o paciente sentado, flexionar lateralmente o pescoço e fazer uma forte pressão na cabeça para baixo. Executar esse teste bilateralmente (Fig. 3.69).

Explicação

Com o pescoço lateralmente flexionado e com pressão aplicada para baixo, as seguintes ações biomecânicas acontecem:

a) estreitamento dos forames intervertebrais no lado da flexão lateral;
b) compressão das articulações facetárias no lado da flexão lateral; e
c) compressão dos discos intervertebrais na coluna cervical.

A dor local pode indicar intrusão foraminal sem pressão na raiz nervosa ou patologia articular apofisária. A dor radicular pode indicar pressão em uma raiz nervosa por uma diminuição no intervalo foraminal (intrusão foraminal) ou um defeito discal. Se houver suspeita de envolvimento de raiz nervosa, deve-se avaliar o nível neurológico (Cap. 4).

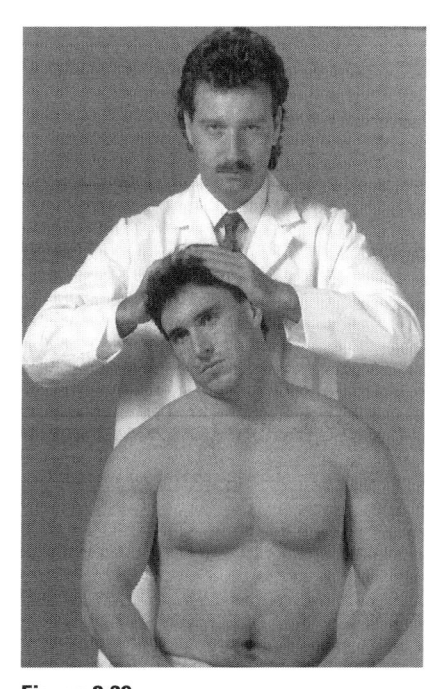

Figura 3.69

Teste de compressão e extensão (24)

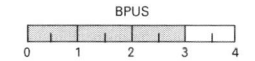

Procedimento

Com o paciente sentado, instruí-lo a estender a cabeça em aproximadamente 30°. Fazer uma pressão para baixo sobre a cabeça do paciente (Fig. 3.70).

Explicação

Quando a pressão é aplicada na cabeça do paciente com a coluna cervical em extensão, o espaço discal intervertebral cervical fica diminuído posteriormente e aumentado verticalmente e anteriormente, com uma carga aumentada nas articulações apofisárias posteriores (Fig. 3.71). Se diminuírem os sintomas do paciente, suspeitar de um defeito discal posterolateral por causa do deslocamento anterior e vertical do material discal para longe da raiz nervosa ou da medula espinal. A pressão para baixo na cabeça também comprime as articulações apofisárias posteriores que, se irritadas, podem causar dor cervical local.

Um aumento nos sintomas radiculares da extremidade superior pode indicar patologia nos forames intervertebrais, como osteófito ou massa, ou degeneração de disco intervertebral cervical. Isto é possível porque a pressão na cabeça diminui o intervalo foraminal intervertebral.

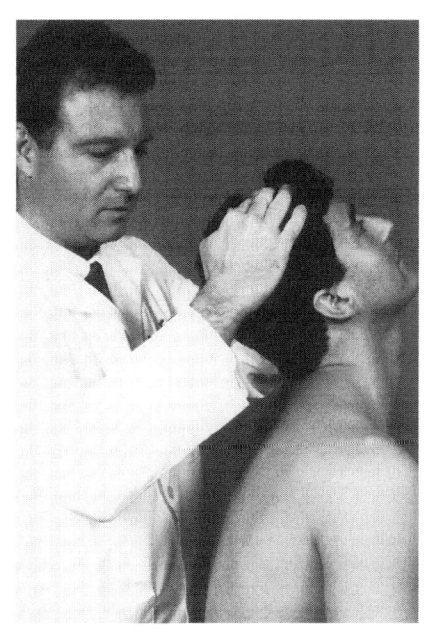

Figura 3.70

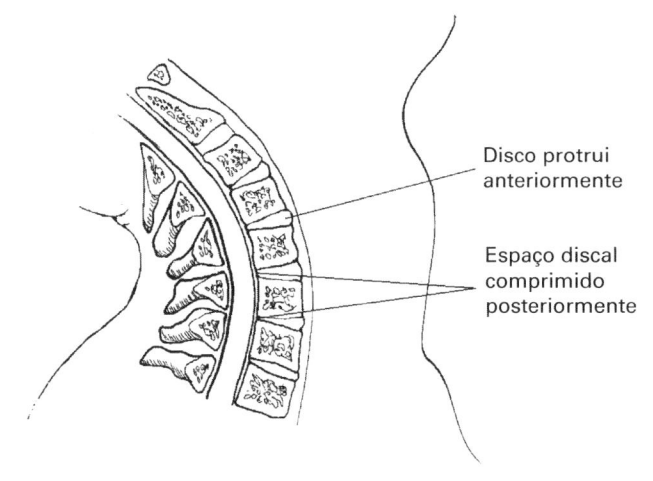

Figura 3.71

Teste de compressão e flexão (24)

BPUS
0 1 2 3 4

Procedimento

Com o paciente sentado, instruí-lo a flexionar a cabeça anteriormente. Fazer pressão para baixo sobre a cabeça do paciente (Fig. 3.72).

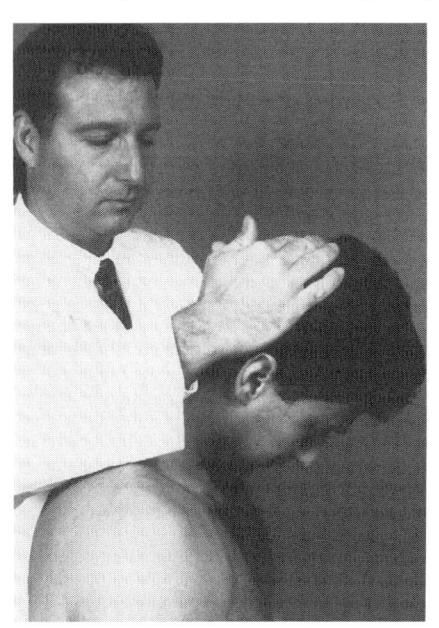

Figura 3.72

Explicação

Quando o paciente flexiona a cabeça para a frente sob pressão, o disco intervertebral é comprimido anteriormente, e a carga é colocada sobre o disco intervertebral. Essa pressão também faz o aspecto posterior do disco protrair posteriormente (Fig. 3.73). Um aumento nos sintomas cervicais e/ou radiculares pode indicar defeito discal. A flexão da coluna cervical e a compressão sobre a cabeça também reduz a carga nas articulações apofisárias posteriores. Uma diminuição na dor escleratogênica localizada pode indicar lesão ou patologia articular apofisária.

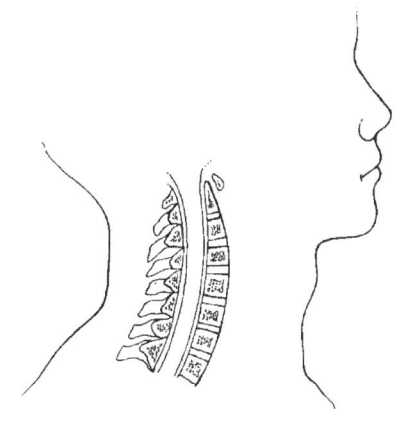

Figura 3.73

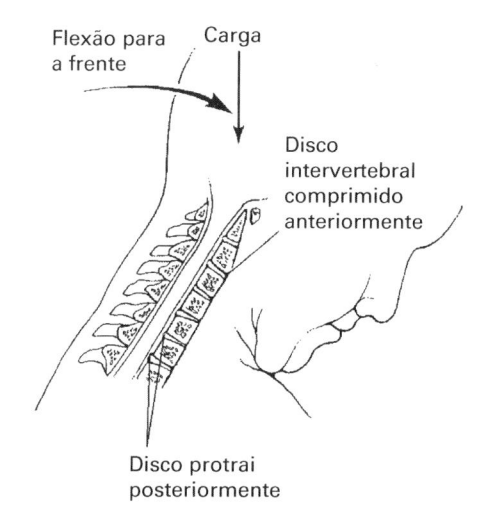

Flexão para a frente
Carga
Disco intervertebral comprimido anteriormente
Disco protrai posteriormente

Manual fotográfico de testes ortopédicos e neurológicos **113**

Teste de Spurling (20)

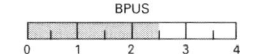

Procedimento

Flexionar lateralmente a cabeça do paciente que está sentado e gradualmente aplicar forte pressão para baixo (Fig. 3.74). Se dor for produzida, o teste é considerado positivo; não continuar com o próximo procedimento. Se nenhuma dor for produzida, colocar a cabeça do paciente em uma posição neutra e dar uma pancada vertical na porção superior da cabeça do paciente (Fig. 3.75).

Explicação

A dor local pode indicar envolvimento da articulação facetária, seja pela pressão forte para baixo, na cabeça, ou pelo golpe vertical na cabeça. A dor radicular pode indicar intrusão foraminal, disco intervertebral cervical com degeneração, ou defeito discal com pressão na raiz nervosa. Esse teste pode também indicar um defeito discal lateral.

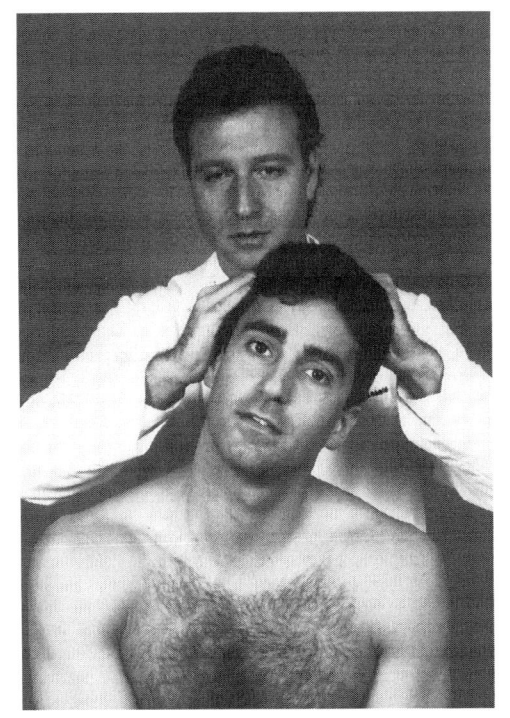

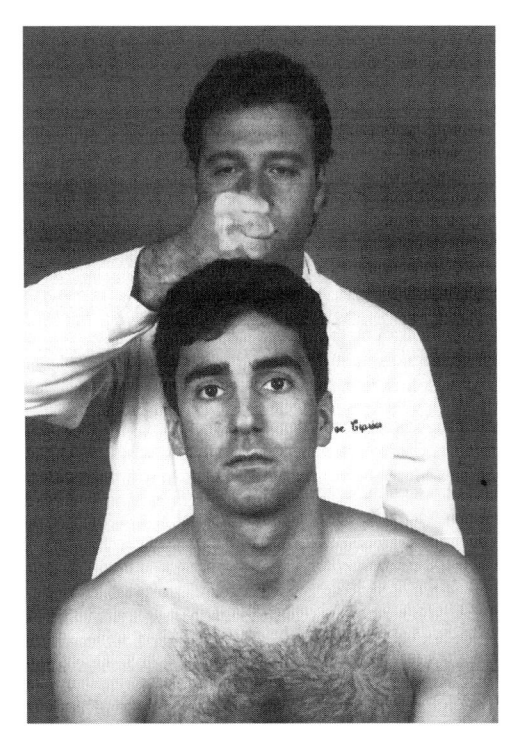

Figura 3.74 **Figura 3.75**

Teste de compressão foraminal máxima

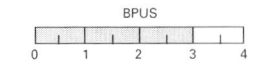

Procedimento

Instruir o paciente (que deve estar sentado) a aproximar o queixo até o ombro e estender o pescoço. Executar esse teste bilateralmente (Fig. 3.76).

Explicação

A rotação da cabeça e a hiperextensão do pescoço causam as seguintes ações biomecânicas:

a) estreitamento dos forames intervertebrais no lado da rotação da cabeça;
b) compressão das articulações facetárias no lado da rotação da cabeça; e
c) compressão dos discos intervertebrais na coluna cervical.

A dor no lado da rotação da cabeça com um componente radicular pode indicar compressão de raiz nervosa causada por patologia como osteófito ou massa ou intervalo diminuído nos forames. A dor local sem componente radicular pode indicar patologia articular apofisária no lado da rotação da cabeça e na extensão do pescoço. A dor no lado oposto da rotação da cabeça indica distensão muscular ou entorse ligamentar.

Se houver suspeita de compressão de raiz nervosa, avaliar o nível neurológico (Cap. 4).

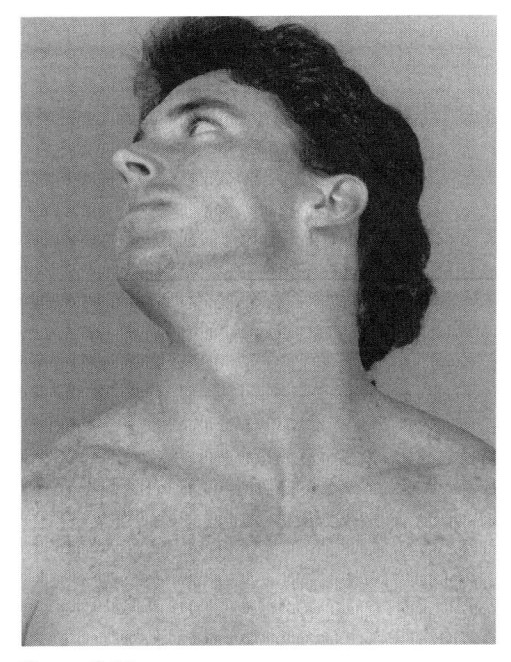

Figura 3.76

Sinal de L'hermitte (25,26)

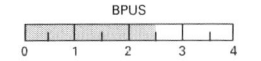

Procedimento

Com o paciente sentado, flexionar passivamente o queixo do paciente até o pescoço (Fig. 3.77).

Explicação

Quando a coluna cervical é flexionada para a frente, a medula espinal e suas coberturas ficam sob tração na parte posterior, e o disco intervertebral é comprimido na parte anterior e protrai na posterior (Fig. 3.78). Se o paciente tiver um defeito discal posterior, esse movimento pode exacerbar o defeito, resultando em compressão de medula espinal ou de raiz nervosa. Doença da medula cervical, meningite, osteófitos e massas podem causar dor local e/ou radicular nas extremidades superiores e/ou inferiores. Uma sensação de choque súbito, sentida na coluna e/ou extremidades durante a flexão do pescoço, pode indicar mielopatia cervical ou esclerose múltipla.

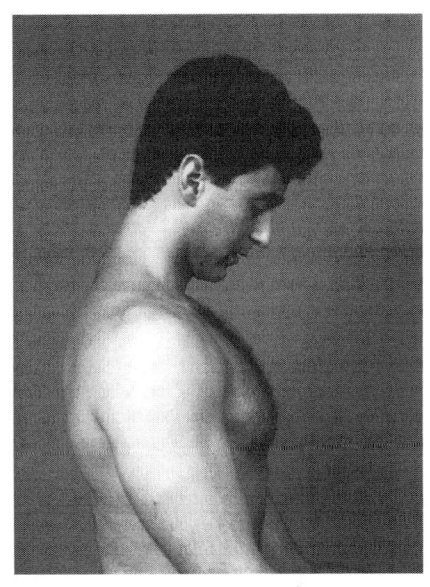

Figura 3.77

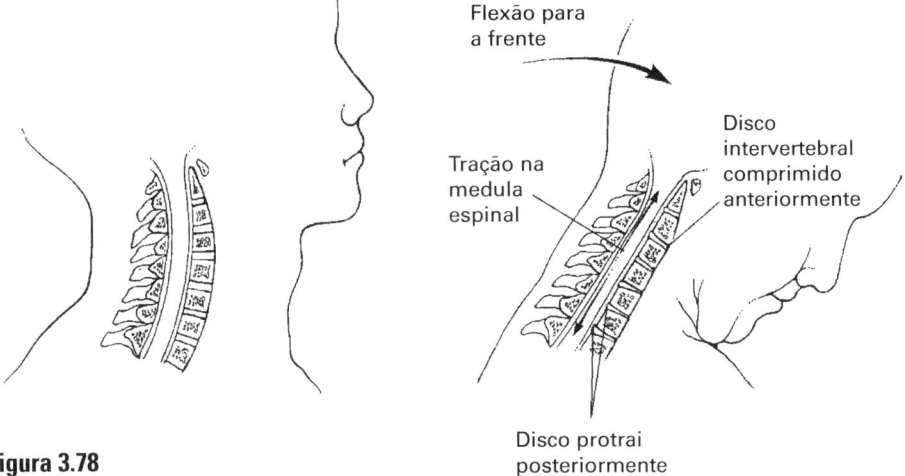

Figura 3.78

Teste de depressão do ombro (23)

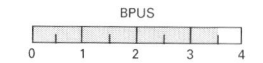

Procedimento

Com o paciente sentado, fazer pressão para baixo no ombro, ao mesmo tempo em que faz a flexão lateral para o lado oposto da cabeça do paciente (Fig. 3.79).

Explicação

Quando a pressão é aplicada ao ombro e a cabeça é ligeiramente flexionada para o lado oposto, os músculos, os ligamentos, as raízes nervosas, as coberturas de raízes nervosas e o plexo braquial são estirados, e a clavícula é abaixada, aproximando-se da primeira costela. A dor local no lado que é testado indica encurtamento dos músculos, aderências musculares, espasmo muscular ou lesão ligamentar. A dor radicular pode indicar compressão do feixe neurovascular, aderência da manga dural ou síndrome do desfiladeiro torácico. No lado oposto, o intervalo foraminal é diminuído, as articulações apofisárias ficam comprimidas, e o disco intervertebral é comprimido. Se houver dor produzida no lado oposto ao que é testado, pode indicar diminuição patológica no intervalo foraminal, patologia de faceta ou defeito discal.

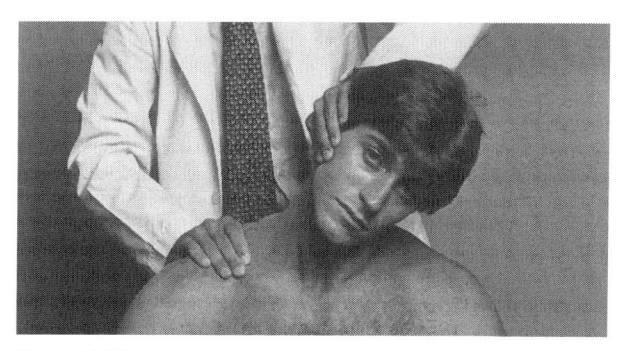

Figura 3.79

Teste da distração (19)

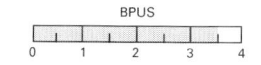

Procedimento

Com o paciente sentado, segurar abaixo dos processos mastoides e puxar para cima a cabeça do paciente. Isso remove o peso da cabeça do paciente sobre o pescoço (Fig. 3.80).

Explicação

Quando a cabeça é puxada para cima, os músculos cervicais, os ligamentos e as cápsulas articulares apofisárias são estirados. Se aumentar a dor local, suspeitar de distensão muscular, espasmo, entorse ligamentar ou capsulite de faceta. Além disso, quando a cabeça é tracionada para cima, há aumento do intervalo interforaminal e intervertebral. O alívio da dor local ou radicular indica intrusão foraminal ou um defeito discal.

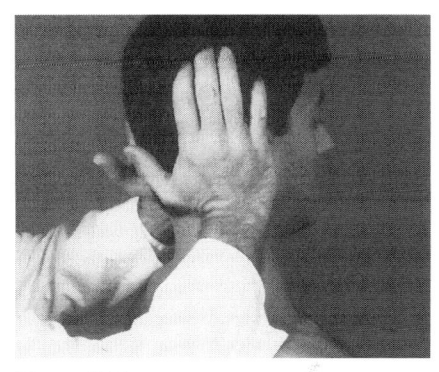

Figura 3.80

Teste de abdução do ombro (Sinal de Bakody) (27)

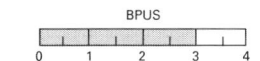

Procedimento

Instruir o paciente sentado a abduzir o braço e colocar a mão em cima da cabeça (Fig. 3.81).

Explicação

A colocação da mão acima da cabeça eleva o nervo supraescapular, reduzindo a tração no tronco inferior do plexo braquial. Esse procedimento reduz a tração sobre um nervo comprimido. Uma diminuição ou alívio dos sintomas do paciente indica um problema de compressão extradural cervical, como disco herniado, compressão de veia epidural ou compressão de raiz nervosa, habitualmente na área de C5-C6.

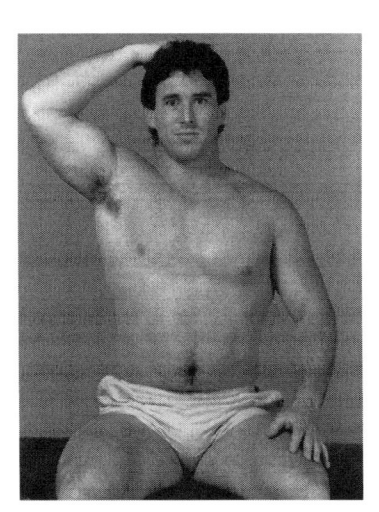

Figura 3.81

SUGESTÃO DE IMAGENS DIAGNÓSTICAS

- Radiologia simples
  AP cervical inferior, torácica superior
  AP transoral
  Cervical lateral neutra
  Incidências cervicais oblíquas
- Imagem por ressonância magnética cervical
- Tomografia computadorizada
- Mielografia

REFERÊNCIAS

1. American Medical Association. Guides to the evaluation of permanent impairment. 5th ed. Chicago: American Medical Association, 2000.
2. American Academy of Orthopaedic Surgeons. The clinical measurement of joint motion. Chicago: American Association of Orthopaedic Surgery, 1994.
3. Dvorak J, Antinnes JA, Panjabi M, et al. Age and gender normal motion of the cervical spine. Spine 1992;17(suppl 10):S393–S398.
4. Okawara S, Nibbelink D. Vertebral artery occlusion following hyperextension and rotation of the head. Stroke 1974;5;640–643.
5. White AA, Panjabi MM. Clinical biomechanics of the spine, 2nd ed. Philadelphia: JB Lippincott, 1990.
6. Barré JA. Le syndrome sympathique cervical postérieur. Rev Neurol 1926;33:248–249.
7. George PE, Silverstein HT, Wallace H, et al. Identification of the high risk pre-stroke patient. J Chiropractic 1981;15:26–28.
8. Maigne R. Orthopaedic medicine. A new approach to vertebral manipulations. Springfield, IL: Charles C Thomas, 1972:155.
9. Maitland GD. Vertebral Manipulation. London, Butterworths, 1973.
10. deKleyn A, Versteegh C. Über verschiendene Formen von Méniéré's Syndrom. Deutsche Ztschr 1933;132:157.
11. deKleyn A, Nieuwenhuyse P. Schwindelandfaelle und Nystagmus bei einer bestimmten Stellung des Kopfes. Acta Otolaryng 1927;11:555.
12. Lewis CB, Knotz NA. Orthopedic Assessment and Treatment of the Geriatric Patient. St. Louis: Mosby, 1993.
13. O'Donoghue D. Treatment of injuries to athletes. 4th ed. Philadelphia: WB Saunders, 1984.
14. Turek SL. Orthopaedics. 3rd ed. Philadelphia: JB Lippincott, 1977.
15. Soto-Hall R, Haldeman K. A useful diagnostic sign in vertebral injuries. Surg Gynecol Obstet 827–831.
16. Magee DJ. Orthopedic Physical Assessment. 3rd ed. Philadelphia: WB Saunders, 1997.
17. Pettman E. Stress test of the craniovertebral joints. In Boyling JD, Palastanga N, eds. Grieve's Modern Manual Therapy: The Vertebral Column. 2nd ed. Edinburgh: Churchill Livingstone, 1994.
18. Meadows JJ, Magee DJ. An overview of dizziness and vertigo for the orthopedic manual therapist. In Boyling JD, Palastanga N, eds. Grieve's Modern Manual Therapy: The Vertebral Column. 2nd ed. Edinburgh: Churchill Livingstone, 1994.
19. Hoppenfeld S. Physical examination of the spine and extremities. New York: Appleton-Century-Crofts, 1976:127.
20. Spurling RG, Scoville WB. Lateral rupture of the cervical IVDs–a common cause of shoulder and arm pain. Surg Gynecol Obstet 1944;78:350–358.
21. Harris NM. Cervical spine dysfunction. GP 1967;32(4):78–88.
22. Depalma A, Rothman RH. The Intervertebral Disc. Philadelphia: WB Saunders, 1970:88.
23. Jackson R. The Cervical Syndrome. 3rd ed. St. Louis: Mosby, 1985.
24. Gerard J, Kleinfeld S. Orthopaedic testing. New York: Churchill Livingstone, 1993.
25. L'hermitte J. Étude de la commotion de la moella. Rev Neurol (Paris), 1:210, 1933.
26. L'hermitte J, Bollak P, Nicholas M. Les douleurs a type de décharge électrique dans la sclérose em plaques. Un cas forme sensitive de la sclérose multiple. Rev Neurol (Paris).
27. Davidson RI, Dunn EJ, Metzmater JN. The shoulder abduction test in the diagnosis of radicular pain in cervical extradural compressive monoradiculopathies. Spine 1981;6:441.

REFERÊNCIAS GERAIS

Clarkson HM. Musculoskeletal Assessment: Joint Range of Motiond Manual Muscle Strength. 2nd ed. Baltimore: Lippincott Williams & Wilkins, 2000.

Cyriax J. Textbook of Orthopaedic Medicine. Vol. 1. Diagnosis of Soft Tissue Lesions. London: Bailliere Tindall, 1983.

Edwards BC. Combined movements in the cervical spine (C2-C7): their value in examination and technique choice. Aust J Physiother 1980;26:165.

Foreman SM, Croft AC. Whiplash Injuries: The Cervical Acceleration/Deceleration Syndrome. 3rd ed. Baltimore: Lippincott Williams & Wilkins, 2002.

Kapandji IA. The Physiology of Joints. Vol. 3. The Trunk and the Vertebral Column. New York: Churchill Livingstone, 1974.

Naffzinger HC, Grant WT. Neuritis of the brachial plexus mechanical in origin: the scalenus syndrome. Clin Orthop 1967;51:7.

Neviaser JS. Musculoskeletal disorders of the shoulder region causing cervicobrachial pain: differential diagnosis and treatment. Surg Clin North Am 1963;43:1703.

Nichols HM. Anatomic structures of the thoracic outlet. Clin Orthop 1967;51:17.

Norkin CC, Levangie PK. Joint Structure and Function: A Comprehensive Analysis. Philadelphia: FA Davis, 1983.

Terrett AGJ. Importance and interpretation of tests designed to predict susceptibility to neurocirculatory accidents from manipulation. J Aust Chiropr Assoc 1983;13(2):29–34.

4

LESÕES DAS RAÍZES NERVOSAS CERVICAIS

C5 124
  Motor   124
    Músculo deltoide   124
    Músculo bíceps   124
  Reflexo   125
    Reflexo bicipital   125
  Sensitivo   125

C6 126
  Motor   126
    Músculo bíceps   126
    Grupo extensor do punho   126
  Reflexo   127
    Reflexo braquiorradial   127
  Sensitivo   127

C7 128
  Motor   128
    Músculo tríceps   128
    Grupo flexor do punho   128
    Grupo extensor dos dedos   129
  Reflexo   129
    Reflexo tricipital   129
  Sensitivo   130

C8 130
  Motor   130
    Grupo flexor dos dedos   130
    Grupo abdutor dos dedos   131
    Interósseos palmares   131
  Reflexo   132
  Sensitivo   132

T1 132
  Motor   132
    Grupos abdutores e
      adutores dos dedos   132
  Reflexo   132
  Sensitivo   133

A coluna cervical consiste em oito pares de nervos espinais. Cada nervo espinal consiste em uma raiz dorsal (componente sensitivo) e uma raiz ventral (componente motor). Essas raízes nervosas emergem da coluna espinal por meio de forames intervertebrais laterais. Os primeiros quatro nervos cervicais formam coletivamente o plexo cervical. Os segundos quatro nervos, junto com o primeiro nervo torácico, formam o plexo braquial (Fig. 4.1).

Se uma lesão de raiz nervosa for suspeitada, devem-se avaliar três aspectos clínicos do exame neurológico: disfunção sensitiva, motora e de reflexos. O teste sensitivo tenta delinear a inervação cutânea segmentar na pele. É feito com uma agulha estéril ou descartável ou uma roda agulhada em padrões dermatômicos específicos.

Dois mapas dos dermátomos são fornecidos. A Figura 4.2 é baseada nas áreas de corpo de sensação intacta quando as raízes acima e abaixo de uma raiz isolada forem interrompidas; a perda da sensibilidade quando uma ou mais raízes contínuas forem interrompidas; ou o padrão de erupção herpética e hipersensibilidade quando houver um envolvimento isolado de raiz. A Figura 4.3 é baseada na hipossensibilidade ao arranhão com agulha em várias lesões de raízes e evidencia os estudos de resistência elétrica da pele que mostram os dermátomos axiais se estendendo até as extremidades

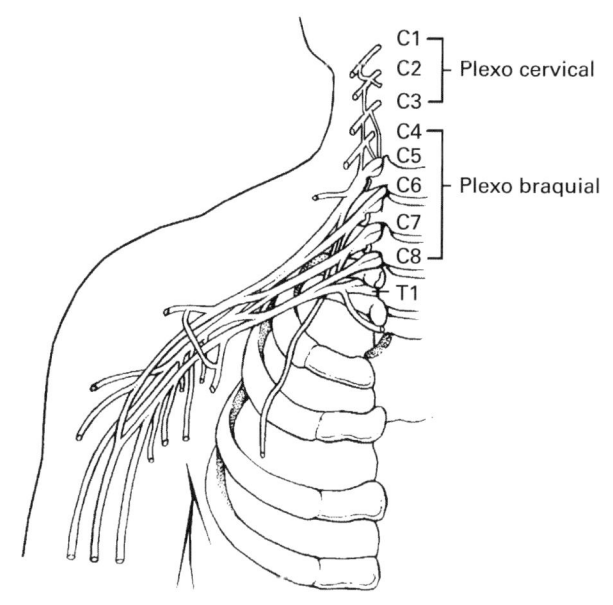

Figura 4.1

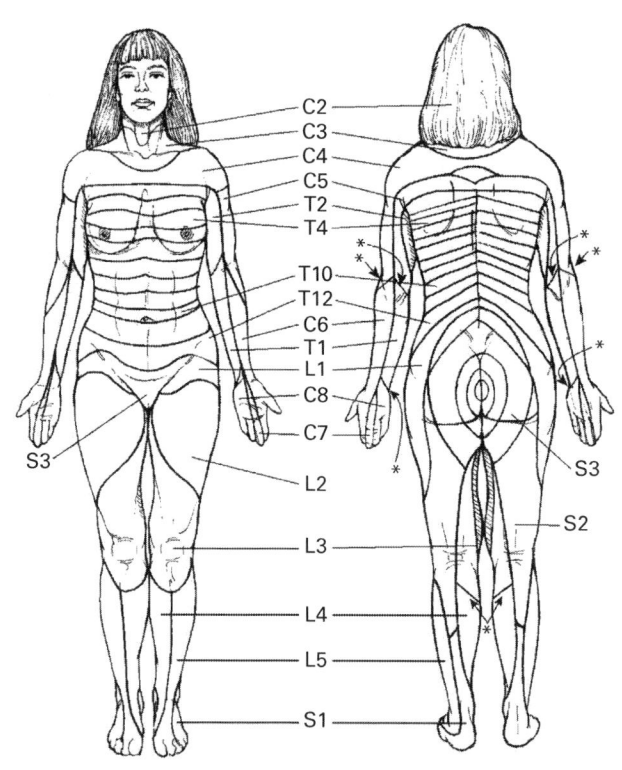

Figura 4.2
(Adaptada com permissão de Haymaker and Woodall. Peripheral Nerve Injuries. 2nd ed. Philadelphia: WB Saunders, 1954.)

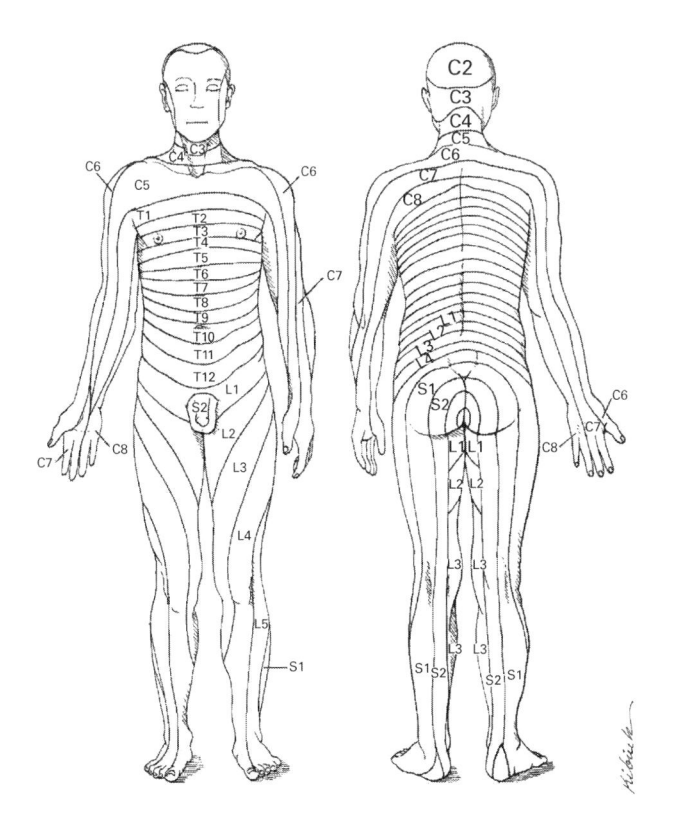

Figura 4.3
(Reimpressa com permissão de Keegan JJ, Garrett ED. Anat Record 1943;102:4:409-439.)

distais. Esse padrão é útil para avaliar as parestesias e hiperestesias secundárias à irritação da raiz. Esse é o padrão que este capítulo delineia para avaliar a disfunção de raiz sensitiva. Existe uma quantidade razoável de sobreposição segmentar; por conseguinte, uma lesão unilateral única pode afetar mais de um nível dermatômico.

A função motora é avaliada pelo teste da força muscular de músculos específicos inervados por uma raiz ou raízes nervosas específicas usando o gráfico de força muscular adotada pela American Academy of Orthopaedic Surgeons (Quadro 4.1). O arco reflexo é testado avaliando o reflexo de estiramento superficial associado à raiz nervosa em particular. Esses arcos são pontuados pela escala de Wexler (Quadro 4.2).

A apresentação clínica das lesões de raízes nervosas depende de dois fatores importantes: localização e intensidade da lesão ou patologia. Esses dois fatores juntos determinam a apresentação clínica da lesão. As possibilidades são infinitas, variando desde nenhuma apresentação clínica ou manifestação clínica sutil, como uma perda leve de sensibilidade e dor, a desnervação total com perda total da função nas estruturas inervadas por aquela raiz nervosa (motor, reflexos e sensitivo).

Cada raiz nervosa tem sua própria distribuição sensitiva, teste ou testes musculares e um reflexo de estiramento; esses são agrupados para facilitar a identificação do nível suspeitado.

QUADRO 4.1 Gráfico de pontuação muscular

5 Amplitude de movimento completa contra a gravidade com resistência completa
4 Amplitude de movimento completa contra a gravidade com alguma resistência
3 Amplitude de movimento completa contra a gravidade
2 Amplitude de movimento completa com gravidade eliminada
1 Evidência de contratilidade leve; nenhum movimento articular
0 Nenhuma evidência de contratilidade

QUADRO 4.2 Escala de Wexler

 0 Nenhuma resposta
+1 Hiporreflexia
+2 Normal
+3 Hiper-reflexia
+4 Hiper-reflexia com clono transitório
+5 Hiper-reflexia com clono duradouro

A avaliação clínica não é feita somente sobre um aspecto do aparato neurológico, mas é determinada pela combinação de história, inspeção, palpação, três testes individuais (motor, reflexos e sensibilidade) e imagens diagnósticas apropriadas e/ou os testes neurológicos funcionais, como a eletromiografia. Ademais, a lesão ou a patologia sob avaliação pode não estar necessariamente afetando uma raiz nervosa, mas pode estar afetando o plexo braquial, um tronco daquele plexo ou algum nervo. Dependendo da gravidade e da localização da lesão ou da patologia, várias combinações de disfunção neurológica podem ser produzidas.

SINAIS E SINTOMAS CLÍNICOS

- Dor cervical
- Parestesia na extremidade superior
- Diminuição ou perda da sensibilidade na extremidade superior
- Diminuição ou perda dos reflexos na extremidade superior
- Diminuição ou perda da força muscular
- Lesões atróficas da extremidade superior

C5

A raiz nervosa de C5 sai pelo canal vertebral entre as vértebras CIV e CV e pode ser afetada pelo disco intervertebral de CIV (Fig. 4.4).

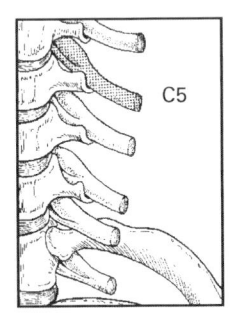

Figura 4.4

Motor

Músculo deltoide (inervação do nervo axilar de C5)

Procedimento

Ficar atrás do paciente sentado e colocar a sua mão no aspecto lateral do cotovelo. Instruir o paciente a abduzir o braço contra a resistência (Fig. 4.5). Mensurar a força de acordo com o gráfico de medição da força muscular. Efetuar esse teste bilateralmente e comparar cada lado.

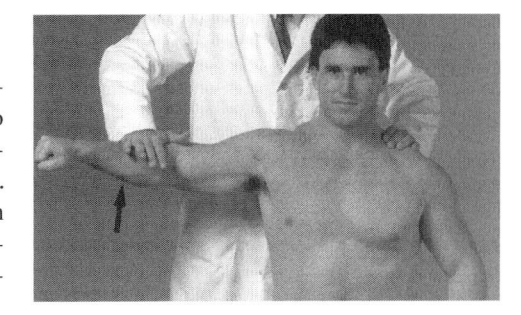

Figura 4.5

Explicação

Um grau de 0 a 4 unilateralmente pode indicar um déficit neurológico da raiz nervosa de C5, do tronco superior do plexo braquial ou do nervo axilar. Pode-se suspeitar de um músculo deltoide fraco ou distendido se as porções sensitivas e reflexas do aparato neurológico de C5 estiverem intactas.

Músculo bíceps (inervação do nervo musculocutâneo de C5 e C6)

Procedimento

Com o paciente na posição sentada e o antebraço flexionado, estabilizar o cotovelo do paciente com uma das mãos e segurar o aspecto anterior do punho do paciente com a sua mão oposta. Instruí-lo a flexionar o antebraço contra a resistência (Fig. 4.6). Mensurar a força de acordo com o gráfico de medição da força muscular e comparar cada lado.

Explicação

Um grau de 0 a 4 unilateralmente pode indicar um déficit neurológico das raízes nervosas de C5 ou C6, do tronco superior do plexo braquial ou do nervo musculocutâneo. Pode-se suspeitar de um músculo bíceps fraco ou distendido se as porções sensitivas e reflexas do aparato neurológico de C5 estiverem intactas.

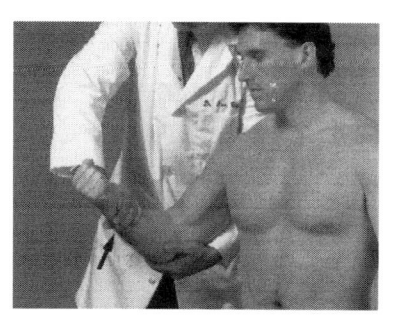

Figura 4.6

Reflexo

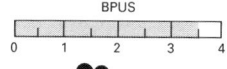

Reflexo bicipital (inervação do nervo musculocutâneo de C5, C6)

Procedimento

Colocar o braço do paciente no meio do seu braço oposto, com o seu polegar no tendão do bíceps. Bater sobre o seu polegar com a extremidade estreita do martelo de reflexos (Fig. 4.7). O músculo bíceps deve se contrair ligeiramente sob seu polegar. Pontue a sua resposta de acordo com o gráfico de reflexos e avalie bilateralmente.

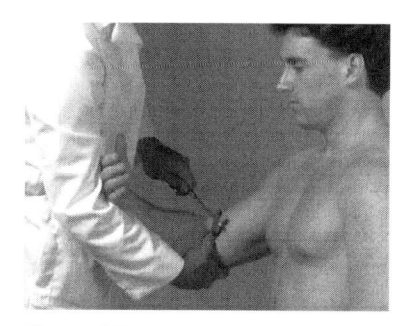

Figura 4.7

Explicação

A hiporreflexia pode indicar um déficit da raiz nervosa de C5/C6. A perda do reflexo pode indicar uma interrupção do arco reflexo (lesão do neurônio motor inferior). A hiper-reflexia pode indicar uma lesão do neurônio motor superior.

Sensitivo

Procedimento

Com um alfinete, finque o aspecto lateral do braço (Fig. 4.8).

Explicação

Figura 4.8

A hipoestesia unilateral pode indicar um déficit neurológico da raiz nervosa de C5 ou do nervo axilar.

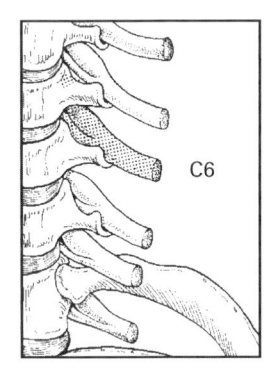

C6

A raiz nervosa de C6 sai pelo canal vertebral entre as vértebras CV e CVI e pode ser afetada pelo disco intervertebral de CV (Fig. 4.9).

Figura 4.9

Motor

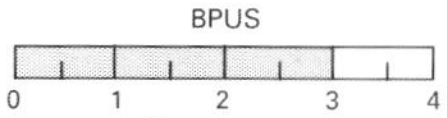

Músculo bíceps (inervação do nervo musculocutâneo de C5, C6)

Ver Figura 4.6 e texto que acompanha.

Grupo extensor do punho: extensor radial longo e curto do carpo (inervação do nervo radial C6, C7)

Procedimento

Com o paciente sentado, estabilizar o seu antebraço, segurando o cotovelo com a sua mão. Instruir o paciente a fechar a mão e fazer a dorsiflexão do punho (Fig. 4.10). Com a sua mão oposta, pegar o punho do paciente e tentar forçar o seu punho em flexão, conforme o paciente resiste (Fig. 4.11). Avaliar de acordo com o gráfico de força muscular e comparar bilateralmente.

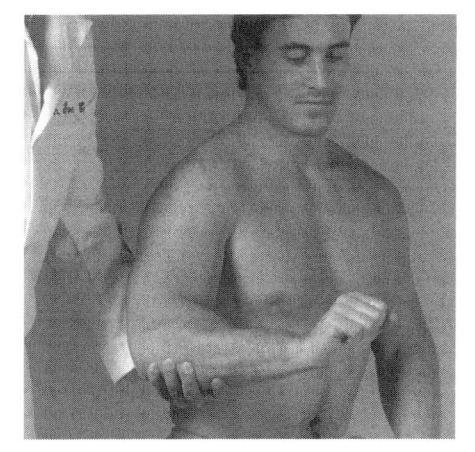

Figura 4.10 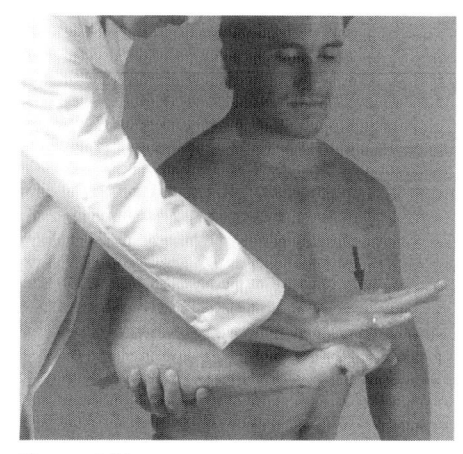   **Figura 4.11**

Explicação

Um grau de 0 a 4 unilateralmente pode indicar um déficit neurológico da raiz nervosa de C6 ou C7. Pode-se suspeitar de um extensor do punho fraco ou distendido se as porções sensitivas e reflexas dos aparatos neurológicos de C6 e C7 estiverem intactas.

Reflexo

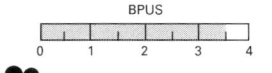

Reflexo braquiorradial (inervação do nervo radial C5, C6)

Procedimento

Colocar o braço do paciente no meio de seu braço oposto e bater no tendão do braquiorradial, no aspecto distal do antebraço, com o martelo de reflexos neurológicos (Fig. 4.12). O músculo braquiorradial deve se contrair ligeiramente sobre seu braço. Pontue a resposta de acordo com o gráfico de reflexos e avalie bilateralmente.

Explicação

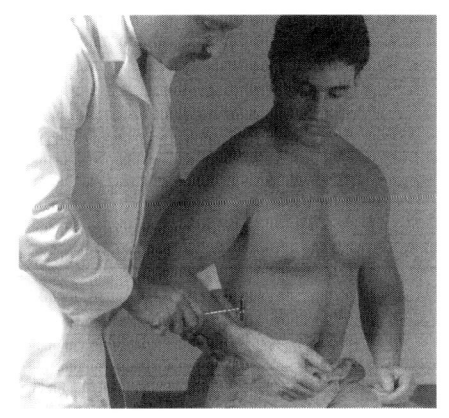

Figura 4.12

A hiporreflexia pode indicar um déficit de raiz nervosa. A perda do reflexo pode indicar uma interrupção do arco reflexo (lesão do neurônio motor inferior). A hiper-reflexia pode indicar uma lesão do neurônio motor superior.

Sensitivo

Procedimento •

Com um alfinete, finque o aspecto lateral do antebraço, polegar e dedo indicador (Fig. 4.13).

Explicação

A hipoestesia unilateral pode indicar um déficit neurológico da raiz nervosa de C6 ou do nervo musculocutâneo.

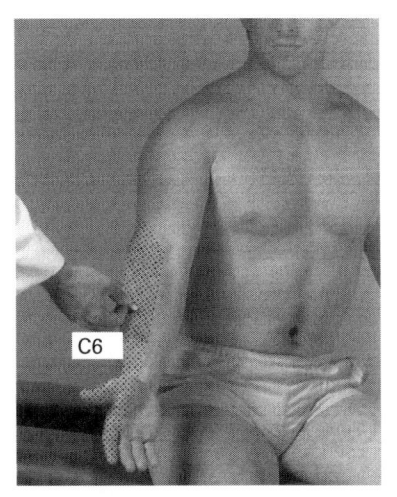

Figura 4.13

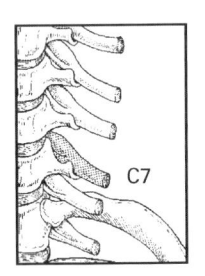

C7

A raiz nervosa de C7 sai pelo canal vertebral entre as vértebras CVI e CVII e pode ser afetada pelo disco intervertebral de CVI (Fig. 4.14).

Figura 4.14

Motor

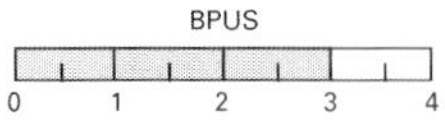

Músculo tríceps (inervação do nervo radial C7)

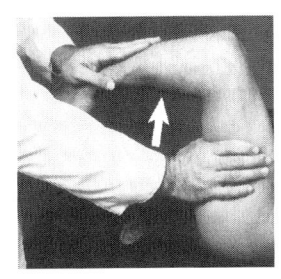

Procedimento

Com o paciente em supino, flexionar o ombro e o cotovelo em 90º. Segurar o aspecto proximal do braço para estabilizar a extremidade. Com a sua mão oposta, segure o punho do paciente e peça que estenda o antebraço contra a sua resistência (Fig. 4.15). Mensurar a força de acordo com o gráfico de medição da força muscular e comparar bilateralmente.

Figura 4.15

Explicação

Um grau de 0 a 4 unilateralmente pode indicar um déficit neurológico da raiz nervosa de C7 ou do nervo radial. Pode-se suspeitar de um músculo tríceps fraco ou distendido se as porções sensitivas e reflexas do aparato neurológico de C7 estiverem intactas.

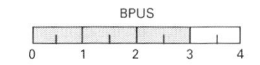

Grupo flexor do punho: flexor radial do carpo (C7, inervação do nervo mediano) e flexor ulnar do carpo (C8, inervação do nervo ulnar)

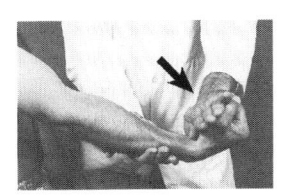

Procedimento

Estabilizar o antebraço do paciente, que deve estar sentado, segurando o cotovelo com a sua mão. Instruir o paciente a fechar a mão e flexionar o punho. Com a sua mão oposta, pegar o punho do paciente e tentar forçar o punho em extensão, conforme o paciente resiste (Fig. 4.16). Mensurar a força de acordo com o gráfico de medição da força muscular e comparar bilateralmente.

Figura 4.16

Explicação

Um grau de 0 a 4 unilateralmente pode indicar um déficit neurológico da raiz nervosa de C7 ou C8. Pode-se suspeitar de um flexor do punho fraco ou distendido se as porções sensitivas e reflexas dos aparatos neurológicos de C7 e C8 estiverem intactas.

Grupo extensor dos dedos: extensor comum dos dedos, extensor do dedo indicador, extensor do dedo mínimo (inervação do nervo radial C7)

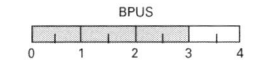

Procedimento

Com o punho do paciente na posição neutra, segurar o punho com sua mão. Pedir ao paciente que estenda as articulações metacarpofalângicas e flexione as articulações interfalângicas proximais e distais (Fig. 4.17). Colocar a sua mão no aspecto distal das falanges proximais e tentar forçar as articulações metacarpofalângicas em flexão, conforme o paciente resiste (Fig. 4.18). Mensurar a força de acordo com o gráfico de medição da força muscular e comparar bilateralmente.

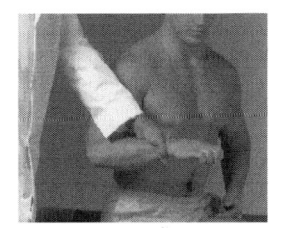

Figura 4.17

Explicação

Um grau de 0 a 4 unilateralmente pode indicar um déficit neurológico da raiz nervosa de C7 ou C8. Pode-se suspeitar de um extensor do dedo fraco ou distendido se as porções sensitivas e reflexas dos aparatos neurológicos de C7 e C8 estiverem intactas.

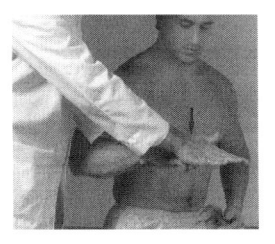

Figura 4.18

Reflexo

Reflexo tricipital (inervação do nervo radial C7)

Procedimento

Flexionar o braço do paciente no meio de seu braço oposto e bater no tendão do tríceps, na fossa do olécrano, com o martelo de reflexos neurológicos (Fig. 4.19). O músculo tríceps deve se contrair ligeiramente. Pontuar a sua resposta de acordo com o gráfico de reflexos e avaliar bilateralmente.

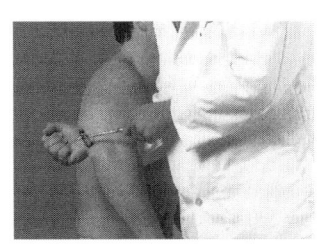

Figura 4.19

Explicação

A hiporreflexia pode indicar um déficit de raiz nervosa. A perda do reflexo unilateralmente pode indicar uma interrupção do arco reflexo (lesão do neurônio motor inferior). A hiper-reflexia unilateral pode indicar uma lesão do neurônio motor superior.

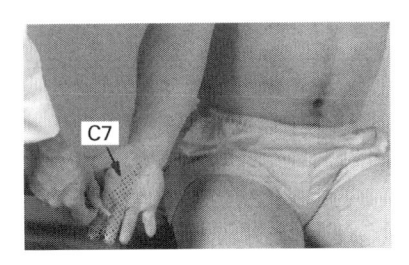

Sensitivo

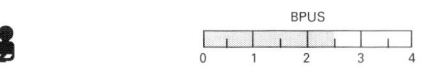

Procedimento

Com um alfinete, finque a superfície volar do dedo médio (Fig. 4.20).

Figura 4.20

Explicação

A hipoestesia unilateral pode indicar um déficit neurológico da raiz nervosa de C7 ou do nervo radial.

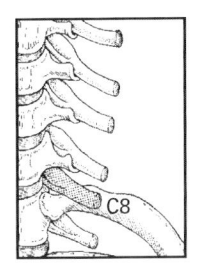

C8

A raiz nervosa de C8 sai pelo canal vertebral entre as vértebras CVII e TI e pode ser afetada pelo disco intervertebral de CVII (Fig. 4.21).

Figura 4.21

Motor

Grupo flexor dos dedos: flexor superficial dos dedos (inervação do nervo mediano C7, C8) e flexor profundo dos dedos (C7, C8 inervação do nervo mediano e ulnar)

Procedimento

Segurar o punho do paciente sentado com uma das mãos para estabilizar a mão. Enrolar seus dedos na empunhadura do paciente e tentar tirar os dedos da posição de flexão conforme o paciente resiste (Fig. 4.22). Mensurar a força de acordo com o gráfico de medição da força muscular e comparar bilateralmente.

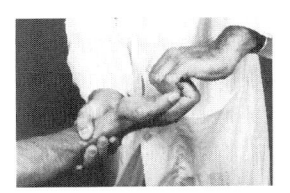

Figura 4.22

Explicação

Um grau de 0 a 4 unilateralmente pode indicar um déficit neurológico da raiz nervosa de C8. Pode-se suspeitar de um grupo muscular flexor fraco ou distendido se as porções sensitivas e reflexas do aparato neurológico de C8 estiverem intactas.

Grupo abdutor dos dedos: interósseos dorsais, abdutor do dedo mínimo (C8, T1 inervação do nervo ulnar)

Procedimento

Instruir o paciente a pronar a mão e abduzir os dedos. Segurar cada par de dedos e mantê-los juntos conforme o paciente resiste (Fig. 4.23). Mensurar os achados de acordo com o gráfico de medição da força muscular e comparar bilateralmente.

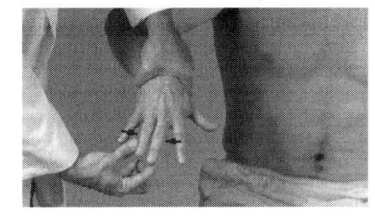

Figura 4.23

Explicação

Um grau de 0 a 4 unilateralmente pode indicar um déficit neurológico da raiz nervosa de C8 ou T1. Pode-se suspeitar de um abdutor do dedo fraco ou distendido se as porções sensitivas e reflexas dos aparatos neurológicos de C8 e T1 estiverem intactas.

Interósseos palmares (C8, T1 inervação do nervo ulnar)

Procedimento

Com a mão do paciente pronada, fazer o paciente aduzir todos os dedos. O examinador pega cada par de dedos do paciente e tenta afastá-los contra a resistência do paciente (Fig. 4.24). Mensurar a força de acordo com o gráfico de medição da força muscular e comparar bilateralmente.

Explicação

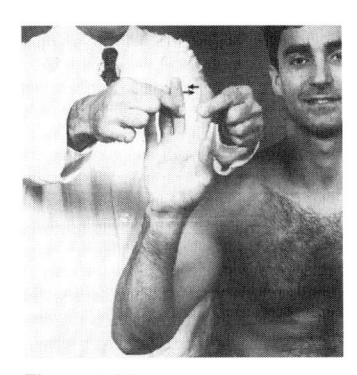

Figura 4.24

Um grau de 0 a 4 unilateralmente pode indicar um déficit neurológico da raiz nervosa de C8 ou T1. Pode-se suspeitar de um adutor do dedo fraco ou distendido se as porções sensitivas e reflexas dos aparatos neurológicos de C8 e T1 estiverem intactas.

Reflexo

Nenhum.

Sensitivo

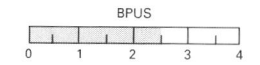

Procedimento

Com um alfinete, fincar a superfície palmar dos dois últimos dígitos e o aspecto ulnar do antebraço (Fig. 4.25).

Explicação

A hipoestesia unilateral pode indicar um déficit neurológico da raiz nervosa de C8 ou do nervo ulnar.

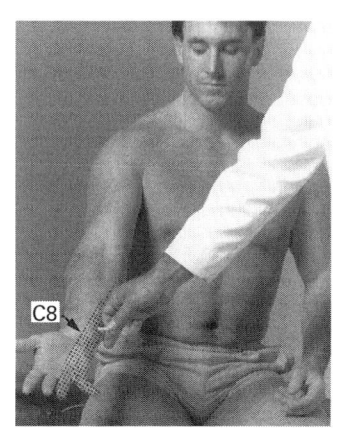

Figura 4.25

T1

A raiz nervosa de T1 sai pelo canal vertebral entre as vértebras TI e TII e pode ser afetada pelo disco intervertebral de TI (Fig. 4.26).

Motor

Grupos abdutores e adutores dos dedos

Ver nível neurológico de C8.

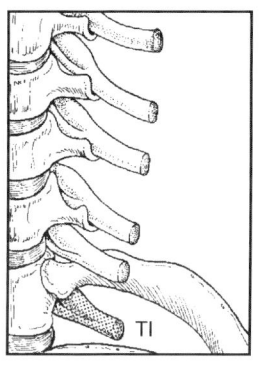

Figura 4.26

Reflexo

Nenhum.

Sensitivo

Procedimento

Com um alfinete, finque o aspecto proximal medial do braço e do antebraço (Fig. 4.27).

Explicação

A hipoestesia unilateral pode indicar um déficit neurológico da raiz nervosa de T1 ou do nervo cutâneo braquial medial.

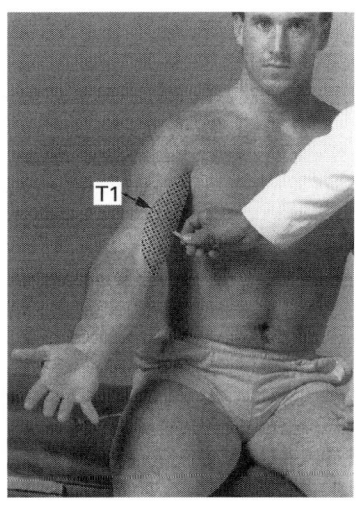

Figura 4.27

TESTES SUGERIDOS DE IMAGENS E FUNCIONAIS

- Imagem por ressonância magnética cervical
- Eletromiografia
- Potencial evocado somatossensorial

REFERÊNCIAS GERAIS

Bronisch FW. The Clinically Important Reflexes. New York: Grune & Stratton, 1952.

Chusid JG. Correlative Neuroanatomy and Functional Neurology. 17th ed. Los Altos, CA: Lange, 1976.

DeJong RN. The Neurologic Examination. 4th ed. Hagerstown, MD: Harper & Row, 1979.

Hoppenfeld S. Physical Examination of the Spine and Extremities. New York: Appleton-Century-Croft, 1976:127.

Kendall FP, McCreary EK, Provance PG. Muscles: Testing and Function. 4th ed. Baltimore:Williams & Wilkins, 1994.

Mancall E. Essentials of the Neurologic Examination. 2nd ed. Philadelphia: FA Davis, 1981.

Parsons N. Color Atlas of Clinical Neurology. Chicago: Year Book, 1989.

VanAllen MW, Rodnitzky RL. Pictorial Manual of Neurologic Tests. 2nd ed. Chicago: Year Book, 1981.

5
TESTES ORTOPÉDICOS DO OMBRO

FLUXOGRAMA DO EXAME ORTOPÉDICO DO OMBRO 135
PALPAÇÃO DO OMBRO 136
   Aspecto anterior 136
      Clavícula e articulações esternoclavicular e acromioclavicular 136
      Bolsa subacromial (subdeltóidea) 137
      Manguito rotador 138
      Sulco intertubercular (bicipital) 139
      Músculo bíceps 140
      Músculo deltoide 141
   Aspecto posterior 142
      Escápula 142
      Músculo trapézio 143
AMPLITUDE DE MOVIMENTO DO OMBRO 145
      Flexão 145
      Extensão 146
      Rotação interna 147
      Rotação externa 148
      Abdução 149
      Adução 150
SÍNDROME DO IMPACTO (SUPRAESPINAL) 151
      Teste da tendinite do supraespinal (Teste da lata vazia) 151
      Teste de coçar de Apley 152
      Teste de impacto de Hawkins-Kennedy 153
      Sinal de impacto de Neer 153
TENDINITE (BICIPITAL) 154
      Teste de Speed 156
      Teste de Lippman 157
      Sinal de Gilchrest 158
BURSITE 159
      Sinal do aperto de botão subacromial 159
      Teste de Dawbarn 161
INSTABILIDADE GLENOUMERAL ANTERIOR 162
      Teste da gaveta anterior 162
      Teste da apreensão anterior 163
      Teste da instabilidade anterior em prono 164
      Teste da instabilidade anterior de Andrews 165
      Teste de Rockwood 166
      Teste de Rowe para instabilidade anterior 167
      Teste do Fulcro 167
      Teste de Dugas 168
INSTABILIDADE GLENOUMERAL POSTERIOR 169
      Teste da apreensão posterior 169
      Teste da gaveta posterior 170
      Teste de estresse de Norwood 171
      Teste de empurra-puxa 172
INSTABILIDADE MULTIDIRECIONAL DO OMBRO 173
      Teste de Feagin 173
      Teste de Rowe para instabilidade multidirecional 174
      Sinal do sulco 175
RUPTURAS LABRAIS (LESÕES TIPO SLAP) 176
      Teste de compressão ativa 177
      Teste do ressalto 178
      Teste do deslizamento anterior 179
INSTABILIDADE DO MANGUITO ROTADOR 180
      Teste da queda do braço 180
      Teste do supraespinal 181
INSTABILIDADE DO TENDÃO DO BÍCEPS 182
      Teste de Yergason 182
      Teste de Abbott-Saunders 184
      Teste de Ludington 185
      Teste do ligamento umeral transverso 186
SÍNDROME DO DESFILADEIRO TORÁCICO 188
      Teste de Adson 188
      Teste costoclavicular 190
      Teste de Wright 191
      Teste da tração 193
      Manobra de Halstead 194
      Teste de Roos 195
IRRITAÇÃO DO PLEXO BRAQUIAL 196
      Teste de estiramento do plexo braquial 196
      Sinal de Bikele 197
      Teste de tensão do plexo braquial 198
      Sinal de Tinel (para lesões do plexo braquial) 199

Manual fotográfico de testes ortopédicos e neurológicos

Exame ortopédico do ombro → **História**

Ramo 1: Dor no ombro com dor e parestesia na extremidade superior

- **Teste de Adson / Teste costoclavicular / Teste de Wright / Teste da tração / Manobra de Halstead**
  - (+) → **Síndrome do desfiladeiro torácico**
  - (−) → **Teste de estiramento do plexo braquial / Sinal de Tinel**
    - (+) → **Irritação do plexo braquial**

Ramo 2: Dor no ombro

Sem trauma
- **Amplitude de movimento (ativa ou passiva)**
  - (+) → **Capsulite adesiva**
  - (+ ativa) → **Teste da tendinite do supraespinhal / Teste de coçar de Apley / Teste de Speed**
    - (+) → **Tendinite do supraespinhal**
    - (−) → **Sinal do aperto de botão subacromial / Teste de Dawbarn**
      - (+) → **Bursite**
      - (−) → **Teste de Hawkins-Kennedy / Teste de Lippman**
        - (+) → **Tendinite bicipital**

Trauma
- **Amplitude de movimento (ativa ou passiva)**
  - **Teste da gaveta anterior / Teste da apreensão anterior / Teste de Rockwood / Teste de Rowe / Teste do Fulcro / Teste de Dugas**
    - (+) → **Radiologia**
      - (+) → **Instabilidade glenoumeral anterior**
    - (−) → **Teste da apreensão posterior / Teste da gaveta posterior / Teste de empurra-puxa**
      - (+) → **Instabilidade glenoumeral posterior**
      - (−) → **Teste da queda do braço / Teste da estabilidade do tendão do bíceps / Teste de Yergason / Teste de Abbott-Saunders / Teste de Ludington / Teste do ligamento umeral transverso**
        - (+) → **Instabilidade do tendão**

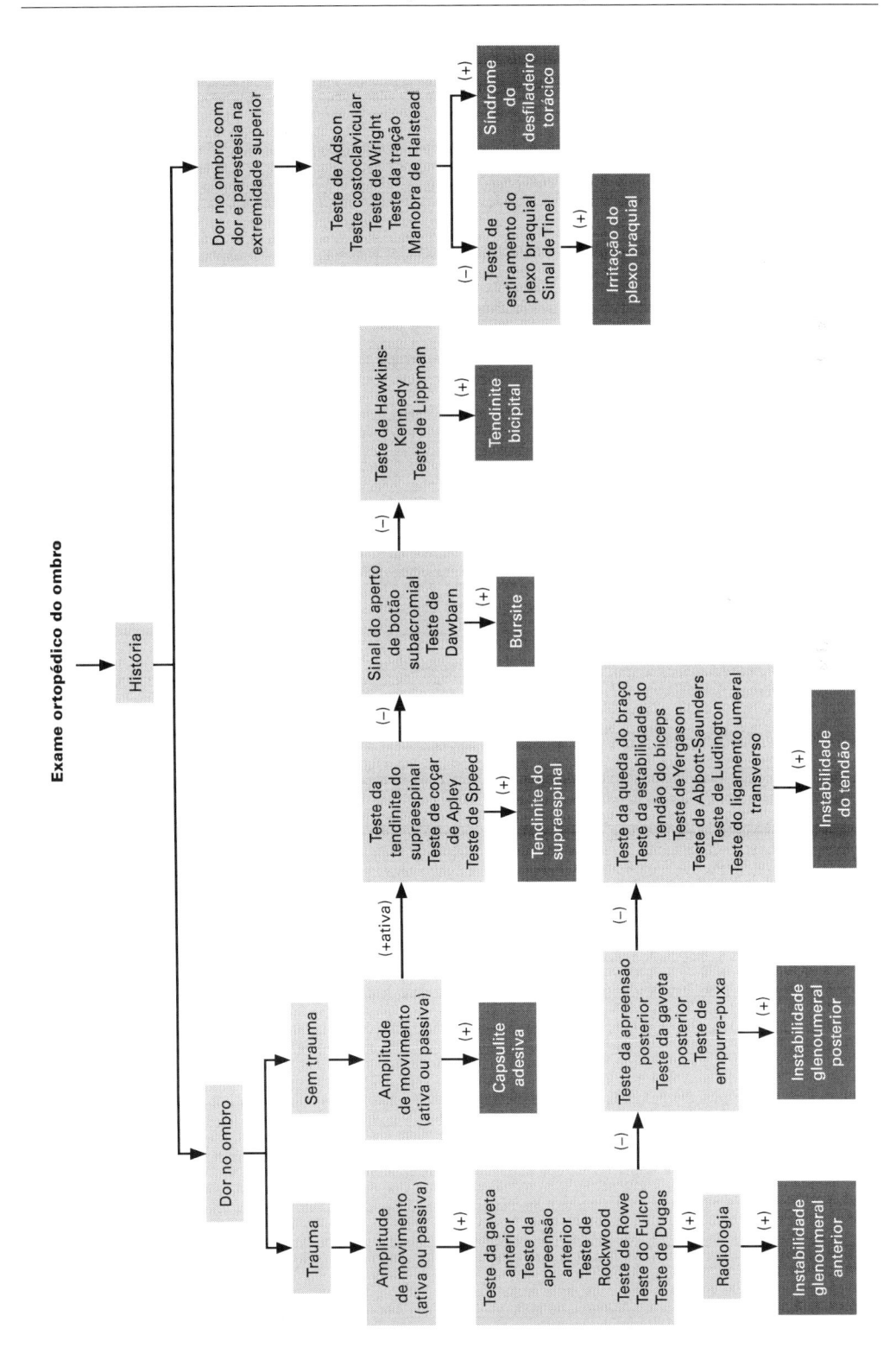

PALPAÇÃO DO OMBRO

Aspecto anterior

Clavícula e articulações esternoclavicular e acromioclavicular

Anatomia descritiva

>A clavícula é ligeiramente anterior e inferior ao topo do ombro. A articulação esternoclavicular, que fixa a clavícula ao esterno, fica na extremidade medial da clavícula. A articulação acromioclavicular, que é lateral, fixa a clavícula ao acrômio da escápula (Fig. 5.1).

Procedimento

>Com as pontas dos dedos, palpar o comprimento da clavícula desde o aspecto medial, na articulação esternoclavicular, até o aspecto lateral, na articulação acromioclavicular (Fig. 5.2). Notar qualquer sensibilidade dolorosa ou saliência anormal ao longo do comprimento da clavícula, que possam indicar uma fratura secundária a trauma recente ou uma fratura consolidada com a formação de calo ósseo. Comparar a simetria e a posição das clavículas. A seguir, palpar a articulação esternoclavicular (Fig. 5.3) e a articulação acromioclavicular (Fig. 5.4) para verificar sensibilidade dolorosa com os dedos indicador e médio. Se a clavícula afetada e a articulação associada estiverem mais anterior, posterior ou superior do que a outra, suspeitar de uma subluxação ou luxação da clavícula na articulação afetada. A flexão e a extensão do ombro durante a palpação da articulação acromioclavicular podem revelar crepitação (Fig. 5.5). A crepitação é secundária à inflamação articular, como a osteoartrite.

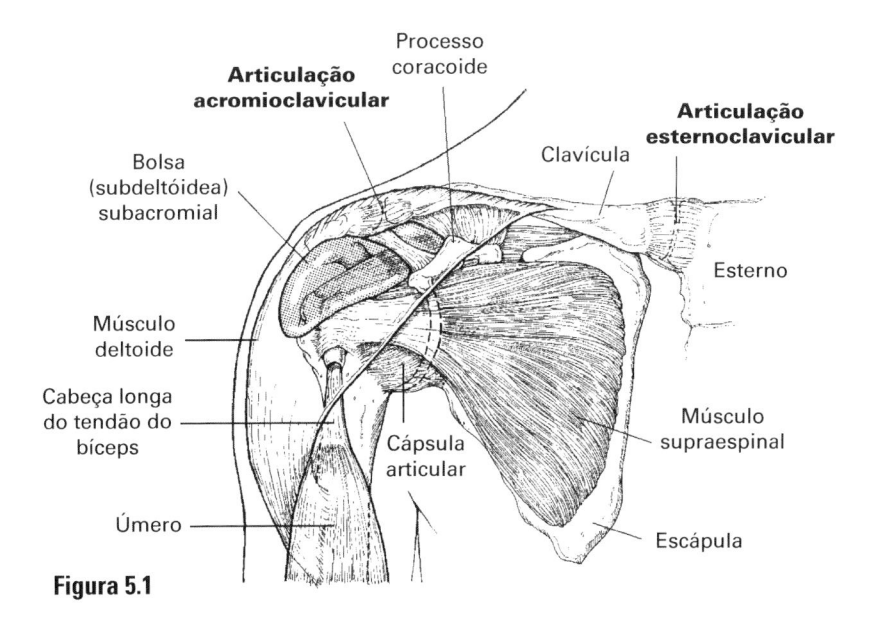

Figura 5.1

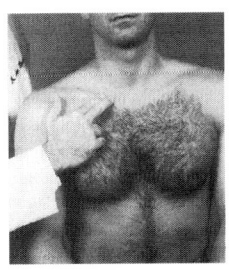

Figura 5.2 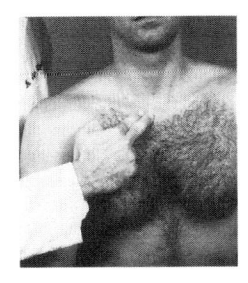   **Figura 5.3** 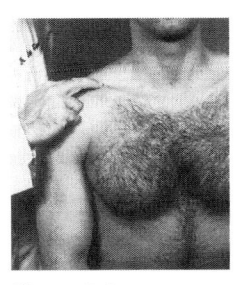   **Figura 5.4** 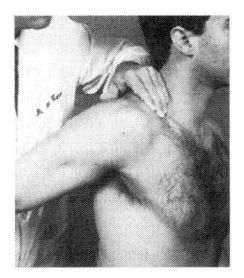   **Figura 5.5**

Bolsa subacromial (subdeltóidea)

Anatomia descritiva

A porção subacromial da bolsa é um saco cheio de fluido que se estende por sobre o tendão do supraespinal e sob o acrômio. A porção subdeltóidea, embaixo do músculo deltoide (Fig. 5.6), separa o músculo deltoide do manguito rotador.

Procedimento

Com uma das mãos, estender o braço do paciente. Com sua mão oposta, palpar qualquer sensibilidade dolorosa, massas e espessamento de porções da bolsa subacromial (Fig. 5.7) e subdeltóidea (Fig. 5.8). Suspeitar de bursite subacromial ou subdeltóidea se a bolsa estiver sensível. A sensibilidade dolorosa pode também estar associada a restrição de movimentos e crepitação do ombro, especialmente na abdução e flexão.

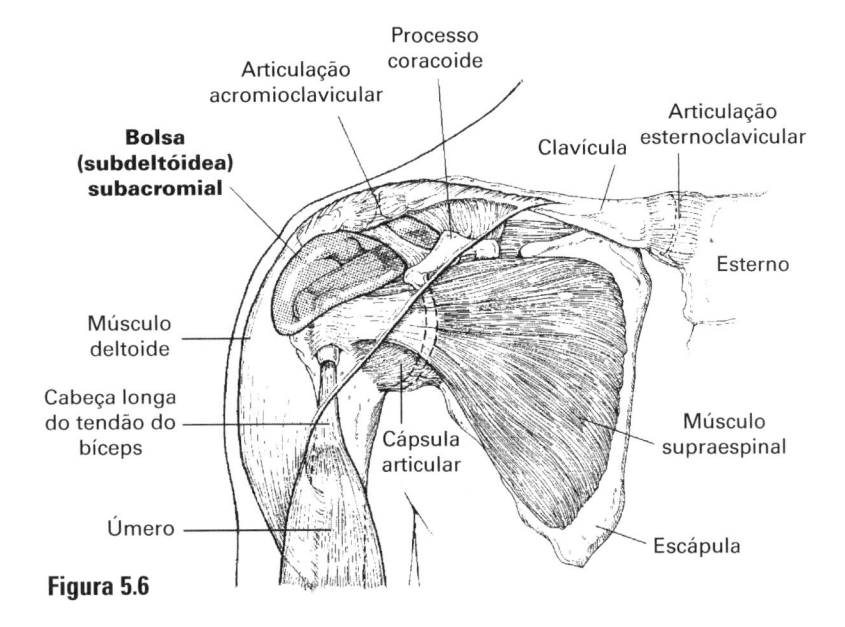

Figura 5.6

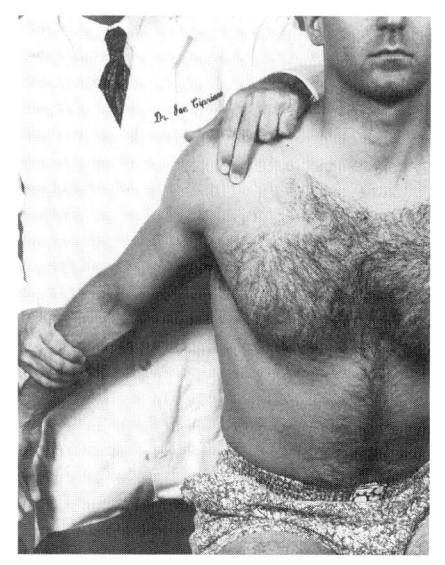

Figura 5.7 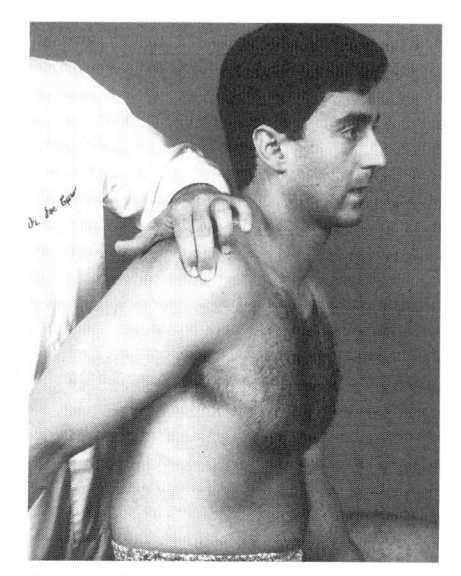   **Figura 5.8**

Manguito rotador

Anatomia descritiva

O manguito rotador é composto de quatro músculos, sendo três palpáveis, e um não. Os três músculos palpáveis são o supraespinal, que fica sobre a espinha da escápula e cujo tendão fica sob o acrômio; o infraespinal, que fica abaixo do supraespinal; e o redondo menor, que é inferior ao infraespinal (Figs. 5.9 e 5.10). O quarto músculo é o

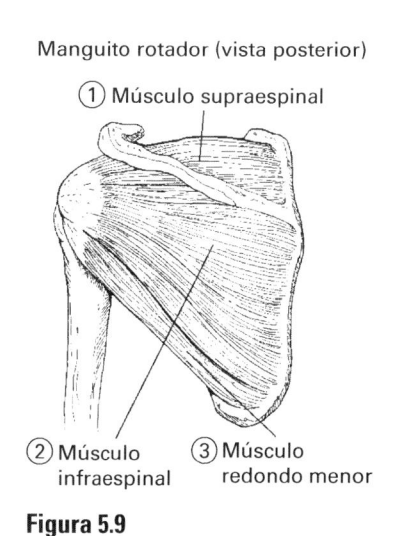

Manguito rotador (vista posterior)
① Músculo supraespinal
② Músculo infraespinal
③ Músculo redondo menor

Figura 5.9

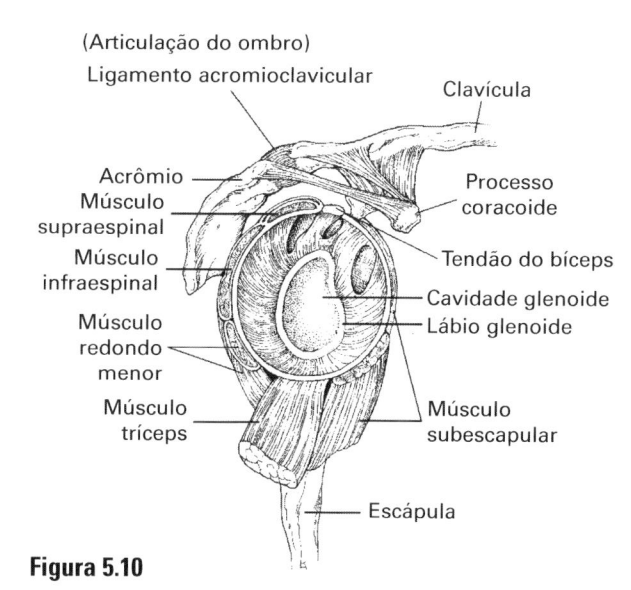

(Articulação do ombro)
Ligamento acromioclavicular
Clavícula
Acrômio
Músculo supraespinal
Músculo infraespinal
Músculo redondo menor
Músculo tríceps
Processo coracoide
Tendão do bíceps
Cavidade glenoide
Lábio glenoide
Músculo subescapular
Escápula

Figura 5.10

subescapular, que fica sob a escápula e é difícil de palpar. O manguito rotador mantêm o úmero na cavidade glenoide e mescla-se com a cápsula articular para fornecer estabilização dinâmica.

Procedimento

Em pé atrás do paciente, pegar o braço do paciente e estendê-lo para trás em 20°. Com a outra mão, palpar abaixo da borda anterior do acrômio (Fig. 5.11). Notar qualquer sensibilidade dolorosa, edema, massas nodulares ou intervalos no manguito. Tendinite, rupturas, depósitos anormais de cálcio e degeneração no manguito podem produzir sensibilidade dolorosa e dor à palpação. Um intervalo palpável pode indicar um tendão rompido.

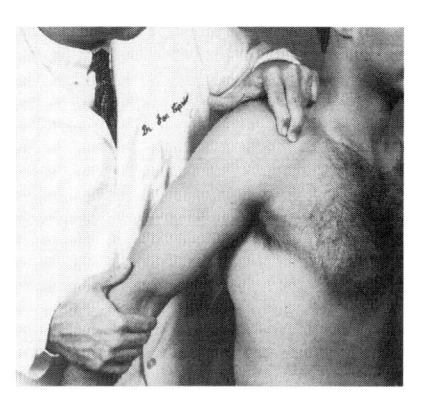

Figura 5.11

Sulco intertubercular (bicipital)

Anatomia descritiva

O sulco intertubercular é anterior e medial ao tubérculo maior do úmero. O tendão da cabeça longa do músculo bíceps e a sua bainha sinovial ficam em seu sulco. O ligamento umeral transverso segura o tendão no seu lugar (Fig. 5.12).

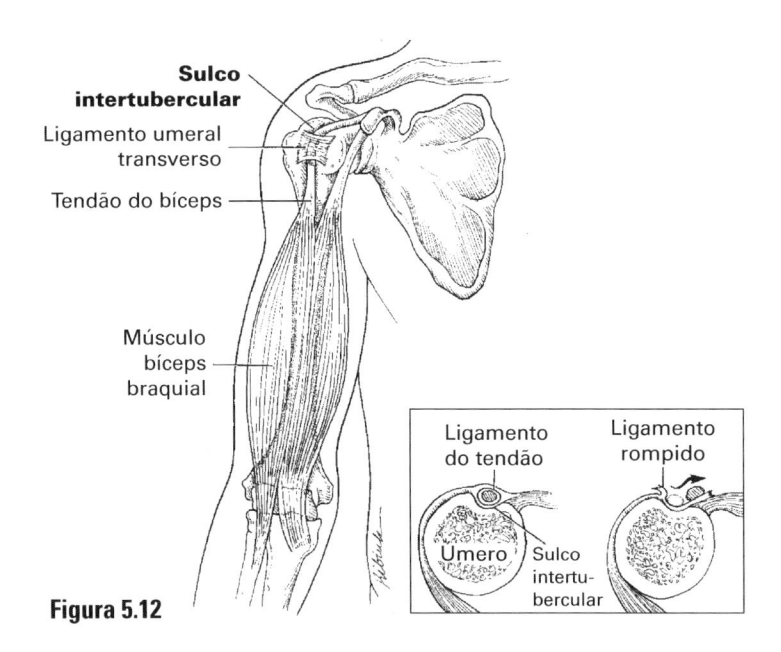

Figura 5.12

Procedimento

Com uma mão, localizar a ponta inferior do acrômio, depois mover inferiormente até o tubérculo maior do úmero. Com a outra mão, pegar o braço do paciente e rodá-lo externamente (Fig. 5.13). Você sentirá o sulco intertubercular escorregar sob seus dedos. Observar se há qualquer sensibilidade dolorosa, que pode indicar tenossinovite do tendão bicipital e da sua bainha. Notar também qualquer movimento excessivo do tendão em seu sulco; isso pode indicar uma predisposição do tendão em deslocar-se para fora do sulco intertubercular ou um ligamento umeral transverso rompido.

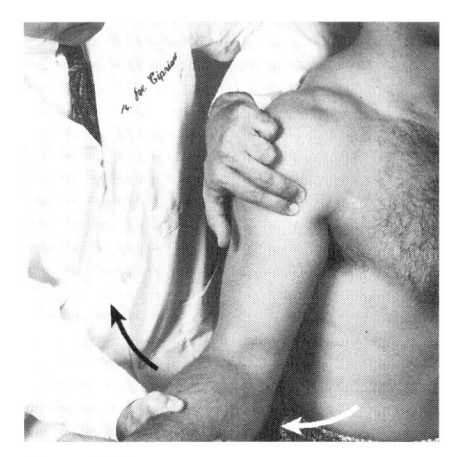

Figura 5.13

Músculo bíceps

Anatomia descritiva

O músculo bíceps tem duas cabeças que se originam de áreas diferentes. A cabeça longa se origina da tuberosidade sobre a cavidade glenoide, e a cabeça curta se origina do processo coracoide da escápula. Ambas inserem-se na tuberosidade do rádio (Fig. 5.12).

Procedimento

Com o cotovelo do paciente flexionado em 90°, começar palpando distalmente a partir da tuberosidade do rádio para cima, até o sulco bicipital (Fig. 5.14). Notar qualquer sensibilidade dolorosa, espasmo ou massa muscular. A sensibilidade dolorosa na extremidade proximal pode indicar tenossinovite do tendão do bíceps. A sensibilidade dolorosa no ventre do músculo pode indicar distensão muscular ou um ponto-gatilho ativo. Se uma saliência do músculo secundário à sobrecarga for evidente na metade do braço, suspeitar de uma ruptura do tendão do bíceps em sua origem.

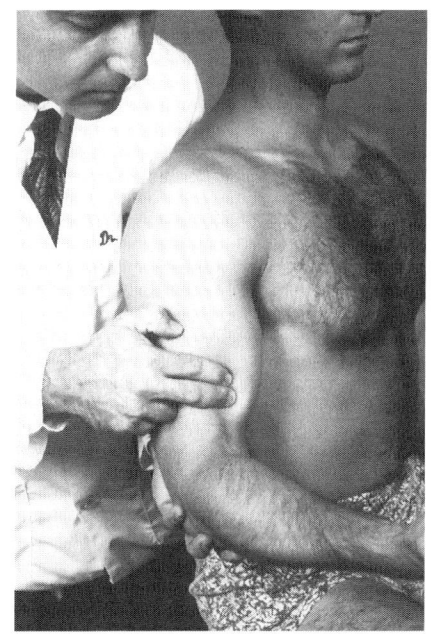

Figura 5.14

Músculo deltoide

Anatomia descritiva

O músculo deltoide origina-se na clavícula e no acrômio da escápula e insere-se na tuberosidade do deltoide no úmero (Fig. 5.15). As três partes das fibras são a anterior, a média e a posterior. Esse músculo é capaz de agir em partes ou como um todo. A parte anterior flexiona e roda medialmente o úmero. A parte média abduz o úmero. A parte posterior estende e roda externamente o úmero.

Procedimento

Começar a palpação da porção anterior do músculo deltoide a partir do acrômio inferiormente (Fig. 5.16), depois a partir do aspecto lateral do ombro (de novo inferiormente) para a parte média do músculo deltoide (Fig. 5.17). Por fim, palpar o aspecto posterior do músculo deltoide a partir do aspecto superior até o aspecto inferior com o ombro do paciente estendido (Fig. 5.18). Notar qualquer sensibilidade dolorosa ou fibras musculares tensas. A sensibilidade dolorosa no aspecto lateral do deltoide está associada à bursite subdeltóidea. A sensibilidade dolorosa no aspecto anterior do deltoide pode estar associada a patologia ou lesão no sulco intertubercular, porque o as-

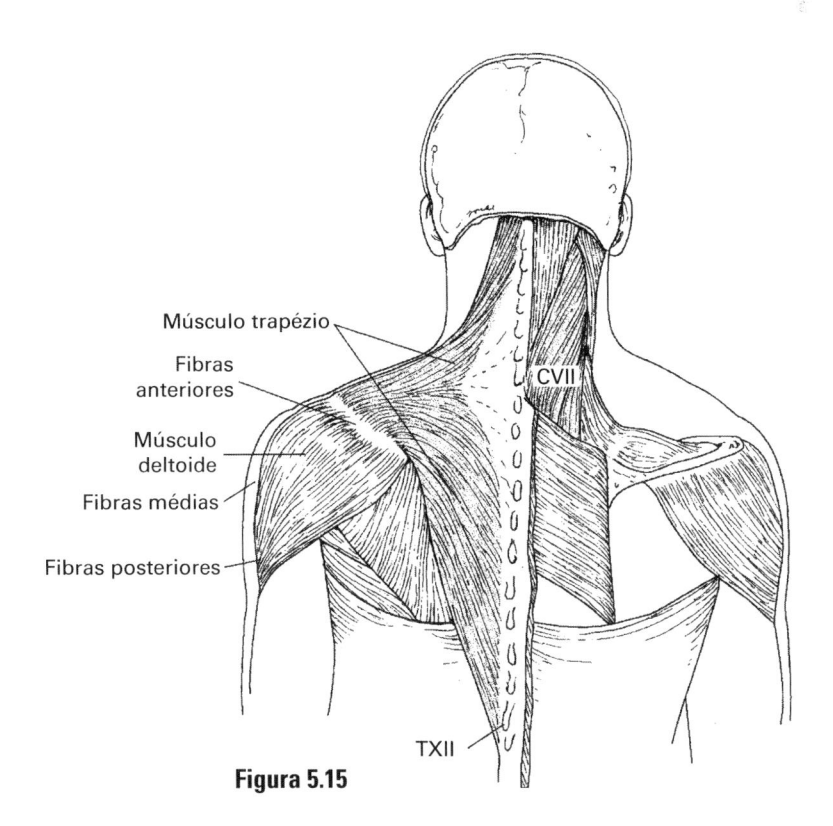

Figura 5.15

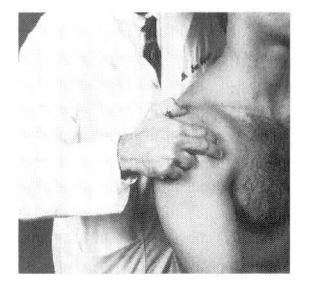

Figura 5.16 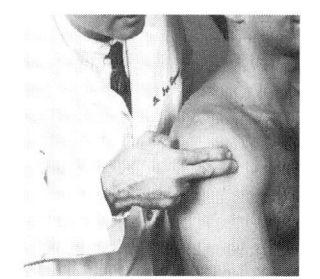 **Figura 5.17** 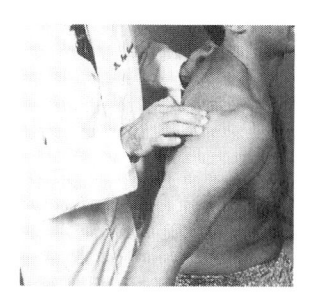 **Figura 5.18**

pecto anterior do músculo deltoide cobre o sulco e seu tendão. A sensibilidade dolorosa geral pode indicar distensão ou ponto-gatilho ativo do músculo deltoide secundário ao esforço repetitivo, à sobrecarga, ao trauma ou ao tremor.

Aspecto posterior

Escápula

Anatomia descritiva

A escápula fica entre TII e TVII. Tem três bordas: a medial, a lateral e a superior. Também tem um crista afiada que se estende a partir do acrômio, que é a espinha da escápula (Fig. 5.19).

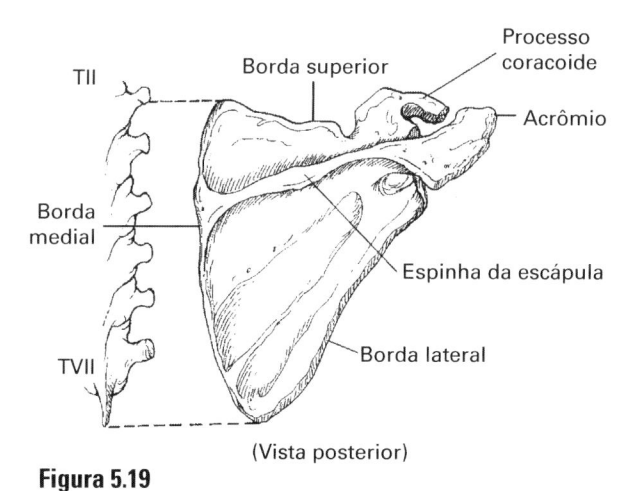

Figura 5.19

Procedimento

Iniciando com a borda medial da escápula, palpar todas as três bordas, notando qualquer sensibilidade dolorosa (Figs. 5.20-5.22). A seguir, palpar a espinha da escápula, notando qualquer sensibilidade dolorosa e/ou anormalidade (Fig. 5.23). Por fim, palpar as superfícies posteriores sobre a espinha da escápula, buscando o músculo supraespinal (Fig. 5.24) e, abaixo da espinha, buscando o músculo infraespinal (Fig. 5.25). Notar qualquer sensibilidade dolorosa, bandas palpáveis, atrofia ou espasmo. As bandas palpáveis no músculo supraespinal e infraespinal podem indicar uma síndrome miofascial causada por esforço repetitivo, trauma por sobrecarga ou tremores. A atrofia pode indicar ruptura do suprimento nervoso do músculo suspeitado.

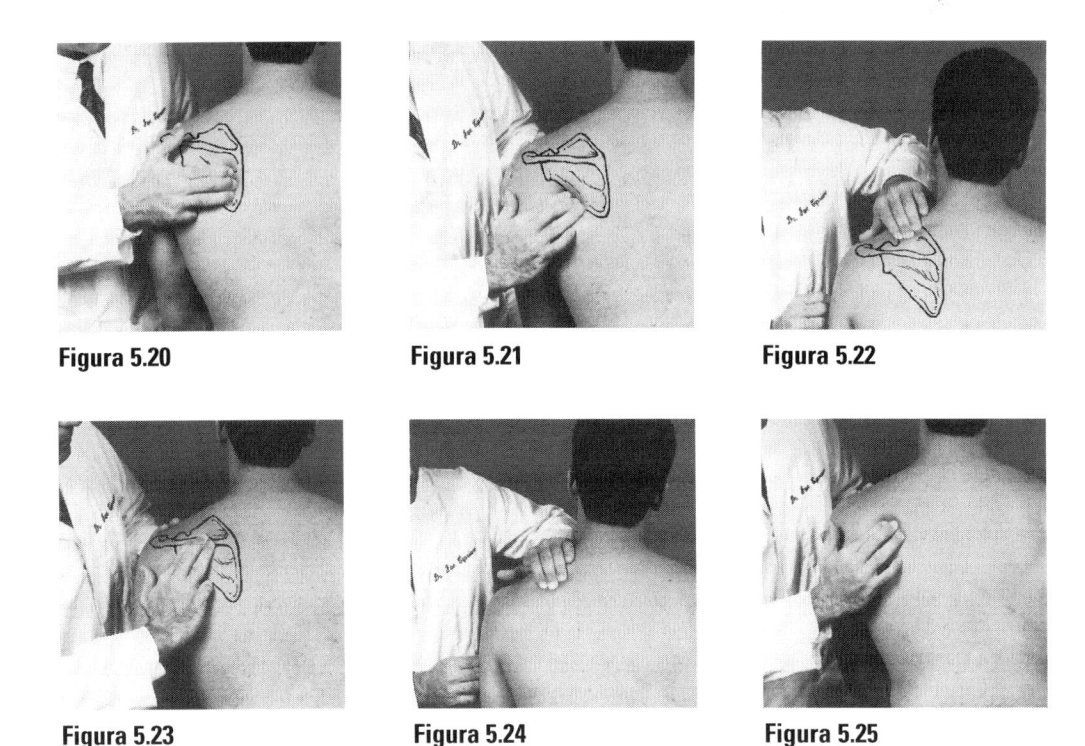

Figura 5.20 **Figura 5.21** **Figura 5.22**

Figura 5.23 **Figura 5.24** **Figura 5.25**

Músculo trapézio

Anatomia descritiva

O músculo trapézio origina-se no occipital, no ligamento nucal e na espinha de CVII até a vértebra TXII. Ele se insere no acrômio e na espinha da escápula (Fig. 5.26). O trapézio contém três conjuntos de fibras que executam ações diferentes. As fibras superiores elevam os ombros; as fibras médias afastam a escápula; e as fibras inferiores deprimem a escápula e abaixam os ombros.

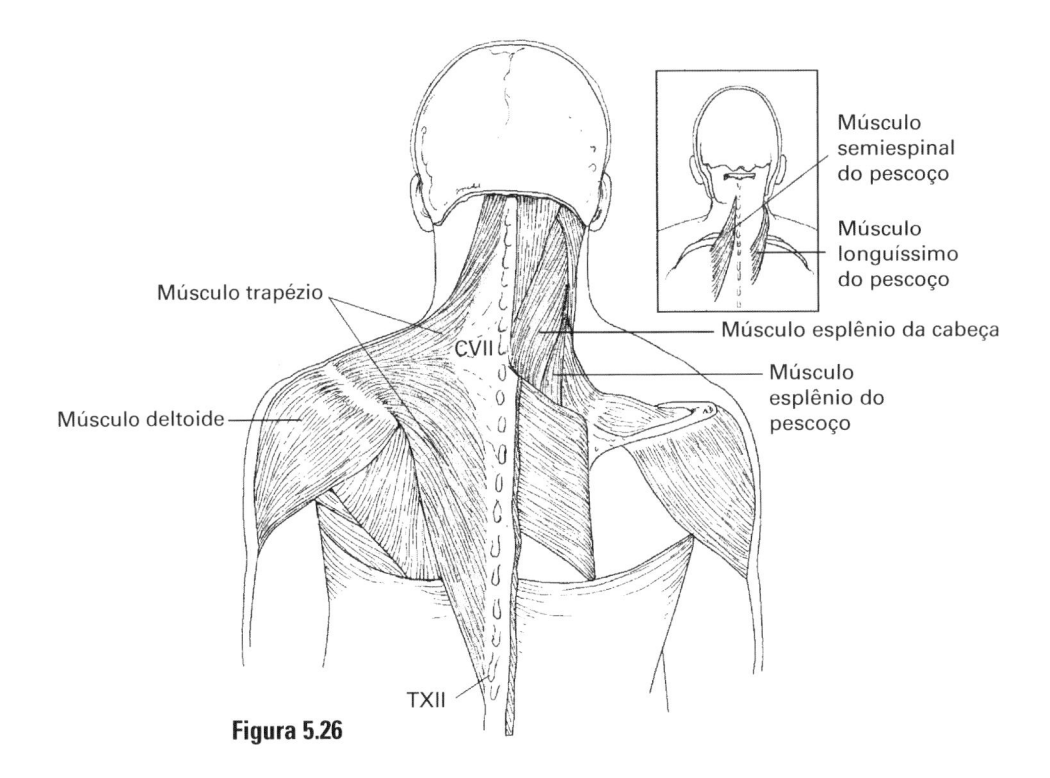

Figura 5.26

Procedimento

Começar na origem da base do occipital, palpando as fibras superiores por baixo, em direção à espinha da escápula (Fig. 5.27). Então, a partir da espinha da escápula, palpar as fibras médias (Fig. 5.28) e inferiores (Fig. 5.29) em direção ao processo espinhoso de TXII. Notar qualquer sensibilidade dolorosa, espasmo, bandas palpáveis ou assimetria dos músculos. A sensibilidade dolorosa e o espasmo podem estar presentes por lesões de hiperextensão ou hiperflexão. Bandas palpáveis tensas podem ser secundárias a pontos-gatilho miofasciais ativos. De acordo com Travell, os pontos-gatilho

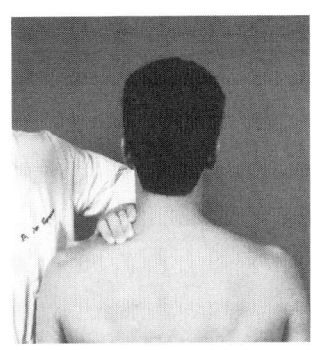

Figura 5.27 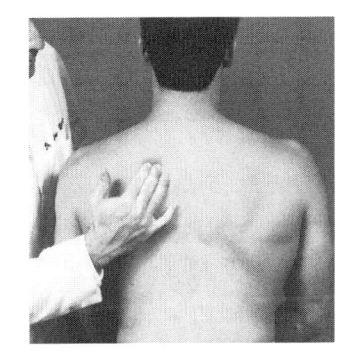 **Figura 5.28** 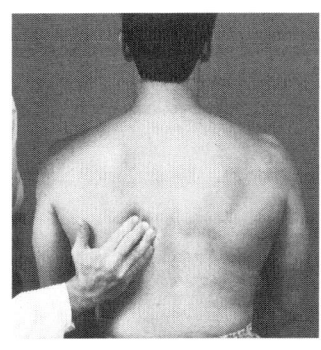 **Figura 5.29**

miofasciais no músculo são diretamente ativados por trauma, esforço repetitivo, sobrecarga ou tremores. Eles são ativados indiretamente por doença visceral, artrite e sofrimento emocional.

AMPLITUDE DE MOVIMENTO DO OMBRO

Flexão (1,2)

Com o paciente sentado, colocar o goniômetro no plano sagital ao nível da articulação glenoumeral (Fig. 5.30). Instruir o paciente a elevar o braço enquanto o movimento é seguido no goniômetro (Fig. 5.31).

Amplitude normal

A variação normal é de 167° ± 5,7° a partir da posição neutra ou 0.

Nota: esse grau de movimento expresso provavelmente não permitiria rotação externa e abdução suficientes para alcançar 180° de flexão, como descrito por outros.

Músculos	Suprimento nervoso
1. Deltoide anterior	Axilar
2. Peitoral maior	Peitoral lateral
3. Coracobraquial	Musculocutâneo
4. Bíceps	Musculocutâneo

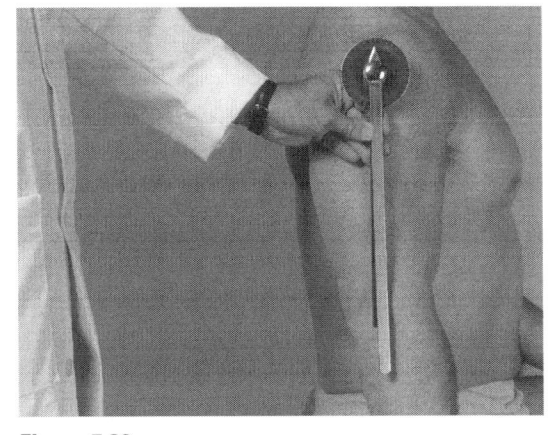

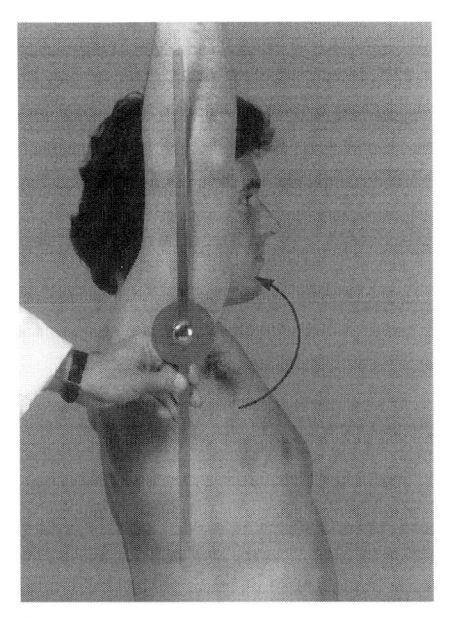

Figura 5.30

Figura 5.31

Extensão (1,2)

Com o paciente sentado, colocar o goniômetro no plano sagital ao nível da articulação glenoumeral (Fig. 5.32). Instruir o paciente a elevar o braço para trás, enquanto o movimento é seguido com um braço do goniômetro (Fig. 5.33).

Amplitude normal

A variação normal é de 62° ± 9,5° a partir da posição neutra ou 0.

Músculos	Suprimento nervoso
1. Deltoide posterior	Axilar
2. Redondo maior, menor	Subescapular
3. Latíssimo do dorso	Toracodorsal
4. Peitoral maior	Peitoral lateral
5. Tríceps	Radial

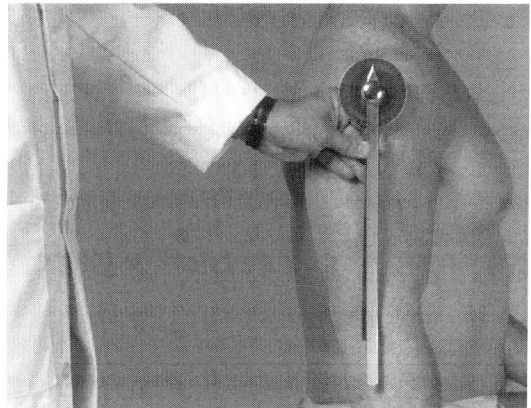

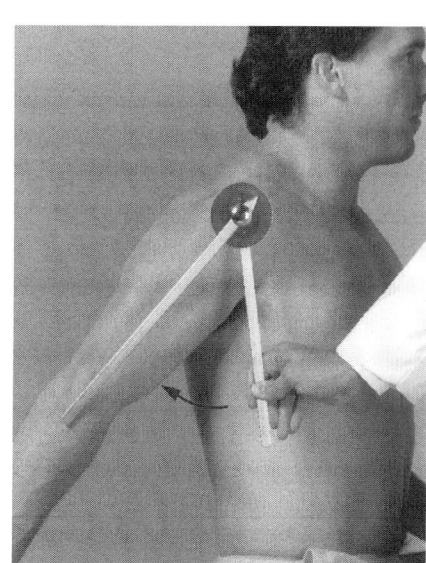

Figura 5.32

Figura 5.33

Rotação interna (1,2)

Fazer o paciente sentar e abduzir o braço em 90º e flexionar o cotovelo em 90º. Essa é a posição zero (0) ou neutra para a rotação do ombro. Colocar o goniômetro no plano sagital, com o centro no aspecto lateral do cotovelo (Fig. 5.34). Instruir o paciente a rodar o ombro internamente, movendo o antebraço de forma que a palma da mão fique virada posteriormente, seguindo o antebraço com um dos braços do goniômetro (Fig. 5.35).

Amplitude normal

A variação normal é de 69º ± 5,6º a partir da posição neutra ou 0.

Músculos	Suprimento nervoso
1. Peitoral maior	Peitoral lateral
2. Deltoide anterior	Axilar
3. Latíssimo do dorso	Toracodorsal
4. Redondo maior	Subescapular
5. Subescapular	Subescapular

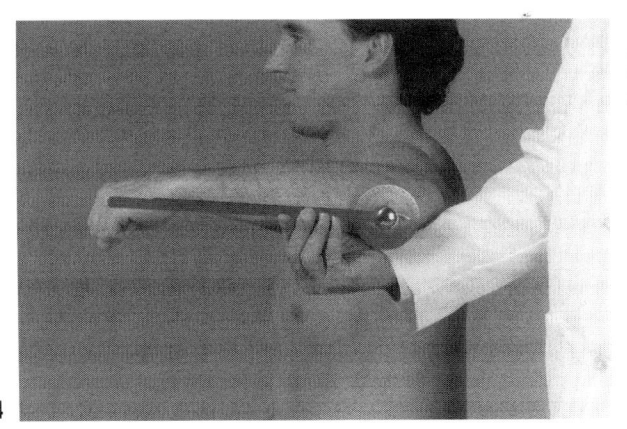

Figura 5.34

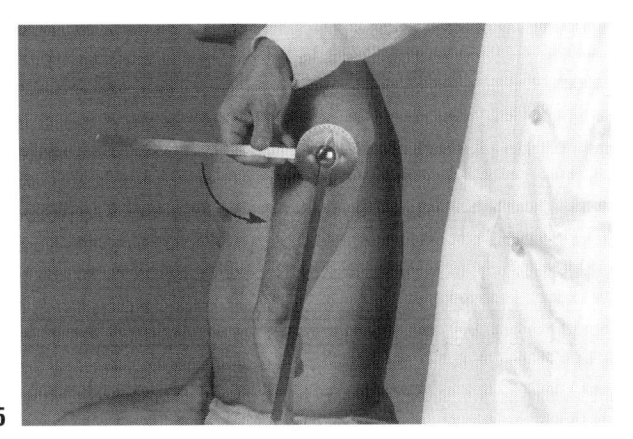

Figura 5.35

Rotação externa (1,2)

Fazer o paciente sentar e abduzir o braço em 90° e flexionar o cotovelo em 90°. Essa é a posição zero (0) ou neutra para a rotação do ombro. Colocar o goniômetro no plano sagital, com o centro no aspecto lateral do cotovelo (Fig. 5.36). Instruir o paciente a rodar o ombro externamente, movendo o antebraço de forma que a palma da mão fique virada anteriormente, seguindo o antebraço com um dos braços do goniômetro (Fig. 5.37).

Amplitude normal

A variação normal é de 104° ± 8,5° a partir da posição neutra ou 0.

Músculos	Suprimento nervoso
1. Infraespinal	Supraescapular
2. Deltoide posterior	Axilar
3. Redondo menor	Axilar

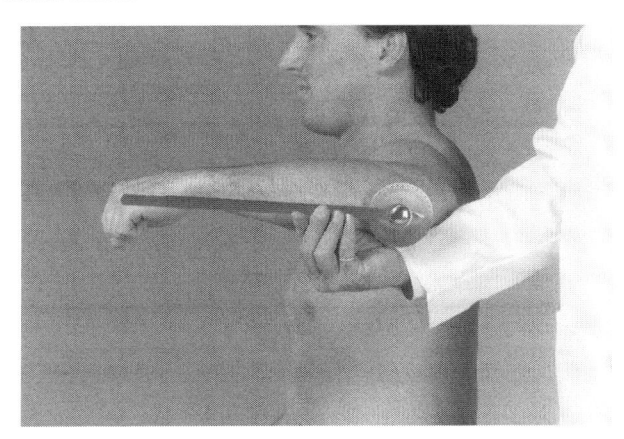

Figura 5.36

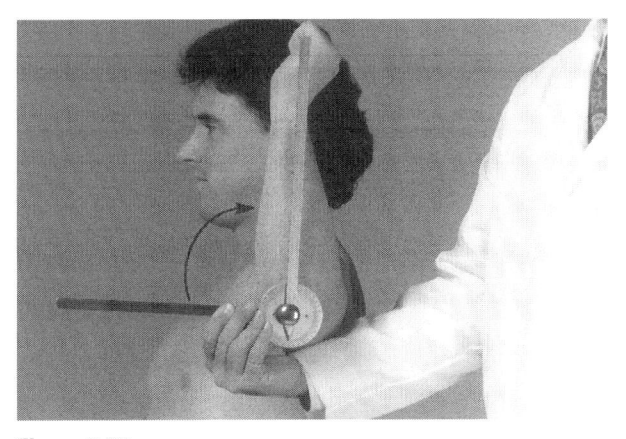

Figura 5.37

Abdução (1,2)

Com o paciente sentado, colocar o goniômetro no plano coronal, com o centro no nível da articulação glenoumeral (Fig. 5.38). Instruir o paciente a levantar o braço lateralmente. Segui-lo com um dos braços do goniômetro (Fig. 5.39).

Amplitude normal

A variação normal é de 184° ± 7° a partir da posição neutra ou 0.

Músculos	Suprimento nervoso
1. Deltoide	Axilar
2. Supraespinal	Supraescapular
3. Infraespinal	Supraescapular
4. Subescapular	Supraescapular
5. Redondo menor	Axilar
6. Bíceps braquial, cabeça longa	Musculocutâneo

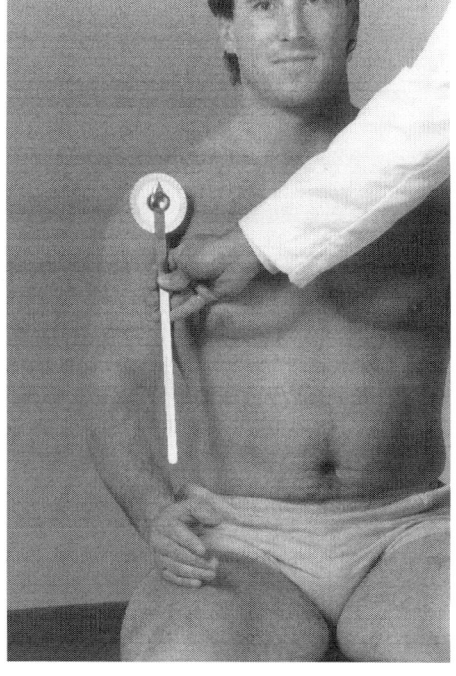

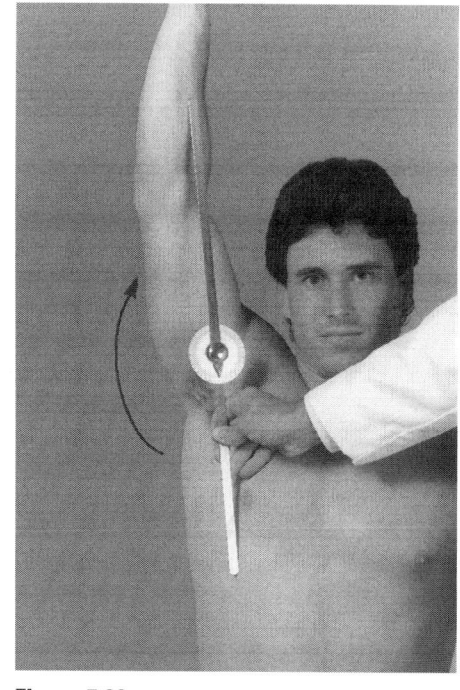

Figura 5.38

Figura 5.39

Adução (1,2)

Com o paciente sentado, colocar o goniômetro no plano coronal, com o centro no nível da articulação glenoumeral (Fig. 5.40). Instruir o paciente a mover o braço medialmente. Segui-lo com um dos braços do goniômetro (Fig. 5.41).

Amplitude normal

A variação normal é de 75º ou mais a partir da posição neutra 0 (zero).

Nota

A adução é um movimento composto de flexão e adução. A maioria das fontes não mede os movimentos compostos. Eu considero um movimento clinicamente importante e acho que deve ser medido.

Músculos	**Suprimento nervoso**
1. Peitoral maior	Peitoral lateral
2. Latíssimo do dorso	Toracodorsal
3. Redondo maior	Subescapular
4. Subescapular	Subescapular

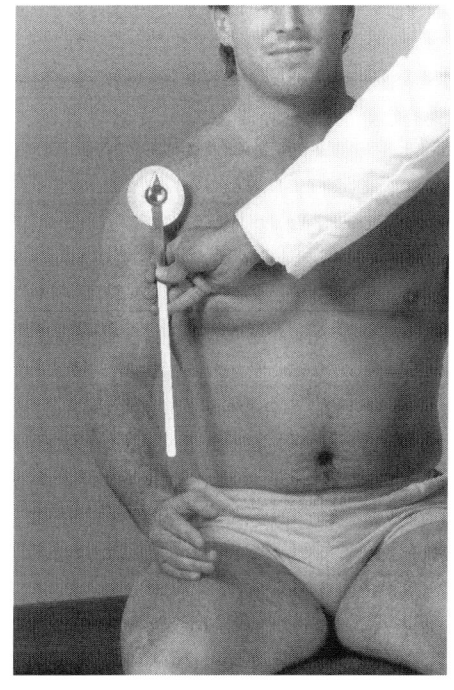

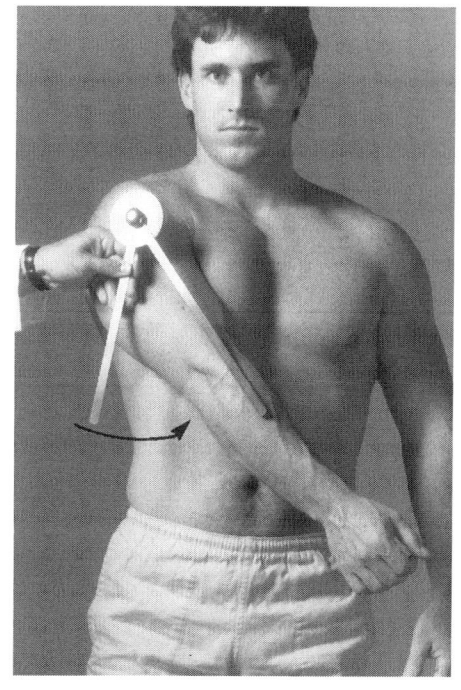

Figura 5.40

Figura 5.41

SÍNDROME DO IMPACTO (SUPRAESPINAL)

Descrição clínica

A síndrome do impacto é uma entidade diagnóstica que é a compressão do tendão do supraespinal e da bolsa subdeltóidea no espaço subacromial. O espaço pode ser comprometido por vários fatores, como as alterações artríticas do acrômio ou a instabilidade do ombro. Isso pode causar compressão crônica no ombro, acarretando inflamação com rupturas resultantes. A inflamação do supraespinal é uma condição comum do ombro que causa dor na sua região anterior. Essa condição inflamatória pode ser causada por trauma, esforço repetitivo (especialmente com movimentos acima da cabeça) ou mecânica corporal defeituosa durante a atividade atlética, como arremesso de bola ou jogo de boliche.

Especialmente em abdução, o paciente tem amplitude de movimento passiva dolorosa e amplitude de movimento ativa limitada e fica apreensivo ao executar esses movimentos. O arco doloroso fica habitualmente entre 60º e 90º de abdução. Durante essa amplitude, o tubérculo maior passa sob o acrômio e o ligamento coracoacromial. A dor e o espasmo anterior no ombro podem indicar um tendão edemaciado moderadamente inflamado. Se a irritação do tendão continuar, podem se desenvolver depósitos de cálcio e levar a uma tendinite calcária.

SINAIS E SINTOMAS CLÍNICOS

- Dor anterolateral no ombro
- Dor ao dormir sobre o lado afetado
- Rigidez
- Limitação do ombro durante o uso
- Dor na amplitude de movimento ativa e passiva
- Sensibilidade dolorosa local

Teste da tendinite do supraespinal (Teste da lata vazia) (4)

Procedimento

Com o paciente sentado, instruí-lo a abduzir o braço em 90º, com o braço entre abdução e flexão (plano escapular). Instruir o paciente a abduzir o braço contra a resistência (Fig. 5.42).

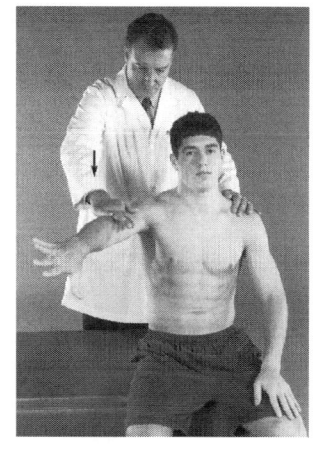

Figura 5.42

Explicação

A resistência à abdução do ombro estressa principalmente o músculo deltoide e o músculo e tendão do supraespinal. A dor e/ou a fraqueza sobre a inserção do tendão supraespinal podem indicar tendinite degenerativa ou ruptura do tendão do supraespinal. A dor sobre o músculo deltoide pode indicar distensão do músculo deltoide.

Teste de coçar de Apley (3)

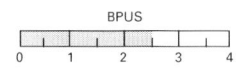

Procedimento

Instruir o paciente sentado a colocar a mão no lado do ombro afetado, atrás da cabeça, e tocar o ângulo superior oposto da escápula (Fig. 5.43). Depois, instruir o paciente a colocar a mão atrás das costas e tentar tocar o ângulo inferior oposto da escápula (Fig. 5.44).

Explicação

A tentativa ativa de tocar o aspecto oposto superior e inferior da escápula causa estresse nos tendões do manguito rotador. A exacerbação da dor do paciente indica tendinite degenerativa de um dos tendões do manguito rotador, habitualmente o tendão do supraespinal.

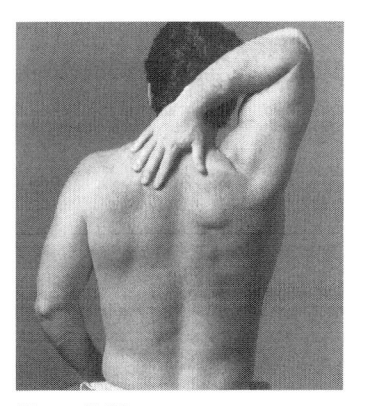

Figura 5.43 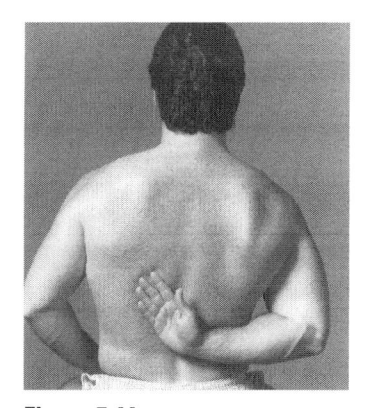   **Figura 5.44**

Teste de impacto de Hawkins-Kennedy (4)

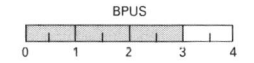

Procedimento

Com o paciente em pé, flexionar o ombro em 90°, e depois forçar o ombro em uma rotação interna, sem resistência pelo paciente (Fig. 5.45).

Explicação

Esse movimento empurra o tendão do supraespinal contra a superfície anterior do ligamento coracoacromial. A dor local indica tendinite do supraespinal.

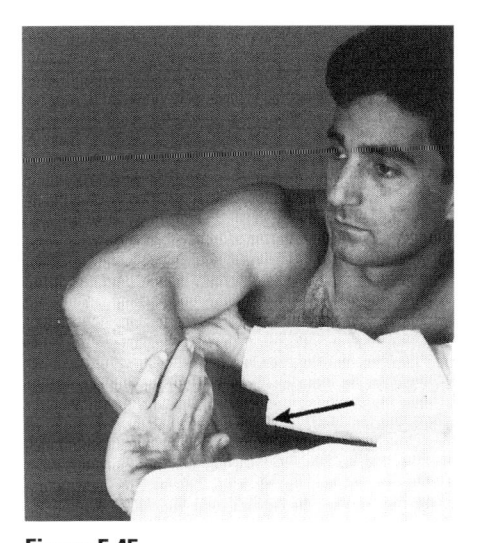

Figura 5.45

Sinal de impacto de Neer (5)

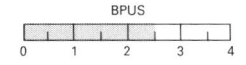

Procedimento

Com o paciente sentado, segurar o punho do paciente e mover passivamente o ombro em flexão (Fig. 5.46).

Explicação

O movimento do ombro em flexão empurra o tubérculo maior do úmero contra a borda anteroinferior do acrômio. A dor no ombro e um olhar de apreensão na face do paciente indicam um sinal positivo. Isso indica uma lesão por esforço repetitivo do músculo supraespinal ou às vezes do tendão do bíceps.

> **SUGESTÃO DE IMAGENS DIAGNÓSTICAS**
>
> - Radiografias anteroposteriores do ombro
>   Posição neutra
>   Rotação interna
>   Rotação externa
> - Ultrassonografia
> - Imagem por ressonância magnética

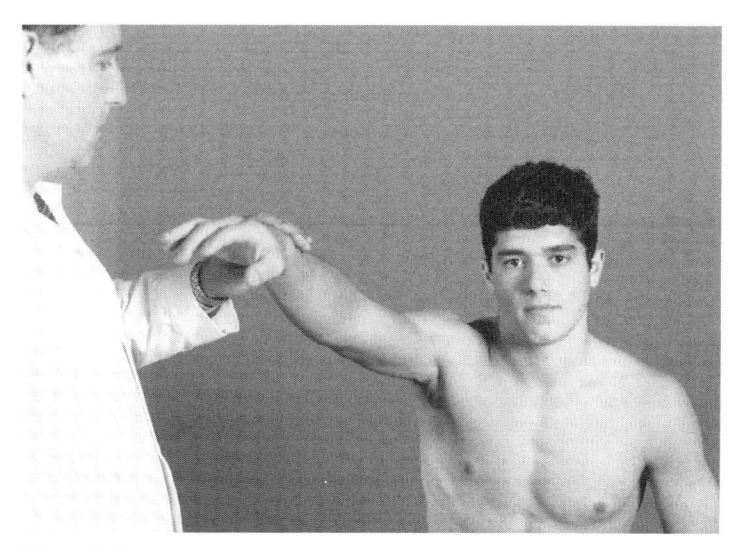

Figura 5.46

TENDINITE (BICIPITAL)

Descrição clínica

O bíceps braquial tem duas cabeças: a longa e a curta. A cabeça longa se origina do lábio superior da cavidade glenoidal, prossegue lateralmente e se angula em 90° no sulco intertubercular, no aspecto superior da cabeça umeral. É o tendão afetado na tendinite bicipital (Fig. 5.47). A tendinite bicipital é uma condição crônica de dor no ombro, com sensibilidade dolorosa sobre o sulco intertubercular (Fig. 5.51). A maioria dos casos está associada a lesões como sinovite da cápsula circundante, capsulite adesiva, osteófitos na área do sulco intertubercular ou rupturas do manguito rotador. A tendinite bicipital isolada verdadeira permite a amplitude completa de movimento passivo.

SINAIS E SINTOMAS CLÍNICOS

- Dor anterior no ombro
- Dor na palpação do sulco intertubercular
- Dor na flexão e extensão ativa e passiva do cotovelo

Cabeça longa do tendão do bíceps braquial no sulco da cabeça umeral

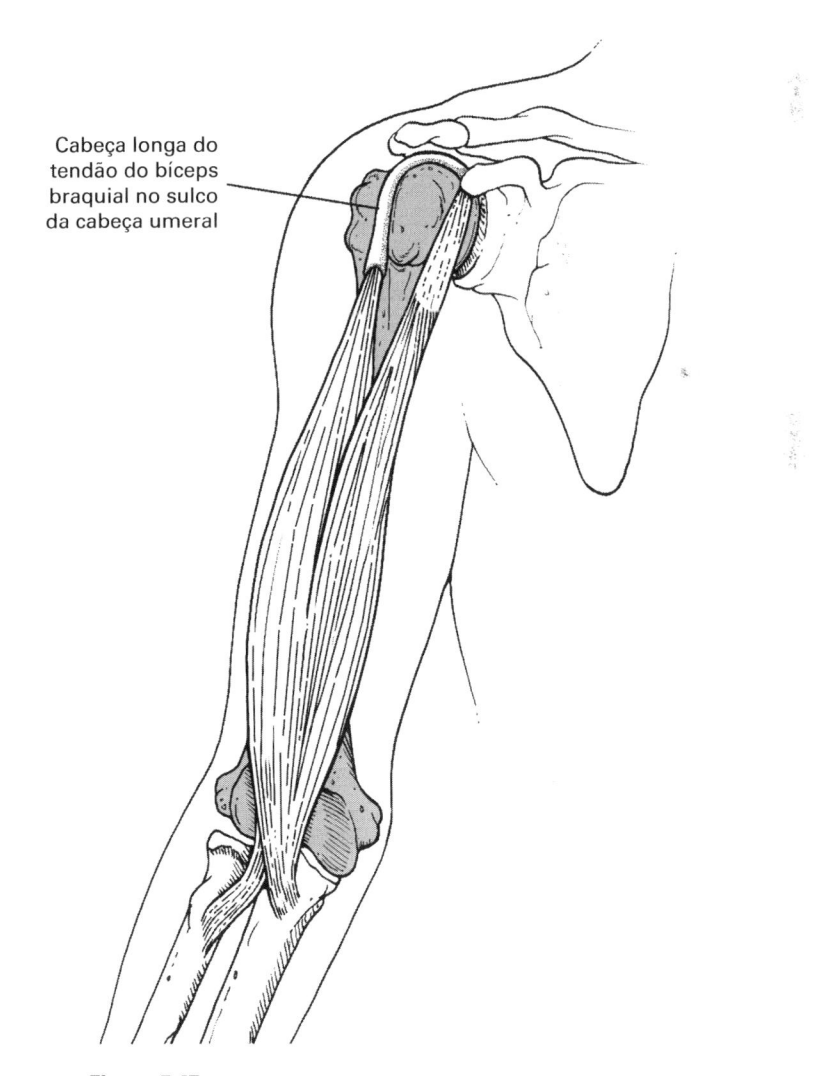

Figura 5.47

Teste de Speed (3,6)

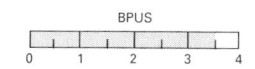

Procedimento

Com o cotovelo do paciente completamente estendido e supinado, e o ombro flexionado em 45°, colocar seus dedos no sulco intertubercular e sua mão oposta no punho do paciente (Fig. 5.48). Instruir o paciente a elevar o braço contra a sua resistência (Fig. 5.49).

Explicação

Esse teste estressa o tendão do bíceps no sulco intertubercular. A dor ou a sensibilidade dolorosa no sulco bicipital indica tendinite bicipital.

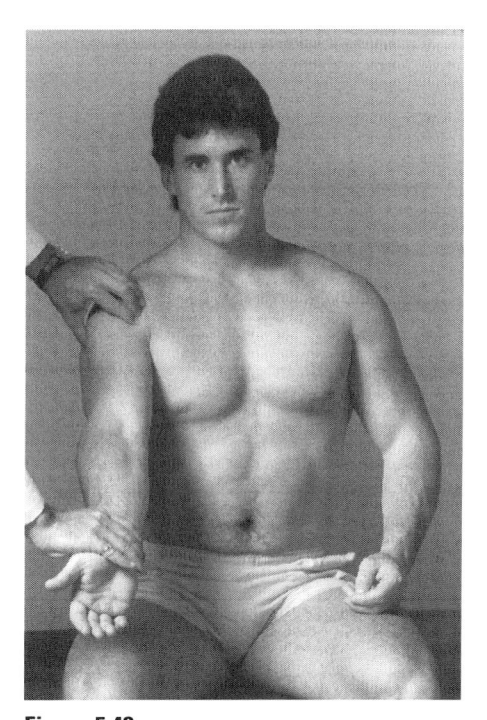

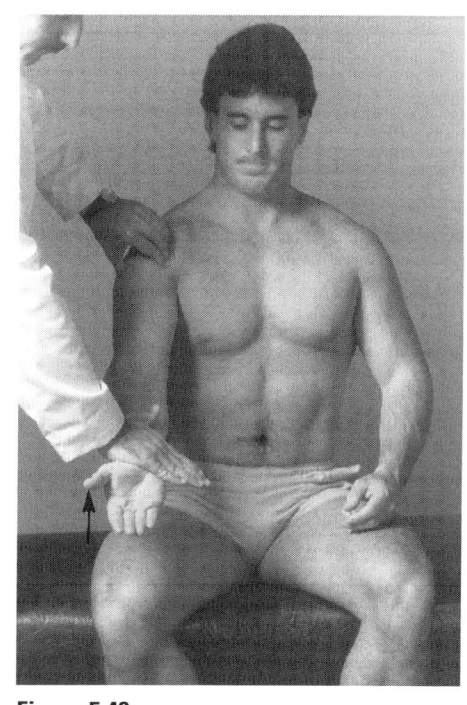

Figura 5.48

Figura 5.49

Teste de Lippman (6)

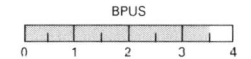

Procedimento

Instruir o paciente sentado a flexionar o cotovelo até 90º. Estabilizar o cotovelo com uma das mãos e, com a sua outra mão, palpar o tendão de bíceps e movê-lo de um lado ao outro no sulco intertubercular (Fig. 5.50).

Explicação

O movimento manual do tendão do bíceps no sulco intertubercular estressa o tendão e o ligamento umeral transverso. A dor indica tendinite bicipital. A apreensão pode indicar uma propensão à subluxação ou luxação do tendão do bíceps para fora do sulco intertubercular ou um ligamento umeral transverso rompido (Fig. 5.51).

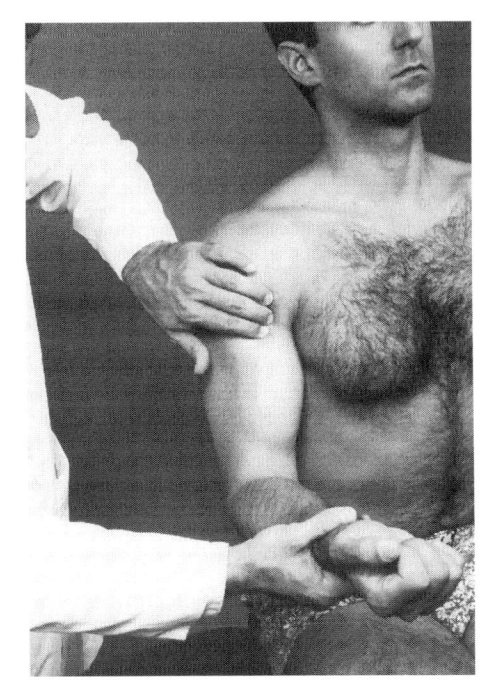

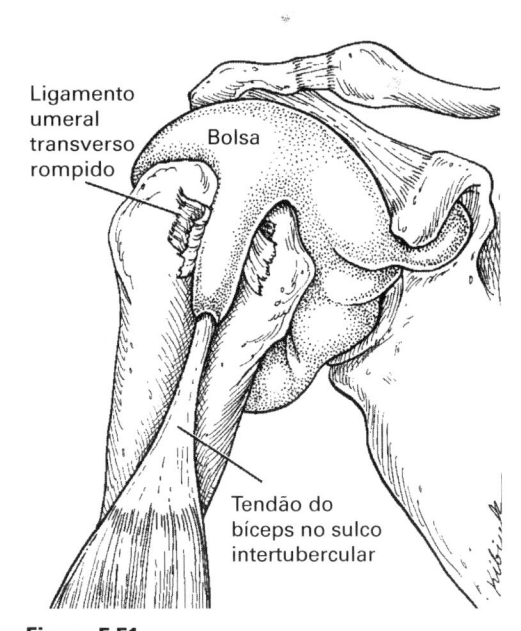

Figura 5.50

Figura 5.51

Sinal de Gilchrest (7)

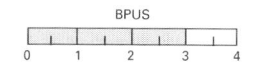

Procedimento

Instruir o paciente em pé a pegar um peso de 2,5 a 3 kg e erguê-lo sobre a cabeça (Fig. 5.52). A seguir, instruir o paciente a rodar externamente o ombro e abaixar o braço lentamente para o lado (Fig. 5.53).

Explicação

Esse teste é similar ao teste de Abbott-Saunders, mas não é passivo e requer o uso de um peso. A abdução e a rotação externa do ombro estressam o tendão do bíceps contra o ligamento umeral transverso. A dor e/ou o desconforto no sulco intertubercular indicam tendinite bicipital. Um estalido audível pode indicar uma subluxação ou luxação do tendão de bíceps para fora do sulco intertubercular, que pode ser devido a um ligamento umeral transverso frouxo ou rompido ou a um sulco intertubercular congenitamente raso.

SUGESTÃO DE IMAGENS DIAGNÓSTICAS

- Radiografias anteroposteriores do ombro
  Posição neutra
  Rotação interna
  Rotação externa
- Ultrassonografia
- Imagem por ressonância magnética

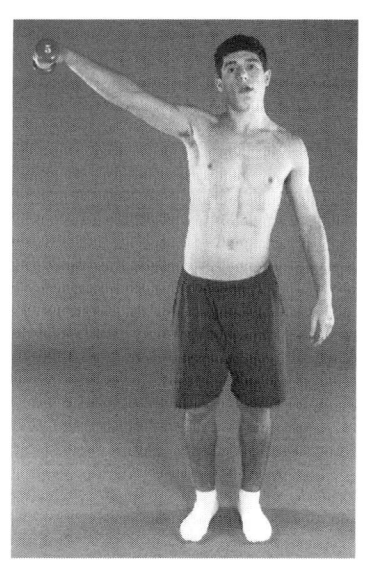

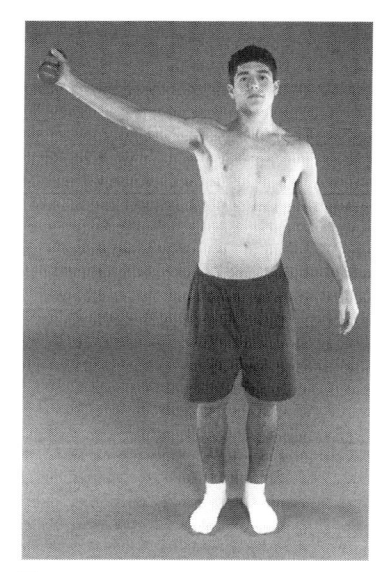

Figura 5.52

Figura 5.53

BURSITE

Descrição clínica

A bolsa subacromial fica sobre os tendões do manguito rotador e é contínua com a bolsa subdeltóidea (ver Fig. 5.55). A bursite subacromial ou subdeltóidea isolada é rara. Em geral, a bursite é associada a uma tendinite do tendão do supraespinal adjacente. Anatomicamente, a parede sinovial interna da bolsa subdeltóidea é a parede externa do tendão do supraespinal, então, se há inflamação em uma dessas estruturas, existe inflamação na outra. Algumas das causas mais comuns de bursite incluem trauma, esforço repetitivo, micro traumas de repetição e atividade executada de maneira imprópria.

SINAIS E SINTOMAS CLÍNICOS

- Dor anterolateral no ombro
- Dor ao dormir sobre o lado afetado
- Rigidez
- "Limitação" do ombro durante o uso
- Dor na amplitude de movimento ativa e passiva
- Sensibilidade dolorosa local

Sinal do aperto de botão subacromial

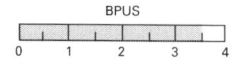

Procedimento

Com o paciente sentado, aplicar pressão na bolsa subacromial (Fig. 5.54).

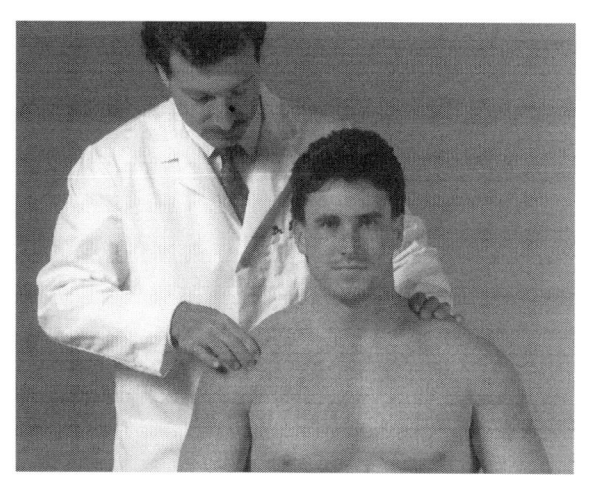

Figura 5.54

Explicação

A pressão na bolsa subacromial irritará uma bolsa já inflamada. A dor local sugere inflamação da bolsa ou bursite subacromial (Fig. 5.55).

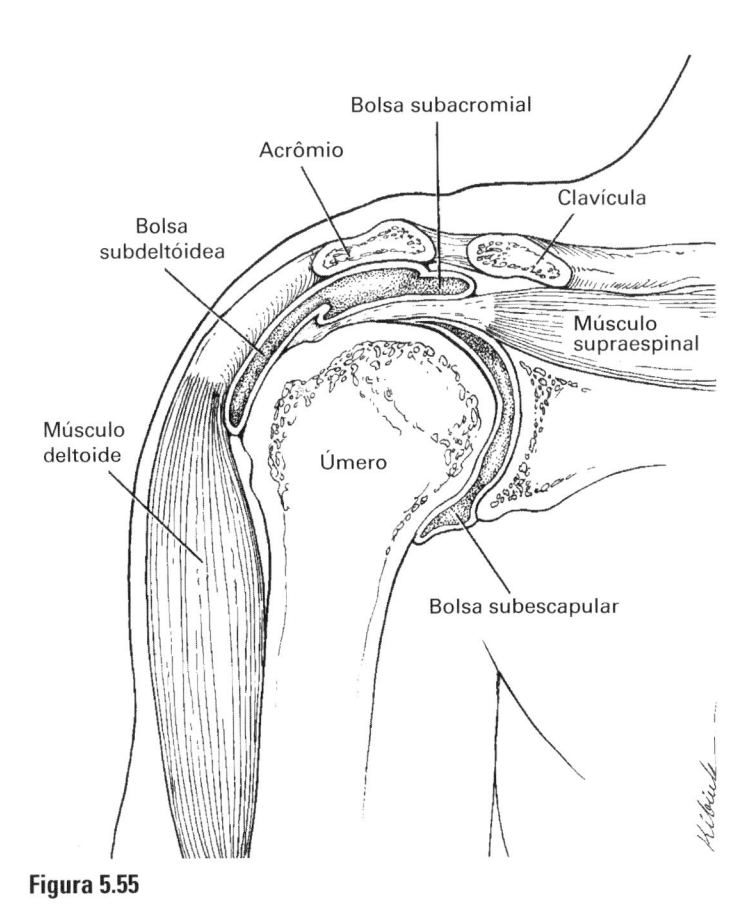

Figura 5.55

Teste de Dawbarn (6)

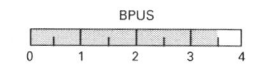

BPUS
0 1 2 3 4

Procedimento

Com o paciente sentado, aplicar pressão logo abaixo do acrômio no lado que está sendo testado. Notar qualquer dor ou sensibilidade dolorosa (Fig. 5.56). Após, abduzir o braço do paciente para além de 90º, mantendo pressão naquele lugar abaixo do acrômio (Fig. 5.57).

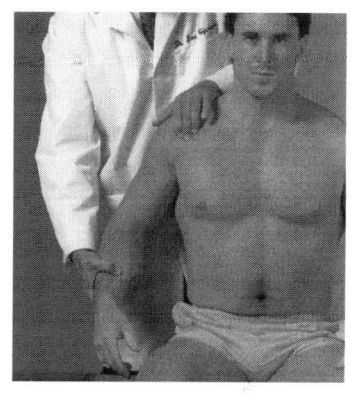

Figura 5.56

Explicação

O ponto abaixo do acrômio é a porção palpável da bolsa subacromial. A dor e/ou a sensibilidade dolorosa naquela localização podem indicar inflamação da bolsa ou bursite. Quando o braço é abduzido, o músculo deltoide cobrirá aquele ponto abaixo do acrômio. A cobertura daquele ponto reduz pressão na bolsa, diminuindo a sensibilidade dolorosa se a bolsa estiver inflamada. Uma diminuição na sensibilidade dolorosa daquele ponto indica bursite subacromial (Fig. 5.58).

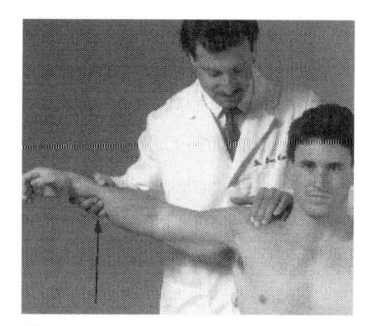

Figura 5.57

SUGESTÃO DE IMAGENS DIAGNÓSTICAS

- Radiografias anteroposteriores do ombro
  Posição neutra
  Rotação interna
  Rotação externa
- Ultrassonografia
- Imagem por ressonância magnética

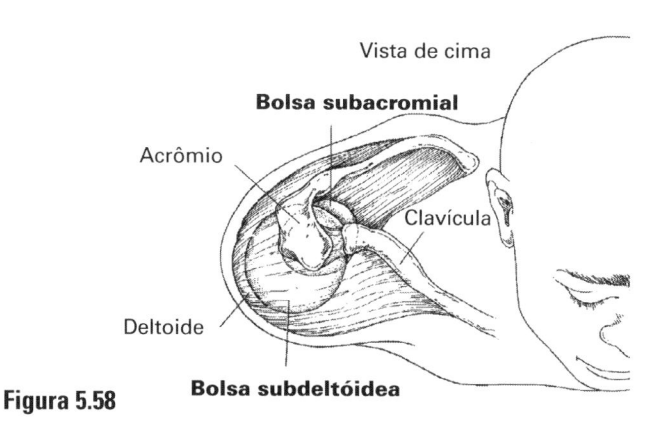

Vista de cima
Bolsa subacromial
Acrômio
Clavícula
Deltoide
Bolsa subdeltóidea

Figura 5.58

INSTABILIDADE GLENOUMERAL ANTERIOR

Descrição clínica

A instabilidade anterior do ombro é a principal causa das luxações do ombro. Isso é atribuído à fraqueza anatômica nas estruturas anteriores da articulação glenoumeral: a cápsula anterior, os ligamentos glenoumerais, os tendões do manguito rotador e o lábio glenoide. Existem três tipos de luxações anteriores, com base na direção da luxação: subclavicular, subcoracoide e subglenoide. O tipo subcoracoide é o mais comum. A causa mais comum de luxação do ombro é uma queda sobre a mão estendida.

SINAIS E SINTOMAS CLÍNICOS

- Arco doloroso (se luxado)
- Sensação de escorregamento do ombro
- Apreensão ao movimento
- Crepitação ao movimento
- Contorno do ombro aumentado (se luxado)

Teste da gaveta anterior (8)

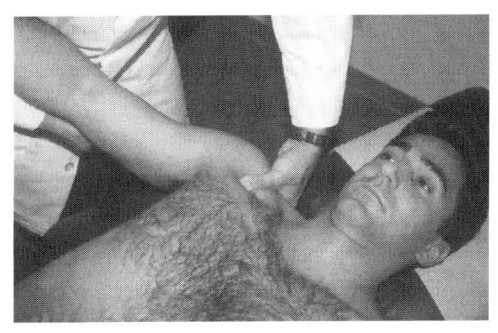

Figura 5.59

Procedimento

Com o paciente em supino, colocar a mão dele na sua axila. Com a sua mão oposta, pegar a escápula posterior com seus dedos e colocar o seu polegar sobre o processo coracoide (Fig. 5.59). Usando o braço que está segurando a mão do paciente, pegar o aspecto posterior do braço do paciente e levar o úmero para a frente (Fig. 5.60).

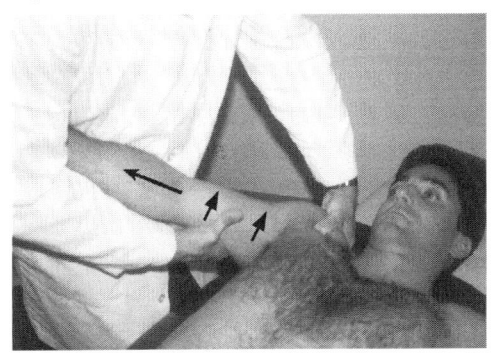

Figura 5.60

Explicação

A tentativa de mover o úmero para a frente, com estabilização da escápula, testa a integridade da porção anterior do manguito rotador, que mantém o úmero na cavidade glenoide. Um clique e/ou uma quantidade anormal de movimento em comparação com o lado normal indica instabilidade anterior da articulação glenoumeral.

Teste da apreensão anterior (3)

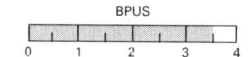

Procedimento

Atrás do paciente sentado, abduzir o braço afetado até 90º e rodá-lo externamente de forma lenta, ao mesmo tempo em que estabiliza o aspecto posterior do ombro com a mão oposta (Fig. 5.61).

Explicação

A dor local indica uma luxação anterior crônica do ombro. Esse teste é chamado de apreensão porque pretende produzir um olhar de apreensão na face do paciente. O paciente pode também afirmar que no teste sente a mesma dor que ocorria quando o ombro era luxado. A rotação externa do braço predispõe o úmero a deslocar anteriormente. Esse teste força a rotação externa a luxar anteriormente o úmero da cavidade glenoidal. Se os músculos do manguito rotador, a cápsula articular e a cavidade glenoidal estiverem sãos, o paciente não apresentará qualquer dor ou apreensão quando o teste for executado. Esse teste serve para verificar a integridade do ligamento glenoumeral inferior, da cápsula anterior, dos tendões do manguito rotador e do lábio glenoide.

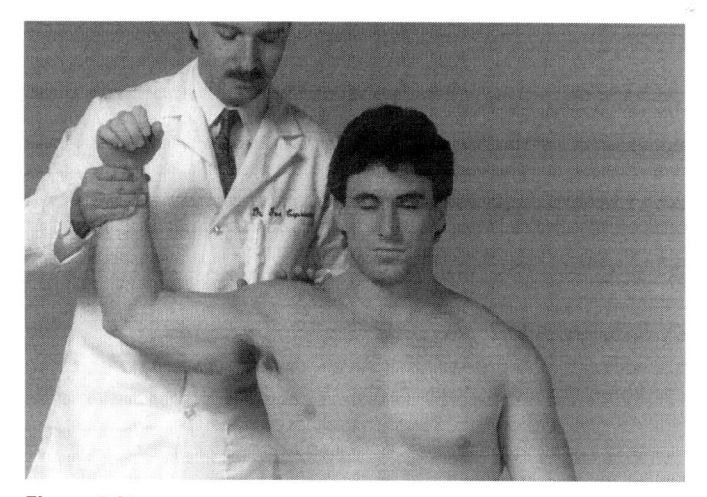

Figura 5.61

Teste da instabilidade anterior em prono (9)

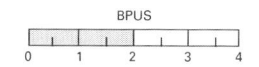

Procedimento

Com o paciente em prono, segurar o antebraço do paciente e abduzir o braço até 90°, com o cotovelo flexionado em 90° (Fig. 5.62). Colocar a sua outra mão na cabeça umeral e empurrá-la para a frente (Fig. 5.63).

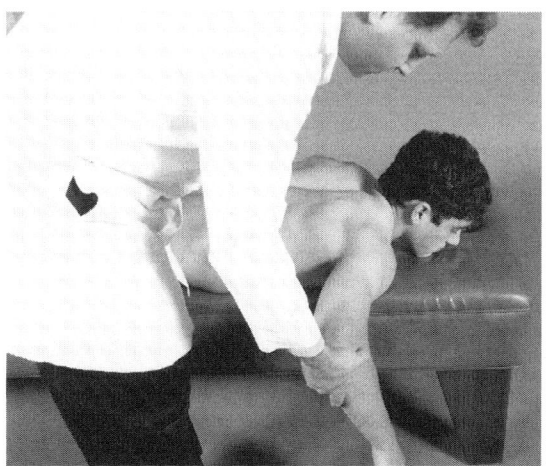

Figura 5.62

Explicação

Essa é uma tentativa de deslocar anteriormente a cabeça do úmero. A dor anterior no ombro ou a reprodução dos sintomas do paciente indicam um teste positivo. Esse procedimento testa a integridade do ligamento glenoumeral inferior, da cápsula anterior, dos tendões do manguito rotador e do lábio glenoide.

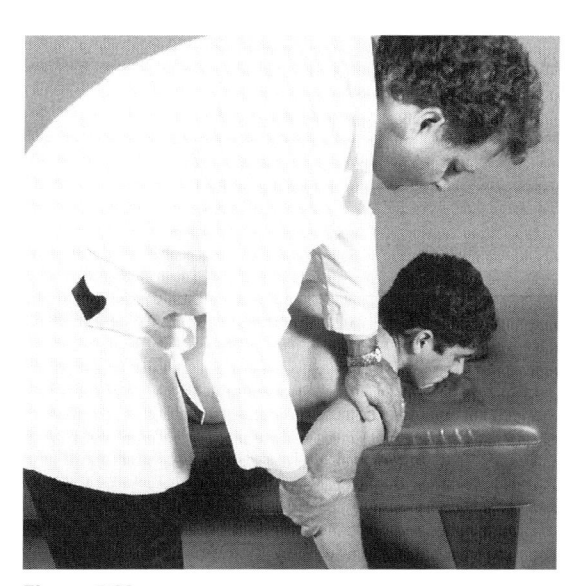

Figura 5.63

Teste da instabilidade anterior de Andrews (9)

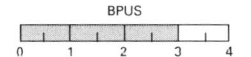

Procedimento

Com o paciente em decúbito dorsal, pegar o úmero distal do paciente, abduzir o ombro até 130° e rodá-lo externamente até 90° (Fig. 5.64). Com a sua mão oposta, segurar a cabeça umeral por trás e empurrá-la anteriormente (Fig. 5.65).

Explicação

Essa é uma tentativa de deslocar anteriormente a cabeça do úmero. A dor anterior no ombro ou a reprodução dos sintomas do paciente indicam um teste positivo. Esse procedimento testa a integridade do ligamento glenoumeral inferior, da cápsula anterior, dos tendões do manguito rotador e do lábio glenoide. Se uma ruptura labral estiver presente, um ressalto pode ser ouvido.

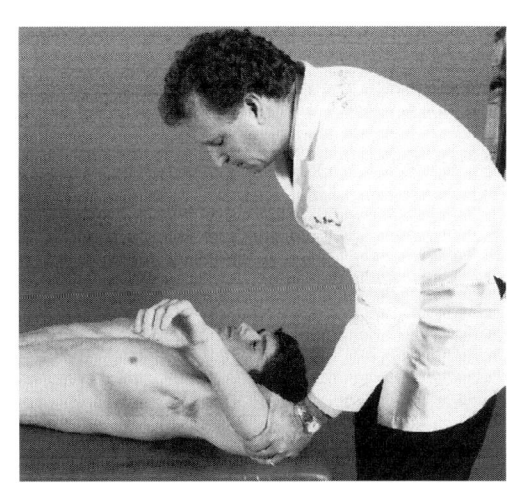

Figura 5.64

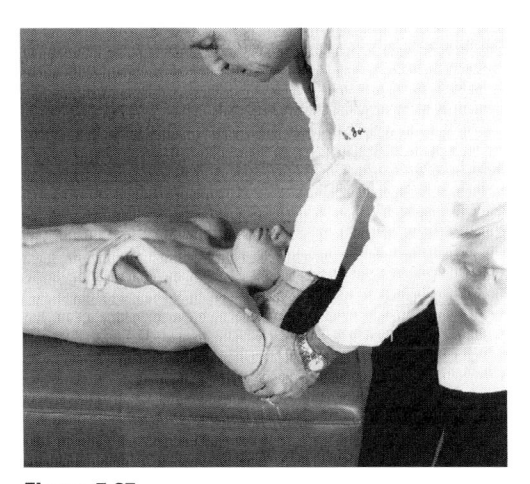

Figura 5.65

Teste de Rockwood (10)

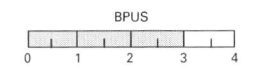

BPUS
0 1 2 3 4

Procedimento

Esse teste é uma variação do teste de apreensão anterior. Com o paciente sentado, rodar externamente o ombro com o braço na posição neutra (Fig. 5.66). Repetir o teste com o braço em 45º de abdução (Fig. 5.67), e depois em 90º de abdução (Fig. 5.68), e, em seguida, em 120º de abdução (Fig. 5.69).

Explicação

O paciente deve mostrar apreensão intensa em 90º, com dor. Em 0º raramente existe qualquer apreensão. Em 45º e 120º, deve haver mais dor, com leve apreensão. O paciente pode dizer que sente a mesma dor que sentia quando o ombro estava previamente deslocado. Esse procedimento testa a integridade do ligamento glenoumeral inferior, da cápsula anterior, dos tendões do manguito rotador e do lábio glenoide.

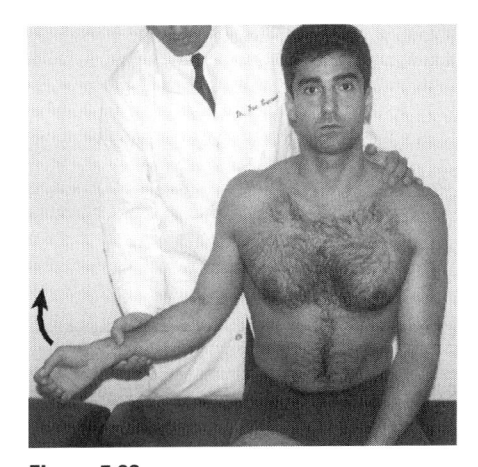

Figura 5.66

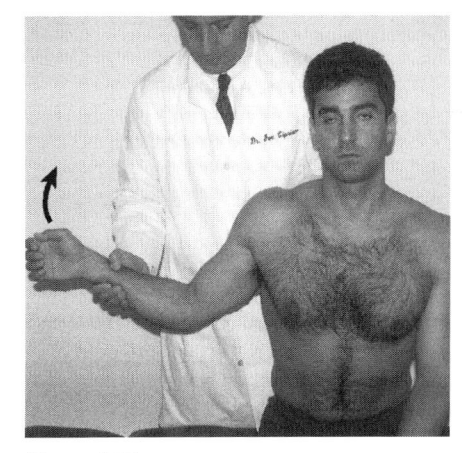

Figura 5.67

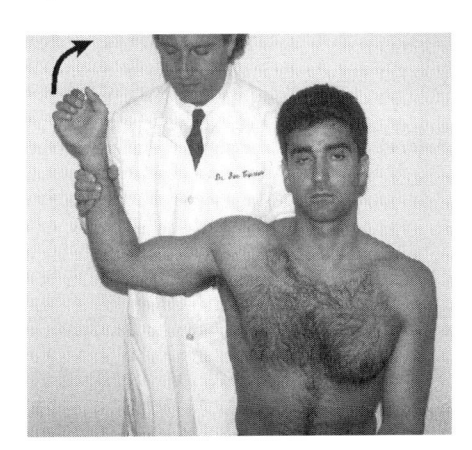

Figura 5.68

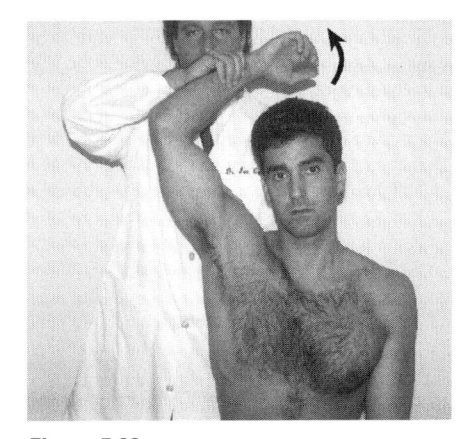

Figura 5.69

Teste de Rowe para instabilidade anterior (11)

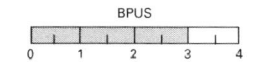

Procedimento

Instruir o paciente sentado a colocar a mão no lado do ombro afetado, atrás da cabeça. Depois, colocar a sua mão fechada contra a cabeça umeral posterior e empurrá-la anteriormente, usando a sua mão oposta para estender o braço do paciente (Fig. 5.70).

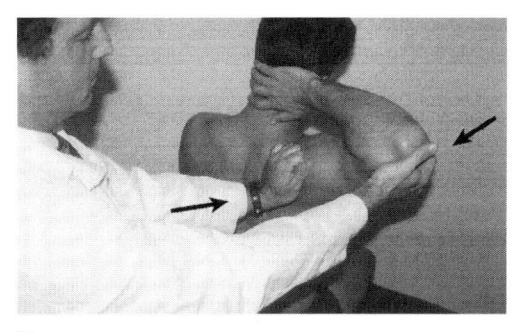

Explicação

Figura 5.70

O examinador está tentando deslocar anteriormente a articulação glenoumeral do paciente. Um olhar de apreensão indica um teste positivo. O paciente também pode dizer que sente a mesma dor que sentia quando o ombro estava previamente deslocado. Esse procedimento testa a integridade do ligamento glenoumeral inferior, da cápsula anterior, dos tendões do manguito rotador e do lábio glenoide.

Teste do Fulcro (12)

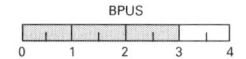

Procedimento

Com o paciente em supino e o braço abduzido em 90°, colocar a sua mão sob a articulação glenoumeral e rodar externamente o braço do paciente sobre a mão (Fig. 5.71).

Explicação

Essa é uma tentativa de deslocar anteriormente a cabeça do úmero. Um olhar de apreensão com dor é um teste positivo. O paciente pode dizer que sente a mesma dor

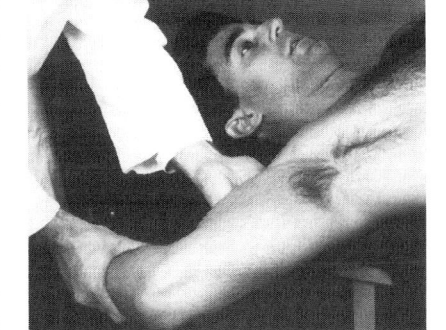

Figura 5.71

que sentia quando o ombro estava previamente deslocado. Esse procedimento também testa a integridade do ligamento glenoumeral inferior, da cápsula anterior, dos tendões do manguito rotador e do lábio glenoide. Uma cavidade glenoidal congenitamente rasa pode também predispor o ombro à luxação.

Teste de Dugas (13,14)

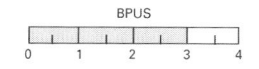

BPUS
0 1 2 3 4

Procedimento

Com o paciente sentado, orientá-lo a tocar o ombro oposto e trazer o cotovelo até a parede torácica (Fig. 5.72).

Explicação

A inabilidade de tocar o ombro oposto por causa da dor indica uma luxação anterior da cabeça umeral para fora da cavidade glenoide. Essa luxação geralmente é causada pela rotação externa forçada quando o braço está abduzido. Quando o úmero é luxado anteriormente, um sinal característico é o acrômio proeminente.

SUGESTÃO DE IMAGENS DIAGNÓSTICAS

- Radiografias anteroposteriores do ombro
  Posição neutra
  Rotação interna
  Rotação externa
- Radiografia axilar do ombro
- Radiografia tangencial do ombro
- Artrotomografia computadorizada (ATC)

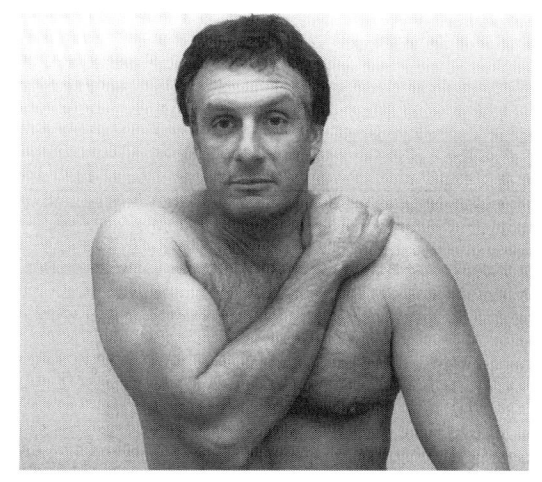

Figura 5.72

INSTABILIDADE GLENOUMERAL POSTERIOR

Descrição clínica

A luxação glenoumeral posterior é vista em somente 5 a 10% das luxações do ombro. Nesse tipo de luxação, a cabeça do úmero desloca-se posteriormente e é encontrada atrás da escápula. Com frequência, é causada por trauma no aspecto anterior do ombro, causando um movimento forçado para trás da cabeça umeral. A instabilidade do manguito rotador e/ou da cápsula articular posterior pode predispor a articulação à luxação posterior.

SINAIS E SINTOMAS CLÍNICOS

- Arco doloroso (se luxado)
- Sensação de escorregamento do ombro
- Apreensão ao movimento
- Crepitação ao movimento
- Contorno do ombro aumentado (se luxado)

Teste da apreensão posterior (6)

BPUS
0 1 2 3 4

Procedimento

Com o paciente em supino, flexionar anteriormente o ombro e rodá-lo internamente. Com a sua mão, aplicar pressão posterior no cotovelo (Fig. 5.73).

Explicação

Esse teste tenta deslocar o ombro posteriormente e estressa o manguito rotador e a cápsula articular posterior. A dor ou o desconforto local e um olhar de apreensão na face do paciente indicam instabilidade posterior crônica do ombro. O paciente pode dizer que sente a mesma dor que sentia quando o ombro estava previamente deslocado. O mecanismo de lesão geralmente é uma posição de adução forçada com rotação interna em algum grau de elevação.

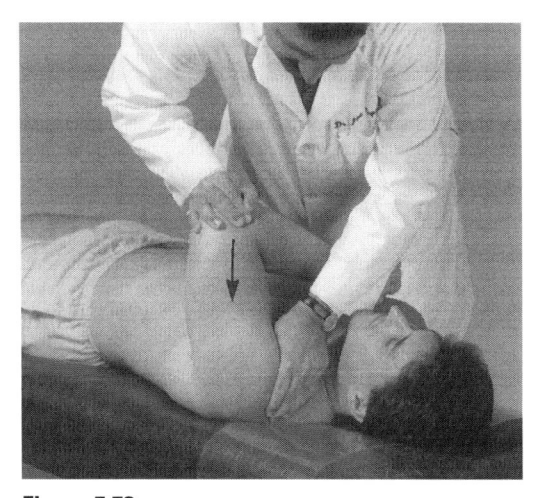

Figura 5.73

Teste da gaveta posterior (15)

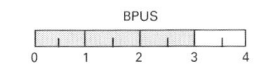

Procedimento

Com o paciente em supino, segurar o antebraço do paciente, flexionar o seu cotovelo e abduzir e flexionar o ombro. Com a sua mão oposta, estabilizar a escápula com os seus dedos indicador e médio na espinha da escápula e o seu polegar no processo coracoide (Fig. 5.74). Rodar o antebraço internamente e flexionar o ombro para a frente, retirando o polegar da sua outra mão da coracoide e forçando o úmero posteriormente (Fig. 5.75).

Explicação

Isso é uma tentativa de deslocar o ombro posteriormente, estressando o manguito rotador e a cápsula articular. A dor local e um olhar de apreensão são os sinais de um teste positivo. Esse teste estressa o manguito rotador e a cápsula articular posterior.

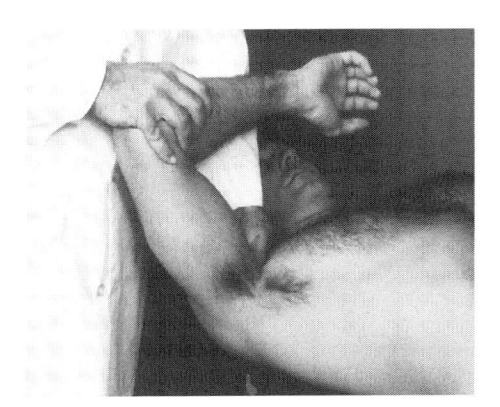

Figura 5.74

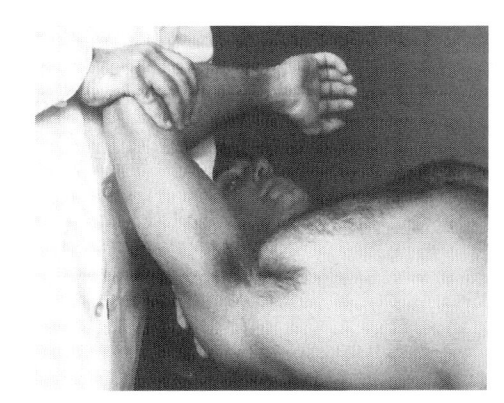

Figura 5.75

Teste de estresse de Norwood (16,17)

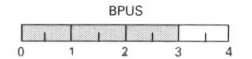

Procedimento

Com o paciente em supino, orientá-lo a abduzir o ombro em 90°, a rodá-lo externamente em 90° e a flexionar o cotovelo em 90°. Com uma das mãos, estabilizar a escápula enquanto palpa o aspecto posterior da cabeça umeral (Fig. 5.76). Com a sua mão oposta, segurar o cotovelo, trazendo o ombro em flexão e forçando o cotovelo posteriormente (Fig. 5.77).

Explicação

Esse teste é uma tentativa de deslocar o ombro posteriormente, estressando o manguito rotador e a cápsula articular. Um teste positivo é indicado pela cabeça umeral que desliza posteriormente para fora da cavidade glenoidal. Quando o braço é retornado à posição inicial, a cabeça umeral deve ser reduzida. Um som de estalido pode acompanhar a redução.

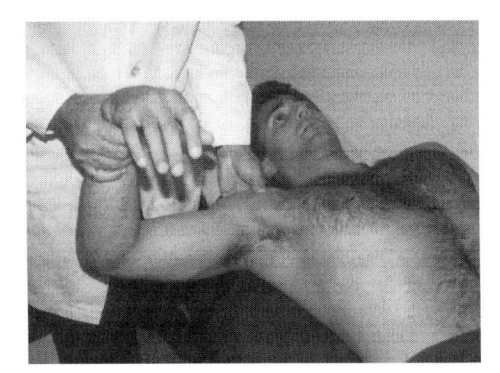

Figura 5.76

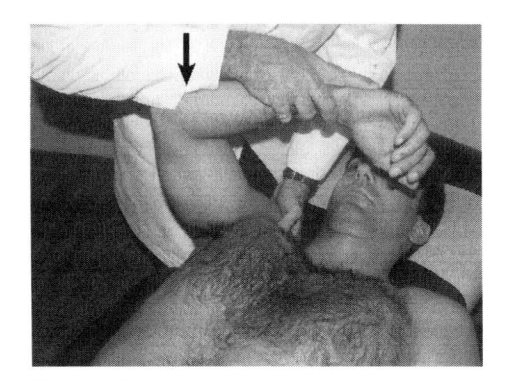

Figura 5.77

Teste de empurra-puxa (12)

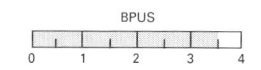

BPUS
0 1 2 3 4

Procedimento

Com o paciente em supino, segurar o punho do paciente e abduzir o braço em 90° e flexioná-lo em 30° para a frente (Fig. 5.78). Com a sua mão oposta, pegar o braço próximo à cabeça umeral, puxar no punho e empurrar para baixo o braço (Fig. 5.79).

Explicação

No paciente normal, até 50% de translação é considerado um teste negativo. Mais de 50% de translação e um olhar de apreensão indicam um teste positivo. Esse teste também é uma tentativa de deslocar o ombro posteriormente. Ele estressa o manguito rotador e a cápsula articular posterior.

SUGESTÃO DE IMAGENS DIAGNÓSTICAS

- Radiografias anteroposteriores do ombro
  Posição neutra
  Rotação interna
  Rotação externa
- Radiografia axilar do ombro
- Radiografia tangencial do ombro
- Artrografia com TC

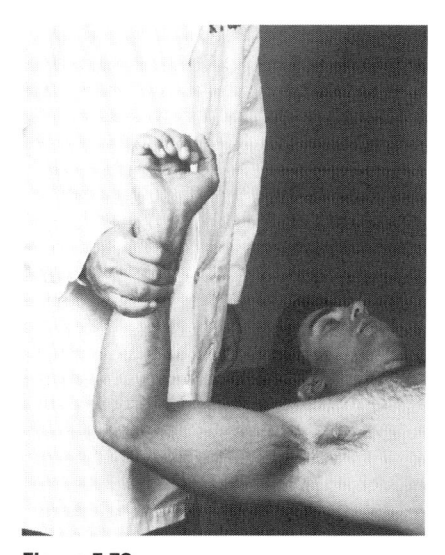

Figura 5.78

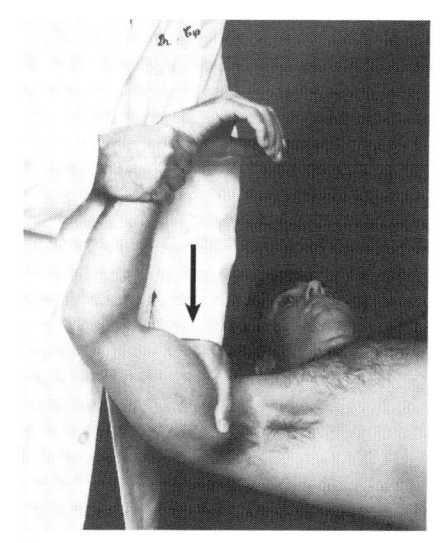

Figura 5.79

INSTABILIDADE MULTIDIRECIONAL DO OMBRO

Descrição clínica

A instabilidade multidirecional do ombro é a combinação da instabilidade anterior e posterior. Os seguintes testes são tentativas para deslocar o ombro em direções múltiplas. As diferentes instabilidades são descritas nas seções sobre as instabilidades anterior e posterior do ombro.

SINAIS E SINTOMAS CLÍNICOS

- Arco doloroso (se luxado)
- Sensação de escorregamento do ombro
- Apreensão ao movimento
- Crepitação ao movimento
- Contorno do ombro aumentado (se luxado)

Teste de Feagin (10)

Procedimento

Com o paciente em pé, orientá-lo a abduzir o braço e a colocar a mão sobre o seu ombro (Fig. 5.80). Com ambas as mãos, segurar o úmero do paciente próximo à cabeça umeral e exercer uma pressão para baixo e para a frente (Fig. 5.81).

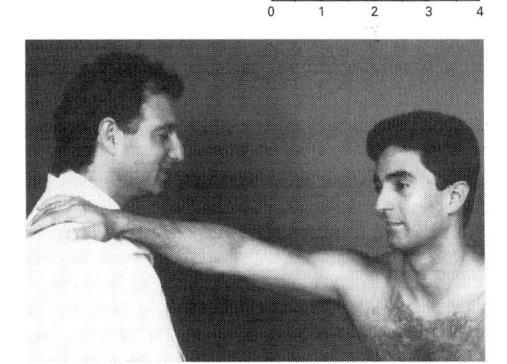

Figura 5.80

Explicação

Um olhar de apreensão na face do paciente significa um sinal positivo. Isso indica instabilidade anteroinferior do ombro. Esse teste é uma tentativa de deslocar o ombro anterior e inferiormente. Ele testa a integridade do ligamento glenoumeral inferior, da cápsula anterior, dos tendões do manguito rotador e do lábio glenoide.

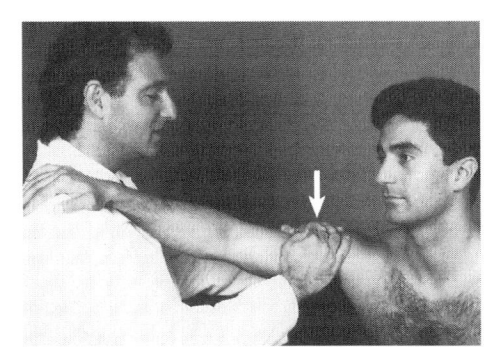

Figura 5.81

Teste de Rowe para instabilidade multidirecional (11)

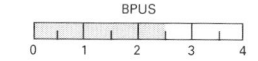

BPUS
0 1 2 3 4

Procedimento

Para testar a instabilidade inferior, fazer o paciente ficar em pé, inclinado em 45º. Segurar o ombro com os dedos indicador e médio sobre cabeça umeral posterior e o polegar na cabeça umeral anterior. Com a sua mão oposta, segurar o cotovelo do paciente e puxar para baixo o braço (Fig. 5.82). Para testar a instabilidade anterior, empurrar a cabeça umeral de posterior para anterior com o seu polegar e estender o braço do paciente em 20 a 30º (Fig. 5.83). Para testar a instabilidade posterior, empurrar a cabeça umeral de anterior para posterior com os dedos indicador e médio, com o ombro do paciente flexionado em 20 a 30º (Fig. 5.84).

Explicação

Esse teste é uma tentativa de deslocar a cabeça umeral para fora da cavidade glenoidal em várias direções. Um olhar de apreensão na face do paciente e/ou desconforto local significam um sinal positivo. Esse teste estressa o ligamento glenoumeral, os tendões do manguito rotador e a cápsula articular.

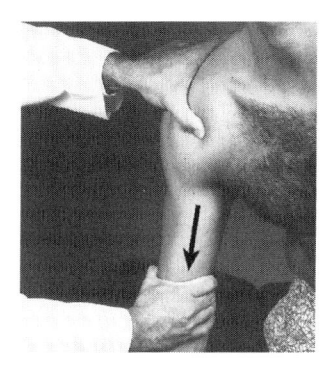

Figura 5.82 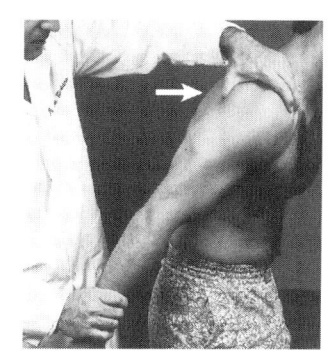   **Figura 5.83** 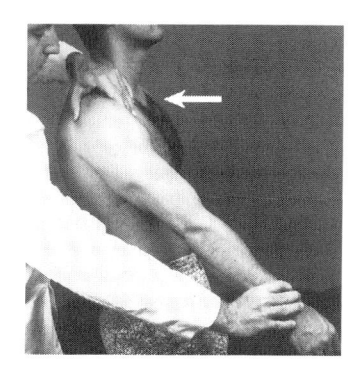   **Figura 5.84**

Sinal do sulco (18)

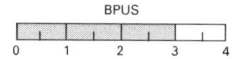

BPUS
0 1 2 3 4

Procedimento

Com o paciente sentado, orientá-lo a flexionar o cotovelo em 90° com o ombro na posição neutra para rotação (Fig. 5.85). Segurar o punho do paciente com uma das mãos, abaixando o antebraço com a outra mão (Fig. 5.86).

Explicação

Abaixar o antebraço com o ombro do paciente na posição neutra é uma tentativa de deslocar inferiormente o ombro. Um sulco no aspecto anterolateral do ombro indica instabilidade inferior do ombro. O sulco é pontuado de acordo com seu tamanho. Um sulco +1 indica menos de 1 cm. Um sulco +2 indica de 1 a 2 cm. Um sulco +3 indica mais de 2 cm.

SUGESTÃO DE IMAGENS DIAGNÓSTICAS

- Radiografias anteroposteriores do ombro
  Posição neutra
  Rotação interna
  Rotação externa
- Radiografia axilar do ombro
- Radiografia tangencial do ombro
- Artrografia com TC

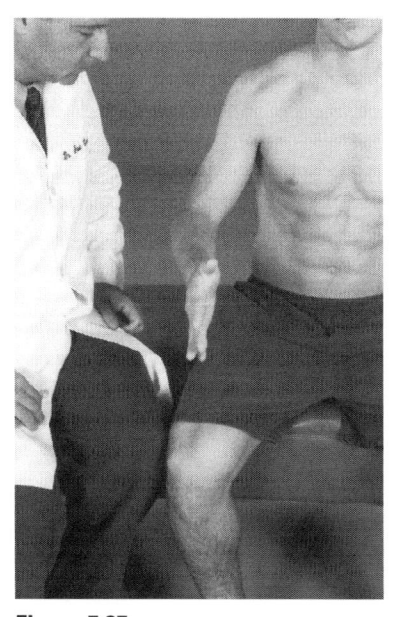

Figura 5.85 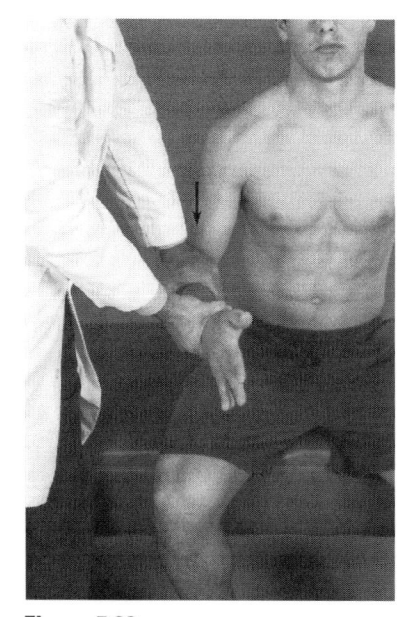   Figura 5.86

RUPTURAS LABRAIS (LESÕES TIPO SLAP)

Descrição clínica

A borda da cavidade glenoidal é cercada por uma borda de fibrocartilagem chamada de lábio glenoide. A porção superior do lábio mescla-se com o tendão da cabeça longa do músculo bíceps (Fig. 5.87). Essa borda de fibrocartilagem adiciona profundidade à cavidade glenoidal e ajuda a manter o úmero no seu lugar. A ruptura de qualquer parte do lábio predispõe à luxação do úmero para fora da cavidade glenoidal, na direção da ruptura. Essas rupturas também são conhecidas como lesões SLAP (anterior para posterior do lábio superior), sendo relativamente comuns em atletas de arremesso.

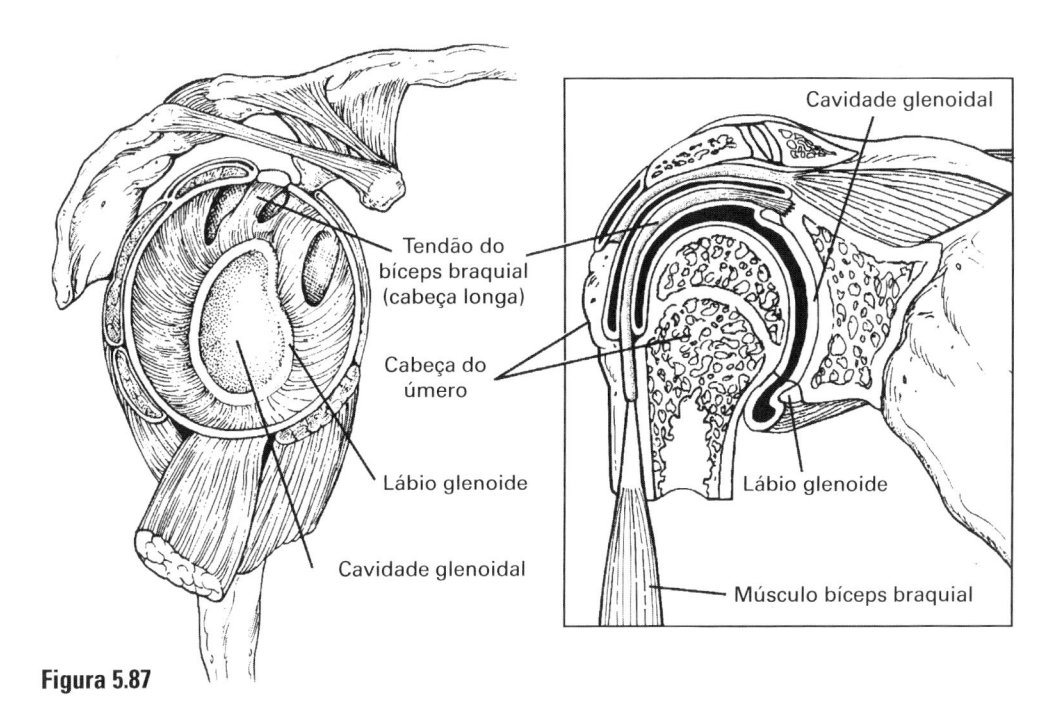

Figura 5.87

Teste de compressão ativa (19)

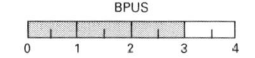

Procedimento

Com o paciente em pé ou sentado, orientá-lo a flexionar o ombro em 90º e a abduzir o ombro em 15º além da linha média (Fig. 5.88). Instruir o paciente a rodar internamente o máximo do ombro, de forma que o polegar aponte para baixo. O examinador deve aplicar uma pressão para baixo no antebraço, instruindo o paciente a resistir (Fig. 5.89). Repetir o teste com o ombro externamente rodado, com a palma virada para cima (Fig. 5.90).

Explicação

O teste é positivo quando houver dor profunda no ombro enquanto ele é internamente rodado com a palma para baixo e quando houver diminuição ou ausência de dor com o ombro externamente rodado e a palma virada para cima. A rotação interna do ombro em 90º de flexão anterior coloca estresse na porção anterior e superior do lábio. A dor no topo do ombro pode indicar lesão acromioclavicular.

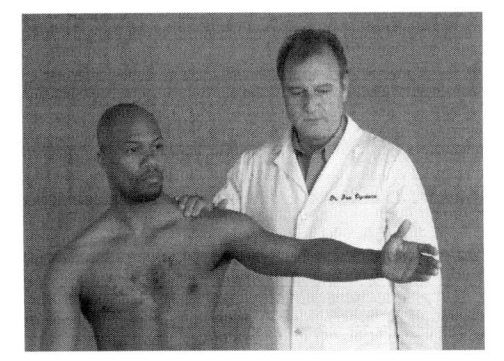

Figura 5.88

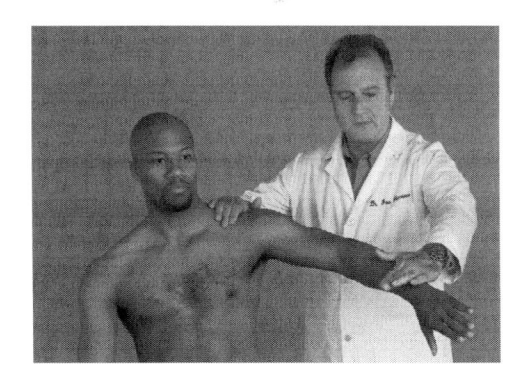

Figura 5.89

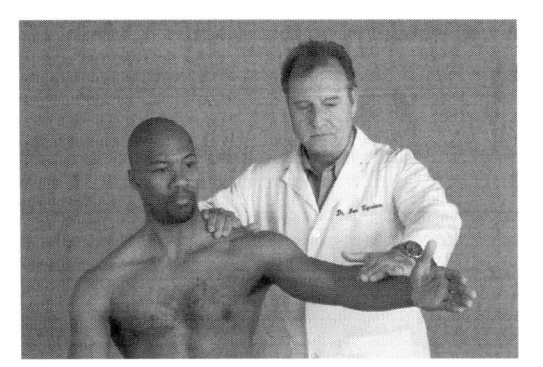

Figura 5.90

Teste do ressalto (6)

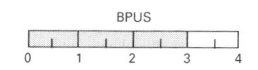

BPUS
0 1 2 3 4

Procedimento

Com o paciente em prono, o examinador deve colocar uma das mãos no aspecto posterior da cabeça umeral. Com a mão oposta, segurar o cotovelo e abduzir completamente o ombro (Fig. 5.91). O examinador deve então empurrar anteriormente com a mão sobre a cabeça umeral e rodar externamente o ombro com a mão oposta (Fig. 5.92).

Explicação

A pressão anterior na cabeça umeral com rotação externa do ombro tenta deslocar o ombro anteriormente. Um som de ressalto ou de triturar indica um teste positivo, o que significa uma ruptura anterior do lábio glenoide.

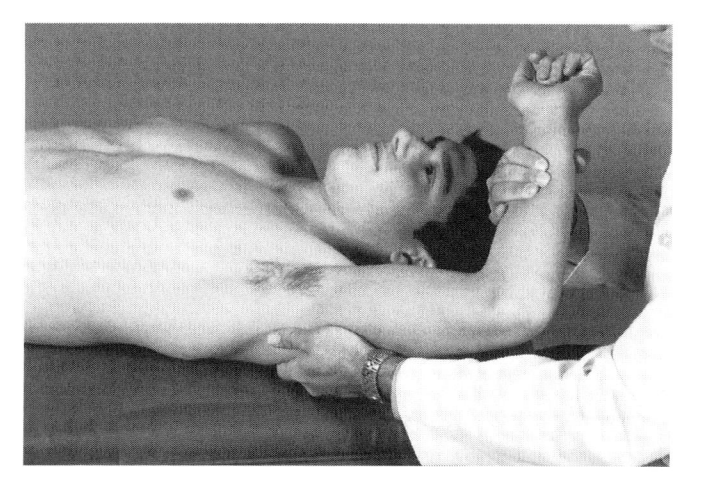

Figura 5.91

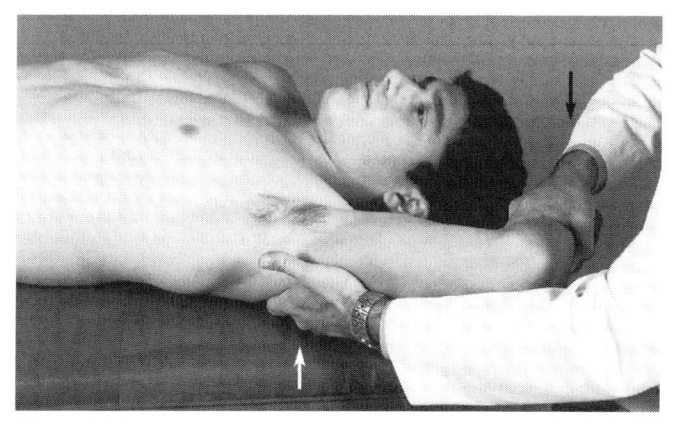

Figura 5.92

Teste do deslizamento anterior (18,20)

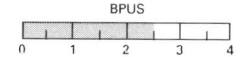

Procedimento

Com o paciente sentado, orientá-lo a colocar as mãos na cintura, com os polegares para trás (Fig. 5.93). Com uma das mãos, estabilizar a escápula e a clavícula. Com a mão oposta, segurar o úmero e fazer força na direção anterior e superior do ombro (Fig. 5.94).

Explicação

A força anterior e superior no ombro pode deslocar o ombro anteriormente e superiormente. Se um som de estalo ou de rachadura for notado e o paciente reclamar de dor no aspecto anterossuperior do ombro, isso indica uma ruptura superior ou anterior do lábio glenoide.

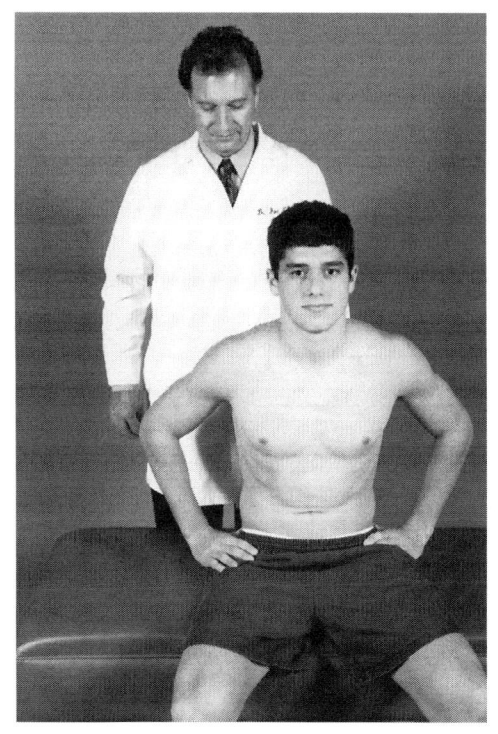

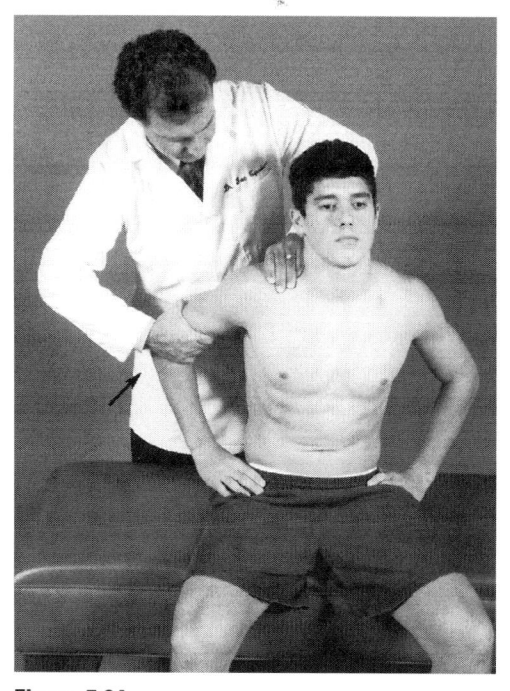

Figura 5.93

Figura 5.94

INSTABILIDADE DO MANGUITO ROTADOR

Descrição clínica

A instabilidade do manguito rotador envolve a ruptura parcial ou completa de um dos tendões do manguito rotador. Habitualmente trata-se do tendão do supraespinal, mas pode ser o tendão adjacente do subescapular ou do infraespinal. As rupturas incompletas em adultos mais jovens são geralmente causadas por microtrauma. Em adultos mais velhos, a redução no suprimento sanguíneo pode tornar os tendões frágeis e causar a ruptura. As rupturas completas são habitualmente devido à distensão grave e súbita, causada por queda ou esforço excessivo. As rupturas incompletas em geral se assemelham clinicamente à tendinite do supraespinal. Nas rupturas completas, o paciente não consegue abduzir o braço e qualquer tentativa de fazê-lo é seguida por dor intensa.

SINAIS E SINTOMAS CLÍNICOS

- Dor intensa anterior e lateral no ombro
- Dor ao dormir sobre o lado afetado
- Rigidez
- "Limitação" do ombro durante o uso
- Dor na amplitude de movimento ativa e passiva
- Sensibilidade dolorosa localizada
- Incapacidade de abduzir o ombro

Teste da queda do braço (2)

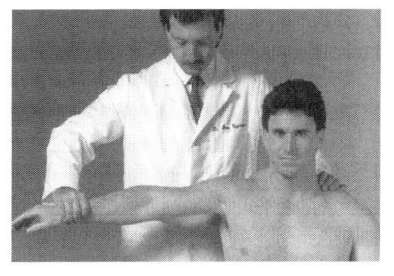

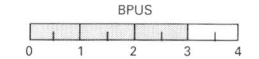

Figura 5.95

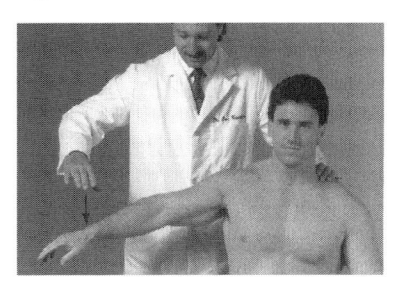

Figura 5.96

Procedimento

Com o paciente sentado, abduzir o braço além de 90° (Fig. 5.95). Instruir o paciente a abaixar o braço lentamente (Fig. 5.96).

Explicação

Se o paciente não puder abaixar o braço lentamente ou se o braço cair de repente, isso indica uma ruptura do manguito rotador, geralmente do supraespinal. O músculo supraespinal age como um abdutor do braço e mantém a cabeça do úmero em seu lugar. Uma ruptura do tendão do supraespinal causa instabilidade do úmero em abdução, fazendo-o cair de repente.

Teste do supraespinal (21)

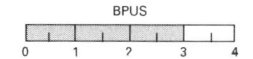

Procedimento

Com o paciente sentado ou em pé, orientá-lo a abduzir o ombro até 90°. Segurar o braço do paciente e abaixar contra a resistência feita por ele (Fig. 5.97). A seguir, instruir o paciente a rodar os ombros internamente, de forma que os polegares fiquem virados para baixo. Novamente, abaixar o braço contra a resistência feita pelo paciente (Fig. 5.98).

Explicação

A resistência à abdução estressa o músculo e o tendão do supraespinal. Fraqueza ou dor podem indicar uma ruptura do músculo ou do tendão do supraespinal. A fraqueza pode também indicar uma neuropatia do supraescapular.

SUGESTÃO DE IMAGENS DIAGNÓSTICAS

- Radiografias em anteroposterior do ombro
  Posição neutra
  Rotação interna
  Rotação externa
- Radiografia axilar do ombro
- Artrografia com TC
- Imagem por ressonância magnética (IRM)

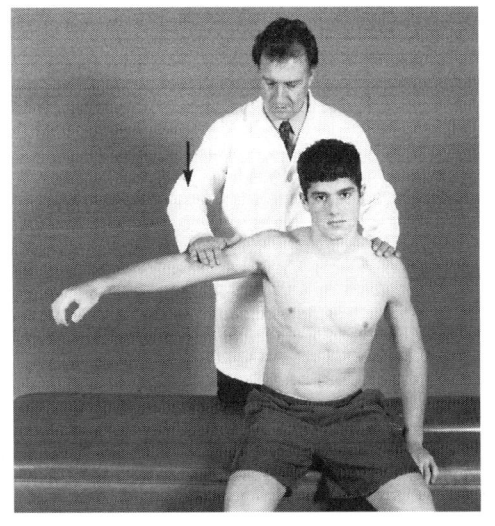

Figura 5.97

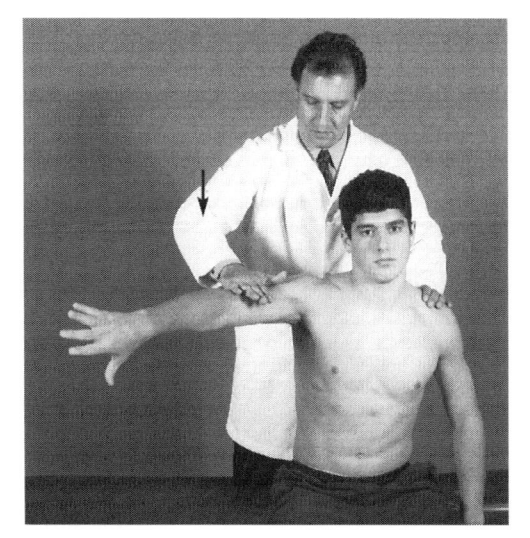

Figura 5.98

INSTABILIDADE DO TENDÃO DO BÍCEPS

Descrição clínica

O bíceps braquial tem duas cabeças: a longa e a curta. A cabeça longa origina-se do lábio superior da cavidade glenoidal e prossegue lateralmente e angula-se em 90º no sulco intertubercular. É segurada no sulco intertubercular pelo ligamento umeral transverso (Fig. 5.101). Um sulco intertubercular raso ou ligamento umeral transverso frouxo ou rompido pode causar estalos do tendão do bíceps para dentro e para fora do sulco intertubercular, causando dor anterior no ombro com sensibilidade dolorosa puntiforme no sulco bicipital. Esse estalo doloroso pode também indicar ruptura do tendão do bíceps. Uma ruptura do tendão bicipital é seguida por edema e equimose próxima ao sulco intertubercular e por edema característico do ventre do músculo bíceps, próximo à fossa antecubital (sinal do Popeye).

SINAIS E SINTOMAS CLÍNICOS

- Dor anterior no ombro
- Rigidez
- Dor na amplitude de movimento ativa e passiva
- Sensibilidade dolorosa localizada
- Protuberância do músculo bíceps (ruptura completa)

Teste de Yergason (22)

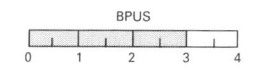

Procedimento

Com o paciente sentado e o cotovelo flexionado em 90º, estabilizar o cotovelo do paciente com uma das mãos (Fig. 5.99). Com a sua mão oposta, segurar o punho do paciente e fazê-lo rodar externamente o ombro e supinar o antebraço contra a sua resistência (Fig. 5.100).

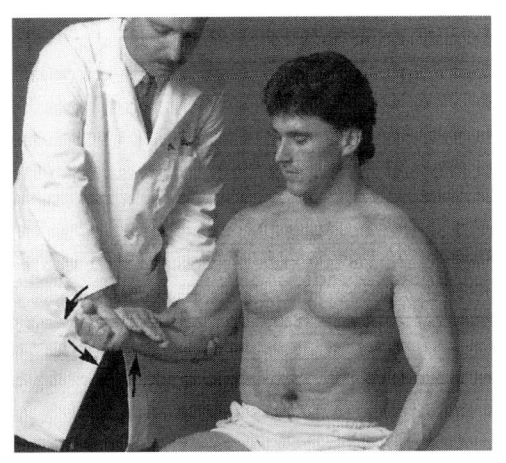

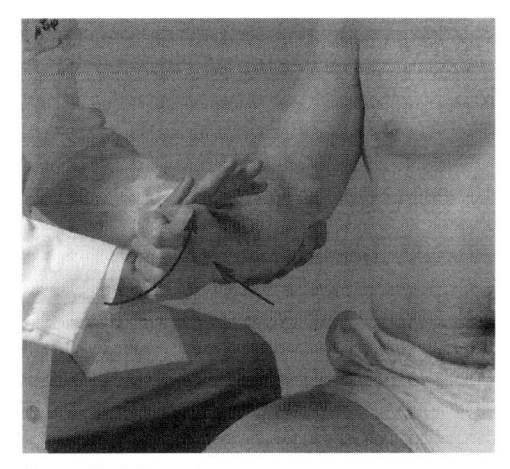

Figura 5.99

Figura 5.100

Explicação

A supinação contra a resistência do antebraço e a rotação externa do ombro estressam o tendão bicipital e o ligamento umeral transverso. A dor e/ou a sensibilidade dolorosa local no tendão bicipital indicam inflamação do tendão do bíceps ou tendinite. Se o tendão estalar para fora do sulco intertubercular, suspeitar de um ligamento umeral transverso frouxo ou rompido ou de um sulco intertubercular raso congênito, fazendo com que o tendão seja subluxado (Fig. 5.101).

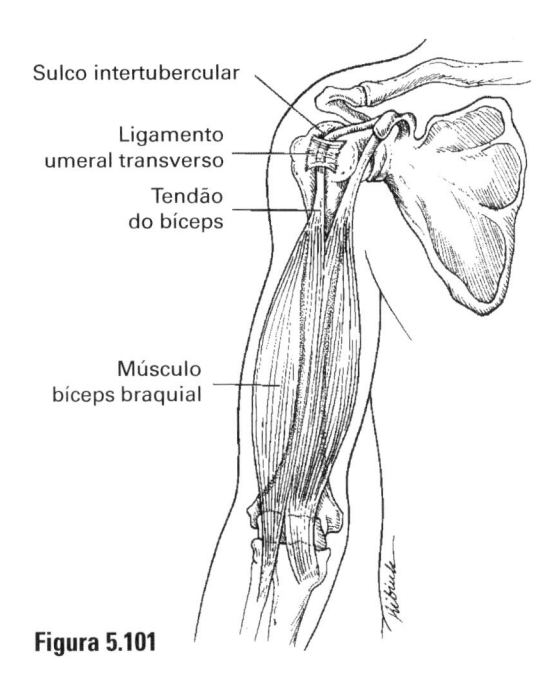

Figura 5.101

Teste de Abbott-Saunders (23)

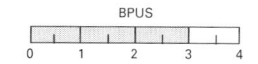

Procedimento

Com o paciente sentado, abduzir o braço e fazer a rotação externa máxima do braço do paciente (Fig. 5.102), e depois abaixar o braço até o lado do paciente, palpando o sulco intertubercular com a sua mão oposta (Fig. 5.103).

Explicação

A abdução e a rotação externa do ombro estressam o tendão do bíceps contra o ligamento umeral transverso. Um estalido audível ou palpável na goteira intertubercular pode indicar subluxação ou luxação do tendão de bíceps para fora do sulco, por causa de um ligamento umeral transverso frouxo ou rompido, ou um sulco intertubercular congenitamente raso.

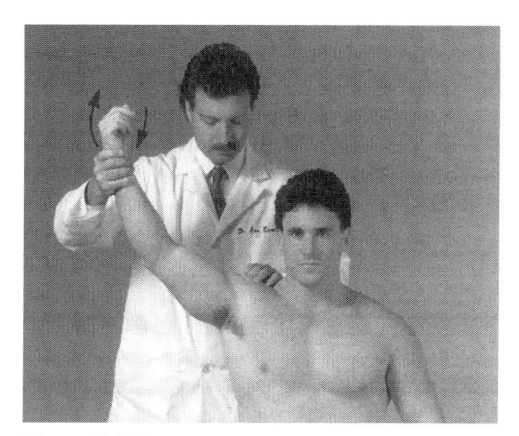

Figura 5.102

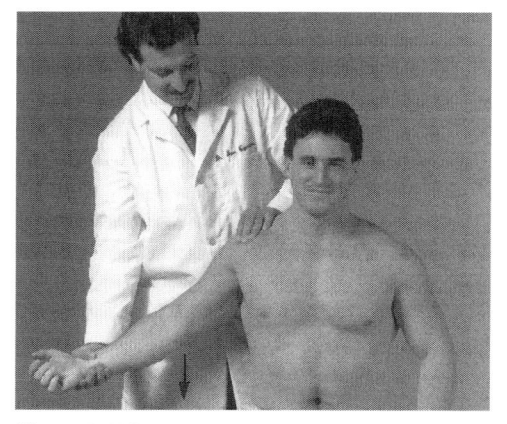

Figura 5.103

Teste de Ludington (6)

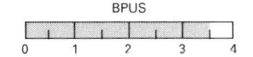

Procedimento

Instruir o paciente a trançar os dedos das mãos sobre a cabeça (Fig. 5.104) e, alternadamente, contrair e relaxar o músculo bíceps enquanto você palpa o tendão do bíceps (Fig. 5.105).

Explicação

A colocação das mãos na cabeça dá suporte ao membro superior e permite o relaxamento do músculo bíceps. Se o tendão do bíceps no lado afetado não sofrer contração e não for palpável, suspeitar de uma ruptura da cabeça longa do tendão do bíceps.

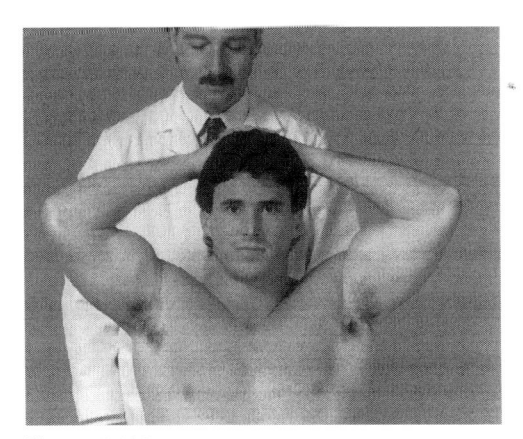

Figura 5.104

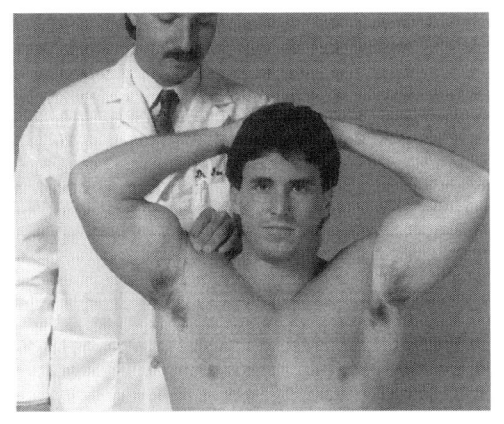

Figura 5.105

Teste do ligamento umeral transverso (6)

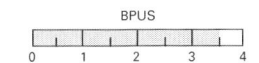

Procedimento

Com o paciente sentado, segurar o seu punho. Abduzir o ombro em 90° e rodá-lo internamente com uma das mãos. Com a sua mão oposta, palpar o sulco intertubercular (Fig. 5.106). Depois rodar externamente o ombro (Fig. 5.107).

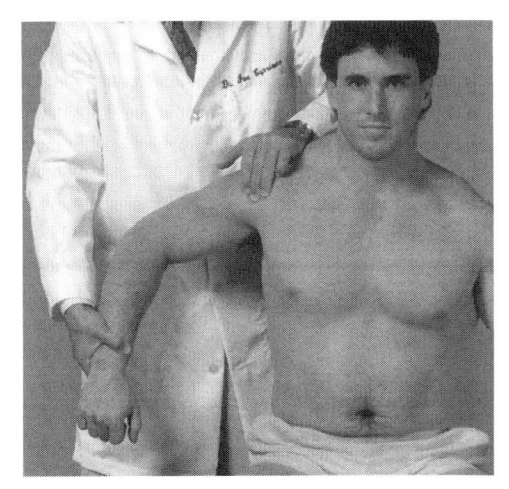

Figura 5.106

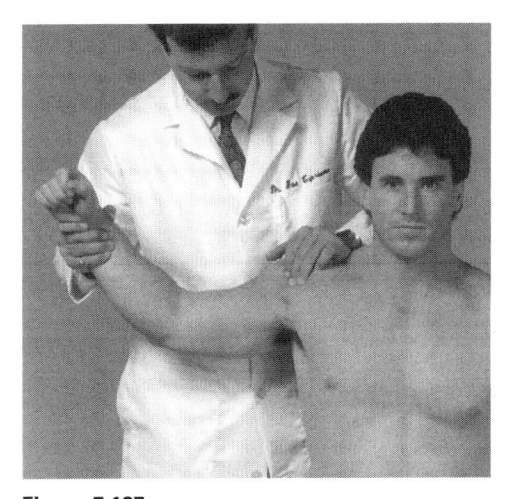

Figura 5.107

Explicação

A rotação externa do ombro move o tendão do bíceps no sulco intertubercular. Se você sentir o tendão bicipital estalar dentro e fora do sulco intertubercular, suspeitar de ligamento umeral transverso frouxo ou rompido ou de sulco intertubercular raso (Fig. 5.108).

SUGESTÃO DE IMAGENS DIAGNÓSTICAS

- Radiografias em anteroposterior do ombro
  Posição neutra
  Rotação interna
  Rotação externa
  Axilar
- Artrografia com TC
- IRM

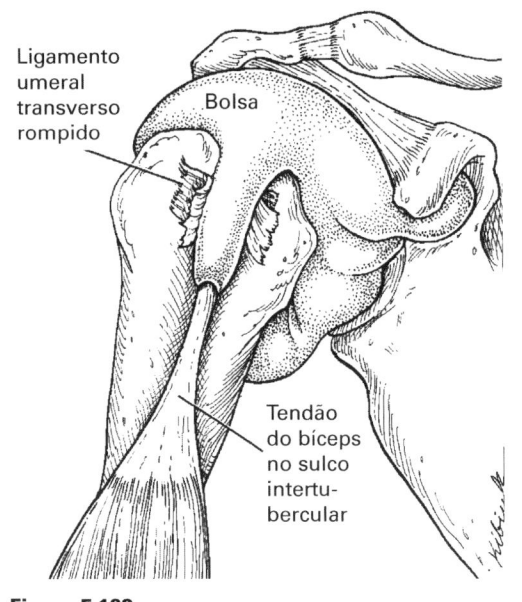

Figura 5.108

SÍNDROME DO DESFILADEIRO TORÁCICO

Descrição clínica

A síndrome do desfiladeiro torácico é um grupo de sinais e sintomas que resultam da compressão dos vasos subclávios e do plexo braquial na abertura superior do tórax. Pode ser causada por trauma, movimentos repetitivos, esforço repetitivo e algumas doenças sistêmicas, como o diabetes e a doença da tireoide. Os pacientes podem se queixar de dor no pescoço e no ombro, com dormência e formigamento que afetam toda a extremidade superior. O lado ulnar do membro é predominantemente envolvido. O uso da extremidade afetada em uma posição acima da cabeça ou elevada é difícil.

SINAIS E SINTOMAS CLÍNICOS

- Dor na extremidade superior
- Parestesias na extremidade superior
- Empunhadura fraca
- Edema da extremidade superior
- Frieza na extremidade superior
- Secura excessiva de braço ou mão
- Sudorese excessiva de braço ou mão

Teste de Adson (24)

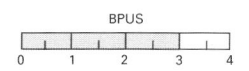

BPUS
0 1 2 3 4

Procedimento

Com o paciente sentado, estabelecer a amplitude do pulso radial (Fig. 5.109). Comparar a amplitude bilateralmente. Instruir o paciente a respirar fundo e a segurar a respiração, enquanto ele roda a cabeça e eleva o queixo para o lado que está sendo testado (Fig. 5.110). Se o teste for negativo, fazer o paciente rodar e elevar o queixo para o lado oposto (Fig. 5.111).

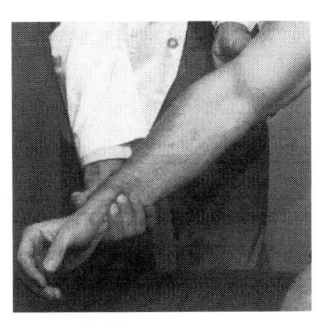

Figura 5.109 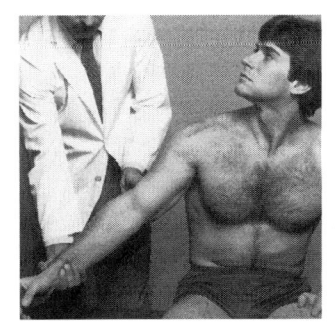 **Figura 5.110** 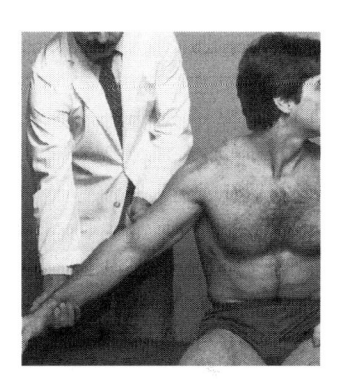 **Figura 5.111**

Explicação

A rotação e a extensão da cabeça comprimem a artéria subclávia e o plexo braquial. A diminuição ou ausência da amplitude do pulso radial indica compressão do componente vascular do feixe neurovascular (artéria subclávia) por um músculo escaleno anterior espástico ou hipertrofiado, sobre uma costela cervical, ou uma massa, como um tumor de Pancoast. Parestesias ou radiculopatia na extremidade superior indicam compressão do componente neural do feixe neurovascular (plexo braquial) (Fig. 5.112).

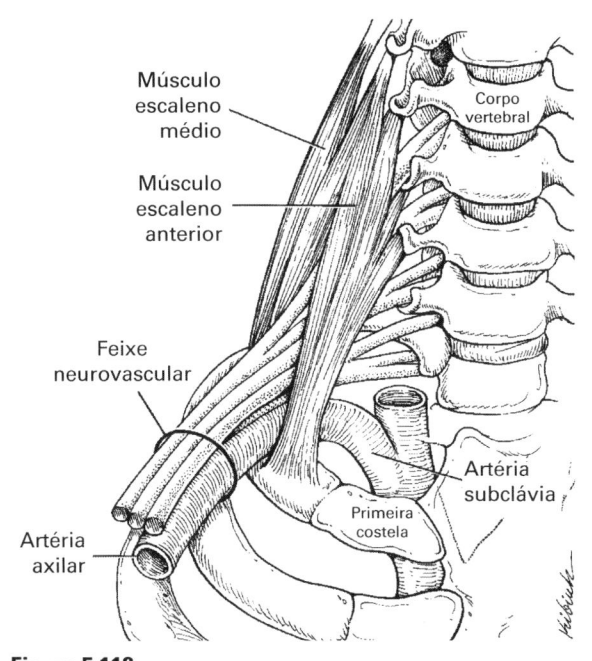

Figura 5.112

Teste costoclavicular (27-29)

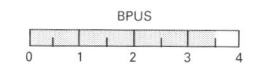

Procedimento

Com o paciente sentado, estabelecer o pulso radial (Fig. 5.113). Instruir o paciente a forçar os ombros posteriormente e a flexionar o queixo até o tórax (Fig. 5.114).

Explicação

Forçar os ombros posteriormente diminui o espaço entre a clavícula e a primeira costela. O feixe neurovascular (plexo braquial, artéria axilar) e a veia axilar correm por meio de uma fissura estreita sob a clavícula e em cima da primeira costela.

A diminuição ou a ausência da amplitude do pulso radial indicam compressão no componente vascular do feixe neurovascular. Essa compressão é causada por uma diminuição no espaço entre a clavícula e a primeira costela, que pode ser causada por fratura recente ou consolidada na clavícula ou na primeira costela, com ou sem formação de calo, luxação do aspecto medial da clavícula ou músculo subclávio espástico ou hipertrofiado. Parestesias ou radiculopatia na extremidade superior indicam compressão do plexo braquial ou compressão da veia axilar (Fig. 5.115). A compressão do plexo braquial é habitualmente localizada em uma distribuição de raiz nervosa ou de nervo periférico. A compressão da veia axilar, em geral, apresenta-se como um desconforto vascular radicular difuso, não localizado em uma raiz nervosa ou distribuição de nervo periférico.

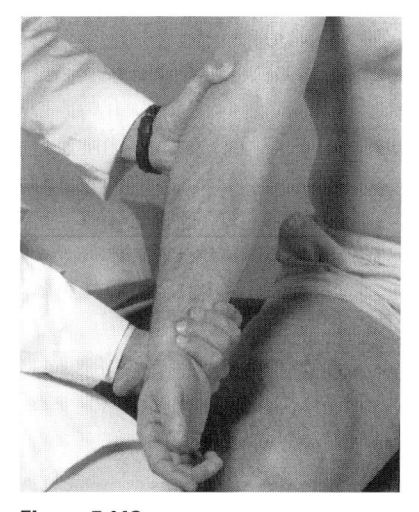

Figura 5.113

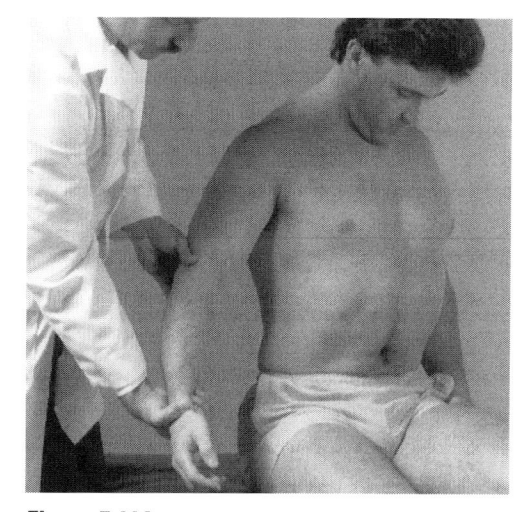

Figura 5.114

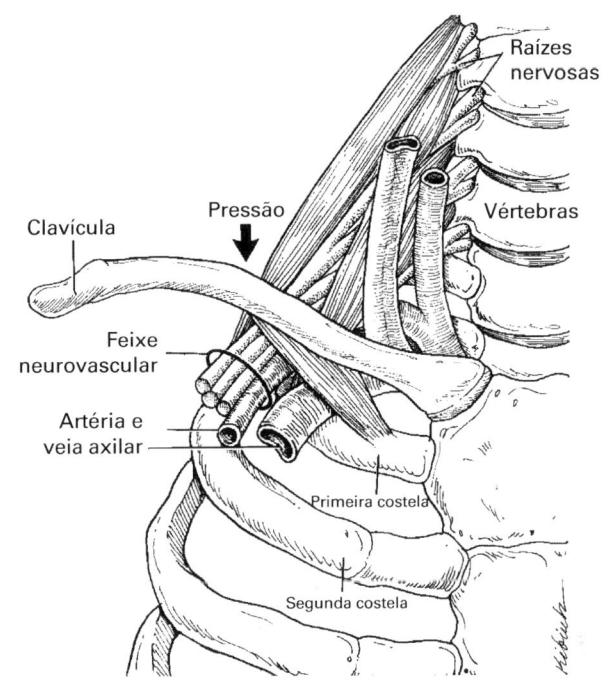

Figura 5.115

Teste de Wright (30, 31)

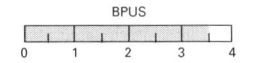

Procedimento

Com o paciente sentado, estabelecer as características do pulso radial (Fig. 5.116). Hiperabduzir o braço e verificar o pulso novamente (Fig. 5.117).

Figura 5.116

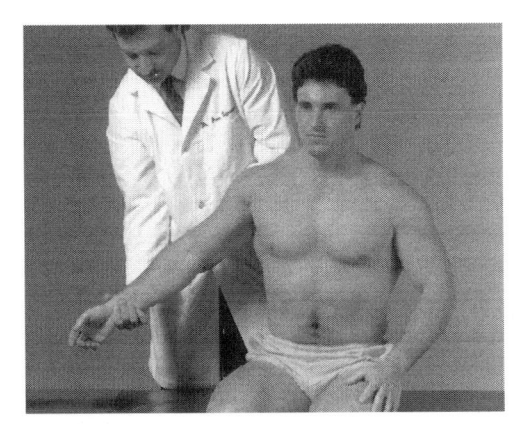

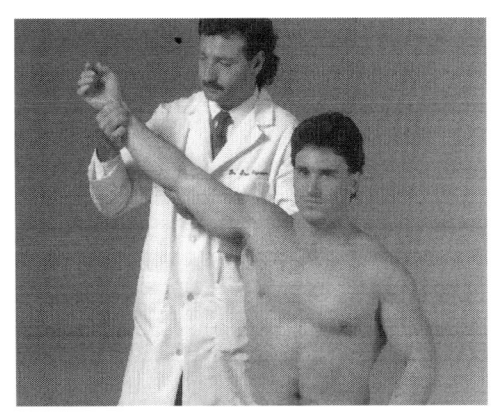

Figura 5.117

Explicação

A artéria axilar, a veia axilar e os três cordões do plexo braquial passam sob o músculo peitoral menor, sobre o processo coracoide. A abdução do braço em 180° estira essas estruturas em torno do tendão do músculo peitoral menor e do processo coracoide. A diminuição ou a ausência da amplitude do pulso radial indicam compressão da artéria axilar por um músculo peitoral menor espástico ou hipertrofiado ou por um processo coracoide deformado ou hipertrofiado (Fig. 5.118).

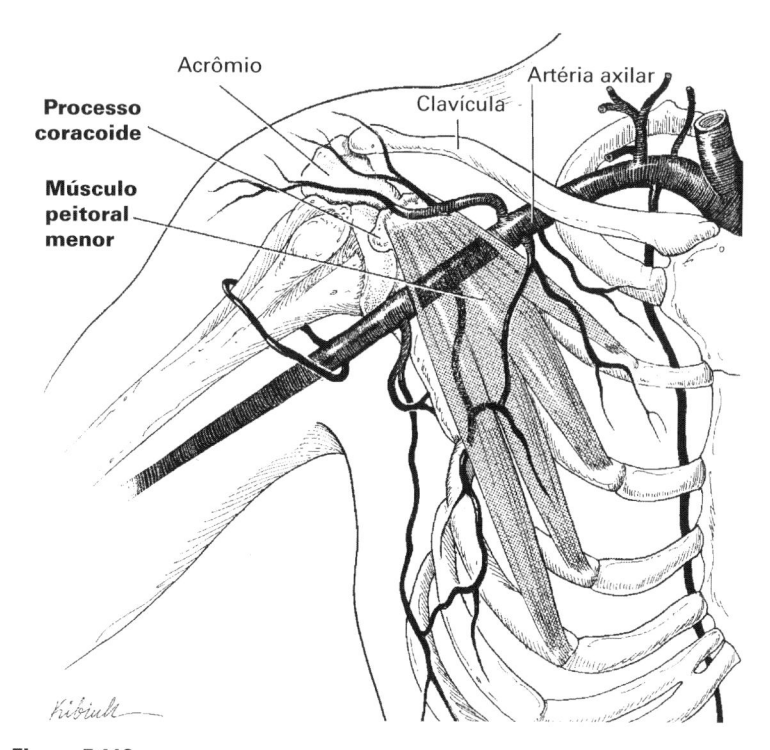

Figura 5.118

Teste da tração (32)

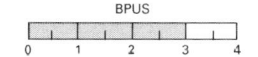

Procedimento

Com o paciente sentado, estabelecer o pulso radial (Fig. 5.119). Mantendo o pulso, estender e aplicar tração no braço (Fig. 5.120).

Explicação

A tração e a extensão do braço tracionam a artéria subclávia sobre a primeira costela. Um pulso diminuído ou obliterado não é diagnóstico; entretanto, quando o teste é repetido no lado oposto e não revela qualquer alteração, ele pode indicar uma primeira costela subluxada ou mal posicionada ou uma costela cervical no lado do pulso diminuído ou obliterado.

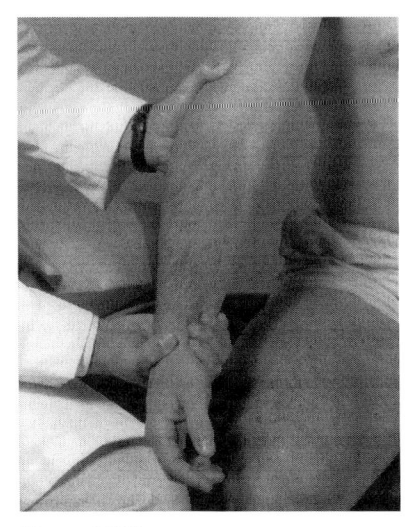

Figura 5.119

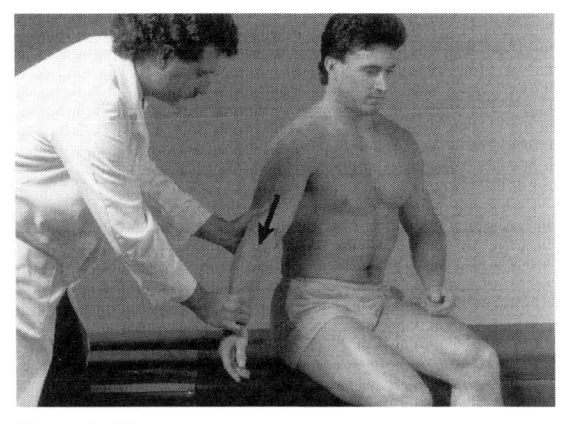

Figura 5.120

Manobra de Halstead (6)

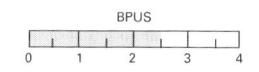

BPUS
0 1 2 3 4

Procedimento

Com o paciente sentado, encontrar o pulso radial e notar a amplitude (Fig. 5.121). Com a sua mão oposta, tracionar o braço do paciente e pedir-lhe para hiperestender o pescoço (Fig. 5.122). Repetir o teste no braço oposto.

Explicação

A pressão de tração no braço traciona o feixe neurovascular (plexo braquial e artéria axilar) sobre a primeira costela. A extensão do pescoço aperta os músculos escalenos. Uma amplitude de pulso diminuída ou obliterada indica costela cervical, subluxação ou má posição da primeira costela. Um componente radicular da extremidade superior indica compressão do plexo braquial pelo músculo escaleno anterior (Fig. 5.112).

SUGESTÃO DE IMAGENS DIAGNÓSTICAS

- Radiografia simples
  Posteroanterior do tórax (se houver suspeita de massa apical)
  Incidência apical lordótica
- Estudo eletrodiagnóstico

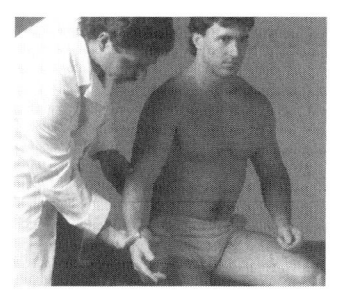

Figura 5.121 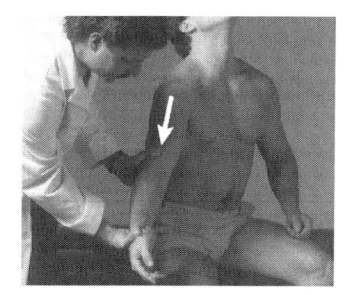   **Figura 5.122**

Teste de Roos (33)

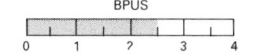

Procedimento

Com o paciente na posição sentada, orientá-lo a flexionar os braços e cotovelos em 90º (Fig. 5.123). Instruir o paciente a abrir e fechar as mãos por 3 minutos (Fig. 5.124).

Explicação

Esse procedimento causa o estreitamento do intervalo costoclavicular com aperto associado dos músculos escalenos anteriores. A reprodução dos sintomas da extremidade superior do paciente, como parestesias ou radiculopatia, é indicativa de um teste positivo.

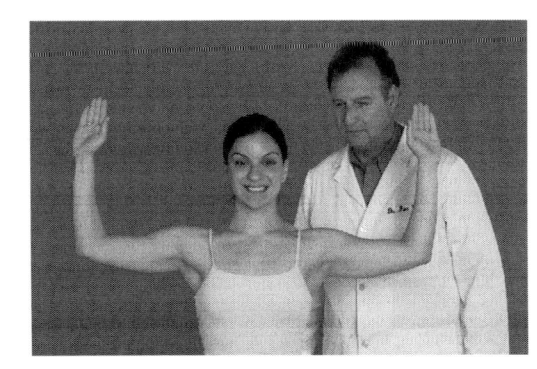

Figura 5.123

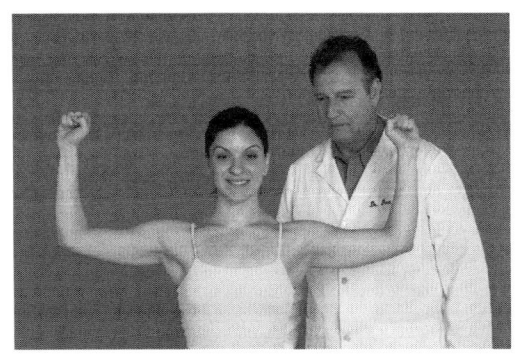

Figura 5.124

IRRITAÇÃO DO PLEXO BRAQUIAL

Descrição clínica

A irritação do plexo braquial pode ser causada por vários fatores, como costela cervical, tração superior intensa do braço, clavícula fraturada ou massa apical pulmonar. Quaisquer dessas irritações podem causar sintomas radiculares na extremidade superior. A maior parte dos testes seguintes são sinais de tensão do membro superior que são equivalentes ao teste de elevação da perna reta para radiculopatia lombar. Esses testes são tentativas de estressar as estruturas neurológicas no membro superior para determinar uma irritação neurológica; eles estressam todas as estruturas nas extremidades superiores, mas são usadas aqui para reprodução dos sinais neurológicos relatados pelo paciente.

SINAIS E SINTOMAS CLÍNICOS

- Dor radicular na extremidade superior
- Parestesias na extremidade superior
- Empunhadura fraca

Teste de estiramento do plexo braquial

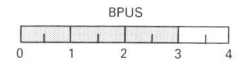

Procedimento

Com o paciente sentado, instruí-lo a flexionar lateralmente a cabeça no lado oposto ao afetado e estender o ombro e o cotovelo (Fig. 5.125).

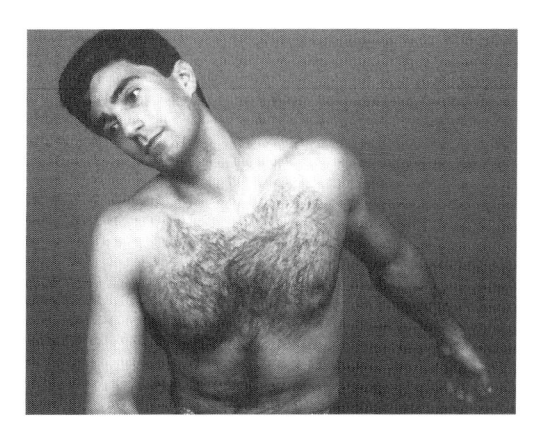

Figura 5.125

Explicação

Esse teste é similar ao teste de elevação da perna reta para a extremidade superior. Durante sua realização, estira-se o plexo braquial oposto ao lado da flexão lateral da cabeça. Qualquer dano ao plexo causará dor e/ou parestesias ao longo da distribuição do plexo braquial. Dor e parestesias no lado da flexão lateral podem indicar um problema de raiz nervosa. A dor cervical local no lado da flexão lateral pode indicar um problema na articulação facetária cervical, porque as facetas ficam comprimidas no lado da flexão lateral.

Sinal de Bikele (34)

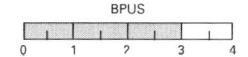

Procedimento

Com o paciente sentado, orientá-lo a abduzir o ombro em 90º e estender até onde for possível, com o cotovelo completamente flexionado (Fig. 5.126). Instruir o paciente a estender completamente o cotovelo (Fig. 5.127).

Explicação

A abdução e a extensão do ombro criam distração induzida pelo movimento no plexo braquial. Adicionando o movimento de extensão de cotovelo, ocorre a distração máxima do plexo braquial. Se esse movimento encontrar resistência e/ou aumento da dor radicular na extremidade superior, isso pode indicar neurite de plexo braquial, irritação de raiz nervosa ou irritação meníngea da cobertura das raízes nervosas cervicais.

Figura 5.126

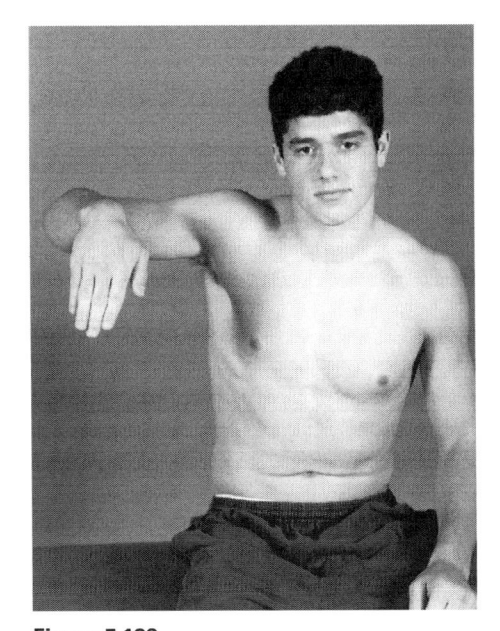

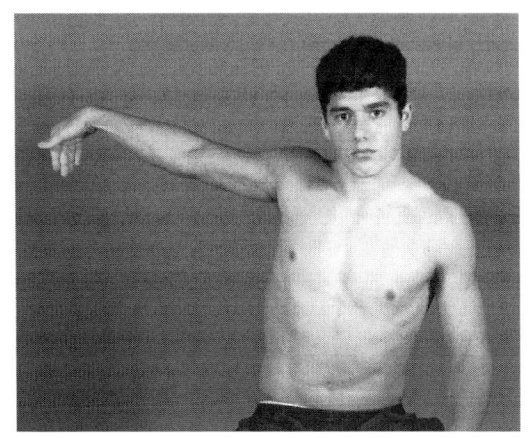

Figura 5.127

Teste de tensão do plexo braquial (34)

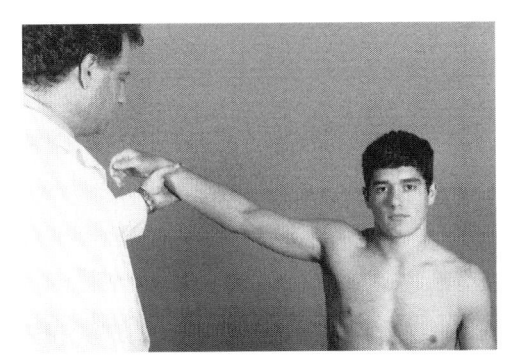

BPUS
0 1 2 3 4

Figura 5.128

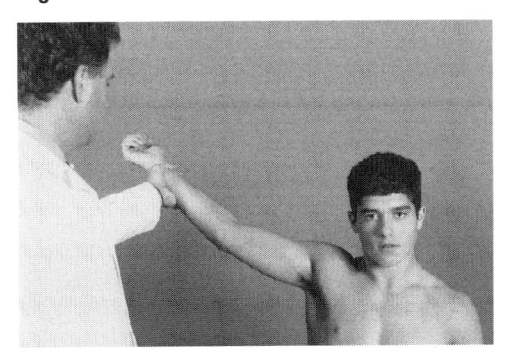

Figura 5.129

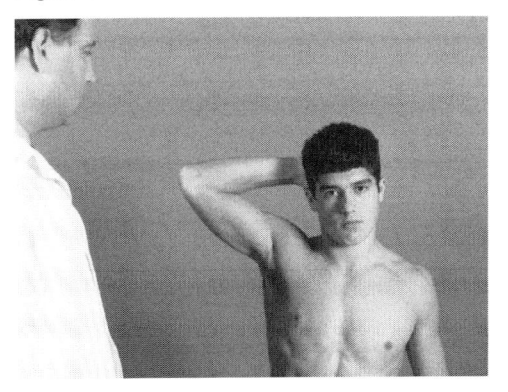

Figura 5.130

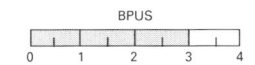

Procedimento

Com o paciente sentado e os braços na posição neutra, segurar o braço do paciente e abduzi-lo passivamente até sentir o bloqueio do jogo articular ou até o ponto de dor (Fig. 5.128). Pedir ao paciente para rodar externamente os braços e manter aquela posição enquanto você segura o braço (Fig. 5.129). Por fim, instruir o paciente a flexionar os cotovelos, de forma que a mão fique atrás da própria cabeça (Fig. 5.130).

Explicação

A abdução e a rotação externa do ombro com a flexão de cotovelo fornecem extensão máxima do plexo braquial e das raízes nervosas de C8 a T1. A reprodução dos sintomas do paciente indica irritação do plexo braquial. Se a irritação estiver no nível das raízes nervosas, os sintomas radiculares também podem ser reproduzidos.

Sinal de Tinel (para lesões do plexo braquial) (35)

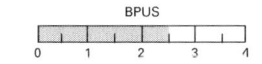

Procedimento

Com o paciente sentado e a cabeça lateralmente flexionada, percutir ao longo dos troncos do plexo braquial com o seu dedo indicador (Fig. 5.131).

Explicação

A dor local pode indicar uma lesão de plexo cervical. A sensação de formigamento na distribuição de um dos troncos pode indicar compressão ou neuroma de um ou mais troncos do plexo braquial.

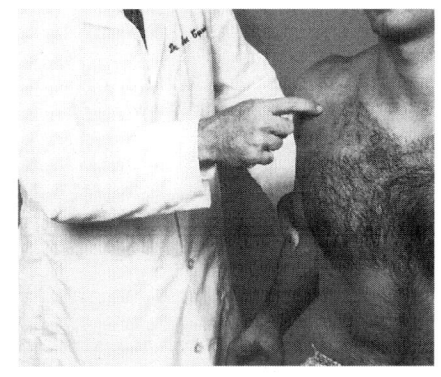

Figura 5.131

SUGESTÃO DE TESTES DIAGNÓSTICOS

- Estudos eletrodiagnósticos

REFERÊNCIAS

1. American Academy of Orthopaedic Surgeons. The Clinical Measurement of Joint Motion. Chicago: American Academy of Orthopaedic Surgeons, 1995.
2. Boons DC, Azen SP. Normal range of motion of joints in male subjects. J Bone Joint Surg Am 1979;61:756–759.
3. Hoppenfeld S. Physical Examination of the Spine and Extremities. New York: Appleton-Century-Crofts, 1976;127.
4. Hawkins RJ, Kennedy JC. Impingement syndrome in athletics. Am J Sports Med 1980; 8:151–163.
5. Neer CS, Welsh RP. The shoulder in sports. Orthop Clin North Am 1977;8:583–591.
6. MaGee DJ. Orthopedic Physical Assessment. 2nd ed. Philadelphia: WB Saunders, 1992.
7. Post M. Physical Examination of the Musculoskeletal System. Chicago: Year Book, 1987.
8. Gerber C, Maitland GD. Practical Orthopedic Medicine. London: Butterworths, 1969.
9. Andrews JA, Timmerman LA, Wilks KE. Athletic Injuries of the Shoulder. New York: McGraw-Hill, 1995.
10. Rockwood CA. Subluxations and dislocations about the shoulder. In: Rockwood CA, Green DP, eds. Fractures in adults–1. Philadelphia: JB Lippincott, 1985.
11. Rowe CR. Dislocations of the shoulder. In: Rowe CR, ed. The Shoulder. Vol 1. Edinburgh: Churchill Livingstone, 1988.
12. Matsen FA, Thomas SC, Rockwood CA. Glenohumeral instability. In: Rockwood CA, Matsen FA, eds. The Shoulder. Philadelphia: WB Saunders, 1990.
13. Jahn WT. Standardization of orthopaedic testing of the upper extremity. J Manip Physiol Ther 1981;4(2).
14. Stimson BBA. A Manual of Fractures and Dislocations. 2nd ed. Philadelphia: Lea & Febiger, 1946.
15. Gerber C, Ganz R. Clinical assessment of instability of the shoulder. J Bone Joint Surg 1984;66B:551–556.

16. Norwood LA, Terry GC. Shoulder posterior and subluxation. Am J Sports Med 1984;12:25–30.
17. Cofield RH, Irving JF. Evaluation and classification of shoulder instability. Clin Orthop 1987;223:32–43.
18. Kibler WB. Clinical Examination of the Shoulder. In Pettrone A, ed. Athletic Injuries of the Shoulder. New York: McGraw-Hill, 1995.
19. O'Brien SJ, Pagnani MJ, Fealy S, McGlynn SR, Wilson JB. The active compression test: a new and effective test for diagnosing labral tears and acromioclavicular joint injuries. Am J Sports Med 1998;26:610–613.
20. Kibler WB. Specificity and sensitivity of the anterior slide test in throwing athletes with superior glenoid labral tears. Arthroscopy 1995;11:296–300.
21. Jobe FW, Moynes DR. Delineation of diagnostic criteria and rehabilitation program for rotator cuff injuries. Am J Sports Med 1982;10:3336–3339.
22. Yergason RM. Supination sign. J Bone Joint Surg 1931;13:160.
23. Abbott LC, Saunders JB. Acute traumatic dislocation of tendon of long head of biceps brachii: report of cases with operative findings. Surgery 1939;6:817–840.
24. Adson AW. Cervical ribs: symptoms, differential diagnosis and indications for section of the insertion of the scalenus anticus muscle. J Coll Int Surg 1951;106:546.
25. Adson AW, Coffey JR. Cervical rib. Ann Surg 1927;85:839–857.
26. Lord JR, Rosati LM, eds. Thoracic-Outlet Syndromes. New Jersey, CIBA Pharmaceutical, 1971;21(2):9–10.
27. Falconer MA, Li FWP. Resection of first rib in costoclavicular compression of the brachial plexus. Lancet 1962;59(1):63.
28. Falconer MA, Weddel G. Costoclavicular compression of the subclavian artery and vein: relation to scalene anticus syndrome. Lancet 1943;2:542.
29. Devay AD. Costoclavicular compression of brachial plexus and subclavian vessels. Lancet 1945;2:165.
30. Wright JS. The neurovascular syndrome produced by hyperabduction of the arms. Am Heart J 1945;29(1).
31. Wright JS. Vascular diseases in clinical practice. 2nd ed. Chicago: Year Book, 1952.
32. McRae R. Clinical Orthopedic Examination. New York: Churchill Livingstone, 1976.
33. Roos DB. Congenital anomalies associated with thoracic outlet syndrome: anatomy, symptoms, diagnosis, and treatment. Am J Surg 1976;132:771–778.
34. Evans RC. Illustrated Essentials in Orthopedic Physical Assessment. 2nd ed. St. Louis: Mosby 2001.
35. Landi A, Copeland S. Value of the Tinel sign in brachial plexus lesions. Ann Roy Coll Surg Eng 1979;61:470–471.

REFERÊNCIAS GERAIS

Cailliet R. Shoulder pain. Philadelphia: FA Davis, 1966.

Cipriano J. Calcific tendinitis vs. chronic bursitis in shoulder joint pathology. Today's Chiropractic 1986;14(4):15–16.

Cyriax J. Textbook of Orthopaedic Medicine. Vol. 1. Diagnosis of Soft Tissue Lesions. London: Bailliéré Tindall, 1982.

De Palma AF, Flannery GF. Acute anterior dislocations of the shoulder. J Sports Med Phys Fitness 1973;1:6–15.

Kapandji IA. The Physiology of the Joints. Vol I. Upper Limb. New York: Churchill Livingstone, 1970.

Neviaser JS. Musculoskeletal disorders of the shoulder region causing cervicobrachial pain: differential diagnosis and treatment. Surg Clin North Am 1963;43:1703.

Post M, Silver R, Singh M. Rotator cuff tear: diagnosis and treatment. Clin Orthop 1983;173:78.

Yocum LA. Assessing the shoulder: history, physical examination, differential diagnosis, special tests used. Clin Sports Med 1983;2:281.

6
TESTES ORTOPÉDICOS DO COTOVELO

**FLUXOGRAMA DO EXAME
ORTOPÉDICO DO COTOVELO**   202

PALPAÇÃO DO COTOVELO   203
  Aspecto medial   203
    Nervo ulnar   203
    Epicôndilo medial e
      tendões inseridos   204
    Ligamento colateral ulnar   205
      Aspecto lateral   206
    Epicôndilo lateral e tendões
      extensores dos punhos   206
    Ligamento colateral radial
      e ligamento anular   207
  Aspecto posterior   208
    Olécrano e bolsa   208
    Músculo tríceps   209
  Aspecto anterior   210
    Fossa cubital   210

AMPLITUDE DE MOVIMENTO DO COTOVELO   211
  Flexão   211
  Extensão   212
  Supinação   212

  Pronação   213

**EPICONDILITE LATERAL
(COTOVELO DO TENISTA)**   214
  Teste de Cozen   214
  Teste de Mill   216
  Sinal de Kaplan   217

**EPICONDILITE MEDIAL
(COTOVELO DO GOLFISTA)**   218
  Teste do cotovelo do golfista   218

INSTABILIDADE LIGAMENTAR   219
  Teste de estresse em adução   220
  Teste de estresse em abdução   222

**SÍNDROMES COMPRESSIVAS
E NEUROPATIAS**   223
  Sinal de Tinel   224
  Sinal de Wartenberg   224
  Teste de flexão do cotovelo   226
  Teste da pinça digital   227
  Teste de extensão resistida
    do dedo médio   228

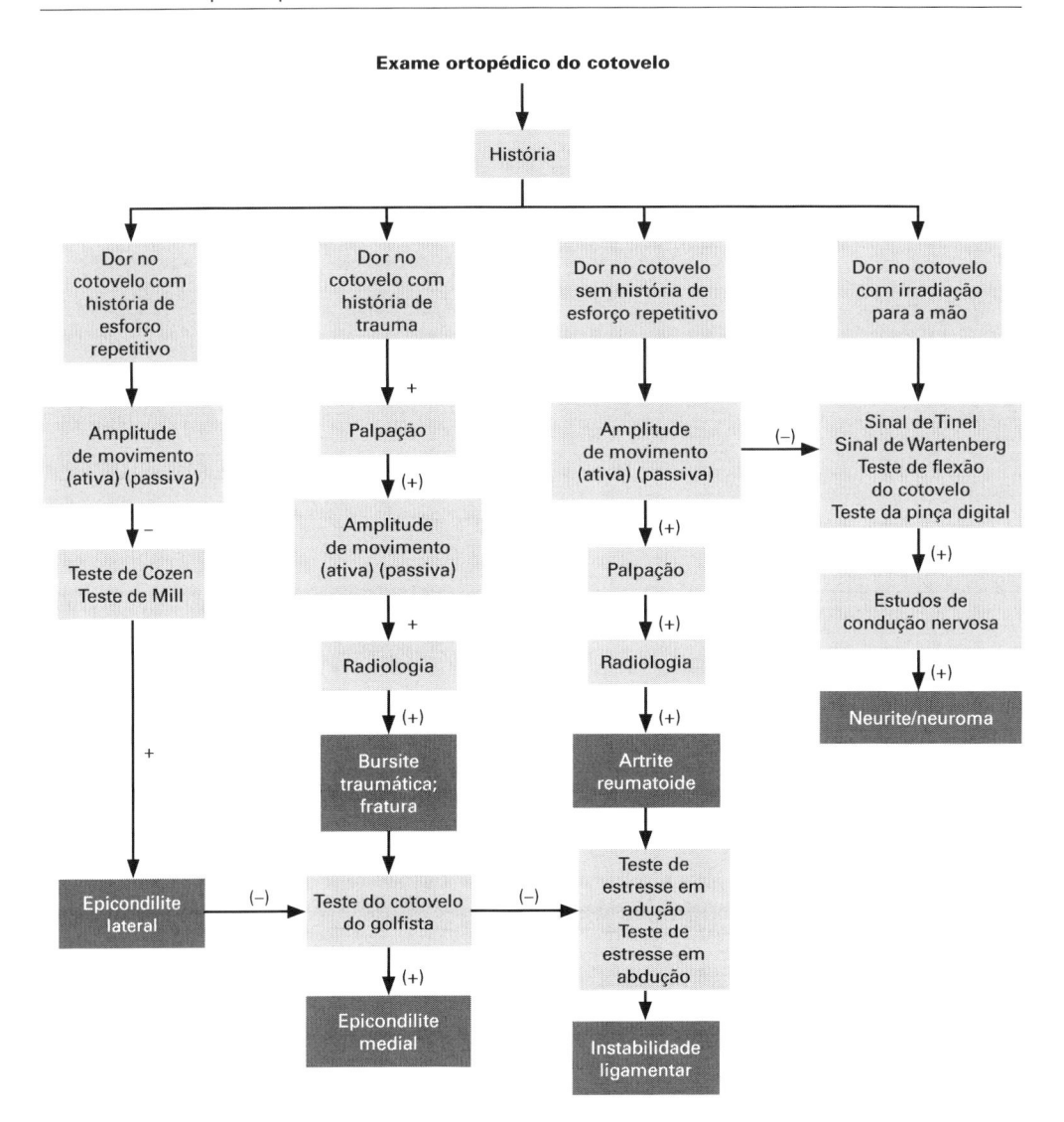

Exame ortopédico do cotovelo

```
                              História
                                 │
   ┌─────────────────┬───────────┴───────────┬─────────────────┐
   ▼                 ▼                       ▼                 ▼
Dor no cotovelo   Dor no cotovelo       Dor no cotovelo    Dor no cotovelo
com história de   com história de       sem história de    com irradiação
esforço           trauma                esforço repetitivo para a mão
repetitivo            │                       │                 │
   │                  │ +                     ▼                 ▼
   ▼                  ▼                  Amplitude         Sinal de Tinel
Amplitude         Palpação               de movimento      Sinal de Wartenberg
de movimento          │                  (ativa) (passiva) Teste de flexão
(ativa) (passiva)     │ (+)           ──(−)──▶             do cotovelo
   │                  ▼                       │            Teste da pinça digital
   │ −            Amplitude                   ▼ (+)             │
   ▼              de movimento            Palpação              ▼ (+)
Teste de Cozen    (ativa) (passiva)           │ (+)        Estudos de
Teste de Mill         │ +                     ▼            condução nervosa
   │                  ▼                   Radiologia            │ (+)
   │              Radiologia                  │ (+)             ▼
   │                  │ (+)                   ▼           Neurite/neuroma
   │ +                ▼                   Artrite
   ▼              Bursite                 reumatoide
Epicondilite      traumática;                 │
lateral    ─(−)─▶ fratura                     ▼
                     │                    Teste de
                     ▼                    estresse em
                  Teste do cotovelo ─(−)─▶adução
                  do golfista             Teste de
                     │ (+)                estresse em
                     ▼                    abdução
                  Epicondilite                │
                  medial                      ▼
                                          Instabilidade
                                          ligamentar
```

PALPAÇÃO DO COTOVELO

Aspecto medial

Nervo ulnar

Anatomia descritiva

> O nervo ulnar é um ramo do fascículo medial do plexo braquial. Passa no sulco entre o epicôndilo medial e a fossa do olécrano (Fig. 6.1).

Procedimento

> Com o dedo indicador, palpar o sulco entre o epicôndilo medial e o olécrano. É importante observar se o nervo está sensível à palpação ou está espessado (Fig. 6.2). Isso pode indicar compressão nervosa ou tecido cicatricial no nervo, levando a parestesias no antebraço e/ou perda de força nos músculos interósseos.

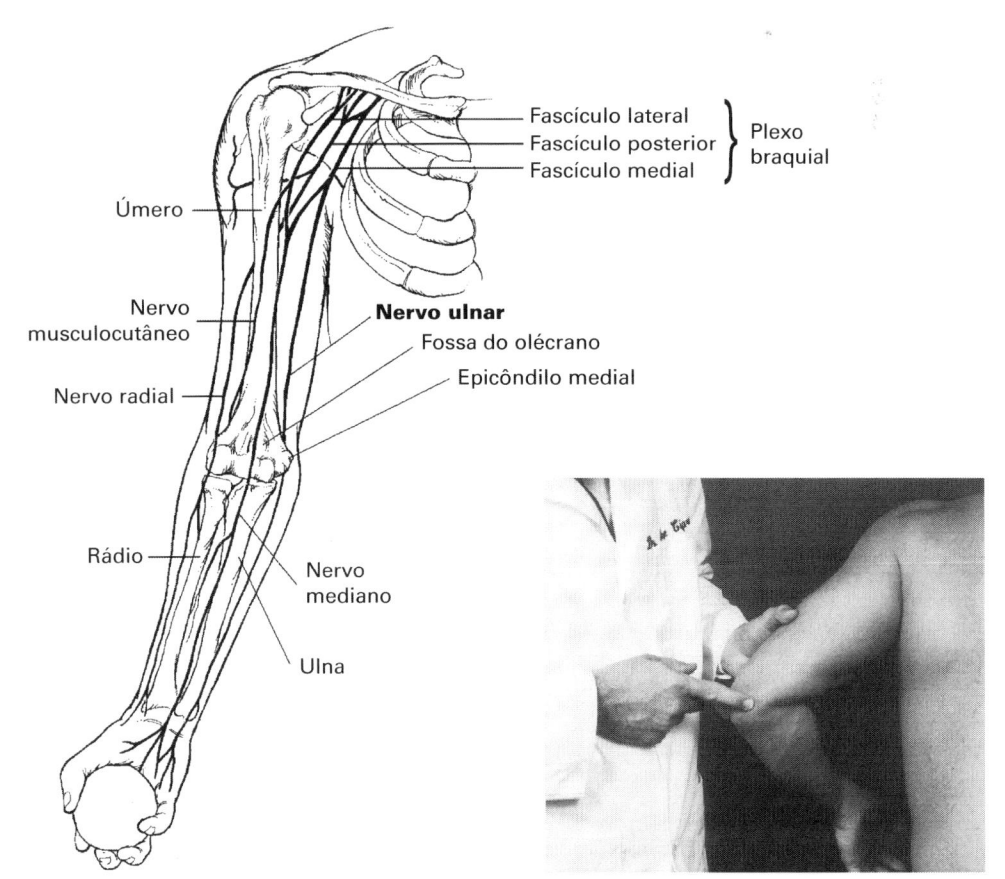

Figura 6.1

Figura 6.2

Epicôndilo medial e tendões inseridos

Anatomia descritiva

O epicôndilo medial é uma protuberância relativamente grande na extremidade distal medial do úmero. Inseridos no côndilo ficam os músculos do grupo flexor do punho e pronador. Esse grupo é composto por pronador redondo, flexor radial do carpo, palmar longo e flexor ulnar do carpo. Todos esses músculos originam-se a partir do epicôndilo medial como um tendão comum (Fig. 6.3).

Procedimento

Com o cotovelo flexionado em 90°, palpar o epicôndilo e seus tendões com o dedo indicador; procurar por sensibilidade dolorosa, inflamação e elevação da temperatura (Fig. 6.4). Isso pode indicar distensão de um ou mais dos tendões previamente mencionados ou inflamação do epicôndilo medial causada por várias atividades, como golfe ou tênis.

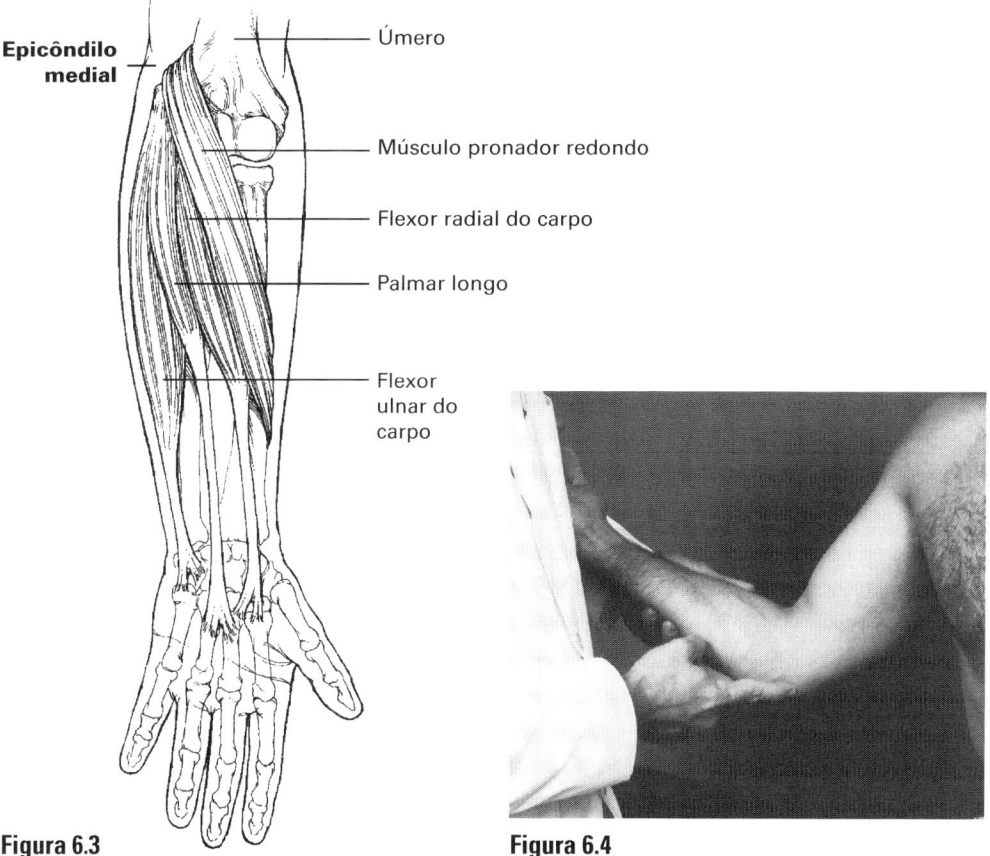

Figura 6.3

Figura 6.4

Ligamento colateral ulnar

Anatomia descritiva

O ligamento colateral ulnar insere-se no epicôndilo medial, no aspecto medial da ulna, na incisura trocantérica (Fig. 6.5) e estabiliza medialmente a articulação umeroulnar.

Procedimento

Com o dedo indicador, palpar a área do ligamento colateral ulnar (Fig. 6.6). Habitualmente ele não é palpável. Você deve buscar sensibilidade dolorosa, que pode indicar entorse causada por estresse em valgo forçado.

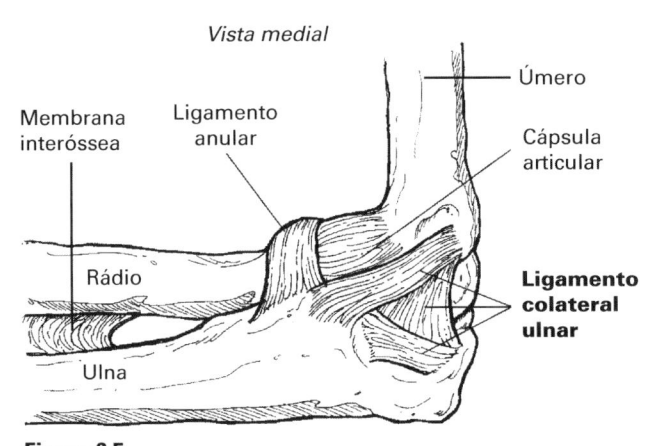

Figura 6.5

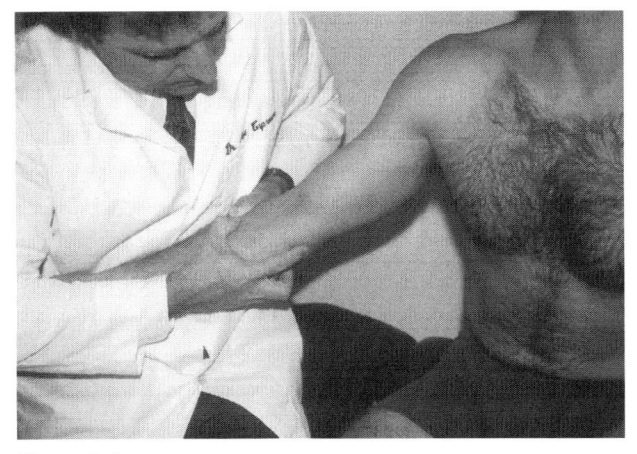

Figura 6.6

Aspecto lateral

Epicôndilo lateral e tendões extensores dos punhos

Anatomia descritiva

O epicôndilo lateral é uma protuberância relativamente grande na extremidade distal lateral do úmero. O tendão extensor comum está inserido no côndilo. Desse tendão surge o extensor radial curto do carpo, o extensor dos dedos, o extensor do dedo mínimo e o extensor ulnar do carpo. O braquiorradial e o extensor longo e curto radial do carpo estão inseridos superiormente ao epicôndilo lateral, na crista supracondilar (Fig. 6.7).

Procedimento

Com o cotovelo do paciente flexionado em 90°, palpar o epicôndilo lateral e a crista supracondilar com os dedos indicador e médio (Fig. 6.8). Observar qualquer sensibilidade dolorosa, inflamação e elevação da temperatura em qualquer localização. Esses sinais podem indicar uma inflamação do epicôndilo lateral (epicondilite) ou uma distensão dos tendões extensores do punho.

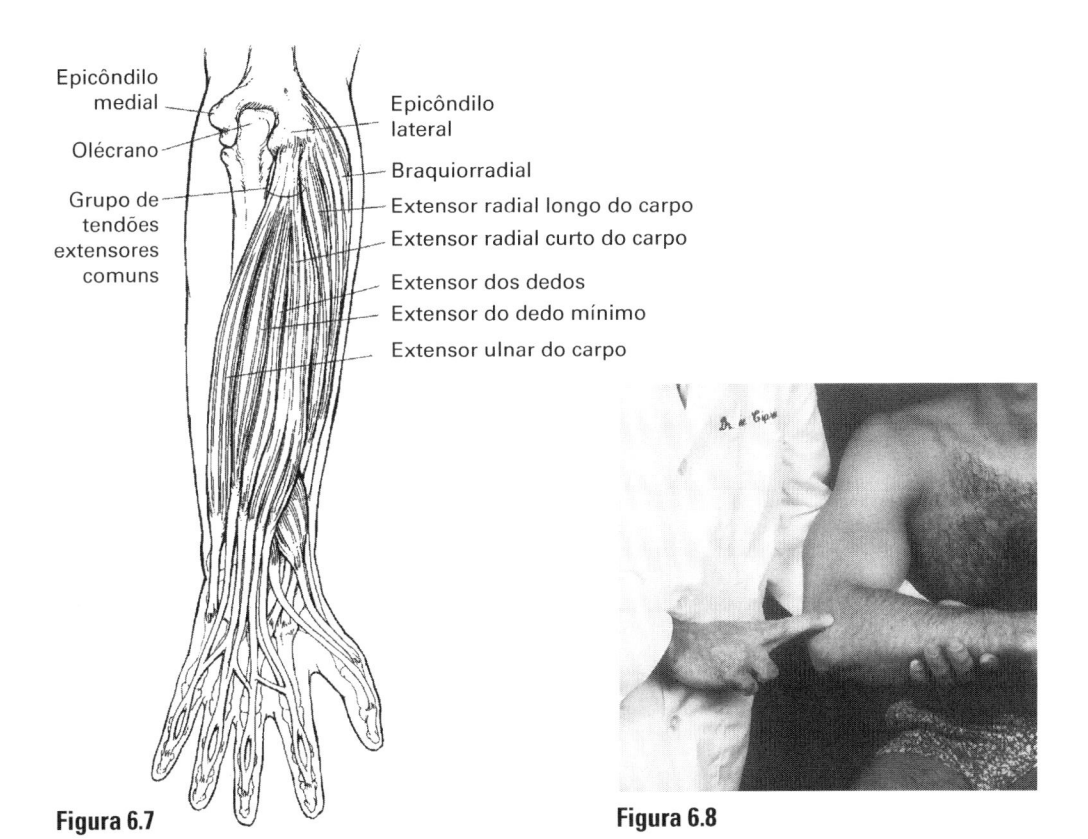

Figura 6.7

Figura 6.8

Ligamento colateral radial e ligamento anular

Anatomia descritiva

O ligamento colateral radial e os ligamentos anulares são estruturas espessas que se estendem desde o epicôndilo lateral do úmero até o ligamento anular e aspecto lateral da ulna. O ligamento anular circunda a cabeça radial (Fig. 6.9). O ligamento colateral radial estabiliza lateralmente a articulação umeroulnar.

Procedimento

Com os dedos indicador e médio, palpar a área do ligamento colateral radial desde o epicôndilo lateral até o ligamento anular (Fig. 6.10). Buscar sensibilidade dolorosa, que pode indicar entorse causada por estresse em varo forçado.

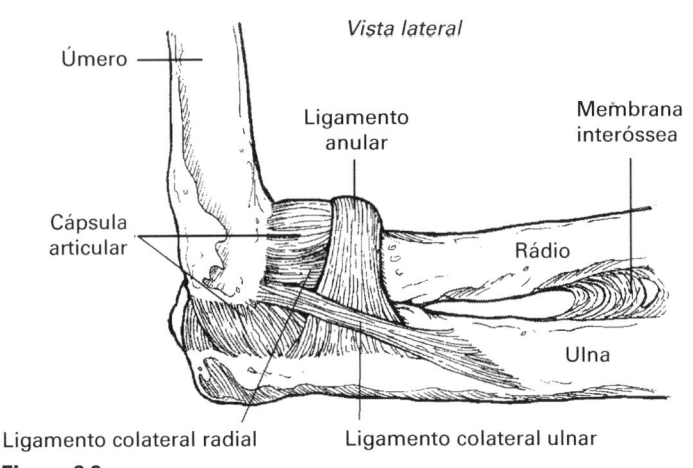

Figura 6.9

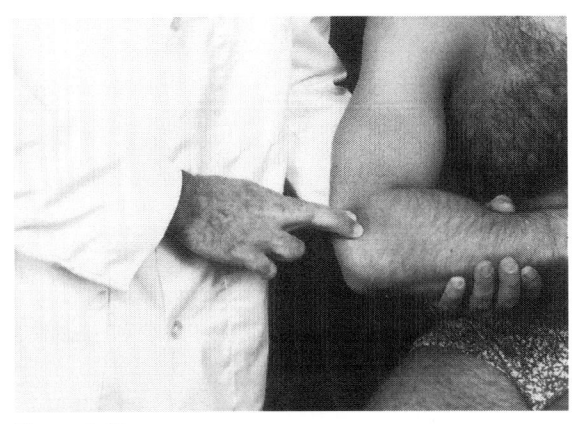

Figura 6.10

Aspecto posterior

Olécrano e bolsa

Anatomia descritiva

O olécrano fica posterior ao cotovelo na extremidade proximal da ulna. É coberto pela bolsa do olécrano, que normalmente não é palpável (Fig. 6.11).

Procedimento

Com o cotovelo do paciente flexionado em 90°, palpar o olécrano e a bolsa na busca de sensibilidade dolorosa, inflamação e aumento da temperatura (Fig. 6.12). A sensação de palpar algo espesso e amolecido pode indicar bursite do olécrano. Verificar o aspecto posterior da borda do olécrano na busca de nódulos reumatoides, que indicam artrite reumatoide.

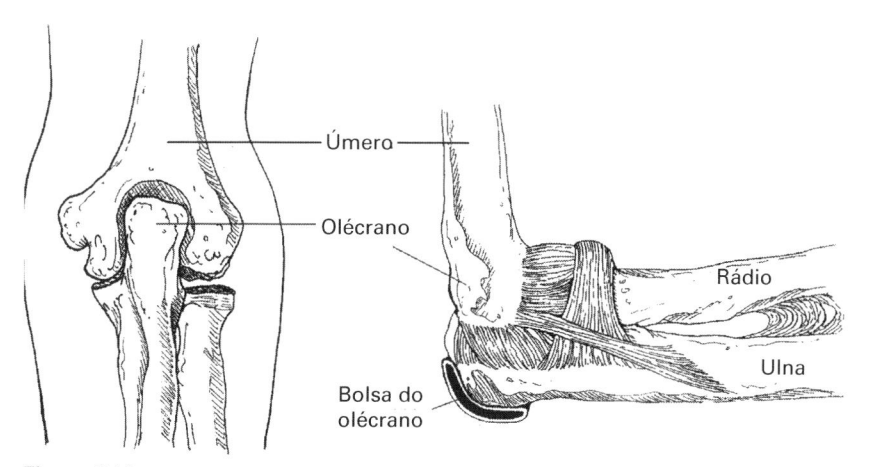

Figura 6.11

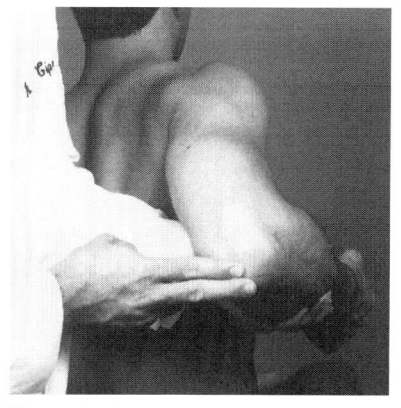

Figura 6.12

Músculo tríceps

Anatomia descritiva

O músculo tríceps tem três cabeças. A cabeça longa cruza a articulação glenoumeral e a articulação do cotovelo e insere-se no olécrano (Fig. 6.13).

Procedimento

Com o cotovelo do paciente ligeiramente flexionado, fazer o paciente apoiar-se em uma mesa. Isso facilitará a palpação do músculo. Com os dedos polegar e indicador, palpar a extensão do músculo até o olécrano, buscando sensibilidade dolorosa ou defeitos secundários ao trauma (Fig. 6.14). Isso pode indicar uma distensão ou pontos-gatilho ativos do músculo tríceps. Uma massa endurecida pode indicar miosite ossificante secundária a trauma repetitivo.

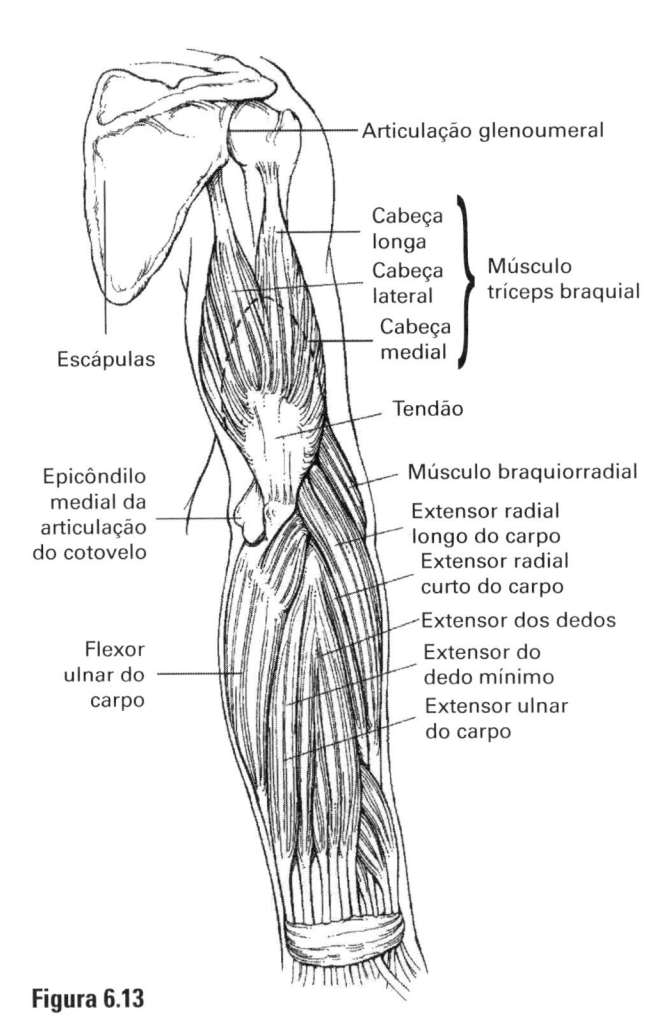

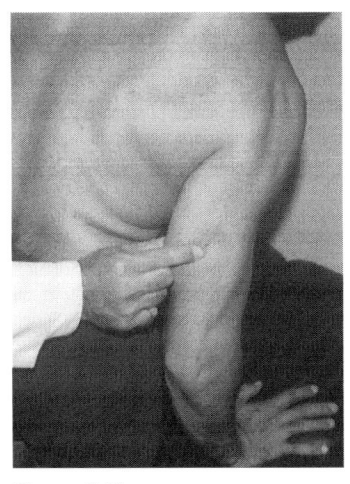

Figura 6.13

Figura 6.14

Aspecto anterior

Fossa cubital

Localização

A fossa cubital é o espaço triangular limitado pelo braquiorradial lateralmente e pelo pronador redondo medialmente. A base é uma linha imaginária entre os dois epicôndilos. As estruturas que passam entre a fossa são o tendão do bíceps, a artéria braquial, o nervo mediano e o nervo musculocutâneo (Fig. 6.15).

Procedimento

Com o cotovelo do paciente ligeiramente flexionado e fazendo resistência à flexão, palpar a fossa cubital com o dedo indicador, buscando o tendão do bíceps, que fica medial ao músculo braquiorradial (Fig. 6.16). A existência de sensibilidade dolorosa pode indicar uma distensão na junção musculotendínea. Um tendão rompido não é palpável na fossa, e uma saliência muscular fica evidente no braço.

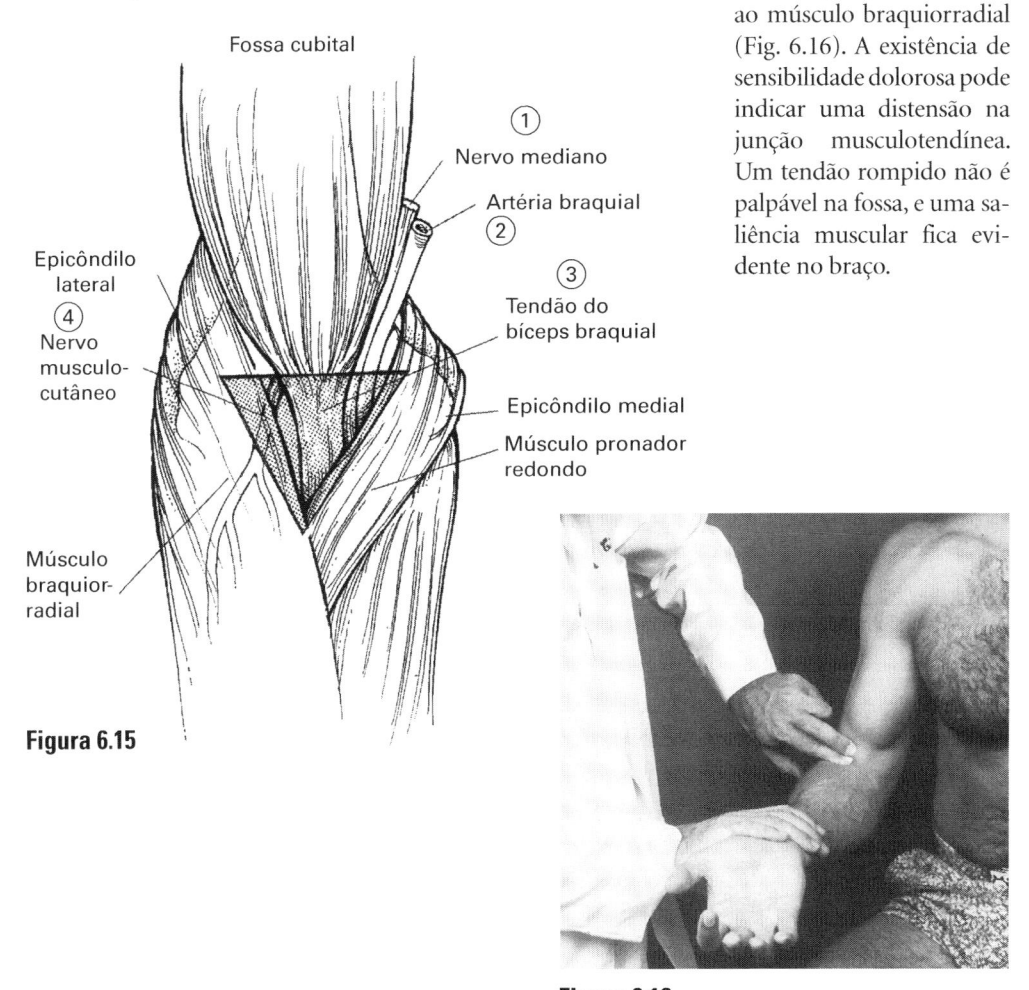

Figura 6.15

Figura 6.16

AMPLITUDE DE MOVIMENTO DO COTOVELO

Flexão (1)

Com o paciente sentado e cotovelo estendido, colocar o goniômetro no plano sagital com o centro na articulação do cotovelo (Fig. 6.17). Essa é a posição neutra para flexão e extensão da articulação do cotovelo. Instruir o paciente a flexionar o braço tanto quanto possível, enquanto o movimento no antebraço é seguido por um braço do goniômetro (Fig. 6.18).

Amplitude normal

A variação normal é 141° ± 4,9° ou mais a partir do 0 ou posição neutra (2).

Músculos	Suprimento nervoso
1. Braquial	Musculocutâneo
2. Bíceps braquial	Musculocutâneo
3. Braquiorradial	Radial
4. Pronador redondo	Mediano
5. Flexor ulnar do carpo	Ulnar

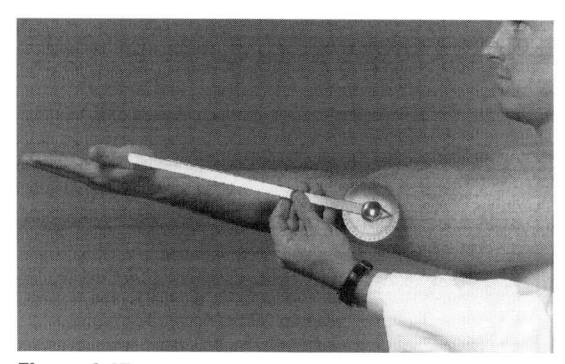

Figura 6.17

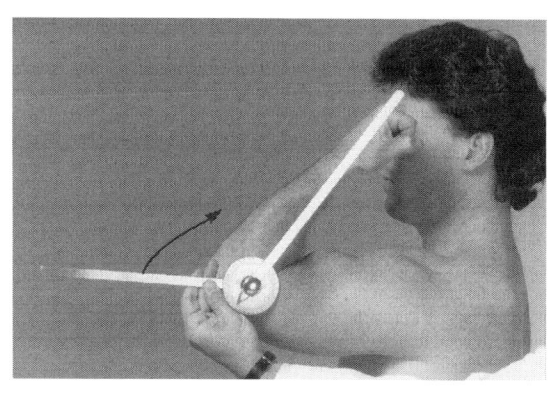

Figura 6.18

Extensão (1)

Com o cotovelo em extensão completa, colocar o goniômetro no plano sagital com o centro na articulação do cotovelo. Instruir o paciente a estender o cotovelo, enquanto o antebraço é seguido por um braço do goniômetro (Fig. 6.19).

Amplitude normal

A variação normal é 0,3 ± 2,0° a partir da extensão completa (2).

Músculos	Suprimento nervoso
1. Tríceps	Radial
2. Ancôneo	Radial

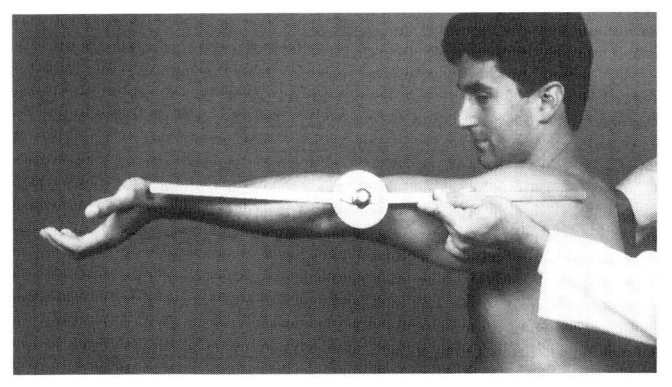

Figura 6.19

Supinação (1)

Com o cotovelo do paciente em 90° de flexão e o polegar voltado para cima, colocar o goniômetro no plano coronal (Fig. 6.20). Essa é a posição neutra para supinação e pronação. Instruir o paciente a rodar o polegar para fora enquanto você segue o polegar com um braço do goniômetro (Fig. 6.21).

Amplitude normal

A variação normal é de 81 ± 4° ou mais a partir de 0 ou posição neutra (2).

Músculos	Suprimento nervoso
1. Supinador	Radial
2. Bíceps braquial	Musculocutâneo

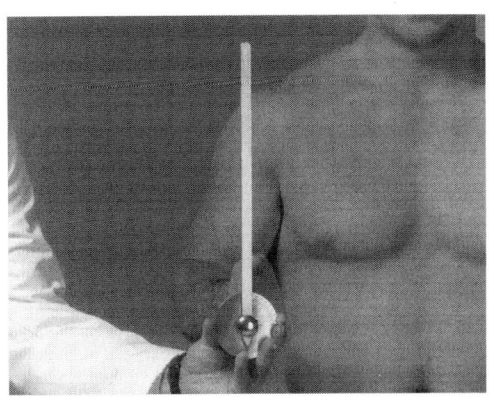

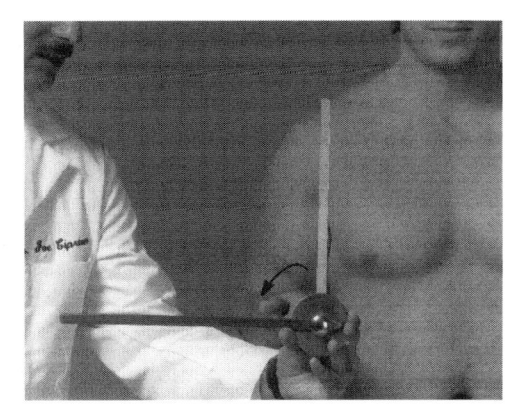

Figura 6.20

Figura 6.21

Pronação (1)

Com o cotovelo do paciente em 90° de flexão e o polegar voltado para cima, colocar o goniômetro no plano coronal (Fig 6.22). Instruir o paciente a rodar o polegar para dentro enquanto você segue o polegar com um braço do goniômetro (Fig. 6.23).

Amplitude normal

A variação normal é 75 ± 6,3° ou mais a partir do 0 ou posição neutra (2).

Músculos	Suprimento nervoso
1. Pronador quadrado	Mediano
2. Pronador redondo	Mediano
3. Flexor radial do carpo	Mediano

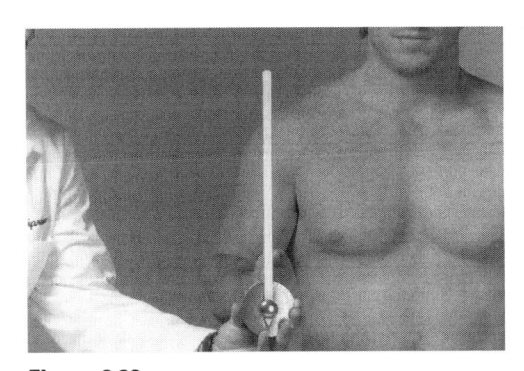

Figura 6.22

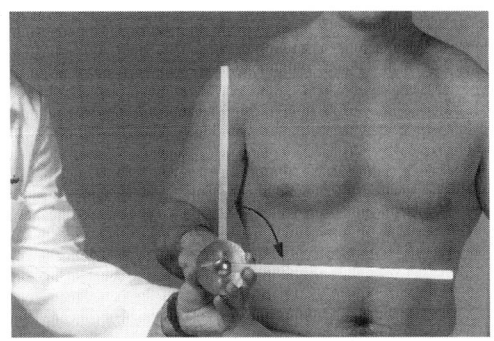

Figura 6.23

EPICONDILITE LATERAL (COTOVELO DO TENISTA)

Descrição clínica

A epicondilite lateral é uma lesão repetitiva do tendão extensor comum no epicôndilo lateral do úmero. As ações repetitivas incluem erguer, martelar e fazer empunhadura com impacto repetido durante as atividades esportivas. Essa lesão causa microrruptura e microavulsão na origem do tendão extensor radial do carpo. Uma inflamação secundária desenvolve-se no epicôndilo depois dessa lesão mecânica. Os sintomas persistem por causa da tração e do movimento constante do punho e da mão.

SINAIS E SINTOMAS CLÍNICOS
- Dor lateral no cotovelo
- Fraqueza do antebraço

Teste de Cozen (3)

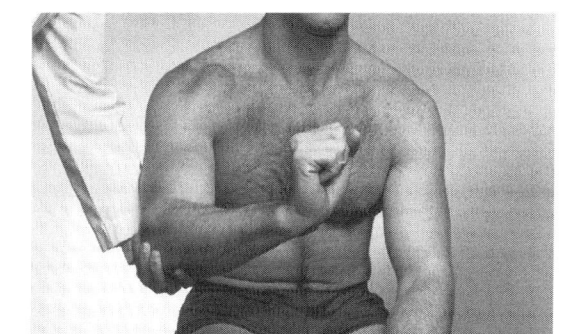

Figura 6.24

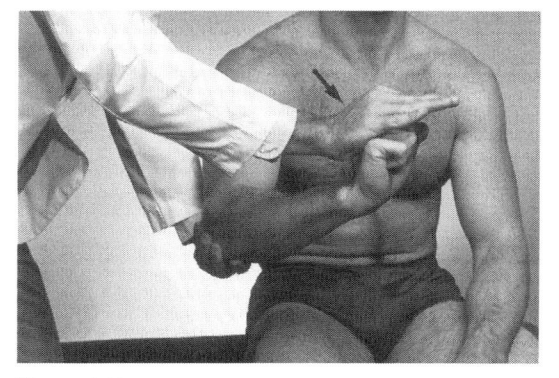

Figura 6.25

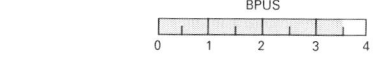

Procedimento

Com o paciente sentado, estabilizar o antebraço do paciente. Orientá-lo a fechar a mão e a estendê-la (Fig. 6.24). Após, forçar o punho estendido em flexão contra a resistência (Fig. 6.25).

Explicação

Os tendões que estendem o punho estão inseridos no epicôndilo lateral (Fig. 6.26). Eles são o extensor radial curto do carpo, o extensor dos dedos, o extensor do dedo mínimo e o extensor ulnar do carpo. Se o côndilo em si ou os tendões extensores comuns que ali se inserem estiverem inflamados, forçar o punho estendido para flexão pode reproduzir a irritação no epicôndilo lateral e nos tendões inseridos. Se a dor for produzida no epicôndilo lateral, suspeitar de inflamação do epicôndilo lateral (epicondilite).

Vista posterior

Área inflamada

Epicôndilo lateral do úmero

Epicôndilo lateral

Tendão extensor comum

Extensor dos dedos (a)
Extensor do dedo mínimo (b)
Extensor ulnar do carpo (c)

Grupo de tendões extensores comuns

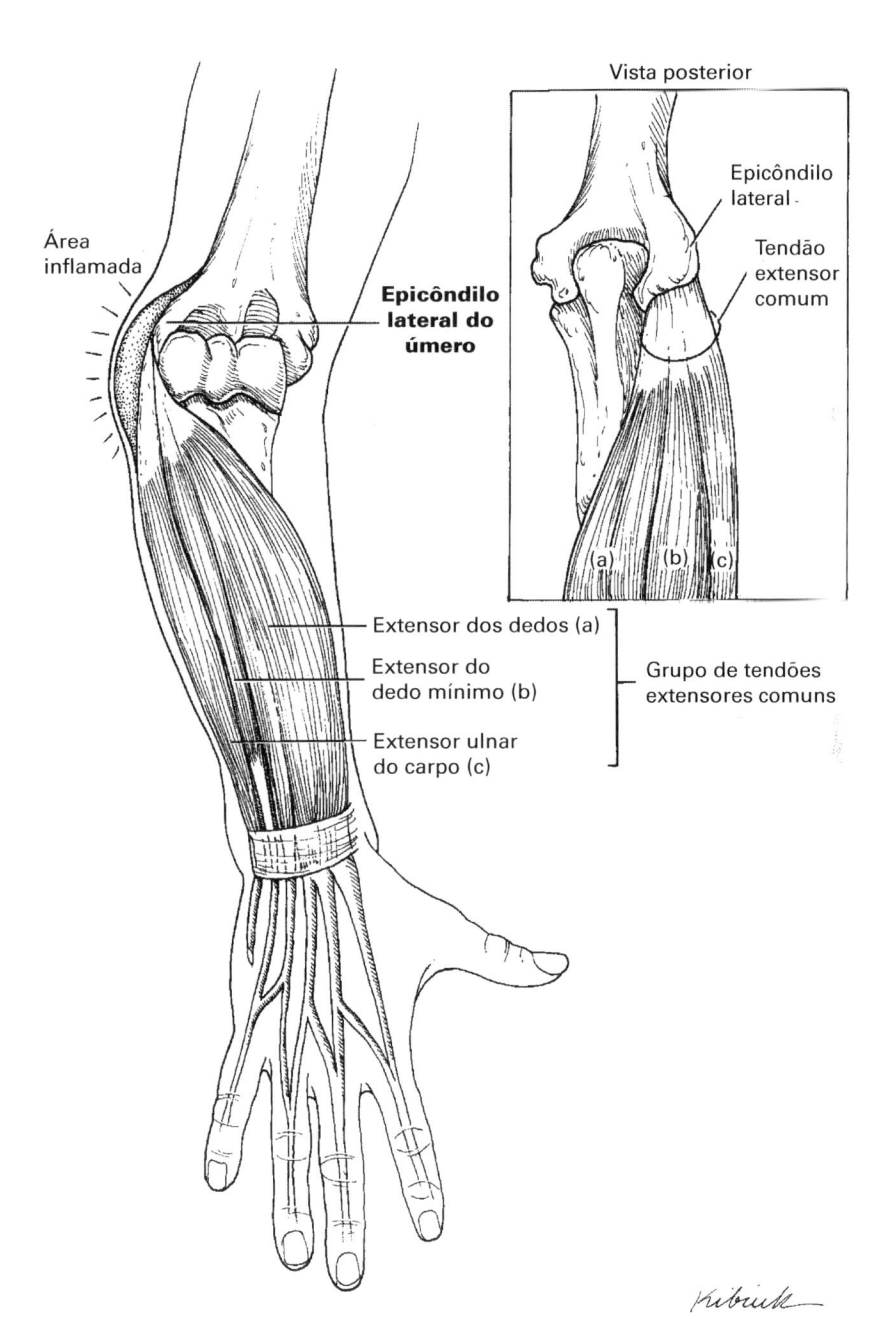

Figura 6.26

Teste de Mill (4)

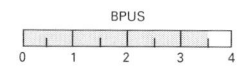

Procedimento

Com o paciente sentado, orientá-lo a pronar o braço e a flexionar o punho. Após, instruí-lo a supinar o antebraço contra a resistência (Fig. 6.27).

Explicação

O tendão do músculo supinador, que supina o punho, está inserido no epicôndilo lateral. Se o côndilo em si ou o tendão do supinador que se insere no côndilo estiver inflamado, a resistência à supinação do punho pode reproduzir irritação no epicôndilo lateral e nos tendões ali inseridos. Se a dor for produzida no epicôndilo lateral, suspeitar de inflamação do epicôndilo lateral (epicondilite).

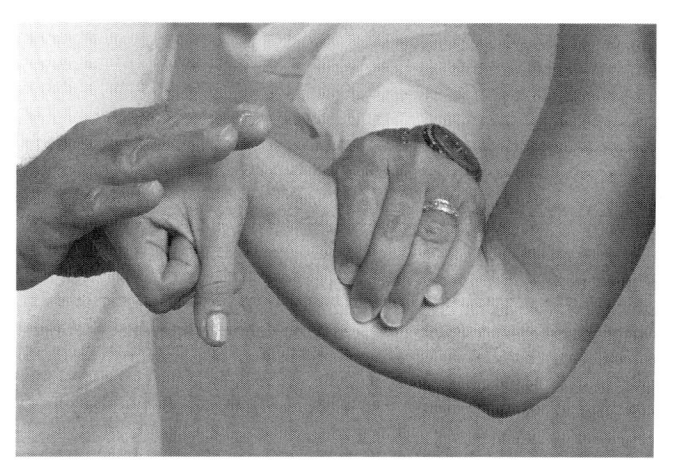

Figura 6.27

Sinal de Kaplan (5)

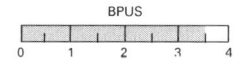

Procedimento

Com o paciente na posição sentada e o cotovelo ligeiramente flexionado, instruir o paciente a segurar um dinamômetro e registrar os achados (Fig. 6.28). A seguir, colocar uma órtese de cotovelo ligeiramente abaixo dos epicôndilos do paciente (Fig. 6.29). Novamente, instruir o paciente a segurar o dinamômetro e registrar os achados.

Explicação

A preensão do dinamômetro sem assistência aumenta a tensão no tendão extensor comum nos epicôndilos laterais, que causa dor e produz fraqueza da mão e do antebraço. Quando um suporte é colocado distalmente ao epicôndilo, a dor é reduzida e a força é aumentada, porque a tensão no tendão extensor comum é aliviada.

SUGESTÃO DE IMAGENS DIAGNÓSTICAS

- Radiografia simples
  Incidência AP do cotovelo
  Incidência lateral do cotovelo

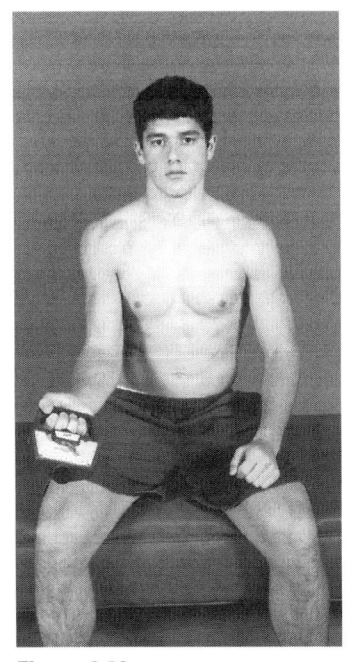

Figura 6.28 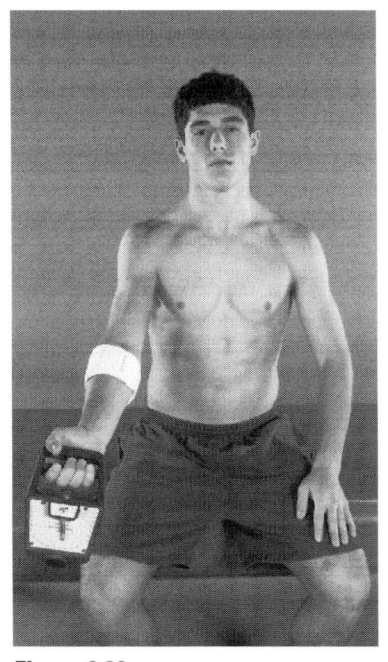   **Figura 6.29**

EPICONDILITE MEDIAL (COTOVELO DO GOLFISTA)

Descrição clínica

A epicondilite medial é uma lesão repetitiva do tendão flexor comum no epicôndilo medial do úmero. As ações repetitivas incluem erguer, martelar e fazer empunhadura com impacto repetitivo durante as atividades esportivas. Essa lesão causa microrruptura e microavulsão na origem do tendão flexor radial do carpo. Uma inflamação secundária se desenvolve no epicôndilo depois dessa lesão mecânica. Os sintomas persistem por causa da tensão e do movimento constante do punho e da mão.

SINAIS E SINTOMAS CLÍNICOS

- Dor medial no cotovelo
- Fraqueza do antebraço

Teste do cotovelo do golfista (6)

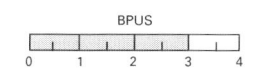

Procedimento

O paciente, que deve estar sentado, deve estender o cotovelo e supinar a mão. Instruir o paciente a flexionar o punho contra a resistência (Fig. 6.30).

Explicação

Os tendões que flexionam o punho, o flexor radial do carpo e o flexor ulnar do carpo estão inseridos no epicôndilo medial (Fig. 6.31). Se o côndilo em si ou os tendões flexores comuns que ali se inserem estiverem inflamados, a flexão resistida do punho pode reproduzir irritação no epicôndilo medial e em seus tendões inseridos. Se a dor for produzida no epicôndilo medial, suspeitar de inflamação do epicôndilo medial (epicondilite).

SUGESTÃO DE IMAGENS DIAGNÓSTICAS

- Radiografia simples
  Incidência AP do cotovelo
  Incidência lateral do cotovelo

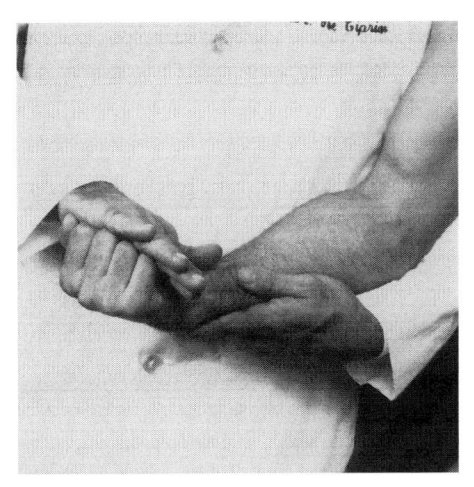

Figura 6.30

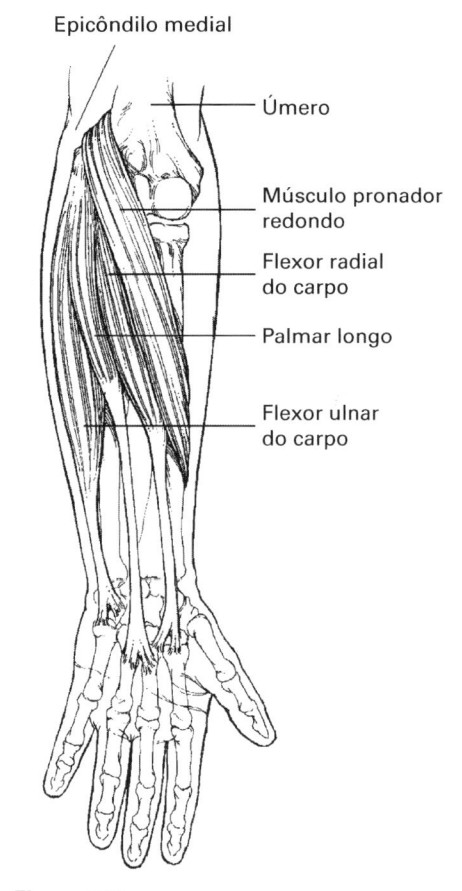

Figura 6.31

INSTABILIDADE LIGAMENTAR

Descrição clínica

A instabilidade ligamentar no cotovelo é relativamente incomum. O ligamento colateral radial no aspecto lateral do cotovelo e o ligamento colateral ulnar no aspecto medial do cotovelo são afetados. Essa lesão pode ser causada por hiperextensão forçada do cotovelo, abdução forçada do braço estendido ou adução forçada do braço estendido. A adução forçada do braço estendido causará lesão no ligamento colateral radial. A abdução forçada do braço estendido causará lesão no ligamento colateral ulnar. A instabilidade grave pode incluir uma fratura com avulsão ou uma luxação completa do cotovelo.

SINAIS E SINTOMAS CLÍNICOS
- Dor medial ou lateral no cotovelo
- Edema local

Teste de estresse em adução (7)

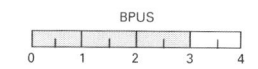

Procedimento

> Com o paciente sentado, estabilizar o braço medialmente e colocar pressão de adução sobre a parte lateral do antebraço do paciente (Fig. 6.32).

Explicação

> A pressão de adução na parte lateral do antebraço coloca estresse no ligamento colateral radial (Fig. 6.33). O espaçamento e a dor indicam instabilidade do ligamento colateral radial.

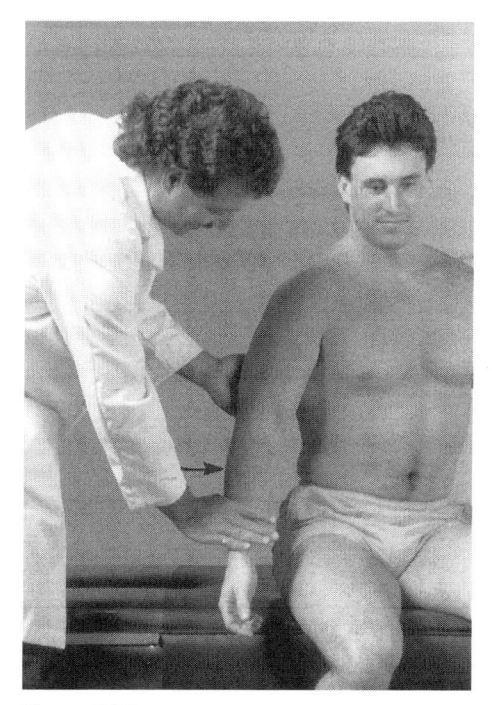

Figura 6.32

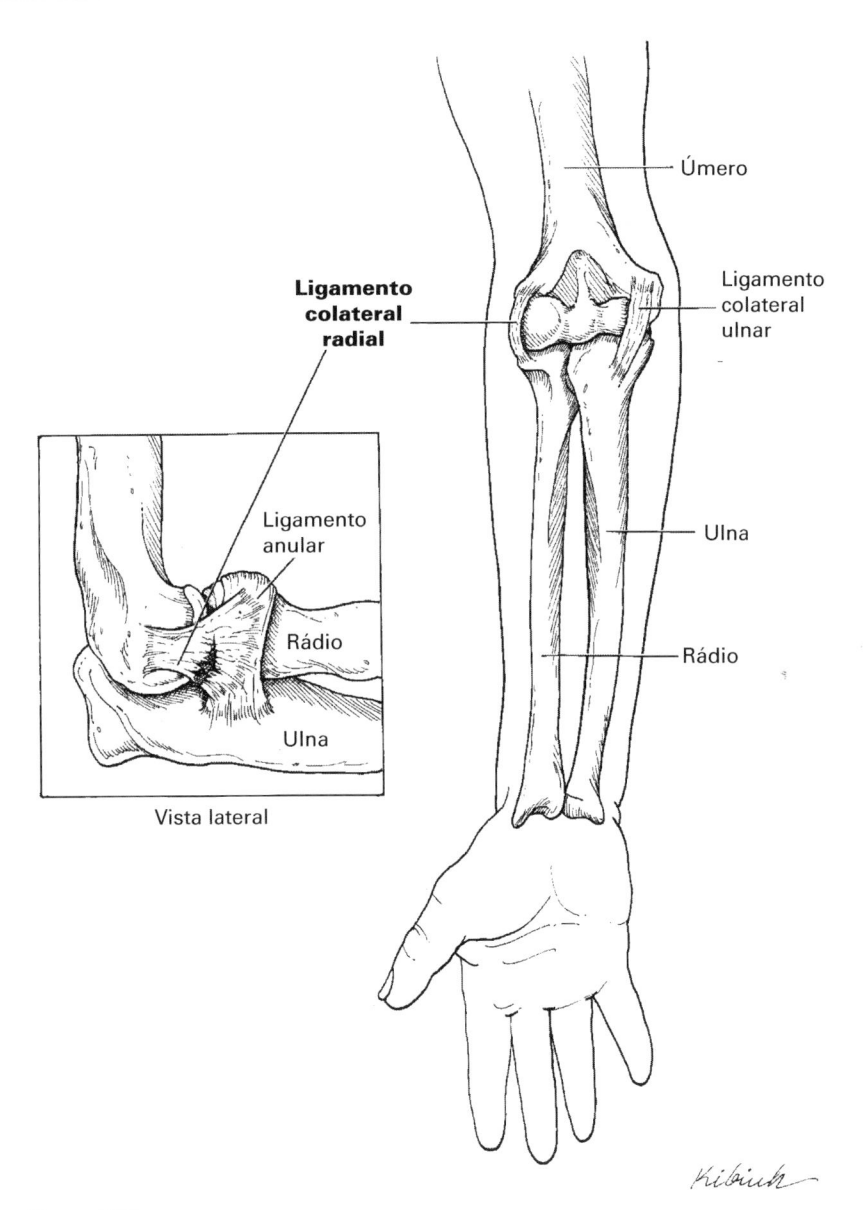

Figura 6.33

Teste de estresse em abdução (7)

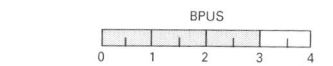

Procedimento

Com o paciente sentado, estabilizar o braço lateralmente e colocar pressão de abdução sobre a parte medial do antebraço (Fig. 6.34).

Explicação

A pressão de abdução no antebraço medial causa estresse no ligamento colateral ulnar. Espaçamento e dor indicam instabilidade do ligamento colateral ulnar.

SUGESTÃO DE IMAGENS DIAGNÓSTICAS

- Radiografia simples
  Incidência AP do cotovelo
  Incidência lateral do cotovelo
- Tomografia computadorizada
- Imagem por ressonância magnética

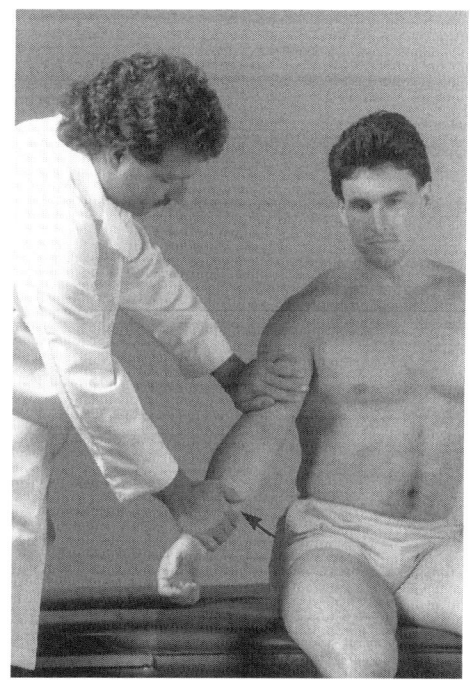

Figura 6.34

SÍNDROMES COMPRESSIVAS E NEUROPATIAS

Descrição clínica

A neuropatia e as síndromes compressivas do cotovelo são distúrbios neurológicos periféricos causados por trauma, esforço repetitivo, artrite ou considerações posturais. Esses distúrbios podem causar parestesias e fraqueza no antebraço e/ou na mão. O nervo mais afetado é o nervo ulnar. Os locais de compressão ou aprisionamento podem incluir o sulco entre o olécrano e o epicôndilo medial ou o túnel cubital (Fig. 6.35). Outra compressão comum é a compressão do nervo radial. Esse nervo pode ficar comprimido ou lesionado em vários locais ao longo do cotovelo e do antebraço. A síndrome do túnel radial (STR) é uma neuropatia compressiva do ramo profundo do nervo radial no túnel radial. Esse túnel fica 5 cm distal ao epicôndilo lateral, anterior ao colo radial. Algumas síndromes compressivas do nervo radial podem causar paralisia ou parestesia da mão e/ou do punho.

SINAIS E SINTOMAS CLÍNICOS

- Parestesia do antebraço e/ou da mão
- Fraqueza do antebraço e/ou da mão

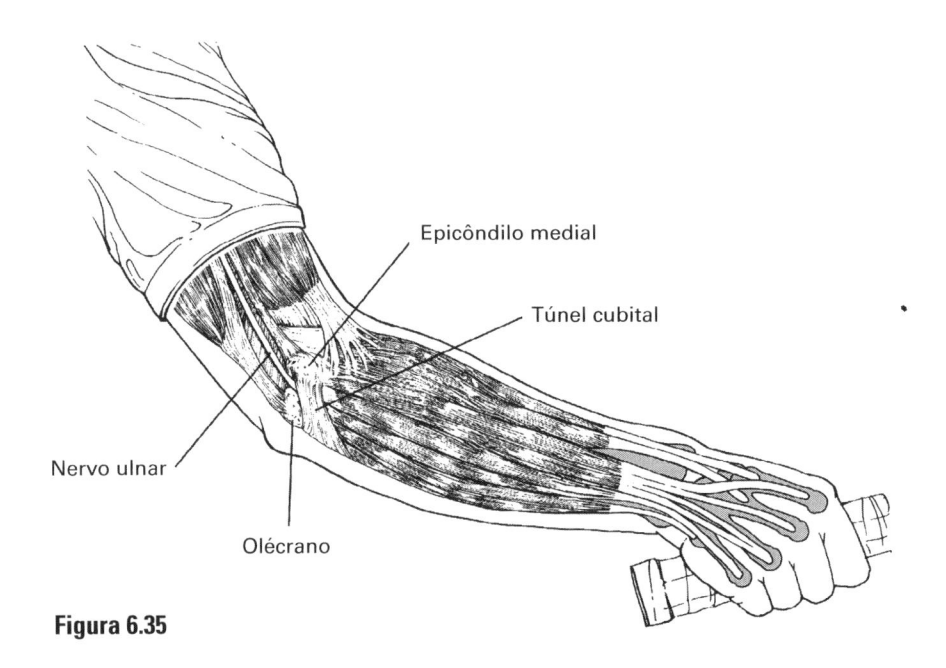

Figura 6.35

Sinal de Tinel (8)

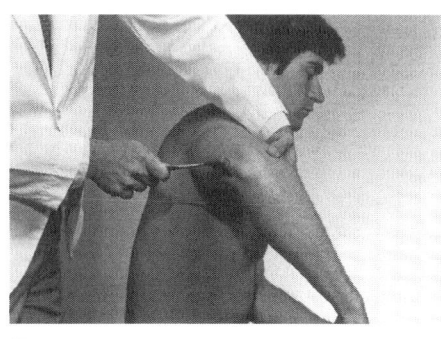

Figura 6.36

Procedimento

Com o paciente sentado, percutir o nervo ulnar no sulco entre o olécrano e o epicôndilo medial com um martelo de reflexos neurológicos (Fig. 6.36). O nervo ulnar passa nesse sulco.

Explicação

Esse teste é projetado para produzir dor causada por neurite ou neuroma do nervo ulnar. A dor indica um teste positivo. O nervo pode sofrer lesão pelos seguintes modos:

1. Esforço, lesões repetitivas ou trauma no cotovelo.
2. Artrite da articulação do cotovelo.
3. Compressão do túnel cubital, entre as cabeças do músculo flexor ulnar do carpo.
4. Hábitos posturais que comprimem o nervo, como dormir com os cotovelos flexionados e as mãos sob a cabeça.
5. Subluxações ou luxações recorrentes de nervos.

Sinal de Wartenberg (9)

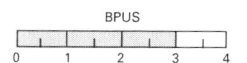

Procedimento

Instruir o paciente sentado a colocar a mão sobre a mesa. Afastar passivamente os dedos do paciente (Fig. 6.37). Orientá-lo a juntar os dedos (Fig. 6.38).

Explicação

O nervo ulnar controla a abdução dos dedos. A incapacidade de abduzir o dedo mínimo em relação ao resto da mão indica neurite do nervo ulnar (Fig. 6.39).

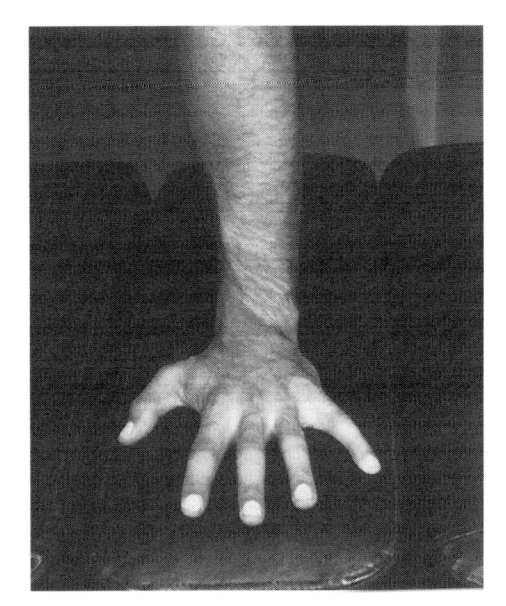

Manual fotográfico de testes ortopédicos e neurológicos **225**

Figura 6.37

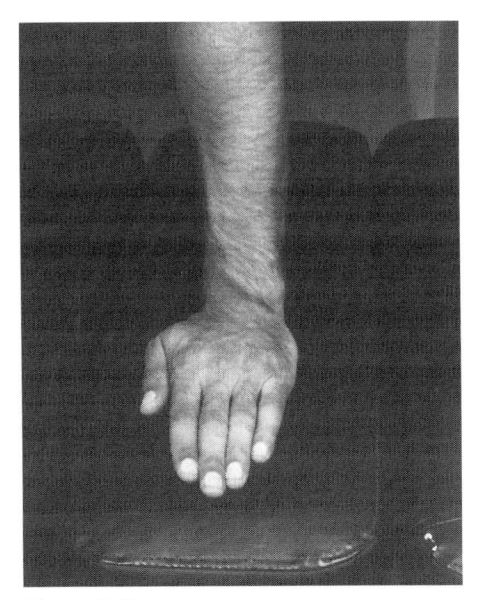

Figura 6.38

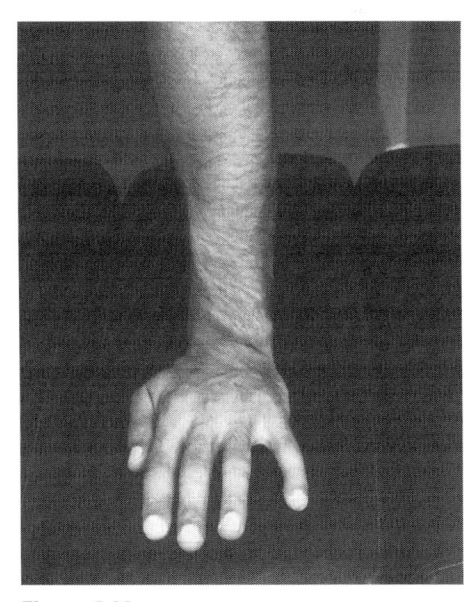

Figura 6.39

Teste de flexão do cotovelo (10)

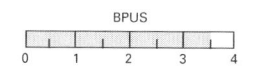

Procedimento

Instruir o paciente sentado a flexionar completamente o cotovelo por 5 minutos (Fig. 6.40).

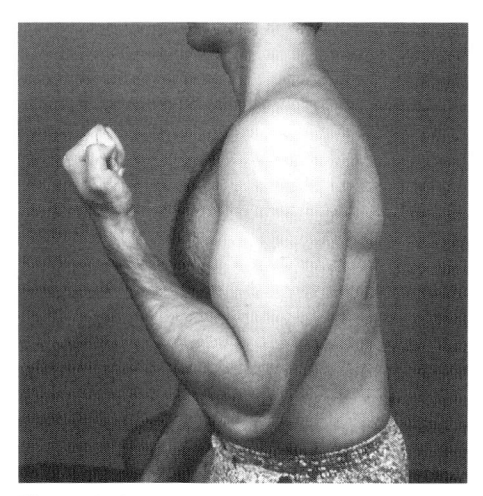

Explicação

A flexão do cotovelo pode comprimir o nervo ulnar no túnel cubital. A parestesia ao longo do aspecto medial do antebraço e da mão pode indicar compressão do nervo ulnar no túnel cubital (síndrome do túnel cubital) (Fig. 6.41). Ele também pode ficar aprisionado entre as cabeças do flexor ulnar do carpo ou por tecido cicatricial no sulco ulnar.

Figura 6.40

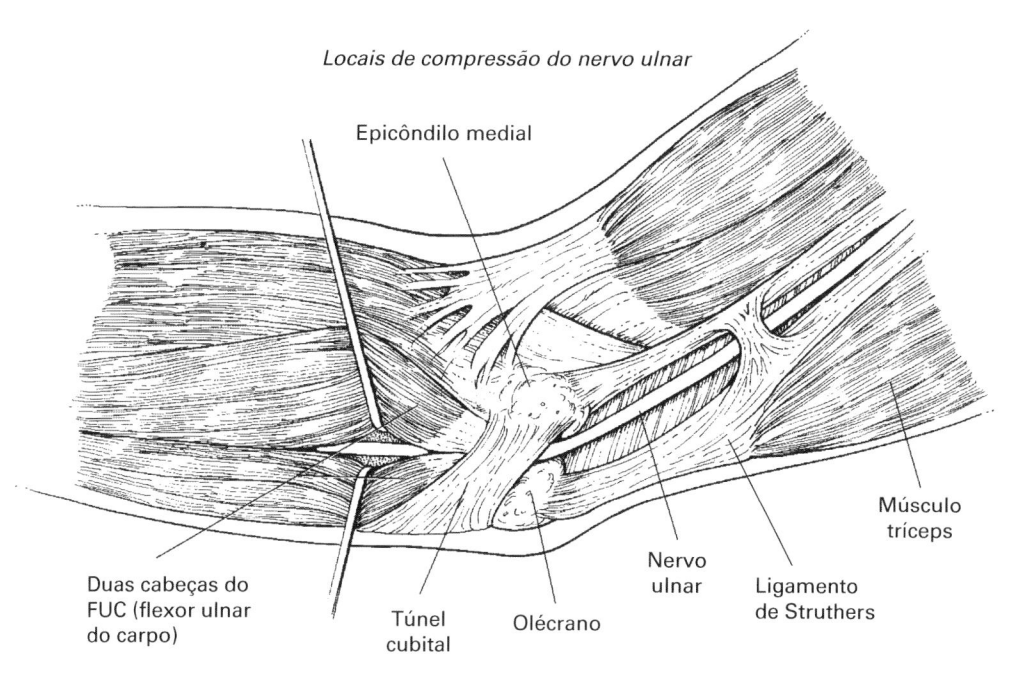

Figura 6.41

Teste da pinça digital (11)

Procedimento

Instruir o paciente a juntar as pontas do dedo indicador e do polegar (Fig. 6.42).

Explicação

Normalmente, a pinça é de oposição (ponta com ponta). O teste é positivo se as polpas do polegar e do dedo indicador tocarem-se (Fig. 6.43). Esse resultado é causado por uma lesão do nervo interósseo anterior, o qual é um ramo do nervo mediano. Pode também indicar uma síndrome de compressão do nervo interósseo anterior, entre as duas cabeças do músculo pronador redondo (Fig. 6.44).

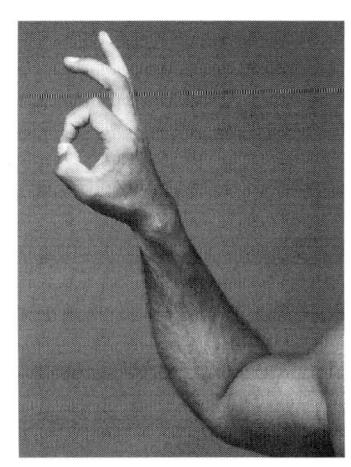

Figura 6.42

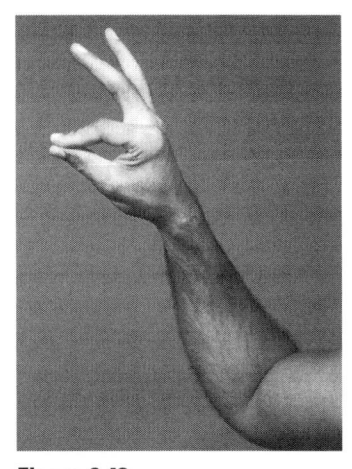

Figura 6.43

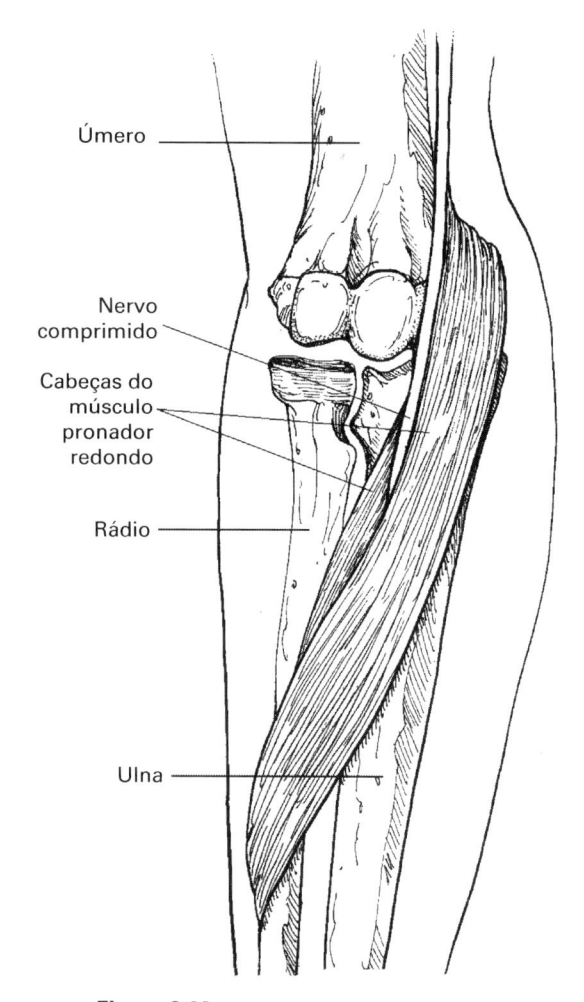

Figura 6.44

Teste de extensão resistida do dedo médio (12)

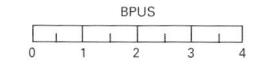

Procedimento

Segurar o punho do paciente com uma mão. Colocar o dedo indicador da sua mão oposta sobre o dedo médio do paciente. Instruir o paciente a estender o dedo médio contra a resistência (Fig. 6.45).

Explicação

A extensão resistida do dedo médio tensiona a origem fascial do extensor radial curto do carpo. A dor no nível do túnel radial é indicativa de um teste positivo. Isso pode indicar a síndrome do túnel radial (STR), que é uma compressão do nervo radial no túnel radial.

EXAMES DIAGNÓSTICOS E FUNCIONAIS SUGERIDOS

- Estudos eletrodiagnósticos

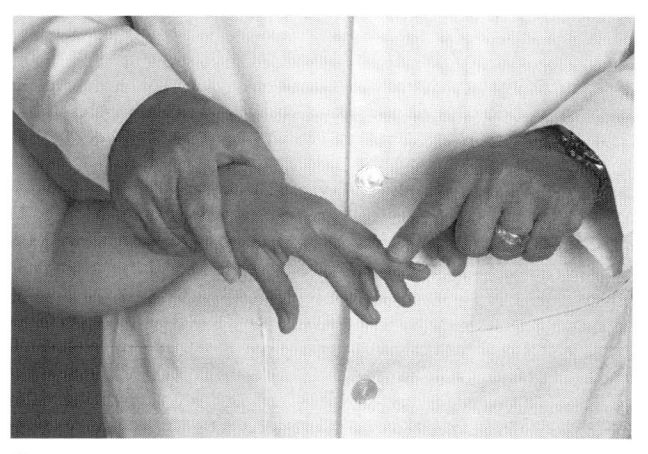

Figura 6.45

REFERÊNCIAS

1. American Academy of Orthopaedic Surgeons. The Clinical Measurement of Joint Motion. Chicago: American Academy of Orthopaedic Surgeons, 1994.
2. Boone DC, Azen SP. Normal range of motion in male subjects. J Bone Joint Surg 1979;61A: 756–759.
3. Lucas GL. Examination of the Hand. Springfield, IL: Charles C. Thomas, 1972.
4. Mills GP. The treatment of tennis elbow. Br Med J 1928;1:12–13.
5. Kaplan EB. Treatment of tennis elbow by denervation. J Bone Joint Surg 1959;41A:147.
6. McRae R. Clinical Orthopedic Examination. New York: Churchill Livingstone, 1976;41.
7. Hoppenfeld S. Physical examination of the spine and extremities. New York: Appleton-Century-Crofts, 1976;127.
8. Tinel J. Nerve wounds; symptomatology of peripheral nerve lesions caused by war wounds. Joll CA, ed, Rothwell F, trans. New York: William Wood, 1918.
9. Volz RC, Morrey BF. The physical examination of the elbow. In: Morrey BF, ed. The Elbow and Its Disorder. Philadelphia: WB Saunders, 1986.
10. Magee DJ. Orthopedic Physical Assessment. 2nd ed. Philadelphia: WB Saunders, 1992.
11. Wiens E, Lane S. The anterior interosseous nerve syndrome. Can J Surg 1978;21:354.
12. Roles NC, Maudsley RH. Radial tunnel syndrome: resistant tennis elbow as a nerve entrapment. J Bone Joint Surg Br 1972;54:499.

REFERÊNCIAS GERAIS

Boyd HB. Tennis elbow. J Bone Joint Surg Am 1973;55:1183–1187.

Cyriax J. Pathology and treatment of tennis elbow. J Bone Joint Surg 1936;18:921.

Cyriax J. Textbook of Orthopaedic Medicine. Vol 1. Diagnosis of soft tissue lesions. London: Bailliéré Tindall, 1982.

Kapandji IA. The physiology of the Joints. Vol 1. Upper Limb. New York: Churchill Livingstone, 1970.

McKee GK. Tennis elbow. Br Med J 1937;2:434.

Mennell JM. Joint Pain. Boston: Little, Brown, 1964.

Nagler W, Johnson E, Gardner R. The pain of tennis elbow. Current Concepts Pain Analg, 1986.

Nirschl R, Pettrone F. Tennis elbow. J Bone Joint Surg 1979;61A(6):836.

Post M. Physical examination of the musculoskeletal system. Chicago: Year Book, 1987.

7
TESTES ORTOPÉDICOS DO PUNHO

FLUXOGRAMA DO EXAME ORTOPÉDICO DO PUNHO   231

PALPAÇÃO DO PUNHO   232
  Aspecto anterior   232
    Tendões flexores   232
    Túnel do carpo   233
    Canal de Guyon   234
    Artérias radial e ulnar   235
  Aspecto posterior   236
    Processo estiloide ulnar e tubérculo radial   236
    Tendões extensores   237
  Amplitude de movimento do punho   238
    Flexão   238
    Extensão   239
    Desvio ulnar   240
    Desvio radial   241

SÍNDROME DO TÚNEL DO CARPO   242
  Sinal de Tinel no punho   242
  Teste de Phalen   243
  Teste de Phalen invertido   244
  Teste da elevação da mão   245
  Teste de compressão carpal   245
  Teste do torniquete   246
  Teste da pinça   247

SÍNDROME DO TÚNEL ULNAR   248
  Tríade do túnel ulnar   248

TENOSSINOVITE ESTENOSANTE   249
  Teste de Finkelstein   249

INSTABILIDADE CARPAL   250
  Teste de flutuação semilunopiramidal (Teste do cisalhamento)   251
  Teste de Watson   252

Manual fotográfico de testes ortopédicos e neurológicos

Fluxograma do exame ortopédico do punho

```
                          História
                             │
              ┌──────────────┴──────────────┐
              ▼                             ▼
     Dor no punho                   Dor no punho
     com história                   com história
     de esforço                     de trauma
     repetitivo                           │
              │                           ▼
              │                      Amplitude
              │                      de movimento
              │                      (ativa) (passiva)
              │                           │
              │                          (+)
              ▼                           ▼
       Amplitude              Teste de flutuação     (−)
       de movimento           semilunopiramidal ─────────▶ Radiologia
       (ativa) (passiva)      Teste de Watson                  │
              │                           │                   (+)
             (+)                         (+)                    ▼
              ▼                           ▼           Artrite reumatoide
   Sinal de Tinel no punho       Instabilidade carpal  Doença articular degenerativa
   Teste de Phalen                                     Fratura-luxação
   Teste de Phalen invertido  (−)                         
   Teste do torniquete     ────────▶ Tríade do túnel ulnar ──(−)──▶ Teste de Finkelstein
   Teste da pinça                          │                              │
              │                           (+)                            (+)
             (+)                           ▼                              ▼
              ▼                     Estudos de                   Tenossinovite
       Estudos de                   condução nervosa              estenosante
       condução nervosa                   │
              │                          (+)
             (+)                           ▼
              ▼                     Síndrome do
       Neuropatias                  túnel ulnar
       compressivas
```

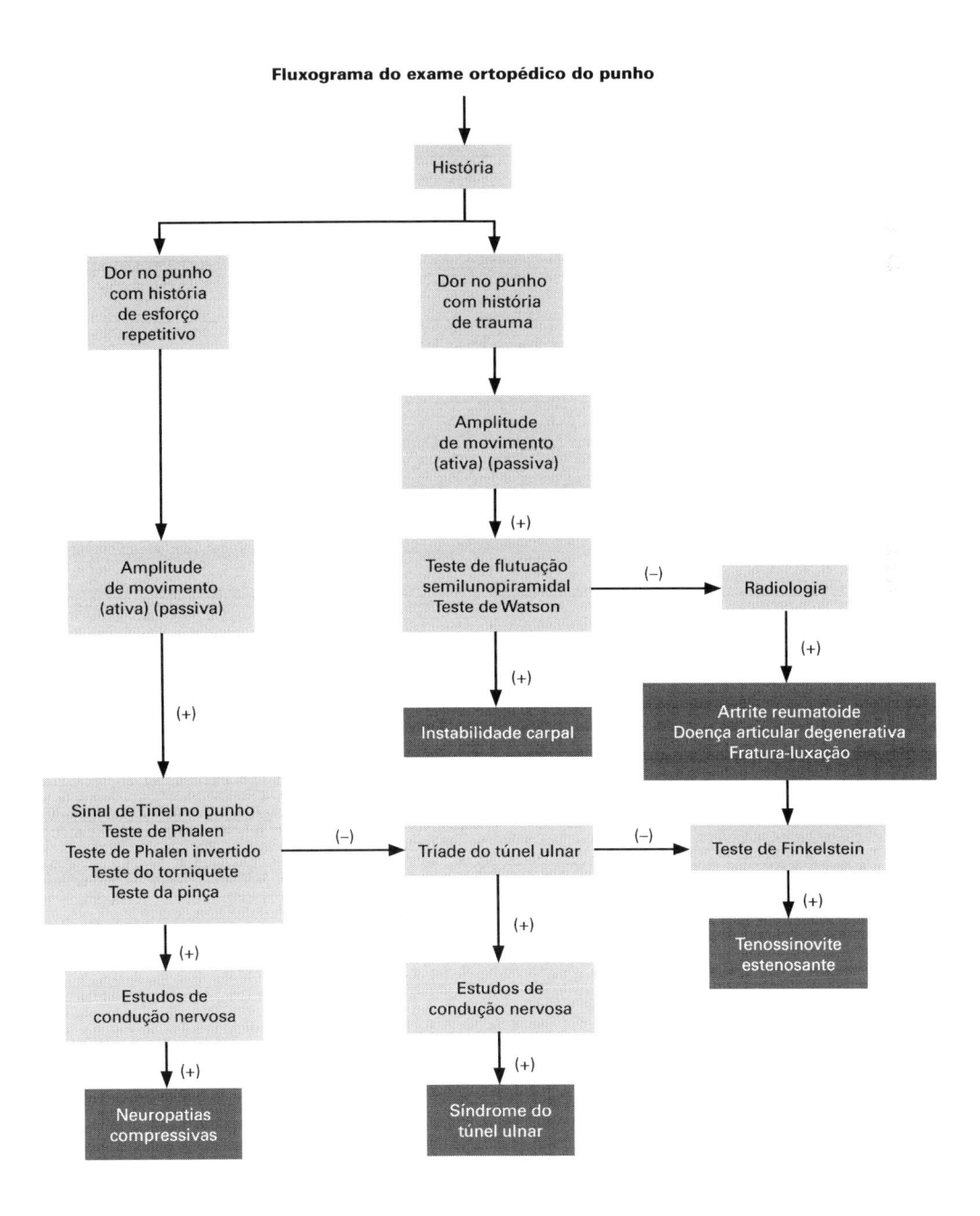

PALPAÇÃO DO PUNHO

Aspecto anterior

Tendões flexores

Anatomia descritiva

Seis tendões flexores do punho e dígitos cruzam o punho (Fig. 7.1):

- Flexor ulnar do carpo
- Palmar longo
- Flexor profundo dos dedos
- Flexor superficial dos dedos
- Flexor longo do polegar
- Flexor radial do carpo

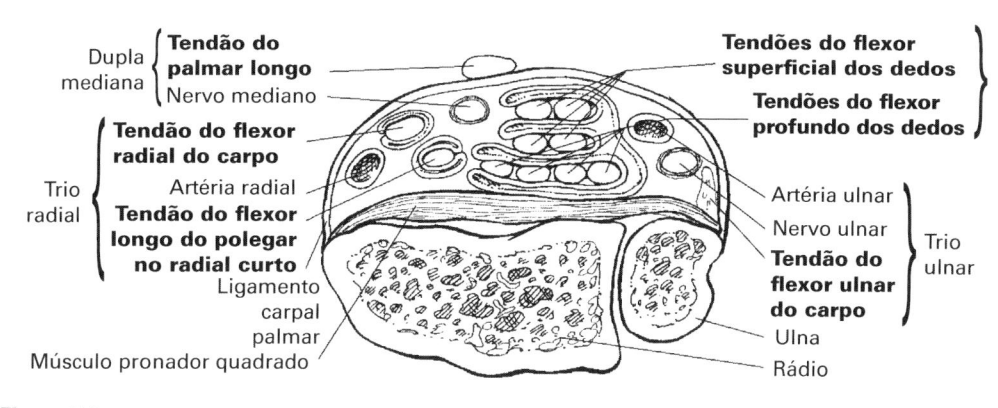

Figura 7.1

Procedimento

Palpar cada tendão logo proximal ao retináculo flexor, notando qualquer sensibilidade dolorosa ou depósitos calcificados (Fig. 7.2). A sensibilidade dolorosa pode indicar tenossinovite do tendão flexor sob suspeita.

Nota

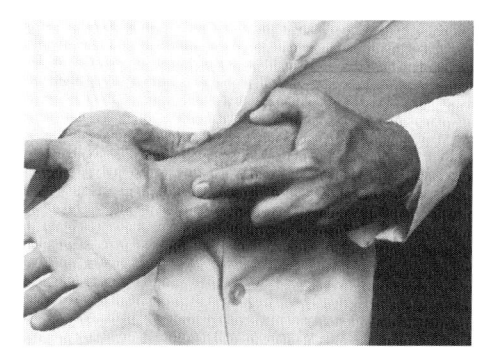

Figura 7.2

Um pequeno edema arredondado pode aparecer no aspecto anterior ou posterior do punho. Esses gânglios são tumores tenossinoviais benignos e são habitualmente assintomáticos, mas podem ficar sensíveis e dolorosos quando distendidos.

Túnel do carpo

Anatomia descritiva

O túnel do carpo fica profundo ao palmar longo na superfície anterior do punho. É limitado pelo pisiforme e pelo hámulo do hamato medialmente; pelo tubérculo do escafoide e tubérculo do trapézio lateralmente; pelo retináculo flexor anteriormente; e pelos ossos do carpo posteriormente (Fig. 7.3). Dentro do túnel, estão o nervo mediano e os tendões flexores dos dedos, do antebraço até a mão. Esse túnel é um local comum de neuropatia compressiva.

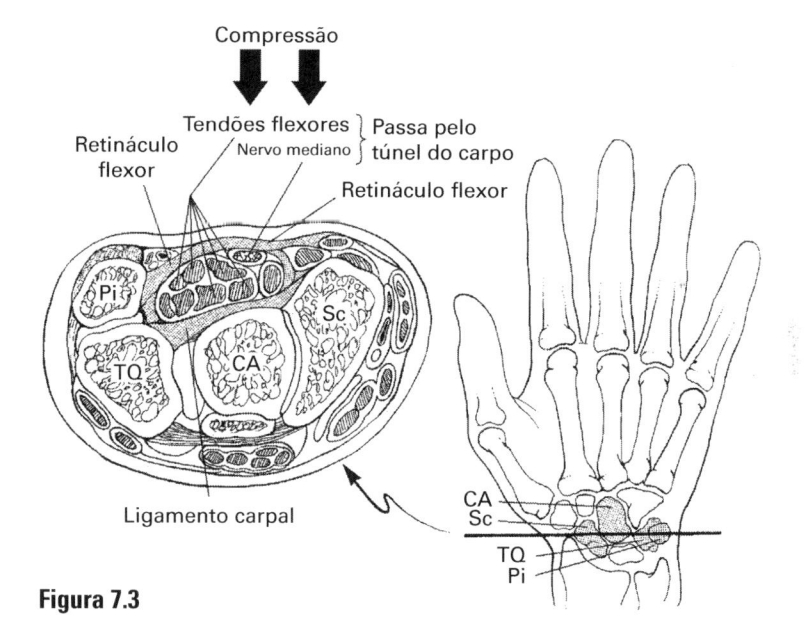

Figura 7.3

Procedimento

O túnel e as estruturas reais dentro do túnel não são palpáveis. As bordas do túnel devem ser palpadas na busca de deformidade e/ou sensibilidade dolorosa (Fig. 7.4). A área sobre o túnel deve ser palpada para aumento dos sintomas, como dormência, formigamento, dor e fraqueza na mão. Esses sintomas podem indicar síndrome do túnel do carpo.

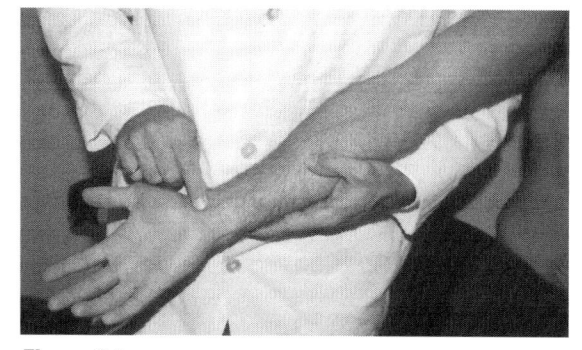

Figura 7.4

Canal de Guyon (Túnel ulnar)

Anatomia descritiva

O túnel – ou canal de Guyon – fica entre o pisiforme e o hâmulo do hamato. Contém o nervo e a artéria ulnar (Fig. 7.5). Também é um local comum de neuropatia compressiva.

Figura 7.5

Procedimento

A artéria e o nervo ulnar não são palpáveis no túnel. A palpação sobre o túnel pode aumentar a sensibilidade dolorosa na área e os sintomas na distribuição ulnar da mão (Fig. 7.6).

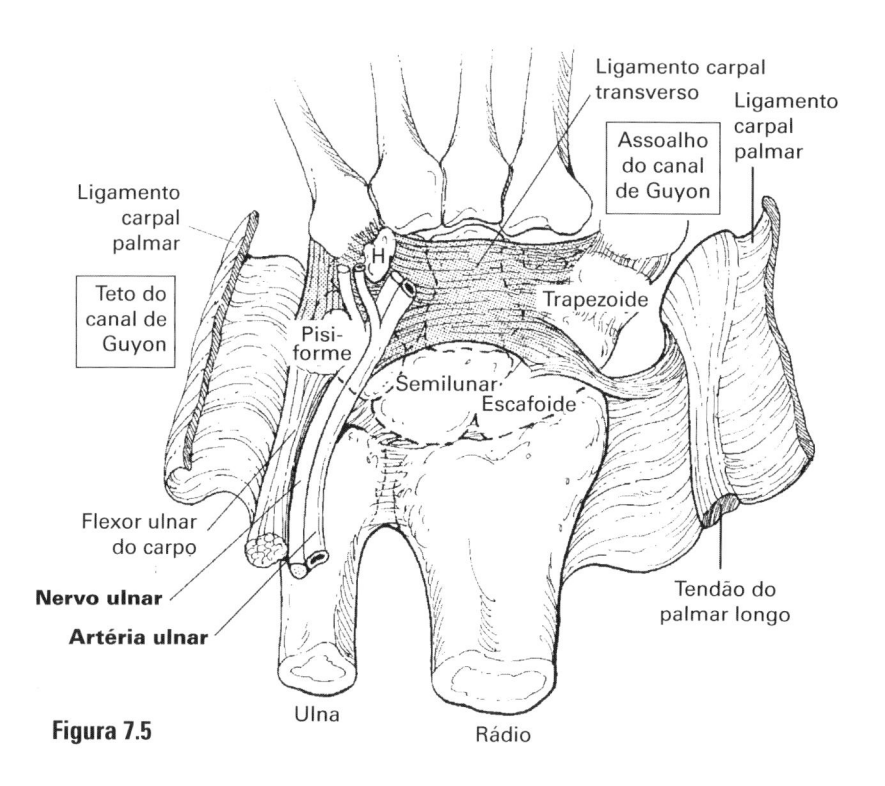

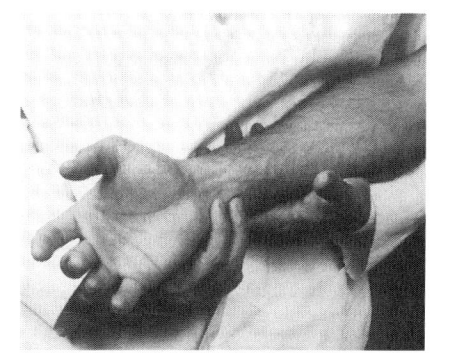

Figura 7.6

Artérias radial e ulnar

Anatomia descritiva

As artérias radial e ulnar são os dois ramos da artéria braquial que suprem o fluxo sanguíneo da mão. A artéria radial fica lateral ao aspecto anterolateral do punho, e a artéria ulnar fica no aspecto anteromedial do punho (Fig. 7.7).

Procedimento

Palpar cada artéria individualmente e determinar a amplitude de ambos os pulsos bilateralmente (Figs. 7.8 e 7.9). A diminuição na amplitude pode indicar uma compressão da artéria respectiva entre o cotovelo e o punho se a artéria braquial for palpada e não estiver comprometida. Um local comum de compressão da artéria ulnar é o túnel de Guyon.

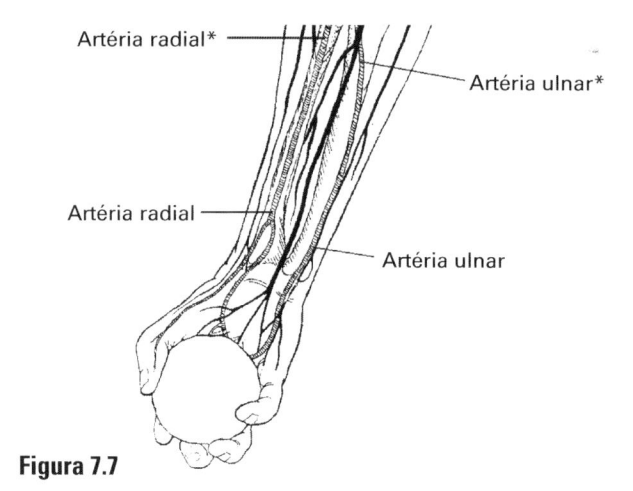

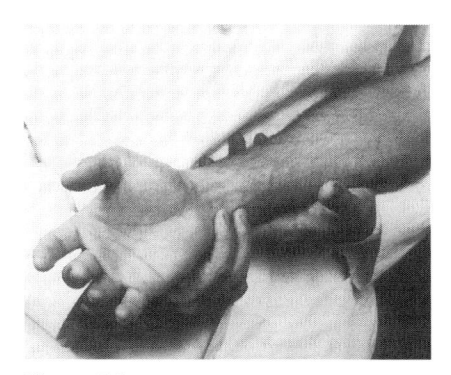

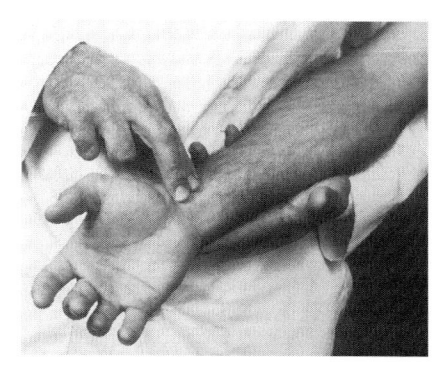

Figura 7.7

Figura 7.8

Figura 7.9

Aspecto posterior

Processo estiloide ulnar e tubérculo radial

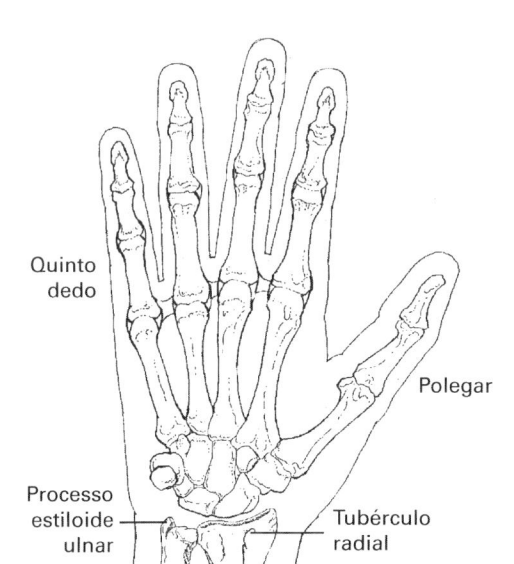

Figura 7.10

Anatomia descritiva

O processo estiloide ulnar fica no aspecto posterior do punho, proximal ao quinto dígito. O tubérculo radial fica no aspecto posterior do punho, proximal ao polegar (Fig. 7.10).

Procedimento

Palpar o processo estiloide ulnar e o tubérculo radial na busca de sensibilidade dolorosa, dor, edema ou deformidade (Figs. 7.11 e 7.12). A dor no tubérculo radial após um trauma pode indicar uma fratura, como a de Colles, que é uma fratura do rádio distal com angulação dorsal. A dor na estiloide ulnar pode ser associada a uma fratura ulnar distal. A sensibilidade dolorosa, o edema ou a deformidade em um dos locais pode indicar artrite reumatoide.

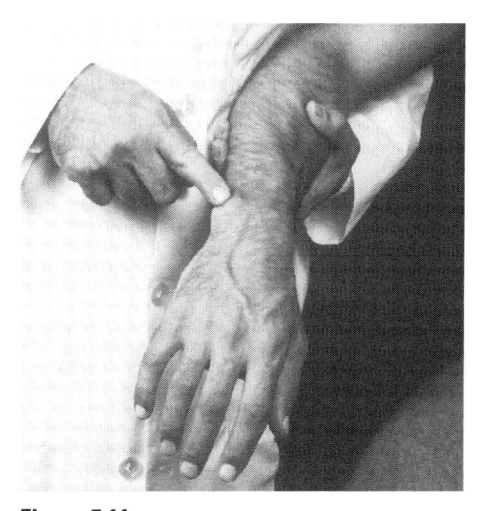

Figura 7.11

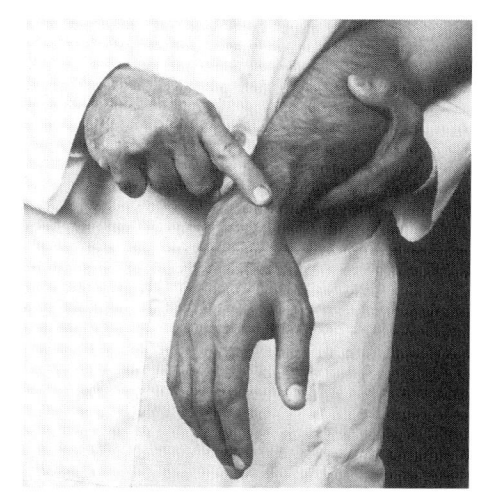

Figura 7.12

Tendões extensores

Anatomia descritiva

Existem seis túneis fibro-ósseos no aspecto posterior do punho. Os tendões extensores para a mão passam por esses túneis, que são limitados pelo retináculo extensor superficialmente e são revestidos com uma bainha sinovial. A partir do polegar, lateralmente, estes são os túneis e seus respectivos tendões (Fig. 7.13):

- Túnel 1   Adutor longo do polegar, extensor curto do polegar.
- Túnel 2   Extensor radial longo e curto do carpo.
- Túnel 3   Extensor longo do polegar.
- Túnel 4   Extensor dos dedos e extensor do indicador.
- Túnel 5   Extensor do dedo mínimo.
- Túnel 6   Extensor ulnar do carpo.

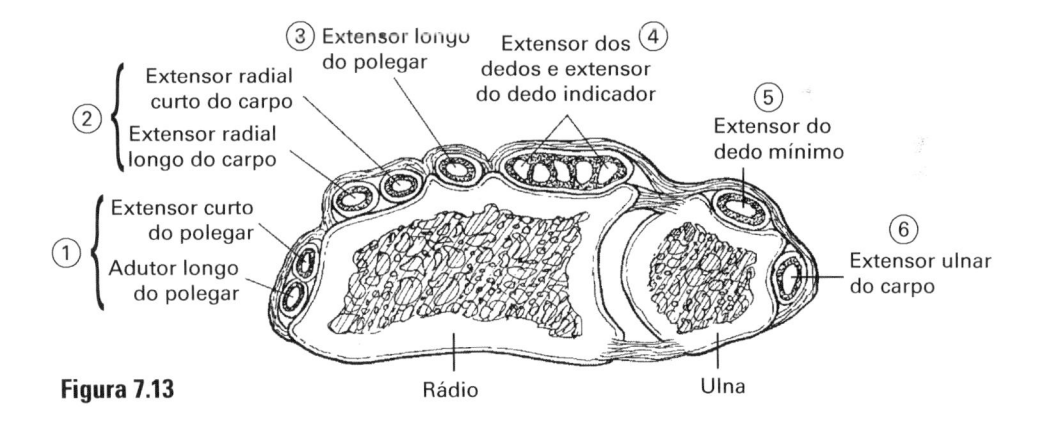

Figura 7.13

Procedimento

Apoie a mão do paciente com seus dedos, enquanto palpa o punho com ambos os seus polegares (Fig. 7.14). Notar qualquer crepitação ou restrição nos movimentos. A crepitação pode indicar tenossinovite de um dos tendões extensores.

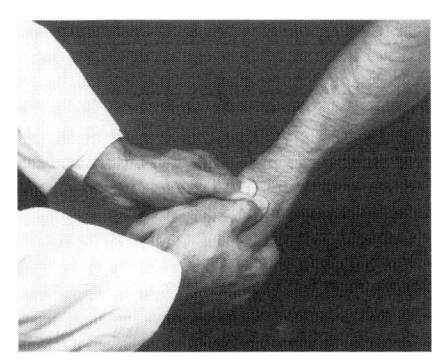

Nota

Figura 7.14

Um pequeno edema arredondado pode aparecer no aspecto anterior ou posterior do punho. Esses são tumores tenossinoviais benignos e são habitualmente assintomáticos, mas podem ficar sensíveis e dolorosos quando distendidos.

Amplitude de movimento do punho

Flexão (1)

Com o punho do paciente na posição neutra, colocar o goniômetro no plano sagital com o centro no processo estiloide ulnar (Fig. 7.15). Instruir o paciente a flexionar o punho para baixo, e seguir a mão com um braço do goniômetro (Fig. 7.16).

Amplitude normal

A variação normal é 75 ± 7,6° ou mais a partir do 0 ou posição neutra (2).

Músculos	Suprimento nervoso
Flexor radial do carpo	Mediano
Flexor ulnar do carpo	Ulnar

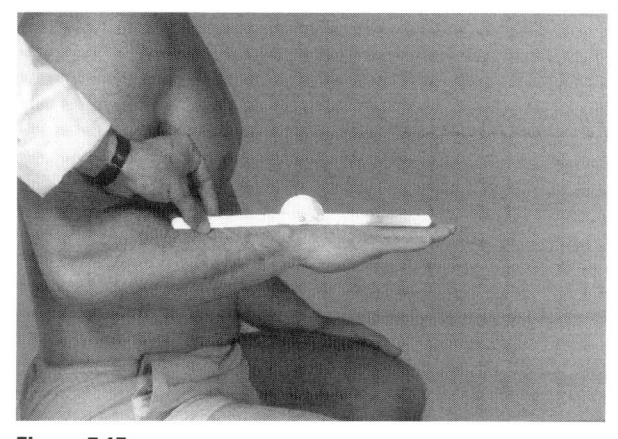

Figura 7.15

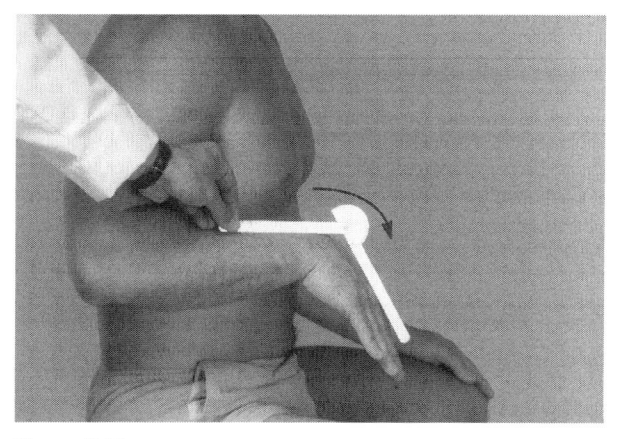

Figura 7.16

Extensão (1)

Com o punho do paciente na posição neutra, colocar o goniômetro no plano sagital com o centro no processo estiloide ulnar (Fig. 7.17). Instruir o paciente a estender o punho para trás enquanto você segue a mão com um braço do goniômetro (Fig. 7.18).

Amplitude normal

A variação normal é 74 ± 7,6° ou mais a partir do 0 ou posição neutra (2).

Músculos	Suprimento nervoso
Extensor radial longo do carpo	Radial
Extensor radial curto do carpo	Radial
Extensor ulnar do carpo	Radial

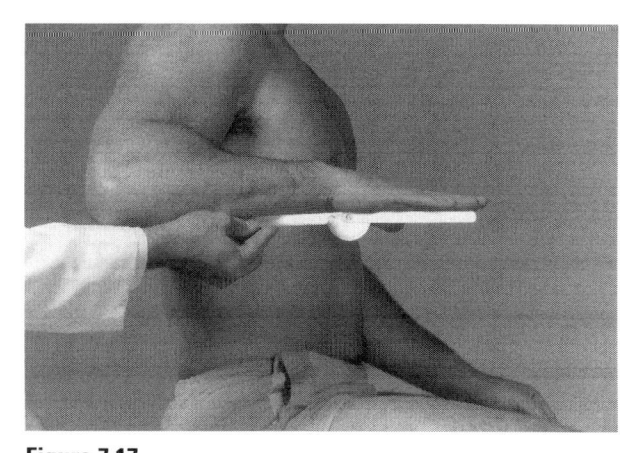

Figura 7.17

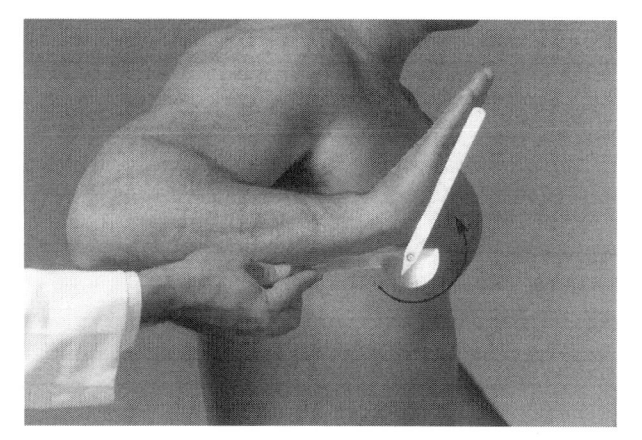

Figura 7.18

Desvio ulnar (1)

Com o punho do paciente na posição neutra e a mão supinada, colocar o goniômetro no plano coronal com o centro na articulação radioulnar (Fig. 7.19). Instruir o paciente a desviar medialmente o punho e seguir a mão com um braço do goniômetro (Fig. 7.20).

Amplitude normal

A variação normal é 35 ± 3,8° ou mais a partir do 0 ou posição neutra (2).

Músculos	Suprimento nervoso
Flexor ulnar do carpo	Ulnar
Extensor ulnar do carpo	Radial

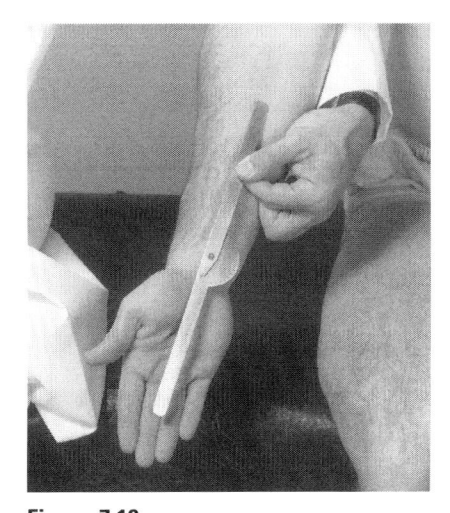

Figura 7.19

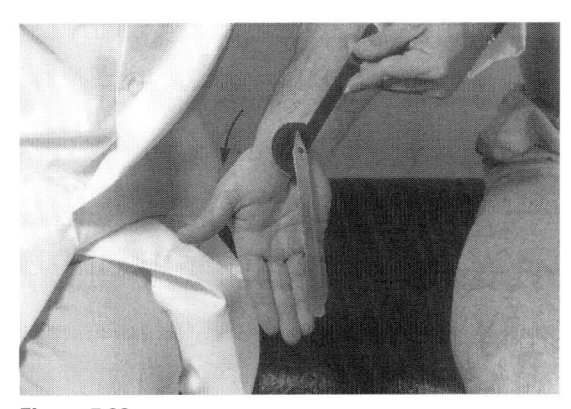

Figura 7.20

Desvio radial (1)

Com o punho do paciente na posição neutra e a mão supinada, colocar o goniômetro no plano coronal com o centro na articulação radioulnar (Fig. 7.21). Instruir o paciente a desviar lateralmente o punho e seguir a mão com um braço do goniômetro (Fig. 7.22).

Amplitude normal

A variação normal é 21 ± 4° ou mais a partir do 0 ou posição neutra (2).

Músculos	Suprimento nervoso
Extensor radial do carpo	Mediano
Extensor radial longo do carpo	Radial
Abdutor longo do polegar	Radial
Extensor curto do polegar	Radial

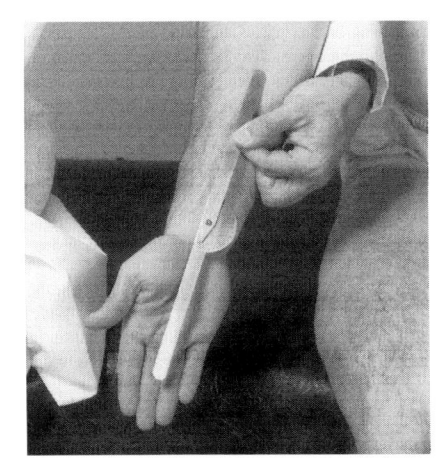

Figura 7.21

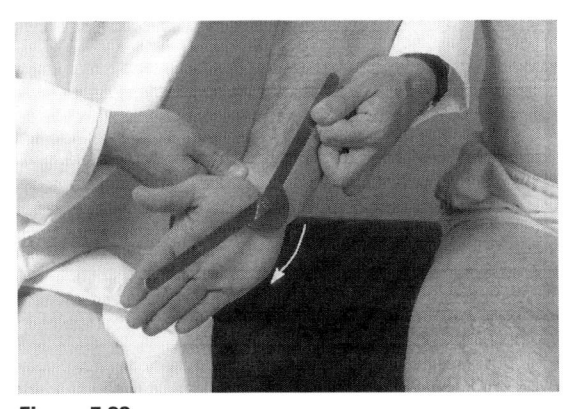

Figura 7.22

SÍNDROME DO TÚNEL DO CARPO

Descrição

A síndrome de túnel do carpo é uma neuropatia compressiva do nervo mediano. A compressão ocorre sob o retináculo flexor no punho. O estágio da condição da perda sensitiva até a perda motora com atrofia se correlaciona diretamente com o grau de compressão e a cronicidade dos sintomas. A maioria dos casos se apresenta em um estágio inicial, apenas com sintomas sensitivos intermitentes.

SINAIS E SINTOMAS CLÍNICOS
- Perda de sensibilidade das pontas dos primeiros três dedos
- Dor na mão e no punho
- Empunhadura fraca

Sinal de Tinel no punho (3)

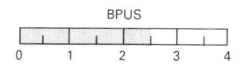

Procedimento

Com a mão do paciente supinada, estabilizar o punho com uma mão. Com a sua mão oposta, bater na superfície palmar do punho com um martelo de reflexos neurológicos (Fig. 7.23).

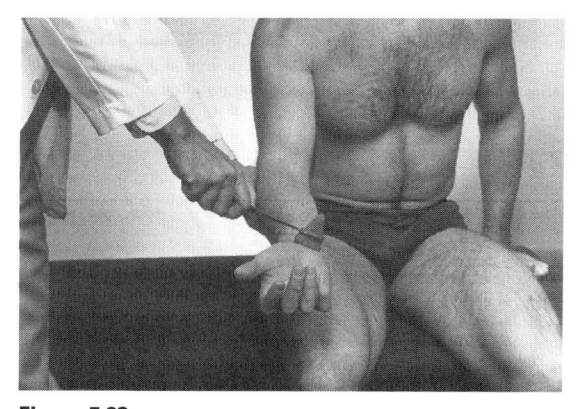

Figura 7.23

Explicação

O formigamento na mão ao longo da distribuição do nervo mediano (polegar, dedo indicador, dedo médio e metade medial do dedo anular) indica síndrome de túnel do carpo, compressão do nervo mediano por inflamação do retináculo flexor, luxação anterior do osso semilunar, alterações artríticas ou tenossinovite dos tendões flexores dos dedos (Fig. 7.25).

Teste de Phalen (4,5)

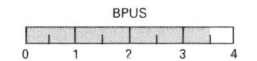

Procedimento

Flexionar ambos os punhos e aproximá-los entre si. Segurar por 60 segundos (Fig. 7.24).

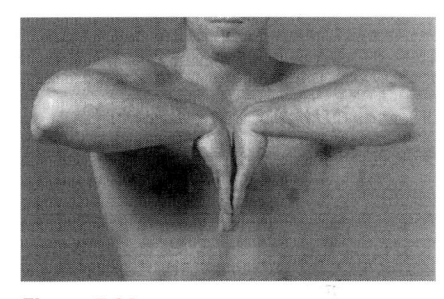

Explicação

Quando ambos os punhos estiverem flexionados, o retináculo flexor fornece compressão aumentada do nervo medial no túnel do carpo. O formigamento na mão ao longo da distribuição do nervo mediano (polegar, dedo indicador, dedo médio e metade medial do dedo anular) indica compressão do nervo mediano no túnel do carpo (Fig. 7.25) por inflamação do retináculo flexor, luxação anterior do osso semilunar, alterações artríticas ou tenossinovite dos tendoes flexores dos dedos.

Figura 7.24

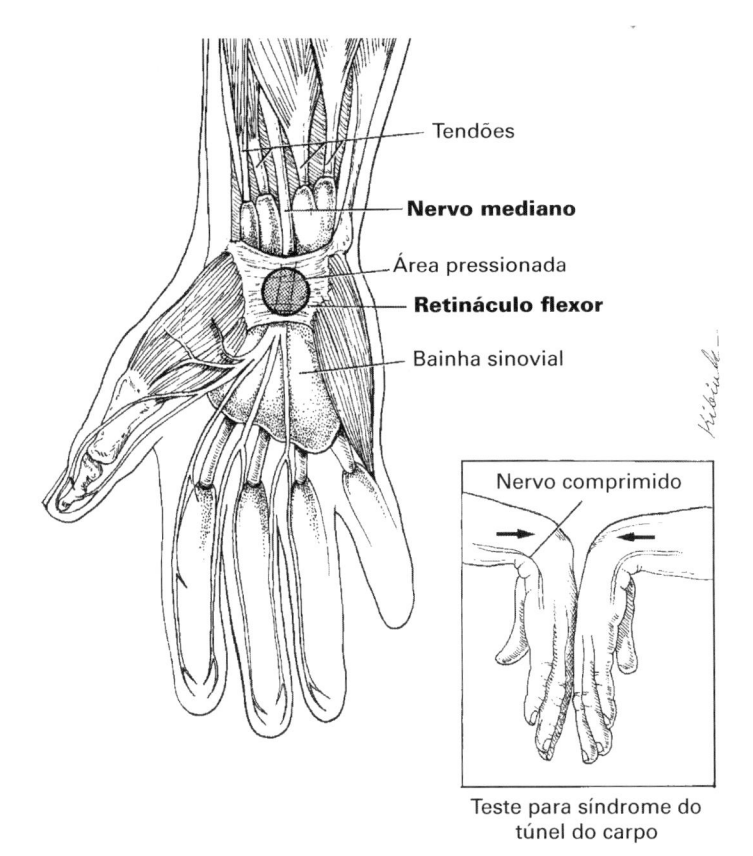

Figura 7.25

Teste de Phalen invertido (6)

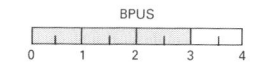

Procedimento

Instruir o paciente a estender o punho afetado e orientá-lo a apertar a sua mão. Com o seu polegar oposto, pressionar o túnel do carpo (Fig. 7.26).

Explicação

A extensão da mão e a aplicação de pressão no túnel do carpo causam constrição adicional do túnel. O formigamento no polegar, dedo indicador e metade lateral do dedo anular podem indicar compressão do nervo medial no túnel do carpo por inflamação do retináculo flexor, luxação anterior do osso semilunar, alterações artríticas ou tenossinovite dos tendões flexores dos dedos.

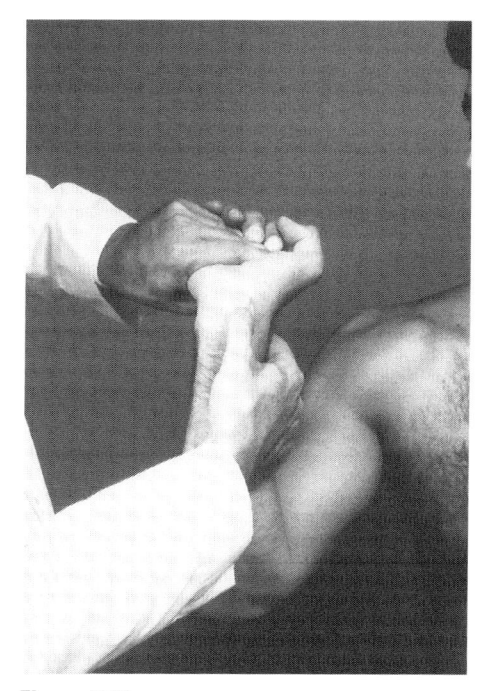

Figura 7.26

Teste da elevação da mão (7)

Procedimento

Com o paciente sentado, instruir o paciente a elevar ambas as mãos sobre a cabeça com os punhos flexionados e mantidos naquela posição por 2 minutos ou até que o paciente sinta parestesias ou dormência na distribuição do nervo mediano (Fig. 7.27).

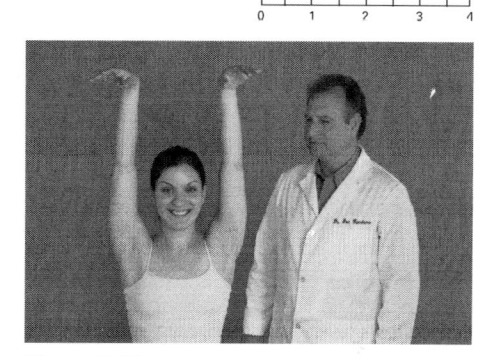

Figura 7.27

Explicação

A elevação dos braços e a flexão dos punhos aumentam a pressão no túnel do carpo. A parestesia ou dormência na distribuição do nervo mediano indica um teste positivo para túnel do carpo. Esse teste também pode ser positivo em pacientes com síndrome do desfiladeiro torácico.

Teste de compressão carpal (8)

Procedimento

Com o punho e a mão estendida do paciente, pegar o punho dele com ambas as mãos e fazer pressão direta com ambos os polegares sobre o nervo mediano no túnel do carpo por até 30 segundos (Fig. 7.28).

Explicação

A colocação de uma pressão mecânica sobre o túnel do carpo aumenta a pressão no nervo mediano. O formigamento **Figura 7.28** na mão ao longo da distribuição do nervo mediano (polegar, dedo indicador, dedo médio e metade medial do dedo anular) indica compressão do nervo mediano no túnel do carpo por inflamação do retináculo flexor, luxação anterior do osso semilunar, alterações artríticas ou tenossinovite dos tendões flexores dos dedos.

Teste do torniquete (9)

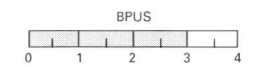

Procedimento

Enrole um manguito do esfigmomanômetro em torno do punho afetado e o infle logo acima da pressão sanguínea sistólica do paciente. Segure por 1 a 2 minutos (Fig. 7.29).

Explicação

O manguito inflado do esfigmomanômetro induz mecanicamente a um aumento de pressão no nervo mediano. O formigamento na mão ao longo da distribuição do nervo mediano (polegar, dedo indicador, dedo médio e metade medial do dedo anular) indica compressão do nervo mediano no túnel do carpo por inflamação do retináculo flexor, luxação anterior do osso semilunar, alterações artríticas ou tenossinovite dos tendões flexores dos dedos.

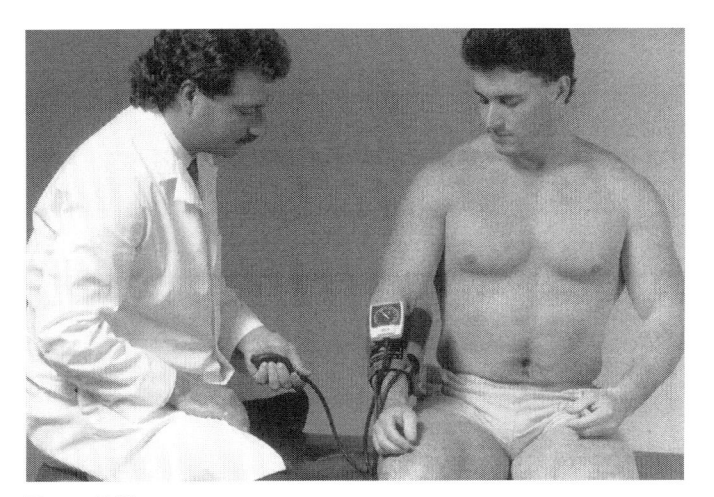

Figura 7.29

Teste da pinça (10)

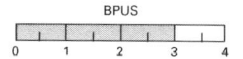

Procedimento

Instruir o paciente a segurar um pedaço de papel entre os dedos polegar, indicador e médio enquanto você tenta puxá-lo (Fig. 7.30).

Explicação

O nervo mediano inerva os músculos lumbricais, que são usados para segurar o pedaço de jornal. Com a compressão do nervo mediano, o paciente pode ter dormência e/ou cãibra dos dedos ou da região palmar média no prazo de 1 minuto.

EXAMES DIAGNÓSTICOS E FUNCIONAIS SUGERIDOS
- Imagem por ressonância magnética
- Eletromiografia

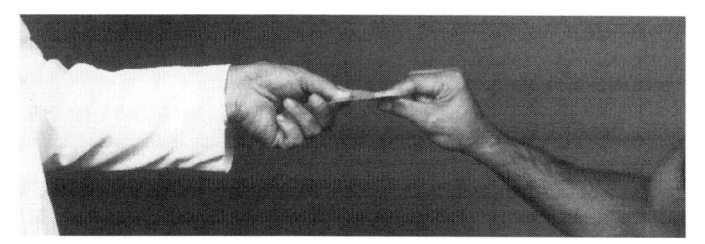

Figura 7.30

SÍNDROME DO TÚNEL ULNAR

Descrição

O nervo ulnar viaja através do túnel de Guyon e inerva os músculos dos dedos mínimo e anular. A síndrome do túnel ulnar é uma neuropatia compressiva do nervo ulnar. A compressão ocorre no túnel de Guyon no punho (Fig. 7.5). O estágio da condição da perda sensitiva até a perda motora com atrofia se correlaciona diretamente com o grau de compressão e a cronicidade dos sintomas. A maioria dos casos se apresenta em um estágio inicial, apenas com sintomas sensitivos intermitentes.

SINAIS E SINTOMAS CLÍNICOS

- Dor sobre os dedos mínimo e anular
- Empunhadura fraca
- Dificuldade com a abertura dos dedos
- Mão em garra

Tríade do túnel ulnar

Procedimento

Inspecionar e palpar o punho do paciente, buscando sensibilidade dolorosa sobre o túnel ulnar, deformidade em garra do dedo anular e atrofia hipotenar (Fig. 7.31).

Explicação

Todos esses três sinais são indicativos de compressão de nervo ulnar, possivelmente no túnel de Guyon.

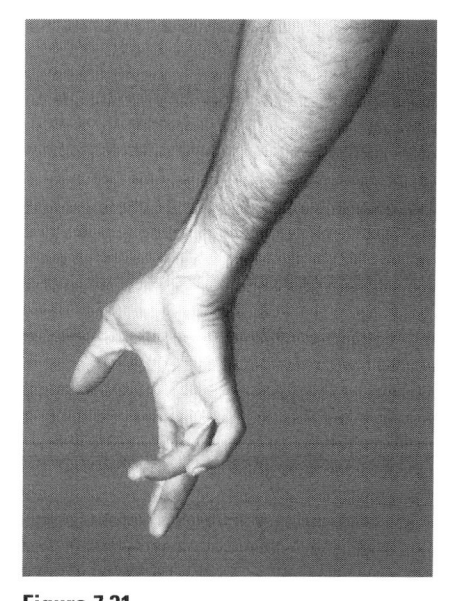

Figura 7.31

EXAMES DIAGNÓSTICOS E FUNCIONAIS SUGERIDOS

- Imagem por ressonância magnética
- Eletromiografia

TENOSSINOVITE ESTENOSANTE

Descrição

A tenossinovite estenosante no punho afeta o tendão e a bainha do abdutor longo do polegar e o extensor curto do polegar (Fig. 7.32). Também é chamada de doença de De Quervain ou de Hoffman. O edema dos tendões e o espessamento das bainhas onde os tendões passam ocorrem por uma condição de esforço repetitivo do punho e do polegar.

SINAIS E SINTOMAS CLÍNICOS

- Punho e polegar dolorosos durante o movimento
- Edema sobre a estiloide radial
- Tendões e bainha sensíveis à palpação

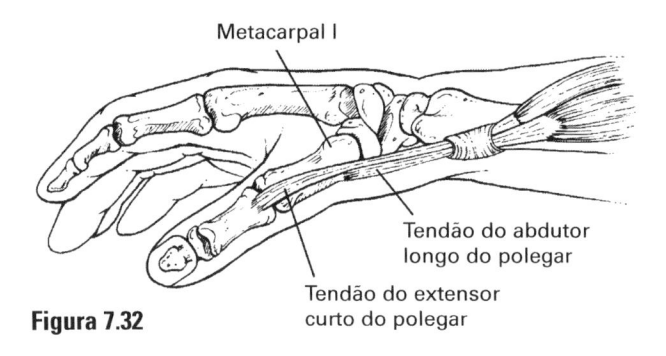

Figura 7.32

Teste de Finkelstein (11)

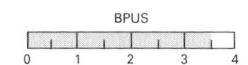

Procedimento

Instruir o paciente a fechar a mão com o polegar flexionado na superfície palmar da mão (Fig. 7.33) e forçar o punho ou desvio ulnar medialmente (Fig. 7.34).

Explicação

Fechar a mão e forçar medialmente causa estresse nos tendões do abdutor longo do polegar e do extensor curto do polegar. A dor distal ao processo estiloide do rádio indica tenossinovite estenosante dos tendões abdutor longo do polegar e extensor curto do polegar (doença de De Quervain).

SUGESTÃO DE IMAGENS DIAGNÓSTICAS

- Imagem por ressonância magnética
- Artrografia com TC

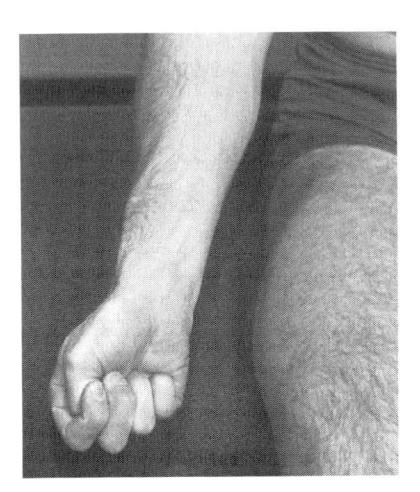

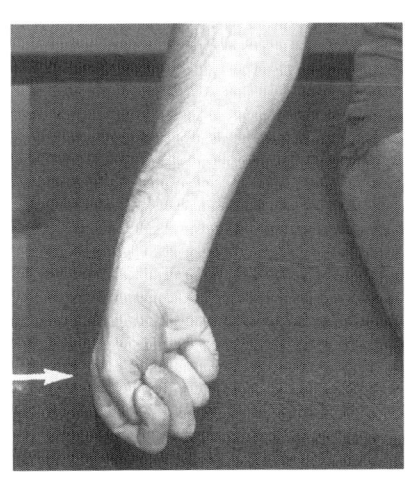

Figura 7.33

Figura 7.34

INSTABILIDADE CARPAL

Descrição

A instabilidade carpal ou a propensão para luxação ou fratura dos ossos do carpo é devido a trauma, lesão por esforço repetitivo ou artrite reumatoide. Os ligamentos do punho permitem pouco movimento nas articulações intercarpais. O trauma pode estirar os ligamentos, que, por sua vez, podem subluxar um ou mais dos ossos do carpo. O trauma grave pode causar fratura incompleta ou fratura condral. A artrite reumatoide pode causar enfraquecimento dos ligamentos intercarpais, permitindo a propensão para luxação ou subluxação de um ou mais dos ossos do carpo.

SINAIS E SINTOMAS CLÍNICOS

- Dor no punho
- Apreensão ao movimento
- Crepitação ao movimento

Teste de flutuação semilunopiramidal
(Teste do cisalhamento) (12)

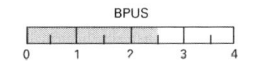

BPUS
0 1 2 3 4

Procedimento

Com uma mão, pegar o piramidal no lado afetado com o seu polegar e dedo indicador. Com a sua mão oposta, segurar o semilunar, junto com o polegar e o dedo indicador (Fig. 7.35). Mover o semilunar anteriormente e posteriormente, notando qualquer dor, frouxidão ou crepitação.

Explicação

O semilunar e o piramidal são mantidos juntos por um cápsula articular fibrosa e por ligamentos dorsais, palmares e interósseos. O semilunar é o osso do carpo mais comumente luxado. A maior parte das vezes ele se luxa anteriormente e afeta a rádio-semilunar e os ligamentos entre o semilunar e o piramidal. Dor, frouxidão ou crepitação indicam instabilidade da articulação semilunopiramidal, causando uma propensão do semilunar em subluxar ou luxar. Essa instabilidade pode levar a síndrome do túnel do carpo, paralisia do nervo mediano, constrição de tendão flexor ou necrose avascular progressiva do semilunar.

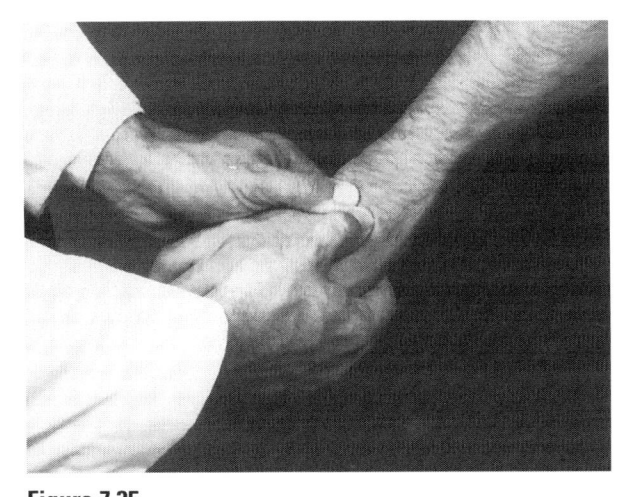

Figura 7.35

Teste de Watson (12)

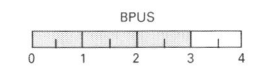

BPUS 0 1 2 3 4

Procedimento

Com uma mão, estabilizar o rádio e a ulna. Com a mão oposta, segurar o escafoide, movendo-o anteriormente e posteriormente (Fig. 7.36).

Explicação

O escafoide tem propensão de subluxar ou luxar com um trauma de hiperextensão. Dor, frouxidão ou crepitação indicam instabilidade do escafoide com propensão a subluxar ou luxar.

SUGESTÃO DE IMAGENS DIAGNÓSTICAS

- Radiologia simples
  Incidência AP do punho
  Incidência lateral do punho
  Incidência do escafoide
  Incidência com a mão fechada

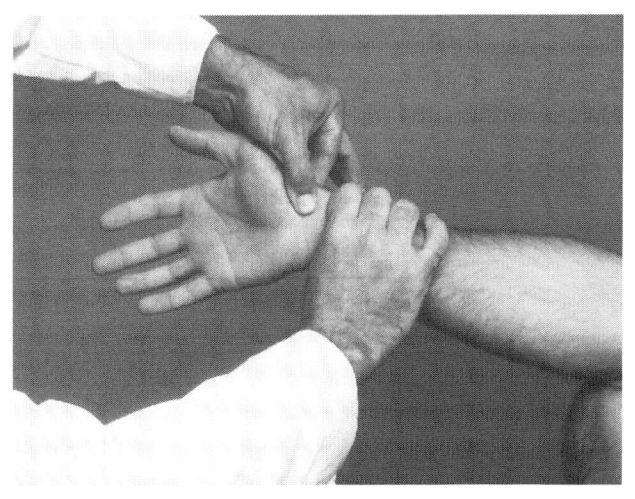

Figura 7.36

REFERÊNCIAS

1. American Academy of Orthopaedic Surgeons. The Clinical Measurement of Joint Motion. Chicago: American Academy of Orthopaedic Surgeons, 1994.
2. Boone DC, Azen SP. Normal range of motion in male subjects. J Bone Joint Surg 1979;61A:756–759.
3. Tinel J. Nerve Wounds: Symptomatology of Peripheral Nerve Lesions Caused by War Wounds. Joll CA, ed, Rothwell F, trans. New York: William Wood, 1918.
4. Phalen GS. The carpal tunnel syndrome: 17 years experience in diagnosis and treatment of 654 hands. J Bone Joint Surg 1966;48A: 211–228.
5. American Society for Surgery of the Hand. The Hand: Examination and Diagnosis. Aurora, CO, 1978.
6. Post M. Physical examination of the musculoskeletal system. Chicago: Year Book, 1987.
7. Ahn DS. Hand elevation: a new test for carpal tunnel syndrome. Ann Plast Surg 2001;46:120–124.
8. Durken JA. A new diagnostic test for carpal tunnel syndrome. J Bone Joint Surg Am 1991;73:535–538.
9. McRae R. Clinical Orthopedic Examination. New York: Churchill Livingstone, 1977.
10. Ditmars DM, Houin HP. Carpal tunnel syndrome. Hand Clin 1986;2:723–737.
11. Finkelstein H. Stenosing tenosynovitis at the radial styloid process. J Bone Joint Surg 1930;12:509.
12. Taleisnik J. Carpal instability. J Bone Joint Surg 1988;70A:1262–1268.

REFERÊNCIAS GERAIS

de Quervain F. Clinical surgical diagnosis for students and practitioners. 4th ed. Snowman J, trans. New York: William Wood, 1913.

Ditmars DM, Houin HP. Carpal tunnel syndrome. Hand Clin 1986;2:525–532.

Green DP. Carpal dislocations. In: Operative Hand Surgery. New York: Churchill Livingstone, 1982.

Hoppenfeld S. Physical Examination of the Spine and Extremities. New York: Appleton-Century-Crofts, 1976;127.

Kapandji IA. The Physiology of the Joints. Vol. I. Upper Limb. New York: Churchill Livingstone, 1970.

Stevenson TM. Carpal tunnel syndrome. Proc R Soc Med 1966;59:824.

Thompson WAL, Koppell HP. Peripheral entrapment neuropathies of the upper extremities. N Engl J Med 1959;260:1261.

Wadsworth CT. Wrist and hand examination and interpretation. J Orthop Sports Phys Ther 1983;5:108.8

8

TESTES ORTOPÉDICOS DA MÃO

PALPAÇÃO DA MÃO 254	**TESTES DA CÁPSULA ARTICULAR** 261
Aspecto anterior 254	Teste de Bunnel-Littler 262
Eminência tenar 254	Teste para ligamentos
Eminência hipotenar 255	retinaculares tensos 263
Aspecto posterior 256	**INSTABILIDADE DO TENDÃO** 264
Tendões extensores 256	Teste do tendão profundo 264
Metacarpais e falanges 257	Teste do extensor e flexor
INSTABILIDADE ARTICULAR 259	longo do polegar 265
Teste de estresse em varo e valgo 259	Teste do extensor comum dos dedos 266
Teste de frouxidão ligamentar	
do colateral ulnar do polegar 260	

PALPAÇÃO DA MÃO

Aspecto anterior

Eminência tenar

Anatomia descritiva

A eminência tenar fica no aspecto lateral da mão com a face da palma para frente e inclui três músculos que movem o polegar: o abdutor curto do polegar, o oponente do polegar e o flexor curto do polegar. Esses músculos são inervados por um ramo do nervo mediano recorrente (Fig. 8.1). A compressão grave e prolongada do nervo mediano no túnel do carpo pode causar atrofia dos músculos da eminência tenar.

Procedimento

Palpar a eminência tenar a partir da base do polegar medial ao aspecto central da mão, na base dos ossos do carpo, depois inferior e lateralmente à base do dedo indicador (Fig. 8.2). Procurar por hipertrofia ou atrofia em comparação com a mão oposta. Se uma atrofia ou diminuição da massa muscular for acompanhada por dor e parestesias ao longo da distribuição de nervo mediano, suspeitar de compressão do nervo mediano no túnel do carpo.

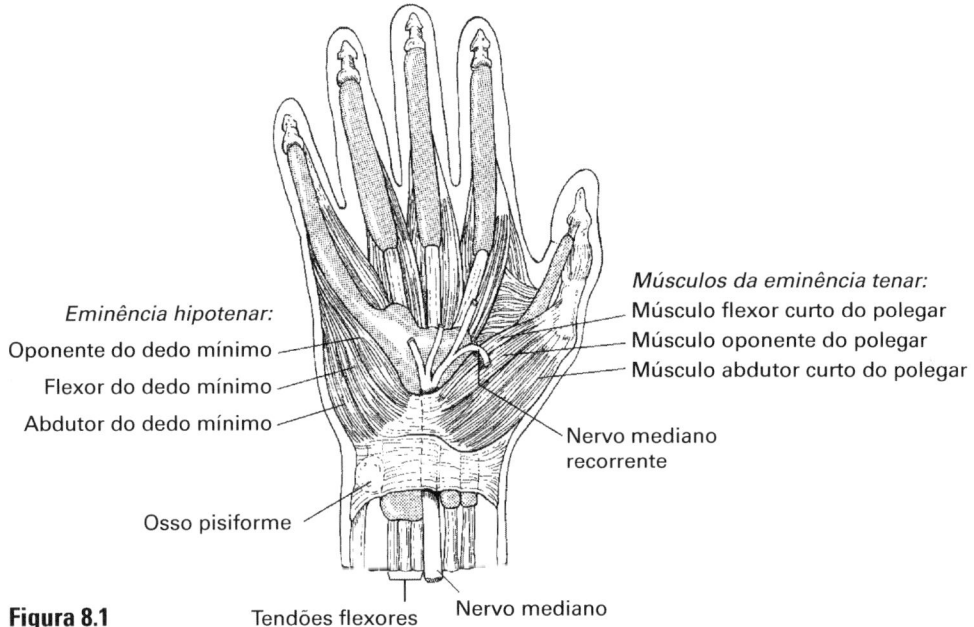

Manual fotográfico de testes ortopédicos e neurológicos **255**

Eminência hipotenar:
Oponente do dedo mínimo
Flexor do dedo mínimo
Abdutor do dedo mínimo

Músculos da eminência tenar:
Músculo flexor curto do polegar
Músculo oponente do polegar
Músculo abdutor curto do polegar

Nervo mediano recorrente

Osso pisiforme

Figura 8.1   Tendões flexores   Nervo mediano

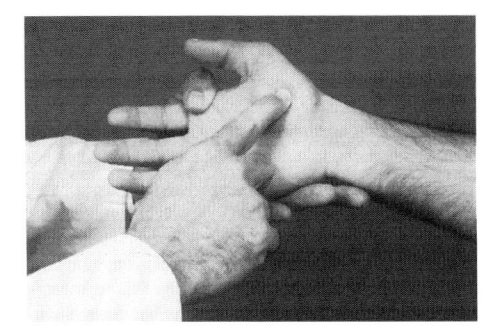

Figura 8.2

Eminência hipotenar

Anatomia descritiva

A eminência hipotenar fica no aspecto anterior da mão, da base do dedo mínimo até o aspecto medial da mão, terminando no pisiforme (Fig. 8.1). Essa eminência contém o abdutor do dedo mínimo, o oponente do dedo mínimo e o flexor do dedo mínimo. Esses músculos são supridos pelo ramo profundo do nervo ulnar. A atrofia da eminência hipotenar pode ser causada por compressão grave e prolongada do nervo no túnel de Guyon ou mais proximalmente da extremidade.

Procedimento

Palpar a extensão da eminência tenar, desde a base do dedo mínimo até a base do pisiforme (Fig. 8.3). Procurar por hipertrofia ou atrofia em comparação com a mão oposta. A atrofia da eminência hipotenar pode indicar uma compressão do nervo ulnar no túnel de Guyon ou mais proximalmente da extremidade.

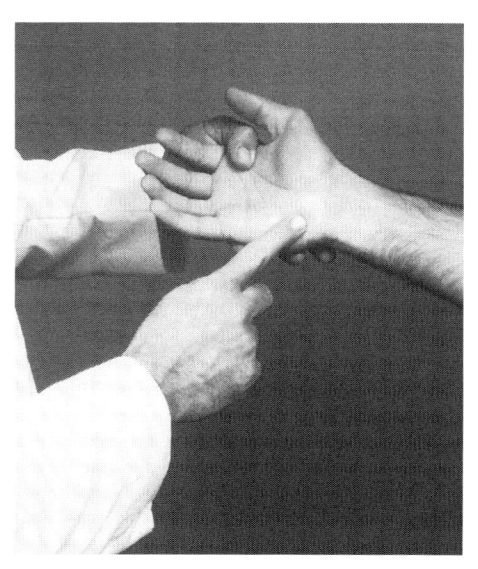

Figura 8.3

Aspecto posterior

Tendões extensores

Anatomia descritiva

O aspecto posterior da mão contém um sistema complicado de ligamentos, bandas fasciais e tendões – o mecanismo extensor. Esse mecanismo fornece extensão ativa para os dedos e contribui para a estabilização da mão e dos dígitos. Os tendões extensores extrínsecos correm ao longo de todo o comprimento do aspecto posterior da mão até cada dígito (Fig. 8.4). Os tendões podem ser afetados por trauma, que pode distendê-los ou rompê-los, e por artrite reumatoide, que pode causar o seu deslocamento.

Procedimento

Com os dedos e o punho estendidos, palpar o comprimento inteiro de cada tendão do extensor comum dos dedos, da base do punho até a falange proximal (Fig. 8.5). Notar qualquer sensibilidade dolorosa, cisto, deslocamento ou perda na continuidade de qualquer um dos tendões. A sensibilidade dolorosa e o deslocamento indicam artrite reumatoide. A perda de continuidade secundária ao trauma, com a perda da extensão do dígito, pode indicar a ruptura de um tendão extensor. Cistos pequenos e facilmente palpáveis podem se desenvolver entre o segundo e o terceiro ossos metacarpais.

Extensores do polegar:
- Abdutor longo do polegar
- Extensor curto do polegar
- Extensor longo do polegar
- Tendão extensor radial

Tendões do extensor dos dedos e do extensor do dedo mínimo

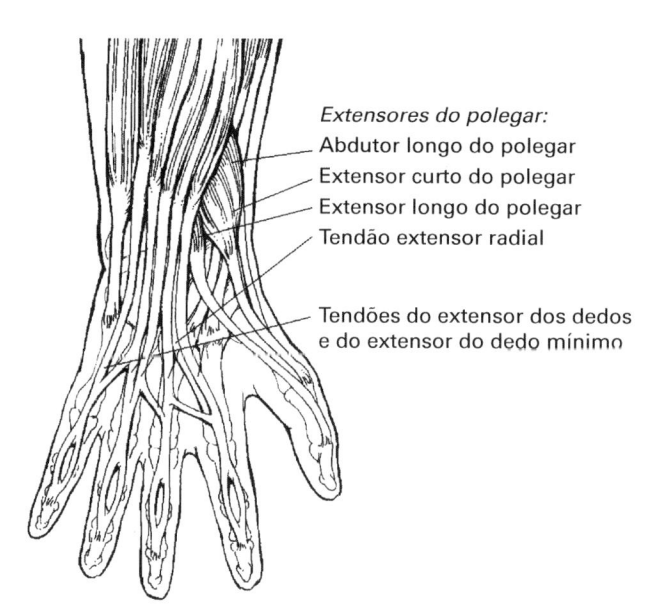

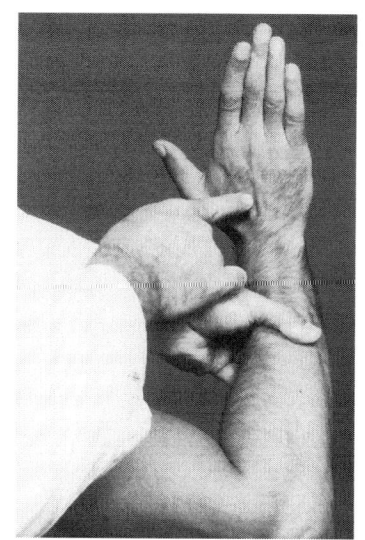

Figura 8.4

Figura 8.5

Metacarpais e falanges

Anatomia descritiva

Os ossos metacarpais e as falanges são mantidos juntos por uma série de ligamentos e cápsulas articulares que fornecem estabilidade às articulações (Fig. 8.6). Os ossos metacarpais e das falanges são facilmente palpáveis a partir do aspecto posterior da mão e são suscetíveis a fraturas traumáticas. As articulações podem se tornar inflamadas e são um local comumente afetado na artrite reumatoide.

Procedimento

Palpar individualmente cada dígito e osso metacarpal (Fig. 8.7). Buscar sensibilidade dolorosa, edema, diferenças de temperatura e nódulos ósseos. A sensibilidade dolorosa e o edema após um trauma podem indicar fratura. O edema ao redor de uma cápsula articular pode indicar processo inflamatório, como a artrite reumatoide. Os nódulos ósseos (nódulos de Heberden) nas superfícies posteriores e laterais das articulações interfalângicas distais podem indicar osteoartrite.

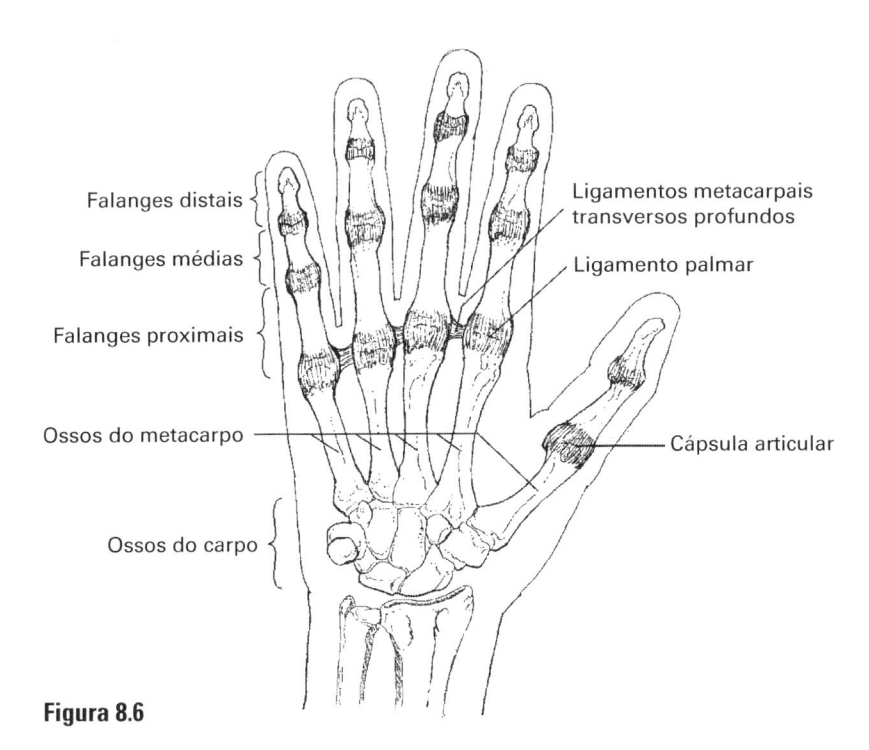

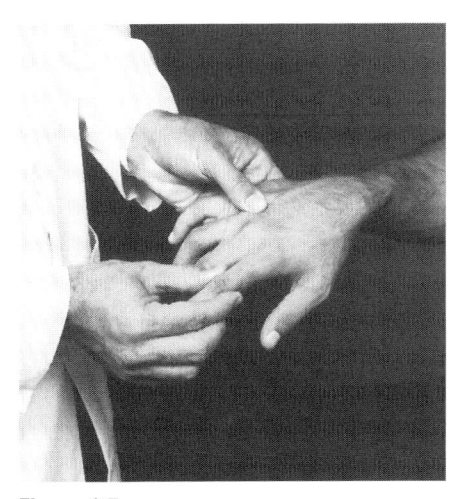

Figura 8.6

Figura 8.7

INSTABILIDADE ARTICULAR

Descrição

As articulações interfalângicas são o local mais comum de lesões articulares na mão. As lesões variam desde uma entorse simples até a lesão parcial do ligamento colateral, chegando a luxação e fratura-luxação. A estabilidade articular é mantida pelos ligamentos colaterais em combinação com a placa volar, que produz uma caixa de três lados em torno das articulações (Fig. 8.8). As articulações mais comumente afetadas são as dos dedos indicador e mínimo. A instabilidade articular ocorre geralmente devido à luxação.

SINAIS E SINTOMAS CLÍNICOS

- Dor articular
- Edema articular
- Deformidade articular

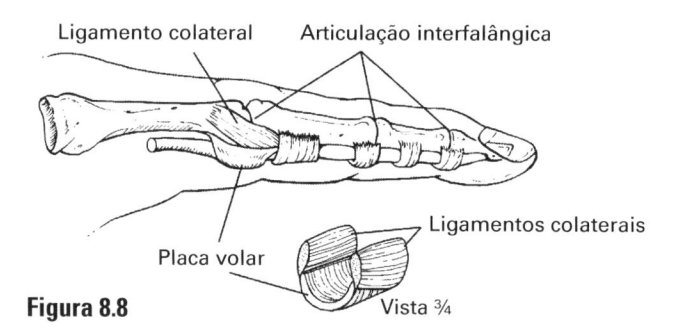

Figura 8.8

Teste de estresse em varo e valgo (1)

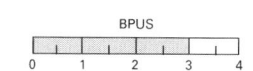

Procedimento

Fazendo uma pinça com os dedos, pegar a articulação (interfalângica distal ou proximal) com uma mão. Com a sua mão oposta, segurar o osso adjacente e aplicar um esforço em varo (Fig. 8.9) e valgo (Fig. 8.10) à articulação.

Explicação

Esses procedimentos testam a integridade dos ligamentos colaterais e da cápsula que circunda as articulações. Se houver dor, suspeitar de uma entorse capsular, subluxação ou luxação. A frouxidão pode indicar uma ruptura da cápsula articular ou dos ligamentos colaterais por trauma.

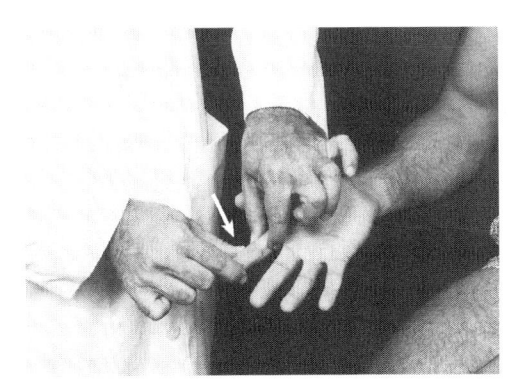

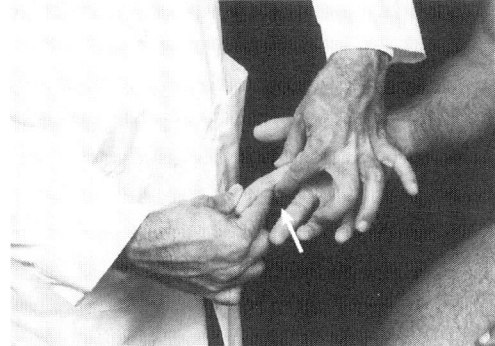

Figura 8.9

Figura 8.10

Teste de frouxidão ligamentar do colateral ulnar do polegar (2)

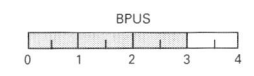

Procedimento

Com a articulação carpometacarpal em extensão, estabilizar o metacarpal com uma pinça manual. Com a sua mão oposta, pegar a falange proximal (também com uma pinça manual) e empurrar a falange radialmente (Fig. 8.11). Repetir o teste com a articulação metacarpofalângica completamente flexionada (Fig. 8.12).

Explicação

Quando o polegar está completamente estendido, há normalmente 6° de frouxidão. Se a frouxidão for maior do que 6° ou até 30°, o ligamento colateral lateral ulnar e a placa volar estão lesionados. Se a articulação estiver frouxa em flexão completa, o ligamento colateral ulnar está lesionado. Se não houver frouxidão em flexão, o ligamento está intacto. Se não houver frouxidão em flexão completa e mais de 30° de frouxidão em extensão completa, o dano está limitado à placa volar.

> **SUGESTÃO DE IMAGENS DIAGNÓSTICAS**
>
> - Radiografia simples
>   Incidência posteroanterior da mão
>   Incidência oblíqua da mão
>   Incidência lateral da mão

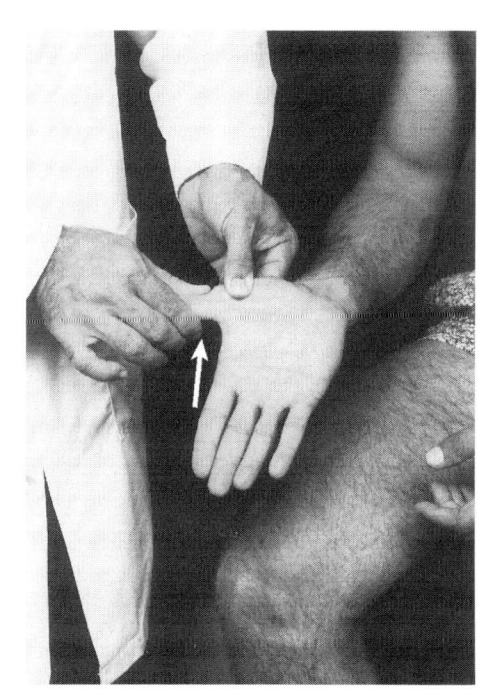

Figura 8.11 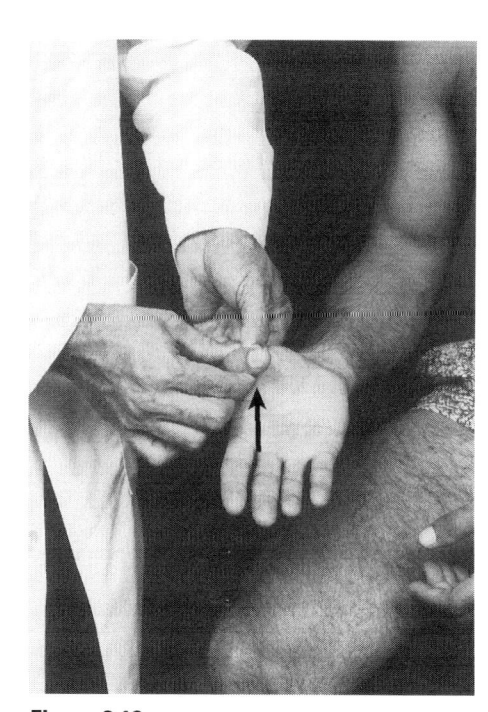 **Figura 8.12**

TESTES DA CÁPSULA ARTICULAR

A flexibilidade e a estabilidade das articulações interfalângicas são funções das cápsulas articulares. Se tais cápsulas estiverem tensas, elas podem ter um movimento articular diminuído; se frouxas, elas podem ter aumento no movimento articular. O movimento articular diminuído também pode ser causado por limitações nos músculos intrínsecos da mão ou nos ligamentos colaterais tensos. Esses processos podem ser causados por artrite reumatoide ou por osteoartrite das mãos.

SINAIS E SINTOMAS CLÍNICOS

- Dor articular
- Edema articular
- Deformidade articular
- Movimento articular limitado

Teste de Bunnel-Littler (3)

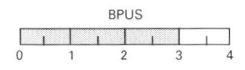

Procedimento

Instruir o paciente a estender ligeiramente a articulação metacarpofalângica. Tentar mover a articulação interfalângica proximal em flexão (Fig. 8.13). Repetir o teste com a articulação metacarpofalângica em flexão (Fig. 8.14).

Explicação

Se a articulação interfalângica proximal não flexionar com a articulação metacarpofalângica em leve extensão, existe um músculo intrínseco tenso ou uma contratura da cápsula articular. Se a articulação interfalângica proximal flexionar completamente com a articulação metacarpofalângica em flexão, os músculos intrínsecos estão tensos. Um teste positivo indica processo inflamatório nos dedos, como osteoartrite ou artrite reumatoide.

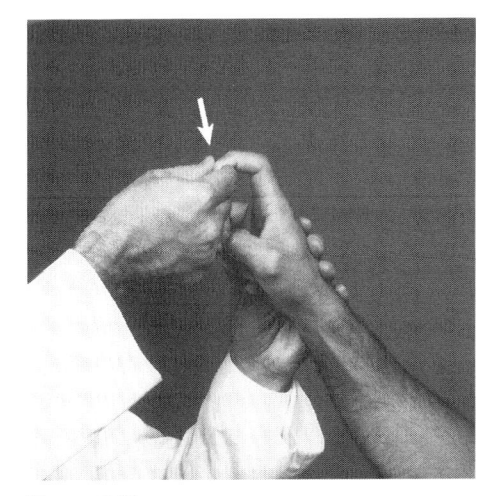

Figura 8.13

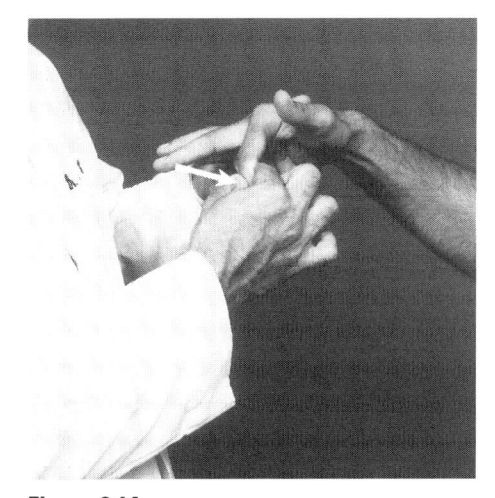

Figura 8.14

Teste para ligamentos retinaculares tensos

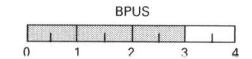

Procedimento

Com a articulação interfalângica proximal na posição neutra, tentar flexionar passivamente a articulação interfalângica distal (Fig. 8.15). Repetir o teste com a articulação interfalângica proximal na posição flexionada (Fig. 8.16).

Explicação

Se a articulação interfalângica distal não flexionar com a articulação interfalângica proximal na posição neutra, os ligamentos colaterais ou a cápsula articular estão tensos. Se a articulação interfalângica distal flexionar facilmente quando a articulação interfalângica proximal for flexionada, os ligamentos colaterais estão tensos, e a cápsula está normal.

SUGESTÃO DE IMAGENS DIAGNÓSTICAS

- Radiografia simples
  Incidência posteroanterior da mão
  Incidência oblíqua da mão
  Incidência lateral da mão

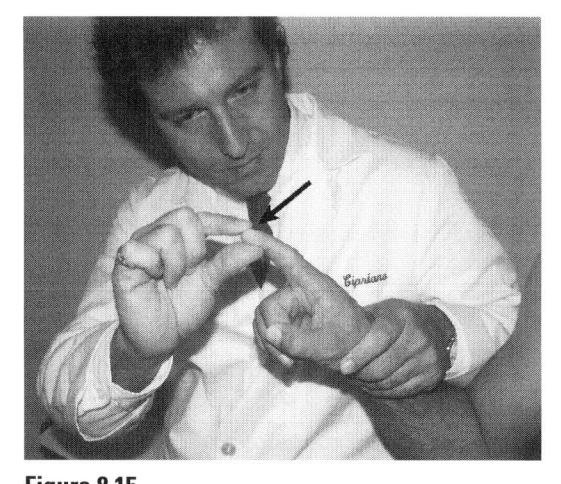

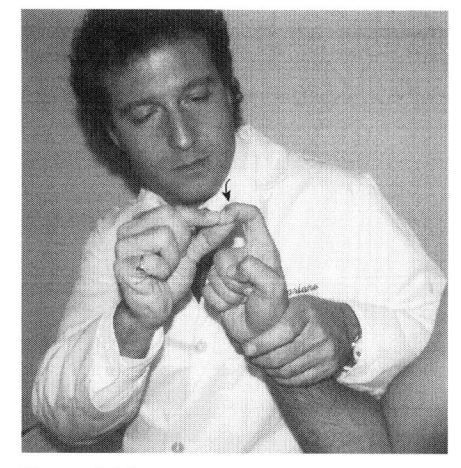

Figura 8.15

Figura 8.16

INSTABILIDADE DO TENDÃO

A instabilidade ou a ruptura do tendão podem ser causadas por deficiência vascular, tenossinovite, alongamento excessivo ou trauma. O trauma pode afetar o antebraço, o punho ou a mão. O trauma no antebraço pode ferir um dos tendões mais longos, como o flexor profundo dos dedos e o extensor dos dedos, que se origina no antebraço e flexiona e estende todas as articulações dos dedos.

SINAIS E SINTOMAS CLÍNICOS
- Dor no antebraço, no punho ou na mão
- Movimento articular limitado ou ausente

Teste do tendão profundo (3)

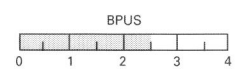

Procedimento

Instruir o paciente a flexionar a falange distal suspeitada enquanto você estabiliza a falange proximal (Fig. 8.17).

Explicação

A incapacidade de flexionar a falange distal indica um tendão flexor profundo dos dedos dividido.

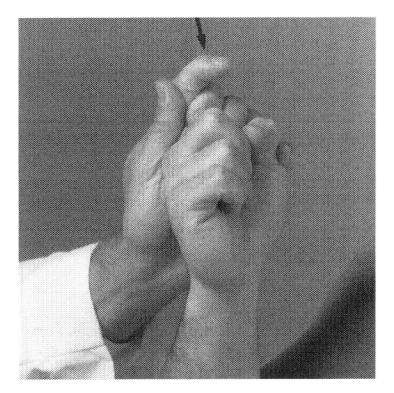

Figura 8.17

Teste do extensor e flexor longo do polegar (4)

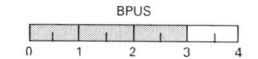

Procedimento

Estabilizar a falange proximal do polegar. Instruir o paciente a flexionar (Fig. 8.18) e estender a falange distal (Fig. 8.19).

Explicação

A incapacidade de flexionar o dígito indica lesão no tendão flexor longo do polegar. A incapacidade de estender o dígito indica uma lesão no tendão do extensor longo do polegar.

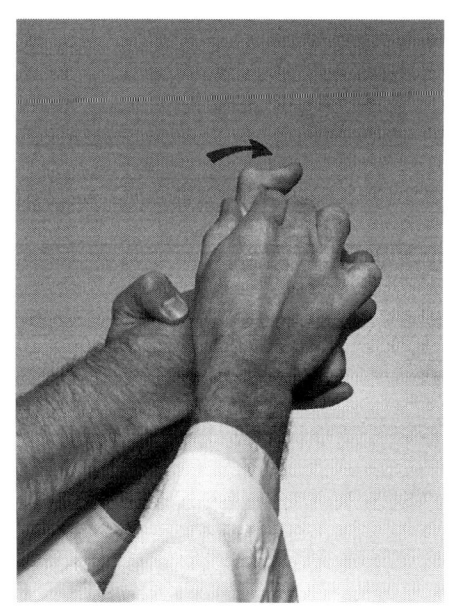

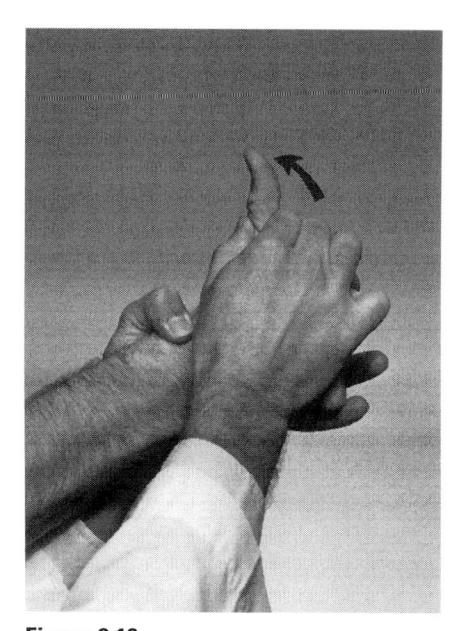

Figura 8.18 **Figura 8.19**

Teste do extensor comum dos dedos

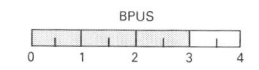

Procedimento

Com os dedos flexionados (Fig. 8.20), instruir o paciente a estender os dedos (Fig. 8.21).

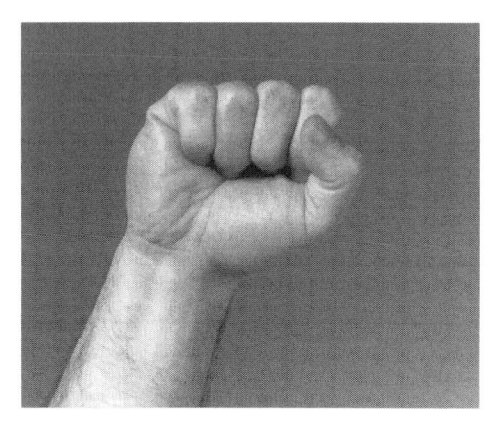

Figura 8.20

Explicação

A incapacidade de estender quaisquer dos dedos indica uma lesão naquela porção particular do tendão extensor comum dos dedos (Fig. 8.22).

SUGESTÃO DE IMAGENS DIAGNÓSTICAS

- Radiografia simples
  Incidência posteroanterior da mão
  Incidência oblíqua da mão
  Incidência lateral da mão

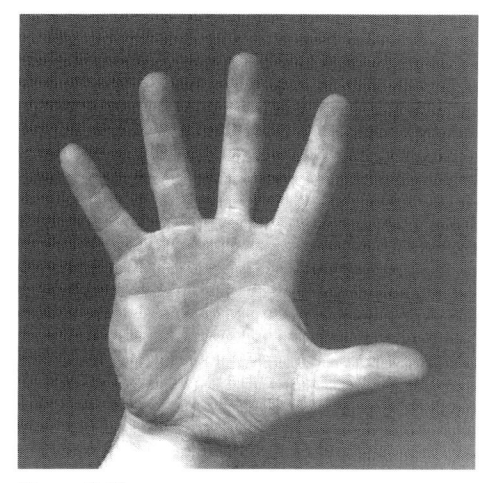

Figura 8.21

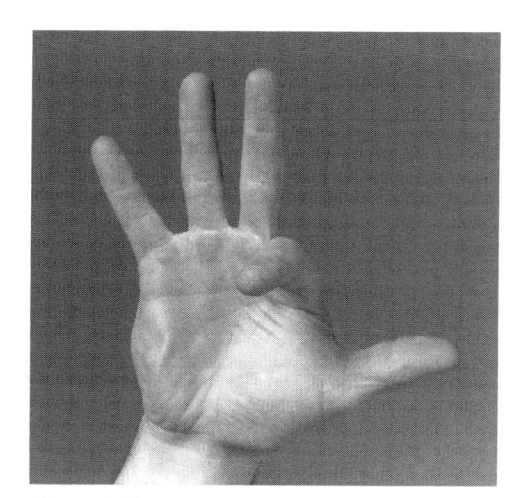

Figura 8.22

REFERÊNCIAS

1. Hartley A. Practical joint assessment. St. Louis: Mosby, 1991.
2. Louis D et al. Rupture and displacement of the ulnar collateral ligament of the metacarpophalangeal joint of the thumb. J Bone Joint Surg Am 1986;68:1320.
3. Hoppenfeld S. Physical Examination of the Spine and Extremities. New York: Appleton-Century-Croft, 1976.
4. Post M. Physical Examination of the Musculoskeletal System. Chicago: Year Book, 1988.

REFERÊNCIAS GERAIS

Cailliet R. Hand Pain and Impairment. 4th ed. Philadelphia: Davis, 1994.

Eaton RG. Joint Injuries of the Hand. Springfield, IL: Charles C. Thomas, 1971.

Green DP. Operative Hand Surgery, 3rd ed. New York: Churchill Livingstone, 1993.

Jebson PJL, Kasdan ML. Hand Secrets. Philadelphia: Hanley & Belfus, 1998.

Maitland GD. The Peripheral Joints: Examination and Recording Guide. Adelaide, Australia: Virgo, 1973.

McRae R. Clinical Orthopedic Examination. New York: Churchill Livingstone, 1976.

Nicholas JS. The swollen hand. Physiotherapy 1977;63:285.

Stern PJ. Tendinitis, overuse syndromes and tendon injuries. Hand Clin 1990;6:467–476.

Wadsworth CT. Wrist and hand examination and interpretation. J Orthop Sports Phys Ther 1983;5:108–120.

9
TESTES ORTOPÉDICOS DO TÓRAX

FLUXOGRAMA DO EXAME ORTOPÉDICO DO TÓRAX   **269**

PALPAÇÃO   **270**
Aspecto anterior   270
    Esterno   270
    Costelas, cartilagem costal
      e espaços intercostais   271
Aspecto posterior   272
    Escápula   272
    Musculatura paratorácica   274
    Processos espinhosos   276
    Costelas e espaços intercostais   277

AMPLITUDE DE MOVIMENTO DO TÓRAX   **278**
Flexão   278
Flexão lateral   279
Rotação   280

RASTREAMENTO DE ESCOLIOSE E CIFOSE   **281**
Posição de Adam   282
Teste do deslizamento de McKenzie   283

FRATURAS TORÁCICAS   **284**
Teste da percussão vertebral   284
Teste de Soto-Hall   285
Teste da compressão esternal   285

LESÕES DE RAÍZES NERVOSAS   **286**
Teste da aproximação
    escapular passiva   287
Sinal de Beevor   287
Sinal de Schepelmann   288

ANQUILOSE DA ARTICULAÇÃO COSTOVERTEBRAL   **289**
Teste de expansão do tórax   290

Exame ortopédico do tórax

```
                        História
          ┌────────────────┴────────────────┐
    Dor torácica                       Dor torácica
    sem trauma                         com trauma
         │                                   │ (+)
       Palpação ──(−)→ Teste de expansão ──(−)→ Sinal de ──(−)→ Palpação
         │ (+)          do tórax                Schepelmann        │ (+)
    Posição de Adam        │ (+)                    │ (+)     Amplitude de
    Teste do             Radiologia              Radiologia    movimento
    deslizamento de        │ (+)                    │ (−)          │
    McKenzie          Anquilose da              Lesão de raiz  Teste da percussão
         │ (+)        articulação               nervosa        vertebral
     Radiologia       costovertebral                           Teste de Soto-Hall
         │ (+)                                                 Teste da compressão
      Escoliose                                                esternal
                                                                   │ +
                                                              Radiologia
                                                                   │ (+)
                                                              Fratura
                                                              torácica

         Radiologia ──(−)→ Distensão/entorse
           │ (+)
       Espondilose                    Doença
       discogênica                    pleural
```

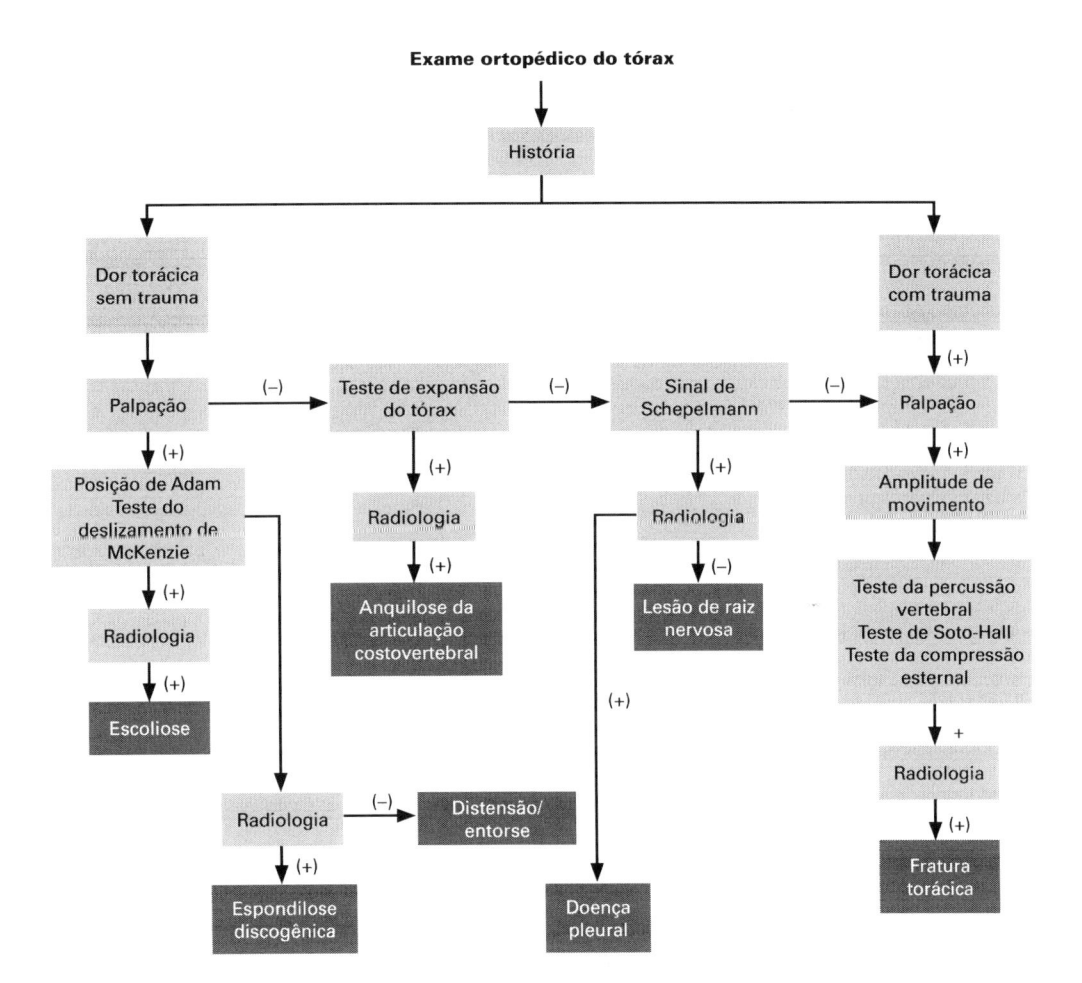

PALPAÇÃO

Aspecto anterior

Esterno

Anatomia descritiva

> O esterno, que fica na parte anterior da parede torácica, consiste em três partes: o manúbrio, o corpo e o processo xifoide. Articula-se com as cartilagens costais em ambos os lados. O manúbrio também se articula com as facetas da clavícula em ambos os lados (Fig. 9.1).

Procedimento

> Palpar toda a extensão do esterno na busca de sensibilidade dolorosa ou anormalidade (Fig. 9.2). Palpar, também, as margens costais e as articulações esternoclaviculares buscando sensibilidade dolorosa, dor e deslocamento (Fig. 9.3). A dor e a sensibilidade dolorosa após um trauma podem indicar esterno fraturado ou contusão nas cartilagens costais. As articulações esternocostal ou esternoclavicular sensíveis podem indicar entorse ou subluxação da articulação suspeita.

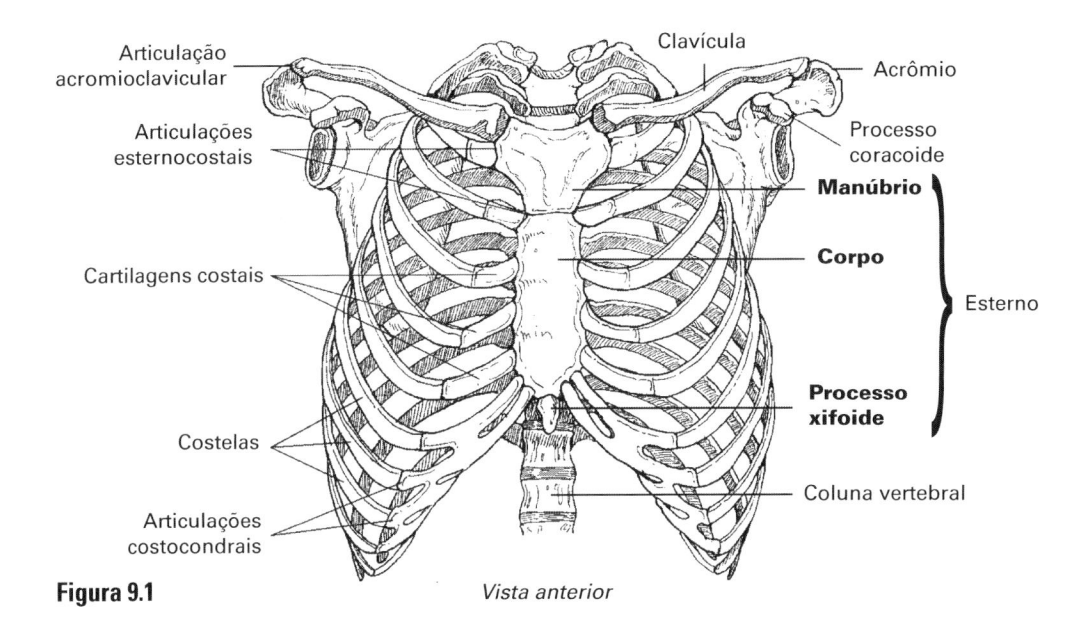

Figura 9.1 — *Vista anterior*

- Articulação acromioclavicular
- Articulações esternocostais
- Cartilagens costais
- Costelas
- Articulações costocondrais
- Clavícula
- Acrômio
- Processo coracoide
- **Manúbrio**
- **Corpo**
- **Processo xifoide**
- Esterno
- Coluna vertebral

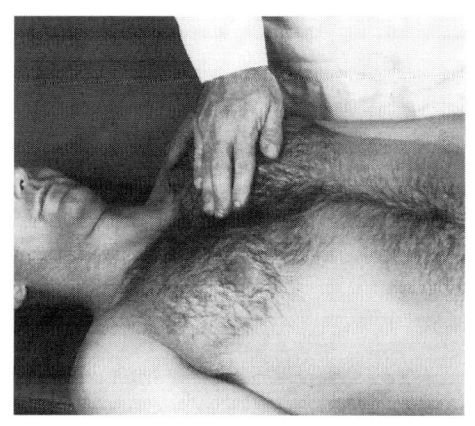

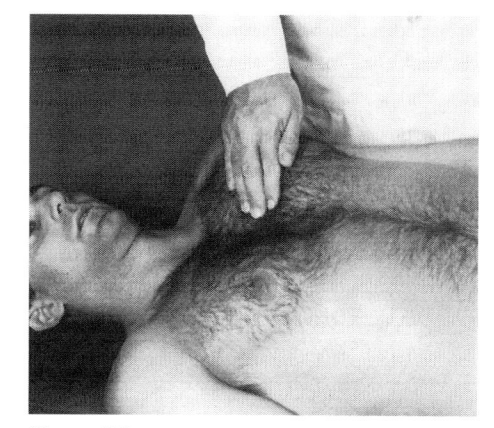

Figura 9.2

Figura 9.3

Costelas, cartilagens costais e espaços intercostais

Anatomia descritiva

As costelas no aspecto anterior do gradil costal estão presas ao esterno por cartilagens costais, formando a articulação costocondral. Elas também se articulam com o esterno, formando as articulações esternocostais (Fig. 9.4).

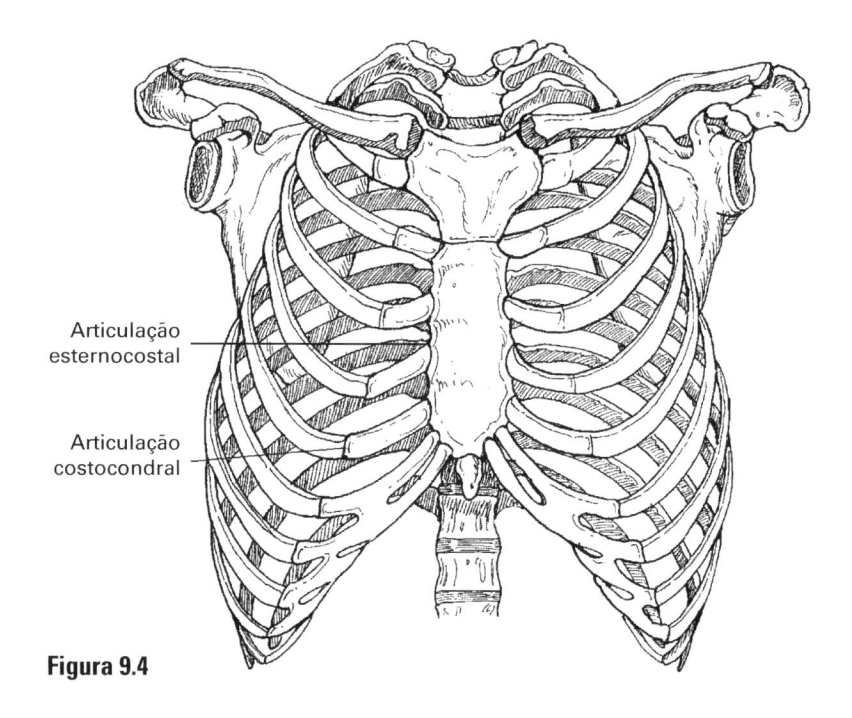

Articulação esternocostal

Articulação costocondral

Figura 9.4

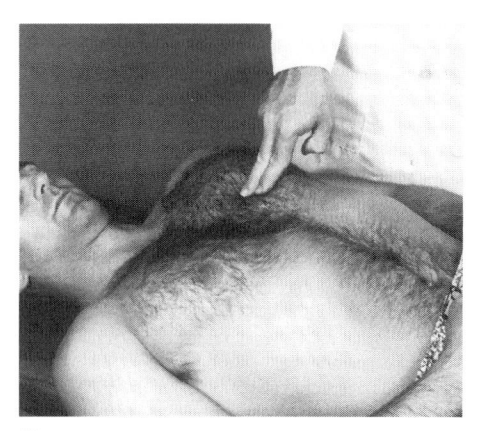

Figura 9.5

Procedimento

Palpar cada cartilagem costal com a sua costela associada desde o aspecto lateral do esterno lateralmente até a axila. Depois palpar cada espaço intercostal (Fig. 9.5). As cartilagens costais sensíveis podem indicar uma costocondrite (síndrome de Tietze). Os espaços intercostais sensíveis podem indicar um nervo intercostal irritado ou uma infecção viral por herpes-zóster. Associadas a essa infecção podem ocorrer erupções vesiculares vermelhas ao longo do curso do nervo intercostal, no espaço intercostal. A sensibilidade dolorosa após um trauma pode indicar uma costela fraturada.

Aspecto posterior

Escápula

Anatomia descritiva

No aspecto posterior do tórax, a escápula articula-se com o aspecto posterior das costelas. Também forma parte da cavidade glenoidal, que se articula com a cabeça do úmero. No aspecto anterior, o acrômio articula-se com a clavícula, formando a articulação acromioclavicular. A escápula normalmente estende-se de TII até TVII. Tem três bordas: medial, lateral e superior (Fig. 9.6).

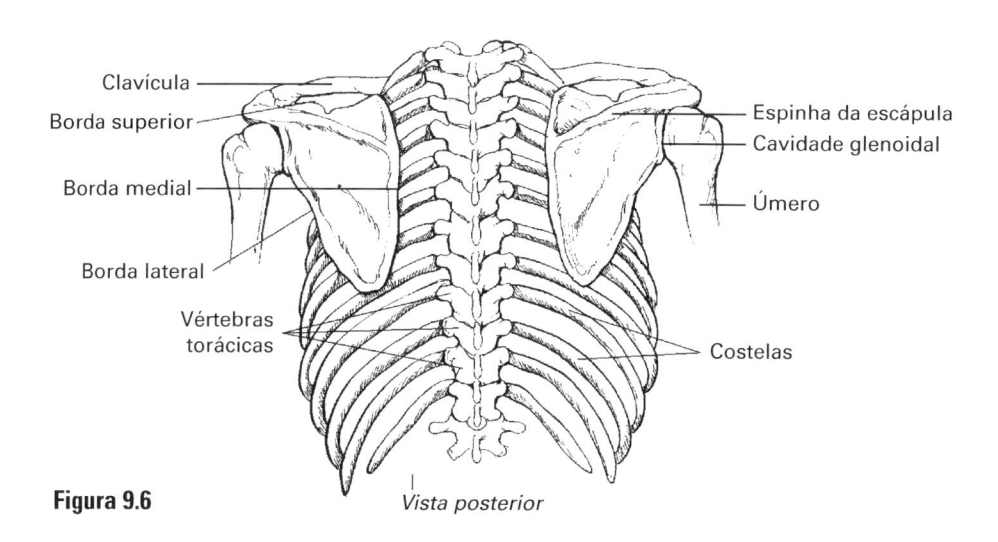

Figura 9.6 — Vista posterior

Clavícula, Borda superior, Borda medial, Borda lateral, Vértebras torácicas, Espinha da escápula, Cavidade glenoidal, Úmero, Costelas

Procedimento

Iniciando com a borda medial, palpar todas as três bordas, notando qualquer sensibilidade dolorosa (Figs. 9.7 a 9.9). A seguir, palpar a espinha da escápula, notando qualquer sensibilidade dolorosa ou anormalidade (Fig. 9.10). Por fim, palpar as superfícies posteriores sobre a espinha da escápula, buscando o músculo supraespinal (Fig. 9.11) e, abaixo da espinha, buscando o músculo infraespinal (Fig. 9.12). Notar qualquer sensibilidade dolorosa, atrofia ou espasmo.

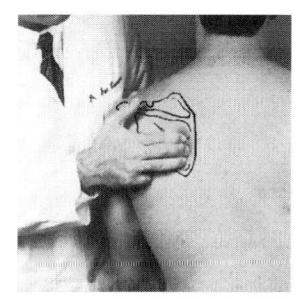

Figura 9.7 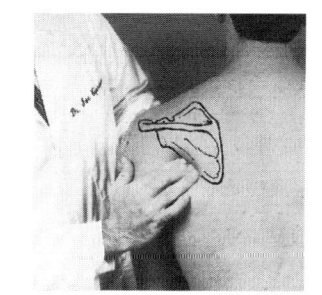   **Figura 9.8** 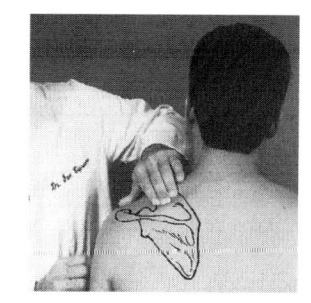   **Figura 9.9**

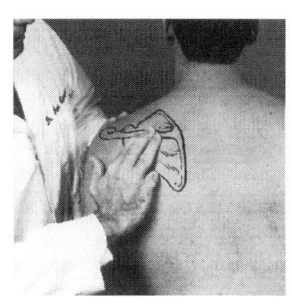

Figura 9.10 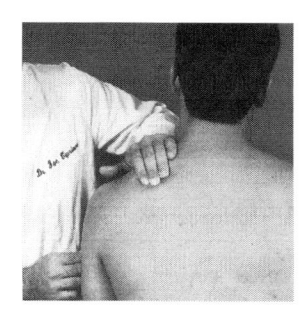   **Figura 9.11** 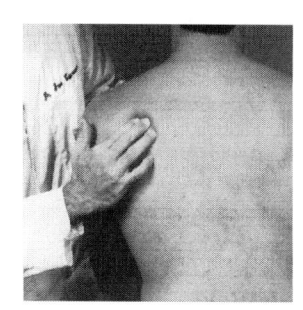   **Figura 9.12**

Musculatura paratorácica

Anatomia descritiva

Os músculos vertebrais torácicos estão organizados em três camadas: superficial, intermediária e profunda. As camadas superficiais incluem o trapézio, o latíssimo do dorso, o levantador da escápula e os romboides (Fig. 9.13). A camada intermediária contém os músculos serrátil posterior, serrátil superior e serrátil inferior (Fig. 9.14). Os músculos profundos das costas são aqueles que mantêm a postura e movem a coluna vertebral. Esses músculos, o grupo eretor da espinha, são o espinal, o longuíssimo e o iliocostal (Fig. 9.14).

Procedimento

Palpar a camada superficial movendo seus dedos transversalmente sobre o ventre do músculo, notando qualquer tônus ou sensibilidade dolorosa anormal (Fig. 9.15). Palpar a camada profunda, com as pontas dos dedos, diretamente adjacente aos processos espinhosos (Fig. 9.16), procurando observar qualquer tônus ou sensibilidade dolorosa anormal, que podem indicar um processo inflamatório no músculo, como distensão muscular, miofasciite ou fibromialgia.

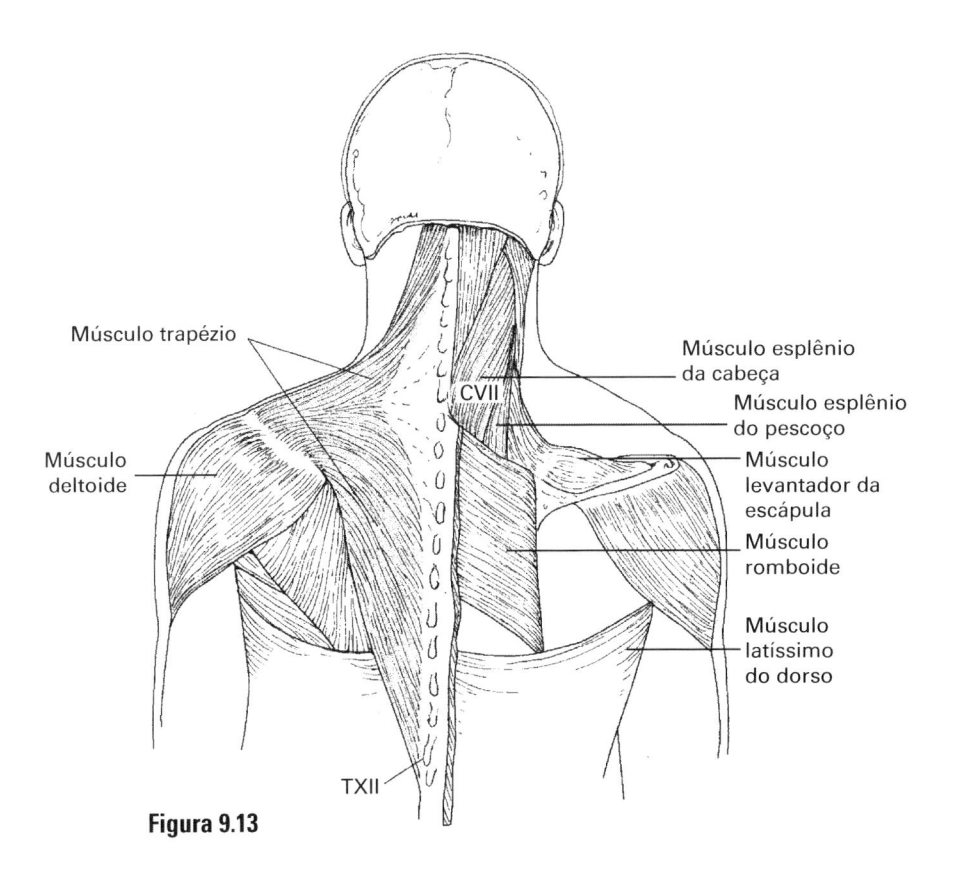

Figura 9.13

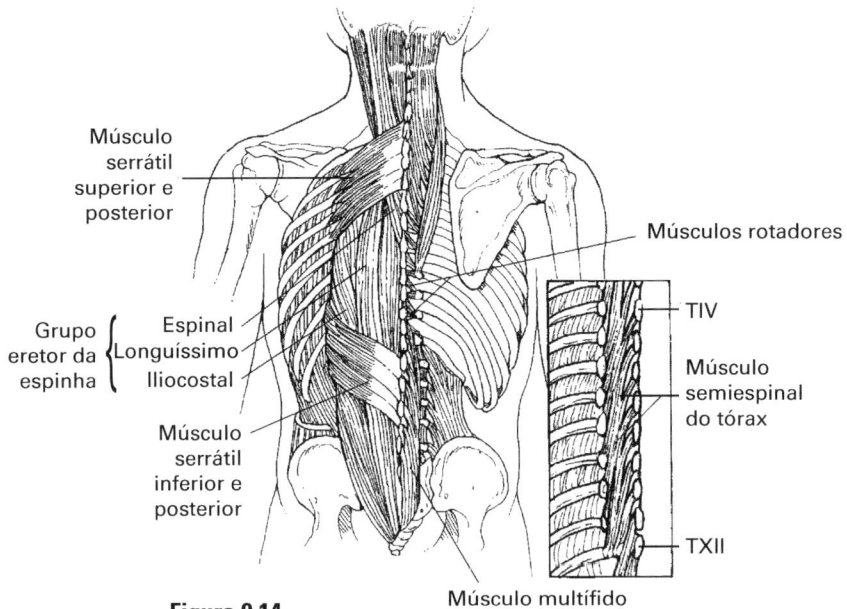

Figura 9.14

- Músculo serrátil superior e posterior
- Grupo eretor da espinha { Espinal, Longuíssimo, Iliocostal }
- Músculo serrátil inferior e posterior
- Músculos rotadores
- TIV
- Músculo semiespinal do tórax
- TXII
- Músculo multífido

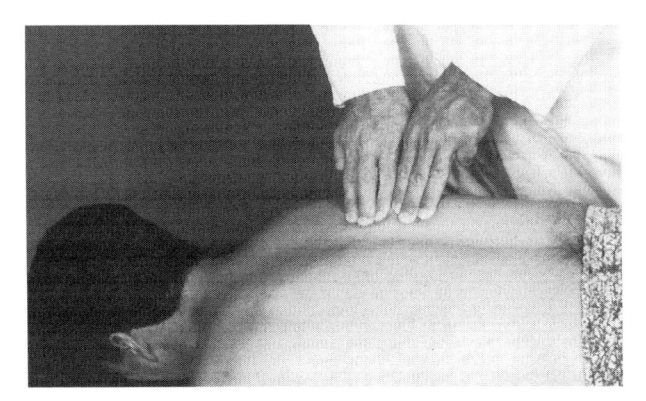

Figura 9.15

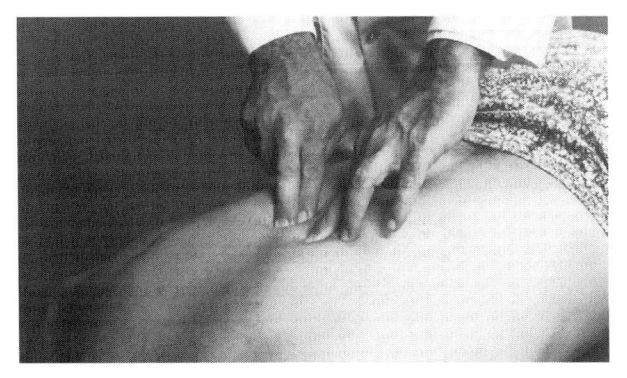

Figura 9.16

Processos espinhosos

Anatomia descritiva

As vértebras TI a TXII têm processos espinhosos relativamente proeminentes que são facilmente palpáveis (Fig. 9.17). A ponta de cada processo espinhoso fica abaixo do processo transverso da mesma vértebra.

Procedimento

Com o paciente sentado e o tórax ligeiramente flexionado, palpar cada processo espinhoso com o seu indicador ou dedo médio, notando qualquer dor e/ou sensibilidade dolorosa e alinhamento anormal. Cada processo deve ser palpado individualmente (Fig. 9.18). A seguir, empurrar cada processo espinhoso lateralmente, notando qualquer mobilidade rotacional (Fig. 9.19). A sensibilidade dolorosa na palpação estática dos processos espinhosos pode indicar subluxação de uma vértebra torácica. A sensibilidade dolorosa secundária à lesão por flexão ou extensão pode indicar distensão ligamentar supraespinhoso, especialmente na vértebra torácica superior. O alinhamento grosseiro anormal pode indicar escoliose.

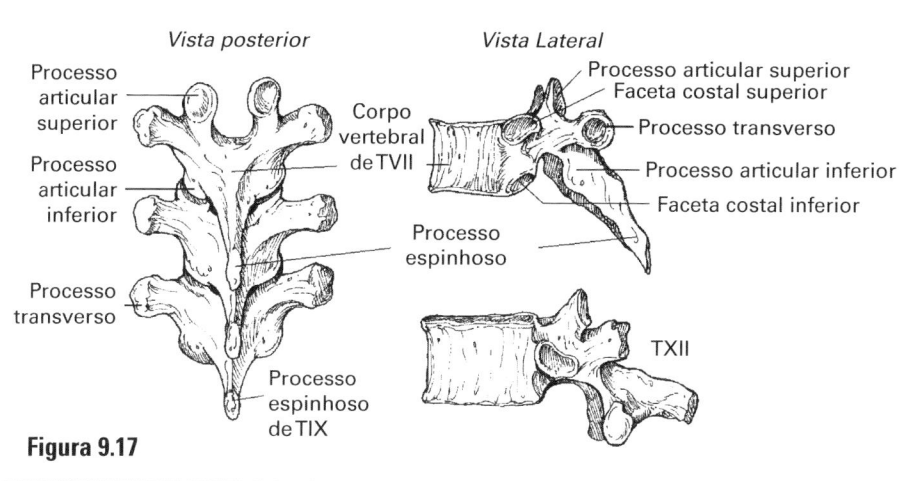

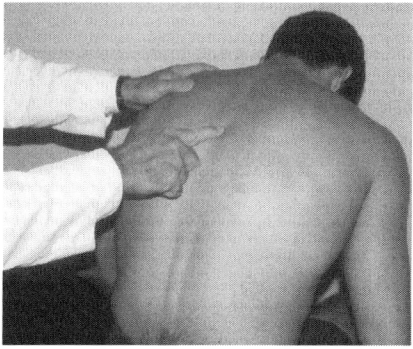

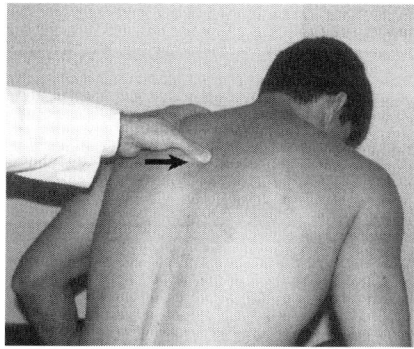

Figura 9.17

Figura 9.18

Figura 9.19

Costelas e espaços intercostais

Anatomia descritiva

As costelas no aspecto posterior do gradil costal estão presas no corpo vertebral e no processo transverso por um cápsula e uma série de ligamentos e músculos (Fig. 9.20). As costelas podem se curvar ligeiramente sob estresse sem quebrar. Entre as costelas, nos espaços intercostais, há três camadas de músculos intercostais e um nervo intercostal. Esse nervo pode se tornar infectado com o vírus do herpes-zóster, que invade os gânglios espinais e produz dor em queimação na área suprida pelo nervo intercostal afetado.

Procedimento

Palpar cada costela individualmente a partir do aspecto lateral da coluna vertebral, lateralmente até a axila. A seguir, palpar cada espaço intercostal (Fig. 9.21). A sensibilidade dolorosa ou a dor após um trauma pode indicar uma costela fraturada. Os espaços intercostais sensíveis podem indicar um nervo intercostal irritado ou uma infecção viral por herpes-zóster. Associadas a essa infecção podem ocorrer erupções vesiculares vermelhas ao longo do curso do nervo intercostal, no espaço intercostal.

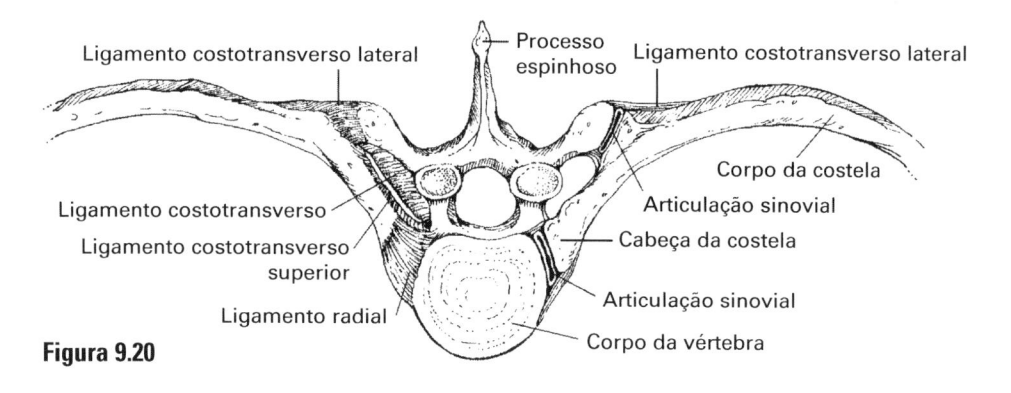

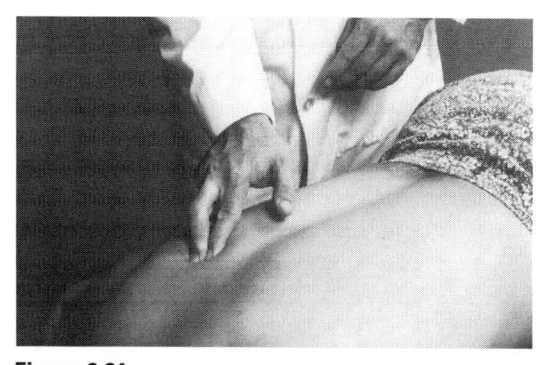

Figura 9.20

Figura 9.21

AMPLITUDE DE MOVIMENTO DO TÓRAX

Flexão: método do inclinômetro (1)

Com o paciente sentado, colocar um inclinômetro no plano sagital, no nível de TI, e o outro inclinômetro no nível de TXII, também no plano sagital (Fig. 9.22). Zerar ambos os inclinômetros. Instruir o paciente a colocar as mãos sobre os quadris e flexionar para a frente a coluna torácica (Fig. 9.23). Registrar ambas as inclinações e subtrair a inclinação de TXII da de TI para chegar ao ângulo de flexão torácica.

Amplitude normal

A variação normal é de 50° ou mais a partir da posição neutra ou 0.

Músculos	Suprimento nervoso
Reto do abdome	T6-T12
Oblíquo externo abdominal	T7-T12
Oblíquo interno abdominal	T7-T12, L1

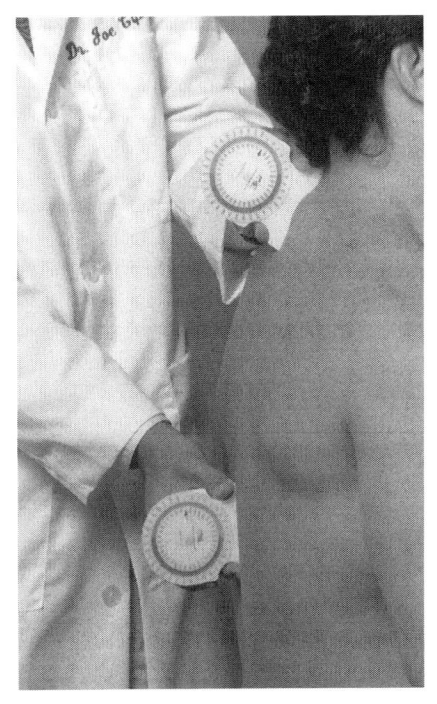

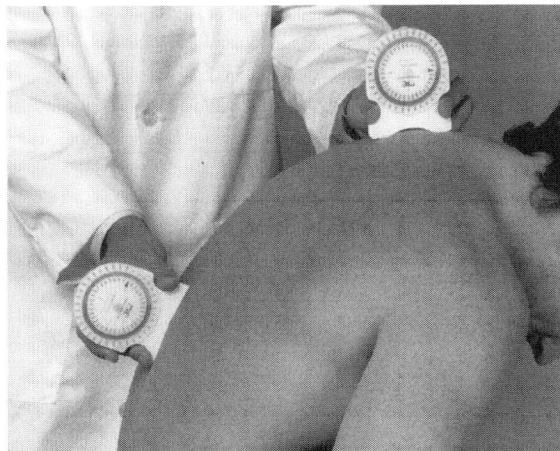

Figura 9.22

Figura 9.23

Flexão lateral: método do inclinômetro (1)

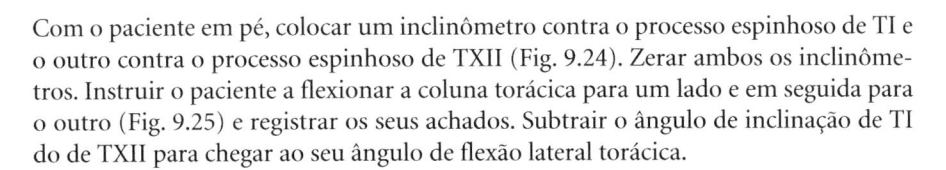

Com o paciente em pé, colocar um inclinômetro contra o processo espinhoso de TI e o outro contra o processo espinhoso de TXII (Fig. 9.24). Zerar ambos os inclinômetros. Instruir o paciente a flexionar a coluna torácica para um lado e em seguida para o outro (Fig. 9.25) e registrar os seus achados. Subtrair o ângulo de inclinação de TI do de TXII para chegar ao seu ângulo de flexão lateral torácica.

Amplitude normal

A variação normal é 20° a 40° a partir da posição neutra ou 0.

Músculos	Suprimento nervoso
Flexão lateral para o mesmo lado	
Iliocostal do tórax	T1-T12
Longuíssimo do tórax	T1-T12
Intertransversário	T1-T12
Oblíquo interno abdominal	T1-T12, L1
Oblíquo externo abdominal	T7-T12
Quadrado do lombo	T7-T12
Flexão lateral para o lado oposto	
Semiespinal do tórax	T1-T12
Multífido	T1-T12
Rotadores	T1-T12
Oblíquo externo abdominal	T7-T12
Transverso do abdome	T7-T12, L1

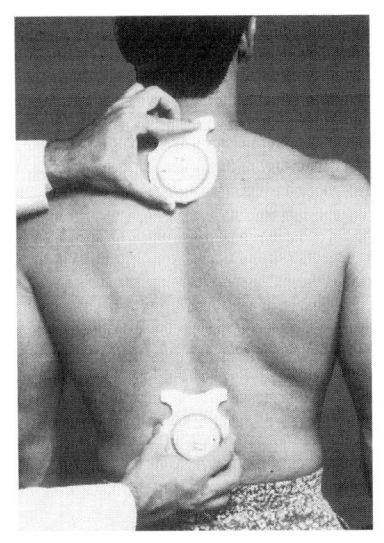

Figura 9.24

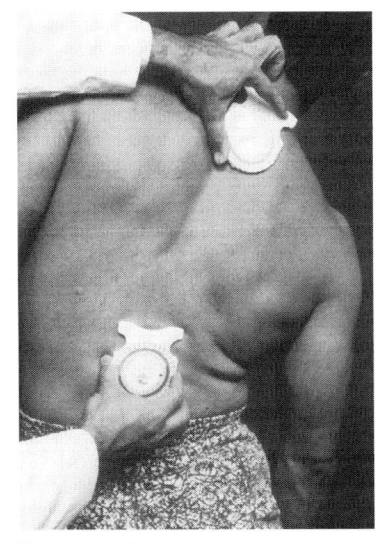

Figura 9.25

Rotação: método do inclinômetro (1)

Com o paciente sentado, instruí-lo a flexionar-se para a frente tanto quanto possível, segurando-o com os braços. Colocar um inclinômetro no nível de TI e o outro no nível de TXII, ambos no plano coronal (Fig. 9.26). Zerar ambos os inclinômetros. Instruir o paciente a rodar o tronco para um lado; registrar ambas as inclinações de TI e TXII (Fig. 9.27). Subtrair a inclinação de TXII da de TI para chegar ao ângulo de rotação torácica. Efetuar essa medida com a rotação para o lado oposto.

Amplitude normal

A variação normal é de 30° ou mais a partir da posição neutra ou 0.

Músculos	Suprimento nervoso
Rotação para o mesmo lado	
Iliocostal do tórax	T1-T12
Longuíssimo do tórax	T1-T12
Intertransversário	T1-T12
Oblíquo interno abdominal	T1-T12, L1
Rotação para o lado oposto	
Semiespinal do tórax	T1-T12
Multífido	T1-T12
Rotadores	T1-T12
Oblíquo externo abdominal	T1-T12
Transverso do abdome	T1-T12, L1

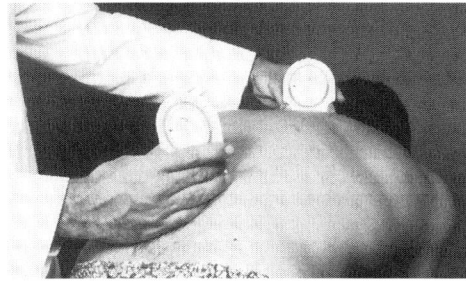

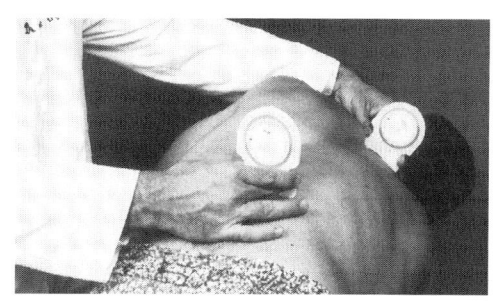

Figura 9.26

Figura 9.27

RASTREAMENTO DE ESCOLIOSE E CIFOSE

Descrição clínica

A escoliose é uma deformidade vertebral anormal no plano coronal (Fig. 9.28). É progressiva até a maturidade esquelética e é o tipo mais comum de deformidade vertebral. A hipercifose é uma deformidade vertebral anormal no plano sagital, que aumenta a angulação convexa posterior (Fig. 9.29). Essas deformidades podem ser congênitas ou adquiridas, e são mais prevalentes em mulheres do que em homens. Alguns dos problemas associados a deformidades vertebrais incluem a dor, a função pulmonar diminuída, o comprometimento neurológico e a perda da autoimagem. As deformidades vertebrais são mais bem avaliadas por radiografia. A medida da curva escoliótica é realizada com a técnica de Cobb-Lippman (2). Uma linha é traçada sobre a placa terminal superior no topo da curva, onde o ângulo de inclinação em direção à concavidade da curva é o mais agudo. Então, deve-se traçar uma linha na placa terminal inferior, na parte inferior da curva. Linhas tangenciais são traçadas até essas placas terminais, sendo medido o ângulo de sua interseção (Fig. 9.30).

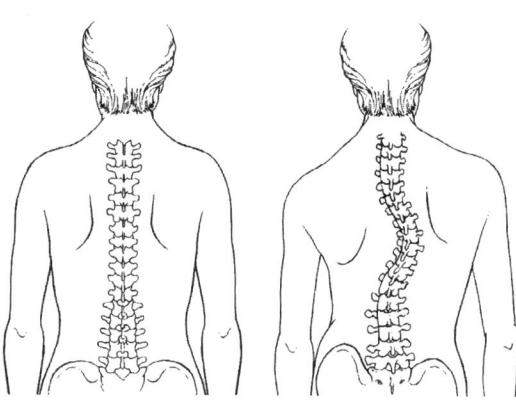

Figura 9.28

SINAIS E SINTOMAS CLÍNICOS

- Deformidade visual
- Dor paravertebral
- Função pulmonar diminuída
- Comprometimento neurológico

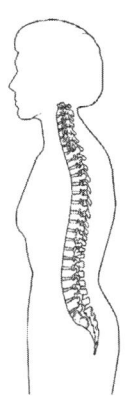

Figura 9.29

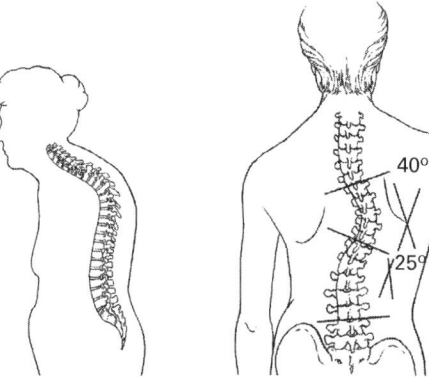

Figura 9.30

Posição de Adam

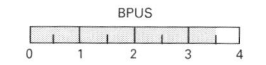

Procedimento

Com o paciente em pé, ficar diretamente atrás do paciente, inspecionando e palpando toda a extensão da coluna, buscando por escoliose, hipercifose ou cifoescoliose (Fig. 9.31). A seguir, instruir o paciente a flexionar os quadris para a frente. Novamente, inspecionar e palpar na busca de escoliose, cifose ou cifoescoliose (Fig. 9.32).

Explicação

Se escoliose, cifose ou cifoescoliose estiver presente com o paciente em pé e se o ângulo reduzir com a flexão, a escoliose é uma adaptação funcional da coluna e das estruturas de tecidos moles circundantes. Pode ser causada por má postura, superdesenvolvimento unilateral de vértebra e/ou musculatura da extremidade superior, comprometimento de raiz nervosa, deficiência no comprimento das pernas, ou contratura do quadril. Esse tipo de escoliose é habitualmente leve a moderado, medindo menos do que 25°.

Se escoliose, cifose ou cifoescoliose estiver presente com o paciente em pé, e se o ângulo não se reduzir com a flexão, suspeitar de deformidade estrutural, como uma hemivértebra, uma fratura de compressão de corpo vertebral ou escoliose idiopática.

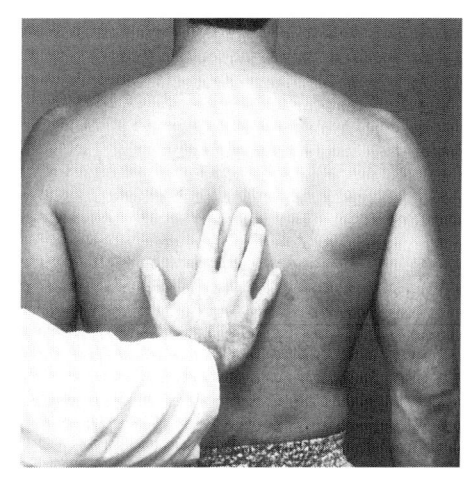

Figura 9.31

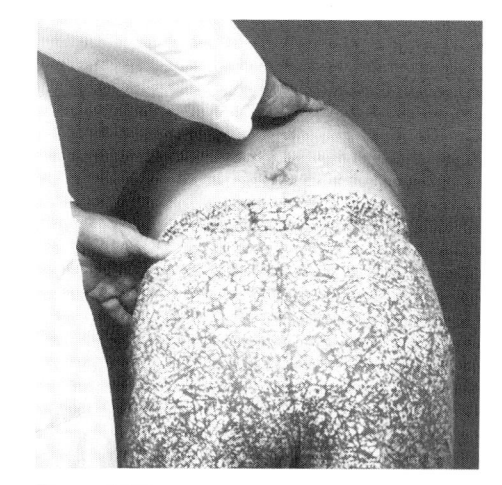

Figura 9.32

Teste do deslizamento de McKenzie (2)

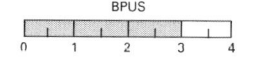

Procedimento

Com o paciente em pé, ficar ao lado do paciente. Com o seu ombro, bloquear a coluna torácica. Usando ambas as mãos, segurar a pelve do paciente e puxá-la em sua direção; manter essa posição por 10 a 15 segundos (Fig. 9.33). Repetir esse teste com o lado oposto. Se o paciente tiver escoliose evidente, o lado em direção que a coluna se curva deve ser testado primeiro.

Explicação

Esse teste é executado em pacientes com escoliose sintomática. O bloqueio pelo ombro e a movimentação da pelve causam estresse na área da escoliose. Se os sintomas aumentarem no lado afetado, a escoliose está contribuindo para os sintomas do paciente.

SUGESTÃO DE IMAGENS DIAGNÓSTICAS

- Radiologia simples
  Incidência torácica em anteroposterior (AP)
  Incidência torácica lateral com concavidade em direção ao dispositivo *bucky*
  Incidência toracolombar em AP

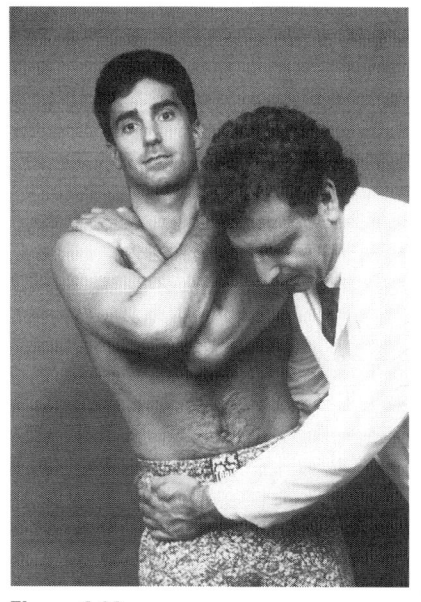

Figura 9.33

FRATURAS TORÁCICAS

Descrição clínica

As fraturas da coluna torácica são classificadas como anteriores ou posteriores. O aspecto anterior da coluna é o corpo vertebral, e o aspecto posterior consiste em arco posterior, articulações das facetas e processos espinhosos. As fraturas da coluna torácica podem romper o canal vertebral, o que pode levar a um comprometimento neurológico. Se houver ruptura do canal vertebral, a avaliação neurológica é essencial. As radiografias simples nos planos AP e lateral devem ser revisadas. Na incidência AP, você pode visualizar as linhas de fratura e as anormalidades de alinhamento, angulação ou translação. Na incidência lateral, você pode visualizar as linhas de fratura, alinhamento, angulação ou translação.

SINAIS E SINTOMAS CLÍNICOS

- Dor torácica
- Dor torácica anterior
- Comprometimento neurológico da extremidade superior
- Comprometimento neurológico da extremidade inferior

Teste da percussão vertebral (3,4)

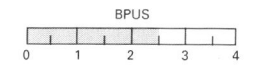

Procedimento

Com o paciente sentado e a cabeça ligeiramente flexionada, percutir o processo espinhoso (Fig. 9.34) e a musculatura associada (Fig. 9.35) de cada uma das vértebras torácicas com um martelo de reflexos neurológicos.

Explicação

A dor local pode indicar uma vértebra fraturada sem comprometimento neurológico ou lesão ligamentar. A dor radicular pode indicar uma vértebra fraturada com comprometimento neurológico ou um defeito discal com comprometimento neurológico.

Nota

Esse teste não é específico; outras condições também produzirão uma resposta positiva de dor. Uma distensão ligamentar produz um sinal positivo na percussão dos processos espinhosos. A percussão da musculatura paravertebral também produzirá um sinal positivo na distensão muscular.

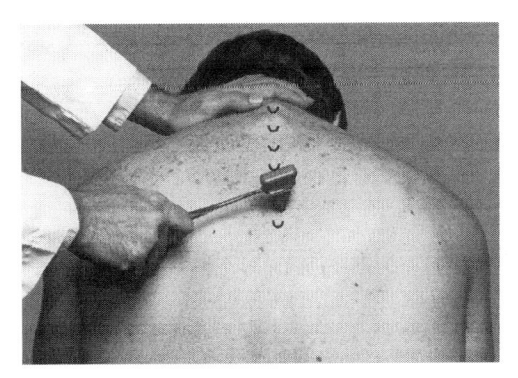

Figura 9.34

Figura 9.35

Teste de Soto-Hall (5)

Procedimento

Com o paciente em supino, ajudá-lo a flexionar o queixo até o tórax (Fig. 9.36).

Explicação

A dor local indica patologia óssea, discal ou ligamentar. Esse teste é inespecífico. Ele meramente isola a coluna cervical e a torácica em flexão passiva. Se esse teste for positivo, executar testes para distensão, entorses, fraturas e lesões expansivas.

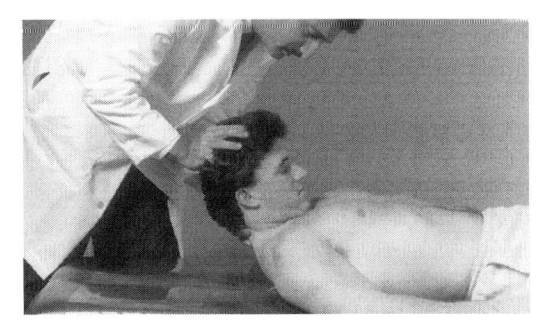

Figura 9.36

Teste da compressão esternal

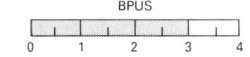

Procedimento

Com o paciente em supino, empurrar o esterno para baixo (Fig. 9.37).

Explicação

A pressão no esterno comprime as bordas laterais das costelas. Se houver uma fratura na ou próxima à borda lateral das costelas, a pressão no esterno fará a fratura ficar mais pronunciada, produzindo ou exacerbando a dor na área.

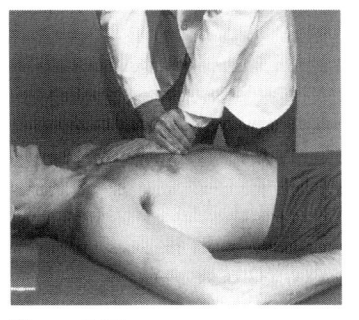

Figura 9.37

Nota

Tenha cuidado se você suspeitar de uma costela fraturada, especialmente se estiver deslocada. Se um trauma ocorreu e você suspeitar de uma costela fraturada, a área deve ser radiografada antes desse teste.

SUGESTÃO DE IMAGENS DIAGNÓSTICAS

- Radiologia simples
  Incidência torácica em AP (coluna)
  Incidência torácica em AP (costelas)
  Incidência posteroanterior (PA) do tórax
  Incidência torácica lateral (coluna)
  Incidência torácica lateral inspiratória
  Torácicas oblíquas (costelas)
- Tomografia computadorizada (TC)
- Cintilografia óssea

LESÕES DE RAÍZES NERVOSAS

Descrição clínica

As lesões de raízes nervosas torácicas podem ser causadas por trauma torácico. Existe maior mobilidade na junção toracolombar (TXI-TXII) do que de TI a TX por causa da estabilização dada pelo gradil costal. É por isso que existe uma chance maior de lesão entre TX e TXII.

As lesões torácicas incluem fraturas em cunha, fraturas em explosão e fraturas-luxações. Quaisquer dessas lesões podem levar a uma lesão de raiz nervosa na coluna torácica. A compressão por uma massa ou um tumor na coluna pode também levar ao comprometimento neurológico.

SINAIS E SINTOMAS CLÍNICOS

- Dor torácica
- Dor abdominal anterior
- Perda da sensibilidade abdominal

Teste da aproximação escapular passiva (6)

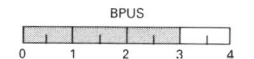

Procedimento

Com o paciente em pé, segurar os ombros do paciente (Fig. 9.38). Aproximar passivamente as escápulas, empurrando os ombros para trás (Fig. 9.39).

Explicação

A aproximação passiva das escápulas faz uma tração induzida pelo movimento sobre as raízes nervosas de T1 e T2. A dor na área escapular indica uma compressão ou irritação da raiz nervosa de T1 e/ou T2.

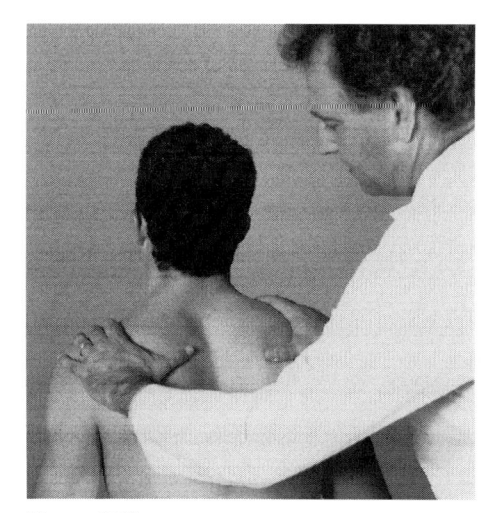

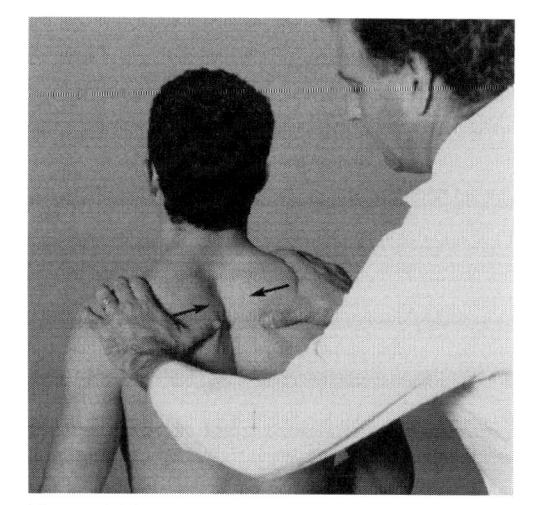

Figura 9.38   **Figura 9.39**

Sinal de Beevor (7)

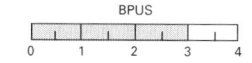

Procedimento

Com o paciente em supino, instruí-lo a trançar os dedos atrás do pescoço e a levantar a cabeça em direção aos pés. Esse teste deve imitar um exercício de abdominal (Fig. 9.40).

Explicação

O umbigo do paciente que não tem nenhuma lesão de raiz torácica não se moverá durante esse teste, porque os músculos abdominais estão igualmente inervados e com força igual. Se uma lesão de raiz estiver presente, o umbigo se moverá da seguinte maneira:

Se o umbigo se mover superiormente, suspeitar de uma lesão bilateral de raiz nervosa de T10 a T12. Se ele se mover superiormente e lateralmente, suspeitar de uma lesão unilateral de raiz nervosa de T10 a T12 no lado oposto. Se o umbigo se mover inferiormente, suspeitar de uma lesão bilateral de raiz nervosa de T7 a T10. Se ele se mover inferiormente e lateralmente, suspeitar de uma lesão unilateral de raiz nervosa de T7 a T10 no lado oposto.

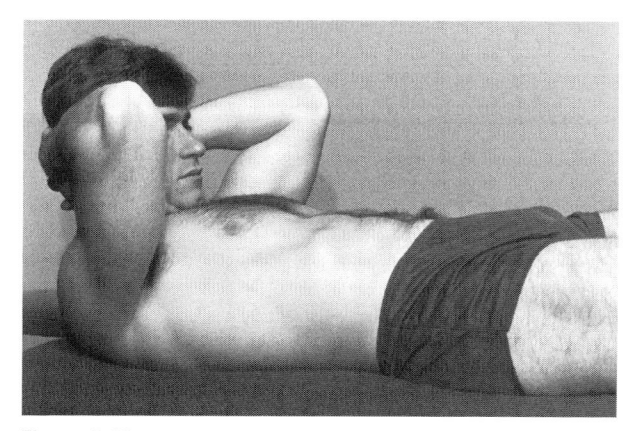

Figura 9.40

Sinal de Schepelmann

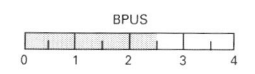

Procedimento

Instruir o paciente sentado a flexionar lateralmente para a esquerda e para a direita (Fig. 9.41).

Explicação

A dor no lado da inclinação lateral indica neurite intercostal. A dor no lado convexo indica inflamação fibrosa da pleura ou distensão intercostal. Quando o paciente curvar lateralmente, os nervos intercostais no lado da inclinação ficam comprimidos. Se os nervos intercostais estiverem irritados, será produzida dor no lado da inclinação. Além disso, quando o paciente se curva lateralmente, a pleura é estirada sobre o lado oposto da inclinação. Se a pleura estiver inflamada, será produzida dor no lado oposto ao lado da inclinação. A dor também pode ser produzida por causa de lesão ou espasmo dos músculos torácicos ou intercostais.

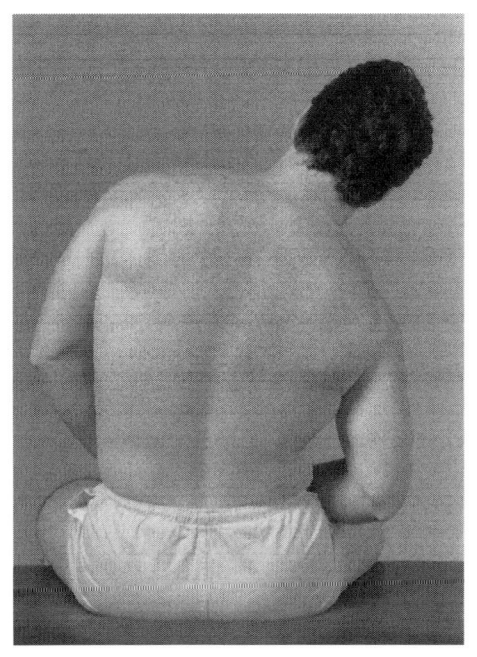

Figura 9.41

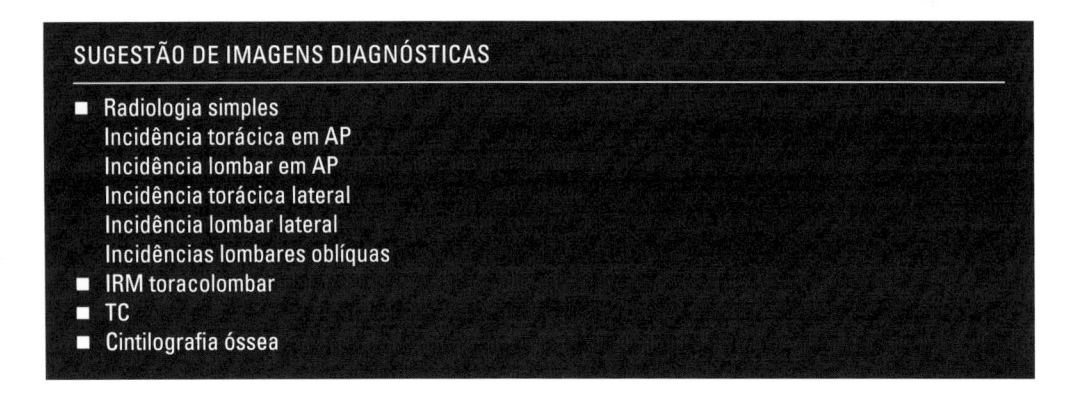

SUGESTÃO DE IMAGENS DIAGNÓSTICAS

- Radiologia simples
  Incidência torácica em AP
  Incidência lombar em AP
  Incidência torácica lateral
  Incidência lombar lateral
  Incidências lombares oblíquas
- IRM toracolombar
- TC
- Cintilografia óssea

ANQUILOSE DA ARTICULAÇÃO COSTOVERTEBRAL

Descrição clínica

A anquilose da articulação costovertebral é a rigidez ou a fixação das articulações costovertebrais associadas à espondilite anquilosante. Essa é uma doença inflamatória soronegativa crônica que afeta o esqueleto axial. A prevalência é de 1 a 3 a cada 1.000 pessoas; é mais comum em mulheres do que em homens. Essa doença afeta não apenas as articulações costovertebrais, mas também as articulações sacroilíacas e o quadril. A doença, que habitualmente começa na coluna lombar e migra cranialmente até a coluna cervical, é lentamente progressiva, levando décadas para desenvolver-se.

SINAIS E SINTOMAS CLÍNICOS

- Dor lombar e torácica
- Rigidez lombar e torácica
- Sintomas melhoram durante a atividade
- Perda da cifose
- Aperto no tórax
- Expansão torácica limitada

Teste de expansão do tórax (8)

Procedimento

Com o paciente sentado, colocar um fita métrica em torno do tórax do paciente no nível do mamilo. Instruir o paciente a expirar; registrar a medida (Fig. 9.42). A seguir, instrua o paciente para inspirar o máximo que puder; registre a medida (Fig. 9.43).

Explicação

A expansão torácica normal de um homem é de 5 cm ou mais. A expansão torácica normal de uma mulher é de 2,5 cm ou mais. Uma diminuição na expansão torácica normal indica uma condição anquilosante, como a espondilite anquilosante na articulação costotransversa ou costovertebral.

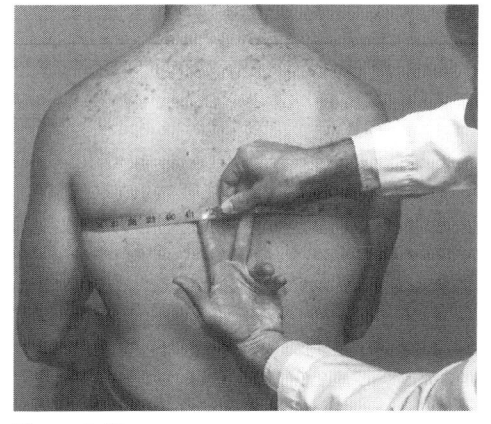

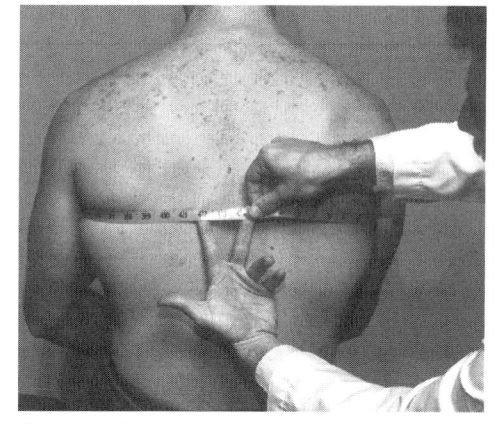

Figura 9.42

Figura 9.43

SUGESTÃO DE IMAGENS DIAGNÓSTICAS

- Radiologia simples
  Incidência lombar em AP
  Incidência torácica em AP
  Incidência lombar lateral
  Incidência torácica lateral

REFERÊNCIAS

1. American Medical Association. Guides to the Evaluation of Permanent Impairment. 5th ed. Chicago: AMA, 2000.
2. McKenzie RA. The Lumbar Spine: Mechanical Diagnosis and Therapy. Waikanae, New Zealand: Spinal Publications, 1981.
3. O'Donoghue D. Treatment of injuries to athletes. 4th ed. Philadelphia: Saunders, 1984.
4. Turek SL. Orthopaedics. 5th ed. Philadelphia: Lippincott, 1977.
5. Soto-Hall R, Haldeman K. A useful diagnostic sign in vertebral injuries. Surg Gynecol Obstet: 1972;827–831.
6. Cyriax J. Textbook of Orthopaedic Medicine. Vol 1. Diagnosis of Soft Tissue Lesions. London: Bailliere Tindall, 1982.
7. Rodnitzky RC. Van Allen's Pictorial Manual of Neurological Tests. 3rd ed. Chicago: Year Book Medical, 1989.
8. Moll JMH, Wright V. An objective clinical study of chest expansion. Ann Rheum Dis 1982;31: 1–9.

REFERÊNCIAS GERAIS

Boissonault WG. Examination in Physical Therapy Practice. Screening for Medical Disease. New York: Churchill Livingstone, 1991.

Cyriax JH. Cyriax's Illustrated Manual of Orthopaedic Medicine. 2nd ed. London: Butterworth, 1993.

Goodman CC, Snyder TE. Differential Diagnosis in Physical Therapy. Philadelphia: Saunders, 1990.

Kapandji IA. The physiology of joints. Vol. 3. The Trunk and the Vertebral Column. New York: Churchill Livingstone, 1974.

Moore Kl. Clinically oriented anatomy. 3rd ed. Baltimore: Williams & Wilkins, 1992.

Post M. Physical examination of the musculoskeletal system. Chicago: Year Book Medical, 1987.

Skinner HB. Current Diagnosis & Treatment in Orthopedics. 2nd ed. New York: Lange, 2000.

White AA. Kinematics of the normal spine as related to scoliosis. J Biomech Engl 1971;4:405.

10

TESTES ORTOPÉDICOS LOMBARES

FLUXOGRAMA DO EXAME ORTOPÉDICO LOMBAR   293

PALPAÇÃO   294
   Processos espinhosos   294
   Músculos vertebrais intrínsecos   295
   Quadrado do lombo   296
   Músculos glúteos   298
   Músculo piriforme   299
   Nervo isquiático   300

AMPLITUDE DE MOVIMENTO LOMBAR   301
   Flexão   301
   Extensão   302
   Flexão lateral   303

TESTES DE DISFUNÇÃO ARTICULAR   304
   Teste de instabilidade segmentar   305
   Teste de extensão lombar sobre uma perna   307

FRATURAS LOMBARES   308
   Teste da percussão vertebral   308

TESTES DE COMPRESSÃO E IRRITAÇÃO DAS RAÍZES NERVOSAS LOMBARES E DO NERVO ISQUIÁTICO   309
   Teste da elevação da perna reta   310
   Teste de Lasègue   311
   Teste da elevação dupla das pernas retas   312
   Teste de *slump*   312
   Sinal da flexão do joelho   315
   Teste da tração do nervo femoral   315
   Teste de Bragard   316
   Teste de Sicard   317
   Teste da elevação contralateral da perna reta (Teste de Fajersztajn)   317
   Teste de Bechterew   319
   Sinal de Cox   320
   Sinal de Minor   321
   Teste de flexão do joelho   322
   Sinal da inclinação antálgica   323
   Sinal da corda do arco   325
   Teste de tensão do nervo isquiático   326
   Teste do piriforme   327
   Teste da altura da nádega   327
   Teste de Kemp   328
   Sinal de Lindner   329
   Teste da marcha com calcanhar e dedos   329

LESÕES EXPANSIVAS   331
   Manobra de Valsalva   331
   Tríade de Déjérine   332
   Teste de Milgram   332
   Teste de Naffziger   333

DIAGNÓSTICO DIFERENCIAL: ENVOLVIMENTO LOMBAR *VERSUS* SACROILÍACO   334
   Teste de Goldthwait   334
   Teste de inclinação anterior com apoio   335
   Teste de Nachlas   336
   Teste do sinal da nádega   337

Exame ortopédico lombar

História

Ramo 1: Dor lombar com dor na perna — Induzida por trauma/não induzida por trauma

- Teste da elevação da perna reta
- Teste de Bragard
- Sinal da flexão do joelho
- Teste de Sicard
- Teste de Turyn
- Teste de Fajersztajn
- Teste de Bechterew
- Sinal de Minor
- Sinal da corda do arco
- Teste de tensão do isquiático
- Teste do piriforme
- Teste de Kemp
- Teste de Lindner
- Teste da altura da nádega

(+) → Teste de Valsalva / Tríade de Déjérine / Teste de Milgram / Teste de Naffziger
  (+) → Imagens diagnósticas (+) → **Lesão expansiva**

(+) → Testagem neurológica (motora, sensitiva, reflexos)
  (+) → Compressão de raiz nervosa → IRM (+) → **Defeito discal**

Ramo 2: Dor lombar, Nenhuma dor na perna

- Palpação
- Amplitude de movimento (ativa) (passiva)
  - (+) → Teste de Pheasant / Teste de instabilidade segmentar / Teste de extensão lombar sobre uma perna
    - (+) → Radiologia
      - (+) → **Espondilose / Espondilolistese**
      - (−) → **Distensão/entorse**
- Teste de Goldthwaith / Teste de inclinação anterior com apoio / Teste de Nachlas / Teste do sinal da nádega
  - Ver exame da sacroilíaca
  - (−) → **Distensão/entorse**

Ramo 3: Dor lombar, Nenhuma dor na perna — Induzida por trauma

- Palpação
- + Amplitude de movimento (ativa) (passiva)
- (+) Teste da percussão vertebral
- (+) Radiologia
  - (+) → **Fratura**
  - (−) → **Distensão/entorse**

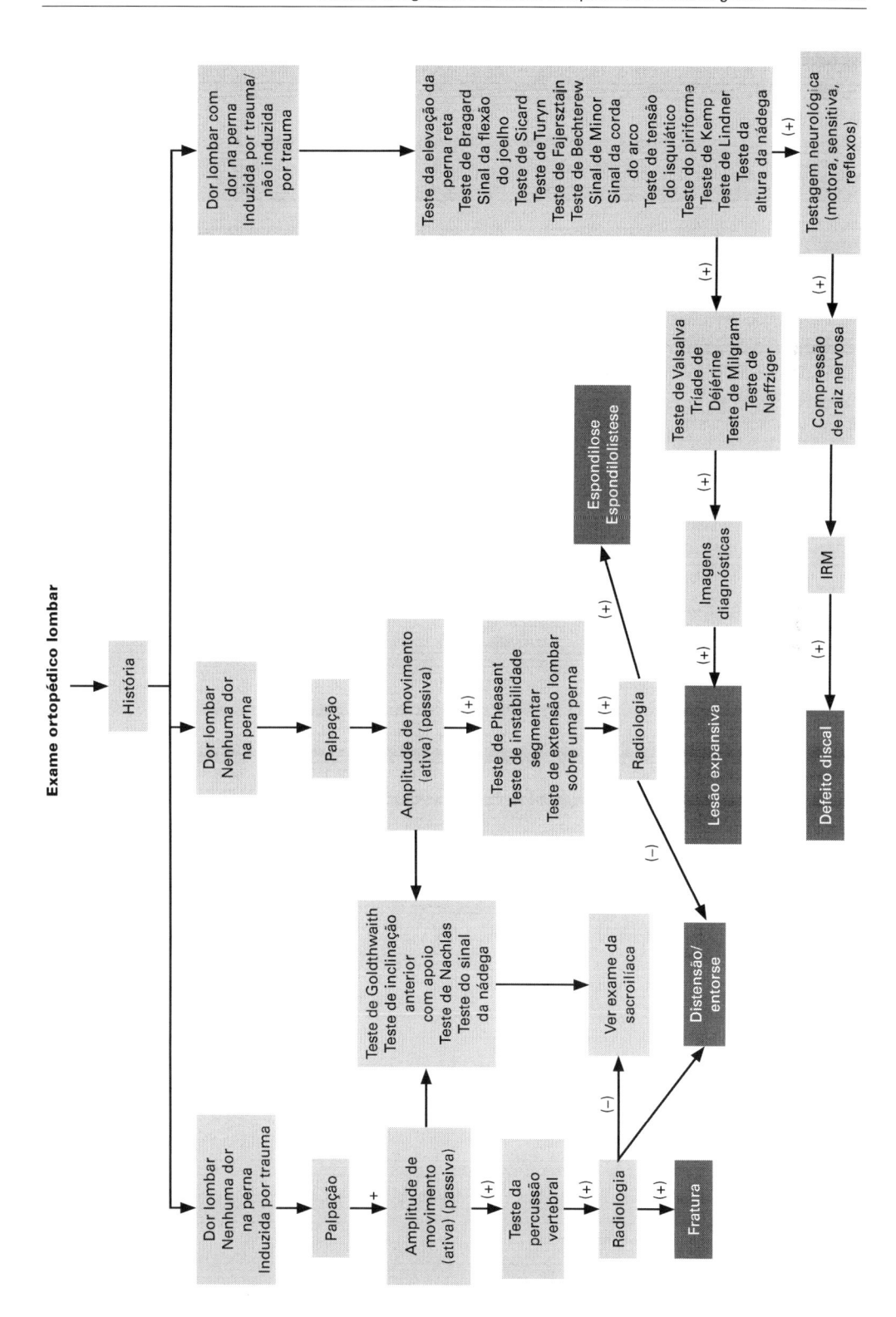

PALPAÇÃO

Processos espinhosos

Anatomia descritiva

Os cinco processos espinhosos lombares são grandes e facilmente palpáveis com a coluna vertebral na posição flexionada (Fig. 10.1). A quinta vértebra lombar é o segmento móvel mais baixo. Em 5% da população, a quinta vértebra lombar está congenitamente fusionada com o sacro, uma condição chamada de sacralização. Nesses casos, a pessoa tem somente quatro processos espinhosos lombares palpáveis. Nas outras pessoas, o primeiro segmento sacral não está fusionado aos outros segmentos. Essa condição é chamada de lombarização, e seis processos espinhosos podem ser palpáveis na coluna lombar. Uma anormalidade comum nos processos espinhosos lombares é a espinha bífida, um defeito congênito encontrado em 10% da população. A espinha bífida resulta de uma falha dos arcos vertebrais em crescer juntos e ossificarem. É prevalente no segmento LV ou SI. Outra anormalidade comum no intervalo LIV a LV ou LV a SI é a espondilolistese. É uma fratura do *pars interarticulais* que pode causar movimento para a frente de uma vértebra sobre a outra.

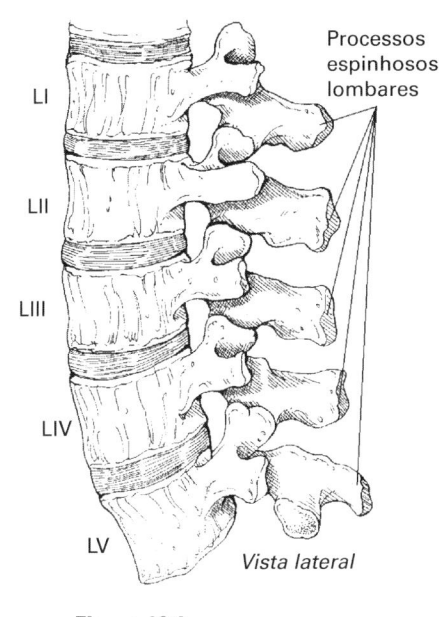

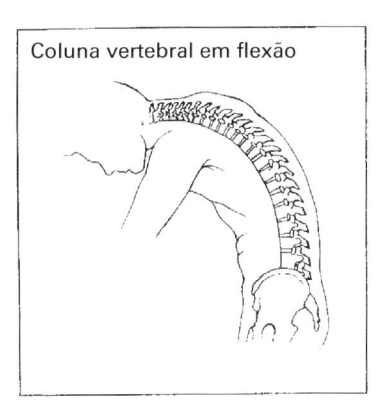

Figura 10.1

Procedimento

Com o paciente sentado e flexionado anteriormente, palpar cada processo espinhoso com o dedo indicador e médio (Fig. 10.2). Procurar primeiro por quaisquer irregularidades, como espondilolistese, espinha bífida, lombarização ou sacralização. A seguir, fazer pressão anterior sobre cada processo com o seu polegar (Fig. 10.3) e procurar observar qualquer rigidez ou mobilidade. A rigidez pode indicar hipomobilidade, e a movimentação, hipermobilidade.

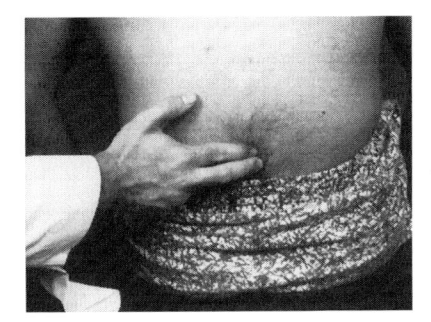

Figura 10.2   **Figura 10.3**

Músculos vertebrais intrínsecos

Anatomia descritiva

Os músculos intrínsecos da coluna lombar são o grupo eretor vertebral (espinal, longuíssimo e iliocostal). Na coluna inferior, esses músculos reúnem-se para formar o grupo sacroespinal (Fig. 10.4).

Procedimento

Com o paciente em prono, palpar as porções lombares do grupo eretor da espinha diagonalmente, de medial para lateral (Fig. 10.5). Notar qualquer sensibilidade dolorosa, inflamação, espasmo muscular ou bandas palpáveis, que podem indicar distensão muscular, miofascite, fibromialgia ou pontos-gatilho ativos.

Figura 10.4

- Músculo serrátil superior e posterior
- Grupo eretor da espinha { **Espinal** **Longuíssimo** **Iliocostal** }
- Músculo serrátil inferior e posterior
- Músculos rotadores
- T4
- Músculo semiespinal do tórax
- T12
- Músculo multífido

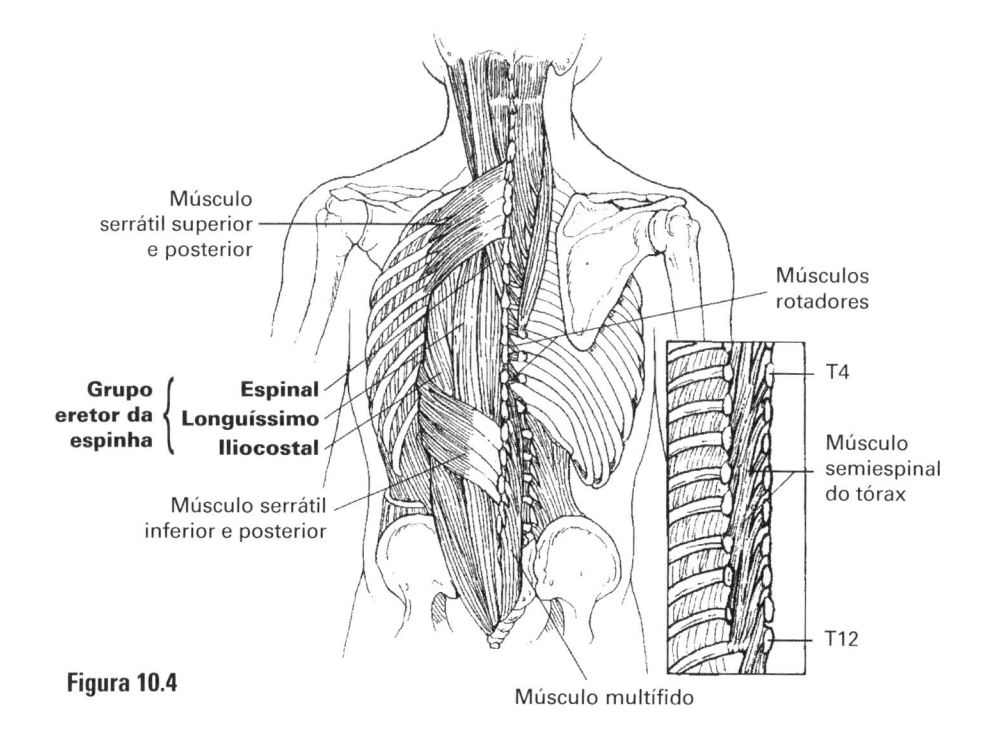

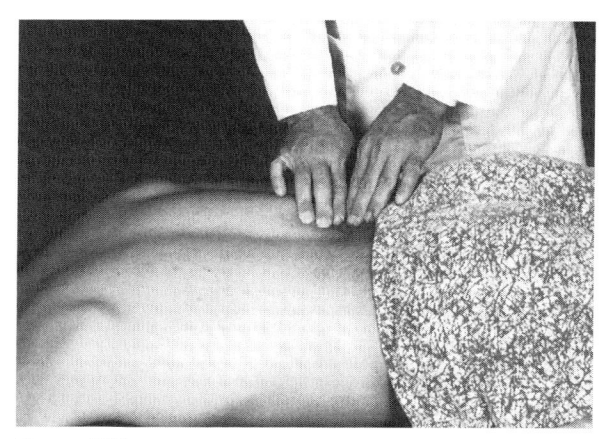

Figura 10.5

Quadrado do lombo

Anatomia descritiva

O quadrado do lombo fica lateral à fáscia toracolombar. Está inserido nos processos transversos das vértebras lombares, na crista ilíaca e na 12ª costela (Fig. 10.6). É um local comum para dor lombar miofascial.

Procedimento

Com o paciente em prono, palpar o quadrado do lombo a partir da 12ª costela até a crista ilíaca (Fig. 10.7). Esse músculo fica lateral ao grupo eretor da espinha. Procure observar qualquer sensibilidade dolorosa, inflamação, espasmo muscular ou bandas palpáveis que podem indicar distensão muscular, miofascite, fibromialgia ou pontos--gatilho ativos.

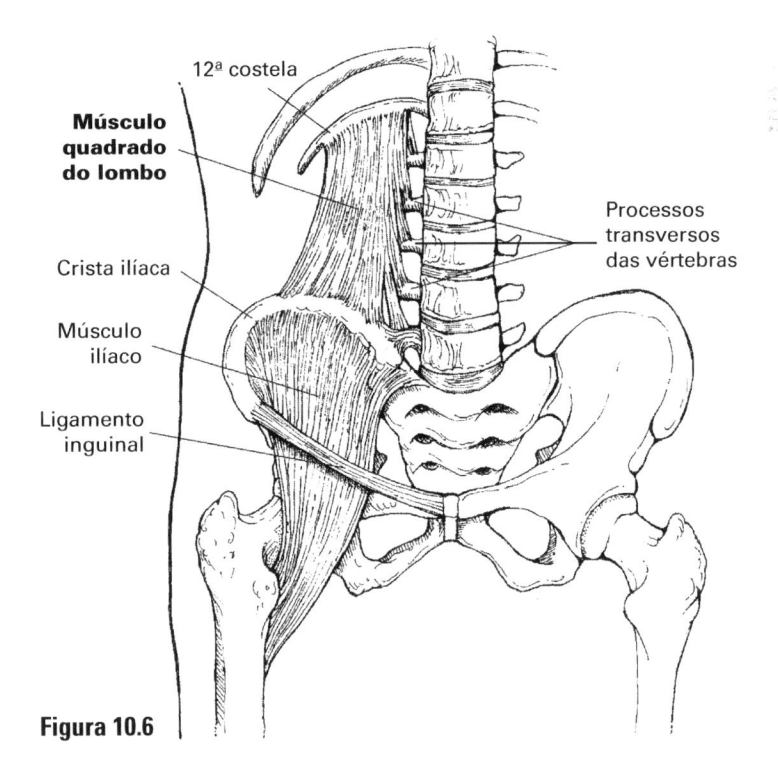

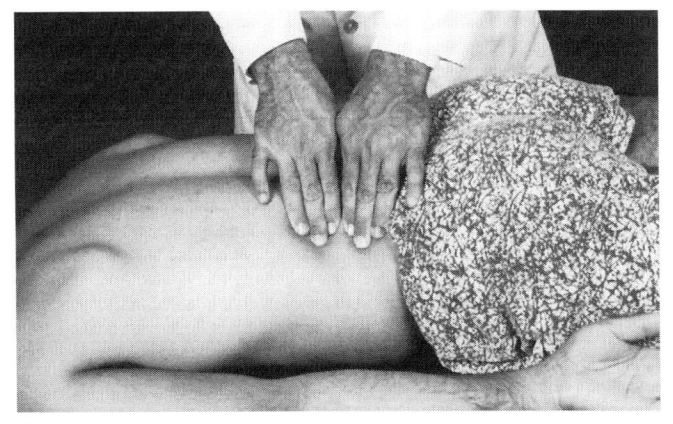

Figura 10.6

Figura 10.7

Músculos glúteos

Anatomia descritiva

Os músculos glúteos consistem no glúteo máximo, no médio e no mínimo. Esses músculos estendem, abduzem e rodam a coxa. Todos eles se originam do ilíaco e inserem-se no fêmur (Fig. 10.8). Esses músculos podem estar sensíveis e espásticos após um trauma. A dor pode ser referida nos músculos glúteos a partir de um defeito em um disco intervertebral e podem perder o tônus muscular devido ao envolvimento de raiz nervosa. Os músculos glúteos podem ter pontos-gatilho miofasciais ativos, os quais podem irradiar a dor para a coxa posterior, similar a um padrão de dor ciática de um defeito discal de L5–S1 por compressão de raiz nervosa.

Procedimento

Com o paciente em prono, palpar usando forte pressão, começando logo lateralmente ao sacro e movendo-se em direção ao trocanter maior do fêmur (Fig. 10.9). É importante observar qualquer sensibilidade dolorosa, espasmo, perda de tônus muscular e pontos-gatilho sensíveis. A sensibilidade dolorosa e o espasmo secundários ao trauma podem indicar uma distensão muscular. Um disco intervertebral herniado com compressão de raiz nervosa também pode causar sensibilidade dolorosa e espasmo na área. Um ponto-gatilho miofascial ativo pode causar sensibilidade dolorosa local com um componente irradiado para a coxa posterior.

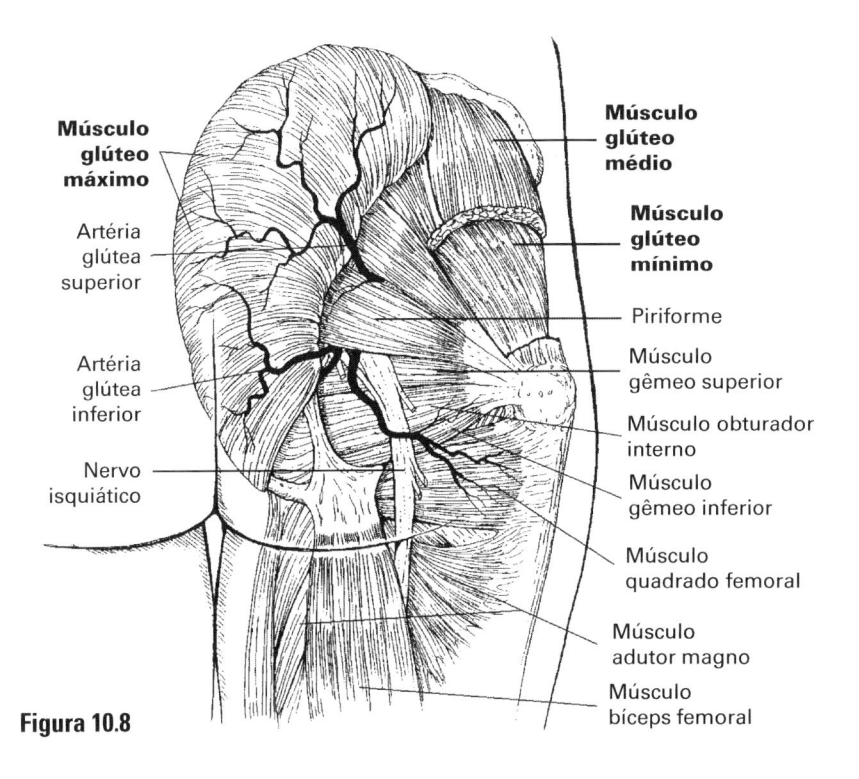

Figura 10.8

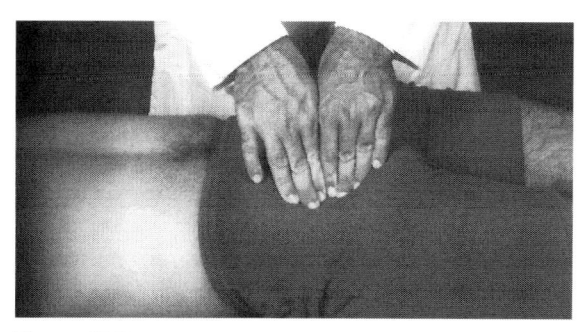

Figura 10.9

Músculo piriforme

Anatomia descritiva

O músculo piriforme é clinicamente significativo devido a sua proximidade ao nervo isquiático (Fig. 10.8). Ele pode ficar inflamado e espástico, e comprimir o nervo isquiático, causando dor ao longo de todo o curso do nervo. Ele se origina no sacro e insere-se no trocanter maior do fêmur.

Procedimento

Para localizar o piriforme, deve-se achar a bifurcação da ponta do cóccix e da espinha ilíaca posterossuperior (Fig. 10.10). Essa é a borda inferior do piriforme. Palpar o músculo, procurando observar qualquer sensibilidade dolorosa ou espasmo (Fig. 10.11). Se o paciente tiver dor radicular na extremidade inferior, observar se a palpação do piriforme aumenta a dor. A sensibilidade dolorosa e o espasmo no piriforme podem indicar distensão muscular causada por esforço repetitivo. Por causa da proximidade do nervo isquiático com esse músculo, um componente radicular na coxa posterior também pode estar envolvido. Um local sensível pode indicar um ponto-gatilho miofascial ativo, que pode também causar uma dor radicular na coxa posterior.

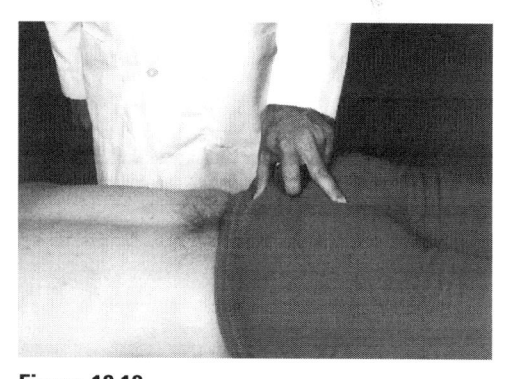

Figura 10.10

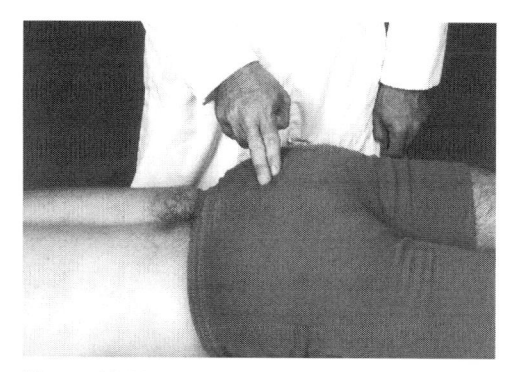

Figura 10.11

Nervo isquiático

Anatomia descritiva

O nervo isquiático é composto das raízes nervosas de L4 até S3. O nervo corre pelo forame isquiático maior da pelve, pelos músculos glúteos e abaixo do piriforme (ver Fig. 10.8). Quando passa pelo piriforme, corre profundamente ao glúteo máximo, a meio caminho entre o trocanter maior e o túber isquiático. Em alguns casos, o nervo isquiático perfura o músculo piriforme em vez de passar abaixo dele.

Procedimento

Começando a meio caminho entre o trocanter maior e o túber isquiático, palpar o nervo isquiático e segui-lo na extremidade inferior o mais distal quanto possível (Fig. 10.12). Observar qualquer sensibilidade dolorosa, queimação ou inflamação. Se o paciente tiver qualquer sensibilidade dolorosa, queimação ou dor referida na extremidade, suspeitar de uma irritação do nervo isquiático.

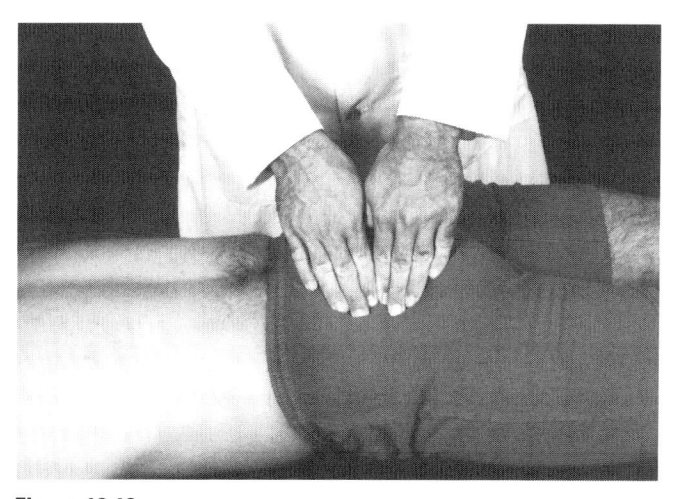

Figura 10.12

AMPLITUDE DE MOVIMENTO LOMBAR

Flexão: método do inclinômetro (1)

Com o paciente em pé e a coluna lombar na posição neutra, colocar um inclinômetro sobre o processo espinhoso de TXII no plano sagital. Posicionar o segundo inclinômetro no nível do sacro, também no plano sagital (Fig. 10.13). Zerar ambos os inclinômetros. Instruir o paciente a flexionar o tronco anteriormente. Registrar as inclinações de ambos os inclinômetros (Fig. 10.14). Subtrair a inclinação sacral da inclinação de TXII para obter o ângulo de flexão lombar.

Variação normal (2)

Homem entre 15-30	66°	Mulher entre 15-30	67°
Homem entre 31-60	58°	Mulher entre 31-60	60°
Homem acima de 61	49°	Mulher acima de 61	44°

Músculos	Suprimento nervoso
Psoas maior	L1-L3
Reto do abdome	T6-T12
Oblíquo externo abdominal	T7-T12
Oblíquo interno abdominal	T7-T12, L1
Transverso do abdome	T7-T12, L1

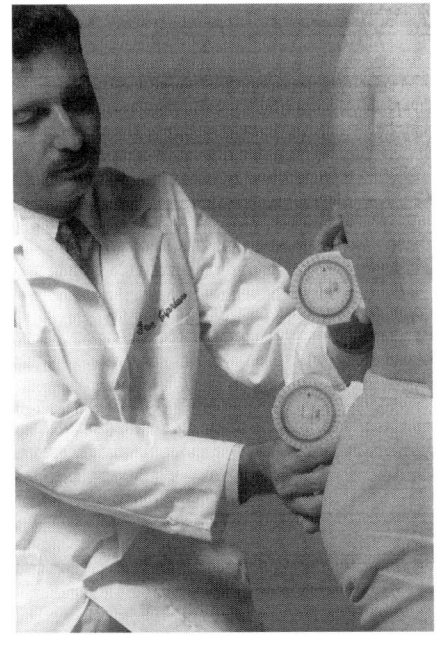

Figura 10.13

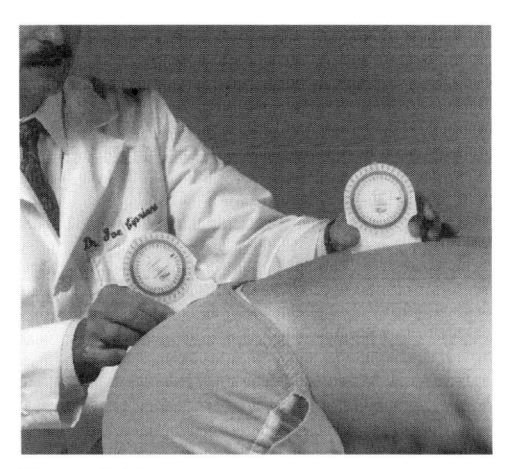

Figura 10.14

Extensão: método do inclinômetro (1)

Com o paciente em pé e a coluna lombar na posição neutra, colocar um inclinômetro levemente lateral ao processo espinhoso de TXII no plano sagital. Posicionar o segundo inclinômetro no sacro, também no plano sagital (Fig. 10.15). Zerar ambos os inclinômetros. Instruir o paciente a estender o tronco para trás. Registrar a inclinação de ambos os inclinômetros (Fig. 10.16). Subtrair a inclinação sacral da inclinação de TXII para obter o ângulo de extensão lombar.

Variação normal (2)

Homem entre 15-30	38°	Mulher entre 15-30	42°
Homem entre 31-60	35°	Mulher entre 31-60	40°
Homem acima de 61	33°	Mulher acima de 61	36°

Músculos	**Suprimento nervoso**
Latíssimo do dorso	C6-C8
Eretor da espinha	L1-L3
Espinal transverso	L1-L5
Interespinal	L1-L5
Quadrado do lombo	T12, L1-L4

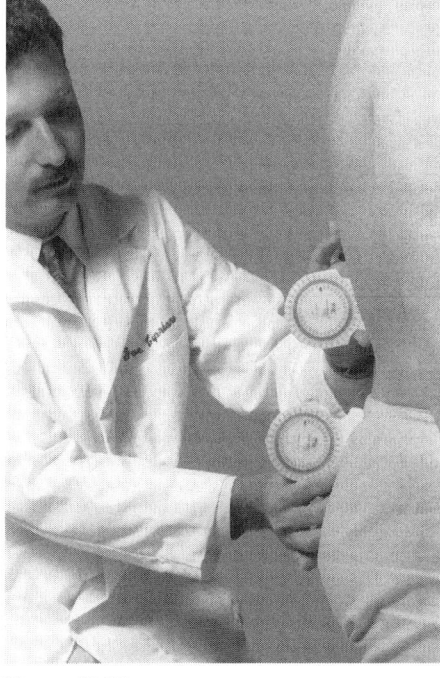

Figura 10.15

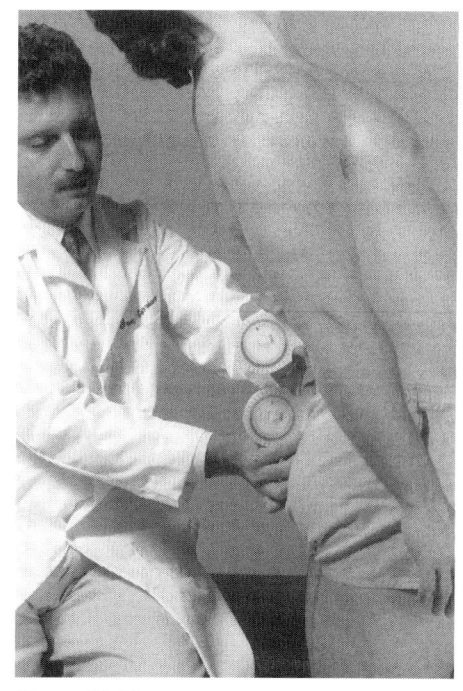

Figura 10.16

Flexão lateral: método do inclinômetro (1)

Com o paciente em pé e a coluna lombar na posição neutra, colocar um inclinômetro sobre o processo espinhoso de TXII no plano coronal. Colocar o segundo inclinômetro no aspecto superior do sacro, também no plano coronal (Fig. 10.17). Zerar ambos os inclinômetros. Instruir o paciente a flexionar o tronco para um lado. Registrar a inclinação de ambos os inclinômetros (Fig. 10.18). Subtrair a inclinação sacral da inclinação de TXII para obter o ângulo de flexão lateral lombar. Executar medidas para a flexão lateral à direita e à esquerda.

Variação normal (3,4)

Homem entre 20-29	38° ± 5,8	Mulher entre 15-30	35° ± 6,4
Homem entre 31-60	29° ± 6,5	Mulher entre 31-60	30° ± 5,8
Homem acima de 61	19° ± 4,8	Mulher acima de 61	23° ± 5,4

Músculos	Suprimento nervoso
Latíssimo do dorso	C6-C8
Eretor da espinha	L1-L3
Espinal transverso	L1-L5
Intertransversário	L1-L5
Quadrado do lombo	T12, L1-L4
Psoas maior	L1-L3
Oblíquo externo abdominal	T7-T12

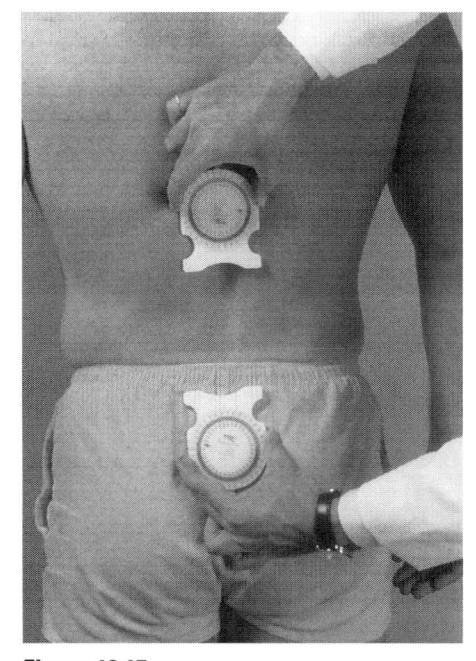

Figura 10.17

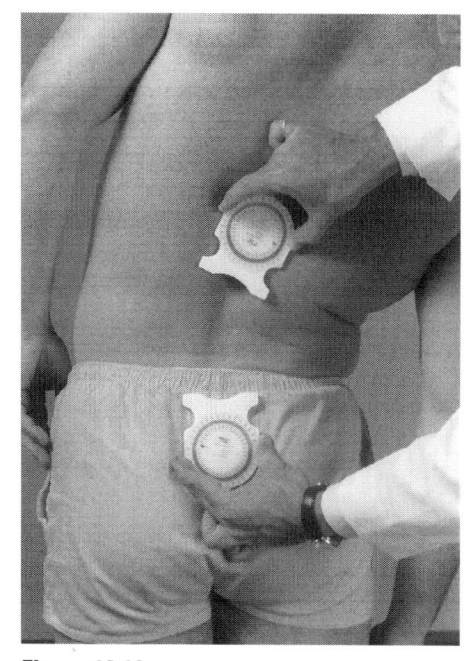

Figura 10.18

TESTES DE DISFUNÇÃO ARTICULAR

Descrição clínica

A disfunção articular pode envolver o deslocamento para a frente de uma vértebra sobre outra. Esses defeitos podem ser congênitos ou traumáticos. Um defeito sem movimento para a frente de uma vértebra sobre a outra é uma espondilólise (Fig. 10.19). Um defeito com movimento para a frente é uma espondilolistese (Fig. 10.20). Uma espondilolistese é pontuada conforme a quantidade de movimento para a frente de uma vértebra sobre a outra (Quadro 10.1). A espondilolistese é mais comum em homens do que em mulheres e ocorre em 85 a 90% das vezes no nível de LV–SI. Existem cinco grupos clínicos reconhecíveis de espondilolistese (Quadro 10.2). O mais comum é a lesão tipo II, chamada ístmica. Esse defeito do *pars interarticularis* permite a migração para a frente de uma vértebra sobre a outra.

SINAIS E SINTOMAS CLÍNICOS

- Assintomático
- Dor lombar (leve até aguda incapacitante)
- Coluna lombar rígida
- Escoliose funcional
- Dor radicular na extremidade inferior (rara)

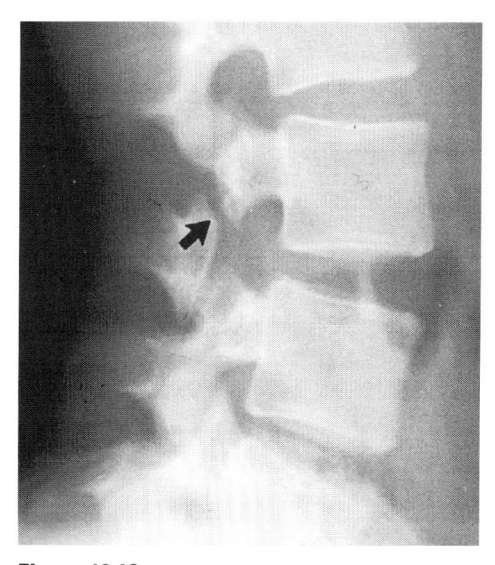

Figura 10.19
Reimpresso com permissão de Yochum TR, Rowe LJ. Essentials of Skeletal Radiology. Vol 1. ed 2. Baltimore: Williams & Wilkins, 1996;244.

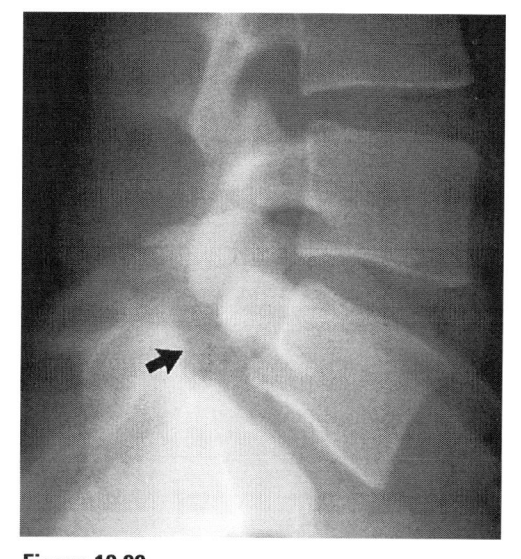

Figura 10.20
Reimpresso com permissão de Yochum TR, Rowe LJ. Essentials of Skeletal Radiology. Vol 1. ed 2. Baltimore: Williams & Wilkins, 1996;244.

> **QUADRO 10.1 Graus de espondilolistese**
>
> | | |
> |---|---|
> | Grau 1 | 0-25% movimento para a frente |
> | Grau 2 | 25-50% movimento para a frente |
> | Grau 3 | 50-75% movimento para a frente |
> | Grau 4 | 75-100% movimento para a frente |
>
> Reimpresso com permissão de Myerding H. Spondylolisthesis: Surgical treatment and results. Surg Gynecol Obstet 1932;54:371-377.

> **QUADRO 10.2 Grupos clínicos de espondilolistese**
>
> | Tipo | Descrição | |
> |---|---|---|
> | I. | Displásica | Malformações congênitas das facetas sacrais superiores ou do arco da vértebra LV primariamente, que permite espondilolistese |
> | II. | Ístmica | Comum tanto em crianças quanto em adultos, essa lesão ou defeito no *pars interarticularis* permite a migração vertebral anterior, geralmente de LV. Três tipos são descritos: |
> | | 1. | Lítico: resultante de uma fadiga do *pars interarticularis* |
> | | 2. | *Pars interarticularis* alongado: o *pars interarticularis* está intacto |
> | | 3. | Fratura |
> | III. | Degenerativa | Secundária à instabilidade segmentar de longa evolução, com degeneração articular. Ocorre mais frequentemente em LIV-LV |
> | IV. | Traumática | Secundária a fraturas que não envolvem o *pars interarticularis* |
> | V. | Patológica | Fraqueza estrutural local ou geral secundária à doença óssea |
>
> Modificado com permissão de Wiltse LL, Newman PH, MacNab I. Classification of spondylolysis and spondy-lolisthesis. Clin Orthop Rel Res 1976;117-123.

Teste de instabilidade segmentar (5)

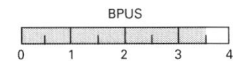

Procedimento

Colocar o paciente em prono, com as pernas sobre a mesa de exames e os pés sobre o solo. Pressionar a coluna lombar (Fig. 10.21). A seguir, instruir o paciente a erguer as pernas do chão, e novamente pressionar a coluna lombar (Fig. 10.22).

Explicação

Quando o paciente ergue as pernas do chão, o músculo paravertebral lombar retesa-se, causando defesa muscular na coluna lombar. O teste é positivo se for produzida dor durante a aplicação da pressão na coluna lombar com os pés no chão e a dor desaparecer quando os pés estiverem suspensos e os músculos paravertebrais estiverem retesados. A elevação dos pés do chão permite uma defesa muscular mecânica para proteger a instabilidade lombar subjacente, como a espondilolistese.

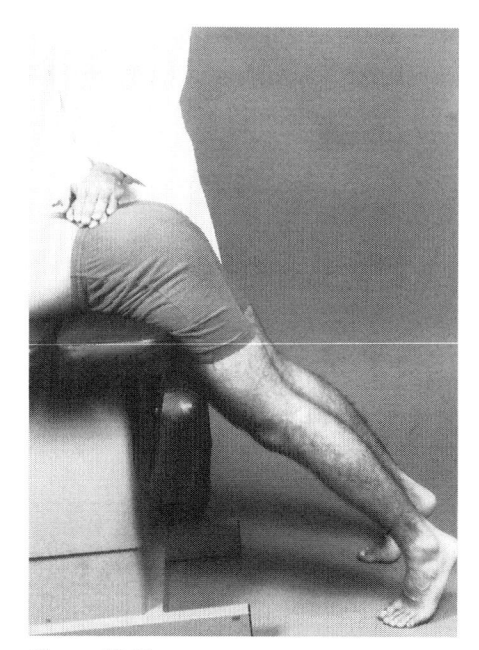

Figura 10.21

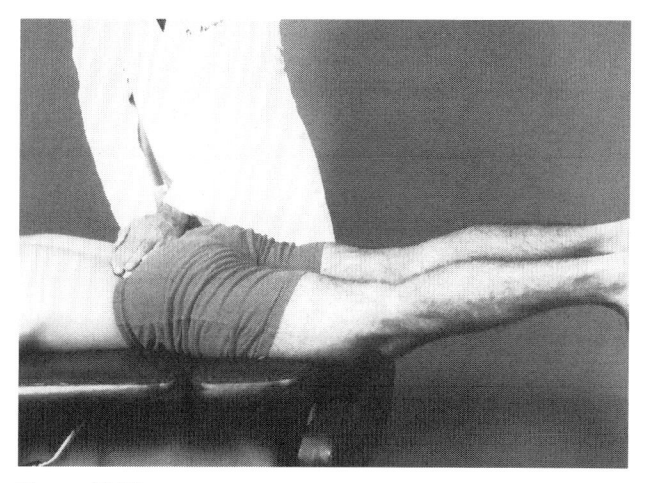

Figura 10.22

Teste de extensão lombar sobre uma perna (6.8)

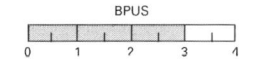

Procedimento

Instruir o paciente a ficar em pé sobre uma perna (Fig. 10.23) e estender a coluna lombar. Fique perto do paciente para prover amparo, caso o paciente perca o equilíbrio (Fig. 10.24). Repetir o teste com a perna oposta.

Explicação

Ficar em ortostatismo sobre uma perna, com extensão lombar, aumenta a pressão no *pars interarticularis*. Se o *pars interarticularis* estiver fraturado, a dor lombar ocorrerá ou aumentará. Isso indica espondilólise ou espondilolistese.

SUGESTÃO DE IMAGENS DIAGNÓSTICAS

- Radiologia simples
  Incidência lombar em AP
  Incidência lombar lateral
  Incidências lombares oblíquas
  Incidência da base sacral
- Tomografia computadorizada (TC)
- Tomografia computadorizada com emissão de próton único (SPECT)

Figura 10.23

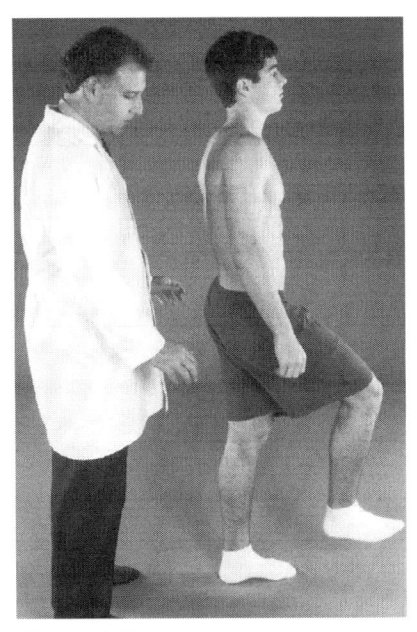

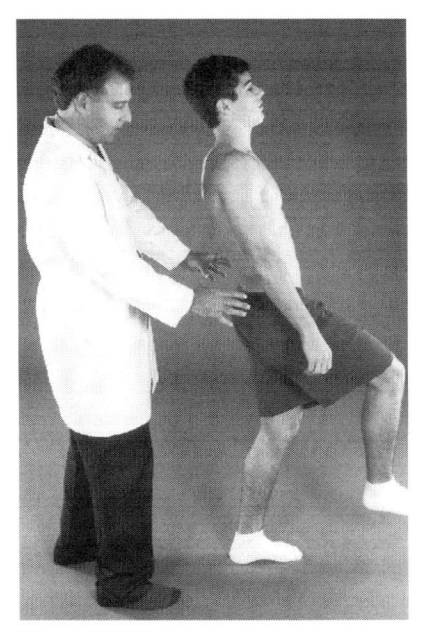

Figura 10.24

FRATURAS LOMBARES

Descrição clínica

As fraturas da coluna lombar podem ser causadas por trauma ou degeneração do osso osteoporótico. Os dois tipos mais comuns de fratura na coluna lombar são a fratura por compressão, ou explosão, e a fratura-luxação. A fratura de compressão, traumática ou osteoporótica, pode ser estável ou instável. A fratura estável envolve somente os corpos vertebrais; os elementos posteriores ficam intactos. Uma fratura instável por compressão envolve tanto os corpos vertebrais quanto os elementos posteriores da vértebra. O grau de lesão neurológica depende do tamanho do fragmento ósseo e do grau de deslocamento do canal vertebral.

As fraturas-luxações são o resultado de forças intensas em flexão e rotação e estão associadas a múltiplas outras lesões traumáticas, como trauma abdominal ou vertebral grave, em que os elementos posteriores também são afetados. Isso habitualmente causa uma porcentagem alta de comprometimento neurológico grave.

SINAIS E SINTOMAS CLÍNICOS

- Dor lombar inferior
- Comprometimento neurológico da extremidade inferior

Teste da percussão vertebral (9,10)

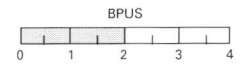

Procedimento

Com o paciente sentado e a cabeça ligeiramente inclinada anteriormente, percutir o processo espinhoso (Fig. 10.25) e a musculatura associada (Fig. 10.26) de cada uma das vértebras lombares com um martelo de reflexos.

Explicação

A dor local pode indicar uma vértebra fraturada sem comprometimento neurológico. A dor radicular pode indicar uma vértebra fraturada com comprometimento neurológico ou possivelmente um defeito discal com comprometimento neurológico.

Nota

Esse teste não é específico; assim, outras condições também produzem uma resposta positiva de dor. Uma entorse ligamentar produz sinal positivo na percussão dos processos espinhosos. A percussão da musculatura paravertebral produzirá um sinal positivo para distensão muscular.

> **SUGESTÃO DE IMAGENS DIAGNÓSTICAS**
>
> - Radiologia simples
>   Incidência lombar em AP
>   Incidência lombar lateral
> - TC
> - Cintilografia óssea

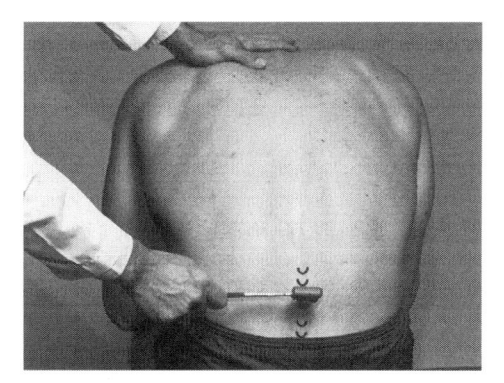

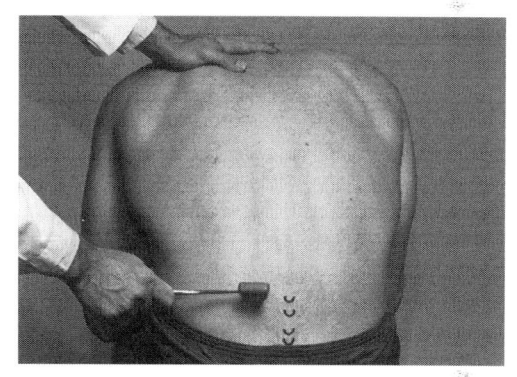

Figura 10.25

Figura 10.26

TESTES DE COMPRESSÃO E IRRITAÇÃO DAS RAÍZES NERVOSAS LOMBARES E DO NERVO ISQUIÁTICO

Descrição clínica

A dor na extremidade inferior pode ser referida a partir de tecidos ou vísceras lombopélvicos ou por dor radicular a partir do complexo radicular nervoso da coluna. Uma das características que distinguem a dor referida da dor radicular é que, nos padrões de dor referida, a dor vertebral é mais intensa do que a dor na extremidade inferior. Nos padrões de dor radicular, a dor na perna é mais intensa do que a dor vertebral. Além disso, a dor referida é mal localizada e incômoda, mas a dor radicular é cortante e bem localizada. Uma das funções mais importantes que o profissional exerce é determinar a causa da dor na extremidade inferior. A dor é referida ou radicular? Essa seção irá lidar somente com os padrões de dor radicular neurogênica.

A dor radicular neurogênica na extremidade inferior pode ser causada por vários fatores. O mais comum é tensão, irritação ou compressão de uma raiz ou raízes nervosas lombares. Irritação ou compressão podem ocorrer dentro ou fora do canal vertebral. As compressões intravertebrais do canal podem ser causadas por lesões discais, estenose vertebral, doença degenerativa do disco, alterações hipertróficas ou malignidade vertebral. A compressão extravertebral do canal pode ser causada por disfunção muscular ou defeitos ou massas extradurais.

SINAIS E SINTOMAS CLÍNICOS

- Dor lombar inferior
- Dor radicular na extremidade inferior
- Perda dos reflexos na extremidade inferior
- Perda da força muscular na extremidade inferior
- Perda da sensibilidade na extremidade inferior

Teste da elevação da perna reta (11-14)

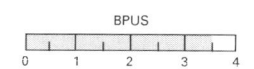

Procedimento

Com o paciente em supino, posicionar e zerar um inclinômetro na tuberosidade da tíbia e elevar a perna do paciente até o ponto de dor ou 90°, o que aparecer primeiro (Fig. 10.27).

Explicação

Esse teste primariamente tensiona o nervo isquiático e as raízes nervosas vertebrais nos níveis LV, SI e SII. Entre 70 e 90° de flexão do quadril, essas raízes nervosas estão completamente tensionadas. Se a dor for produzida ou exacerbada depois de 70° de flexão do quadril, suspeitar de dor articular lombar. Entre 35 e 70° de flexão do quadril, as raízes nervosas do isquiático são tensionadas sobre o disco intervertebral. Se a dor radicular começar ou se exacerbar nesse nível, suspeitar de uma irritação de raiz nervosa isquiática por patologia de disco intervertebral ou por uma lesão intradural. Entre 0 e 35° de flexão do quadril, não existe nenhum movimento dural, e o nervo isquiático está relativamente frouxo. Se a dor começar ou se exacerbar nesse nível, suspeitar de envolvimento isquiático extradural, isto é, lesões espásticas do músculo piriforme ou articulação sacroilíaca (Fig. 10.28). Se uma dor incômoda na coxa posterior for produzida, suspeitar de músculos isquiotibiais tensos. Se você suspeitar de patologia do disco intervertebral, continuar com os testes de Bragard e Lasègue e avaliar o nível neurológico suspeitado (Cap. 11).

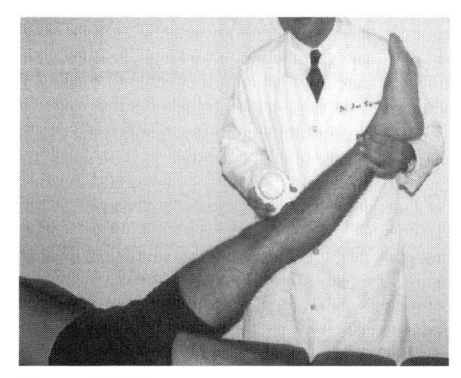

Figura 10.27

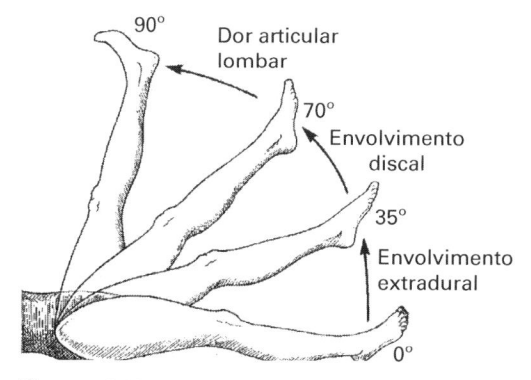

Figura 10.28

Teste de Lasègue (15,16)

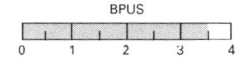

Procedimento

Com o paciente em supino, flexionar o quadril do paciente com a perna flexionada (Fig. 10.29). Mantendo o quadril flexionado, estender a perna (Fig. 10.30).

Explicação

Esse teste é positivo para radiculopatia isquiática nos casos em que:

a) nenhuma dor for produzida quando o quadril ou a perna forem flexionados; ou
b) a dor está presente quando o quadril é flexionado e a perna é estendida.

Quando tanto o quadril quanto a perna são flexionados, não existe qualquer tensão no nervo isquiático. Quando o quadril é flexionado e a perna é estendida, o nervo isquiático é tensionado e, se irritado, causará dor ou exacerbará a dor existente na perna.

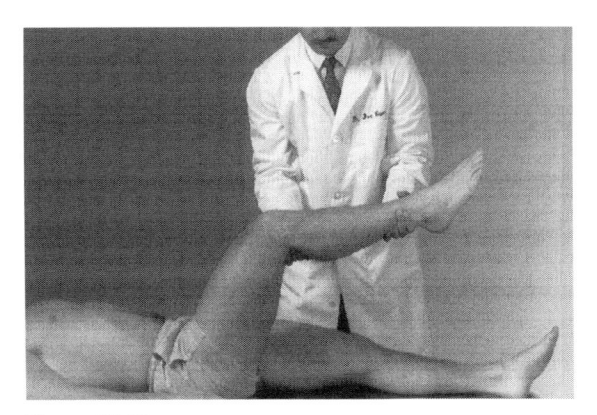

Figura 10.29

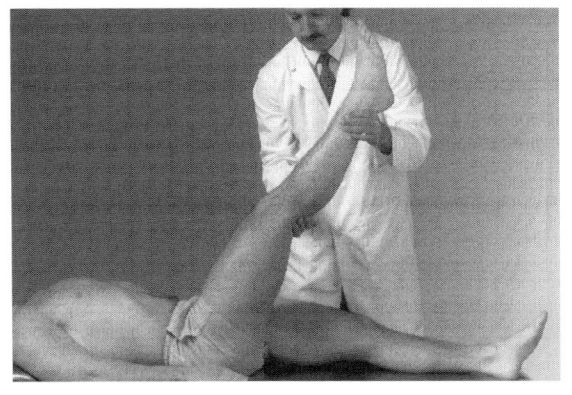

Figura 10.30

Teste da elevação dupla das pernas retas (17)

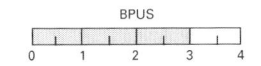

BPUS 0 1 2 3 4

Procedimento

Depois que for feito o teste de elevação da perna reta, o examinador pega ambas as pernas e as ergue sobre a mesa (Fig. 10.31). É importante observar em que grau de elevação de perna a dor é reproduzida.

Explicação

A elevação de ambas as pernas coloca pressão de tração em ambos os nervos isquiáticos. Se o paciente apresentar-se com um defeito central no disco, uma elevação unilateral da perna pode não reproduzir a dor. A elevação de ambas as pernas com reprodução da dor pode ser indicativa de um defeito discal central no canal vertebral.

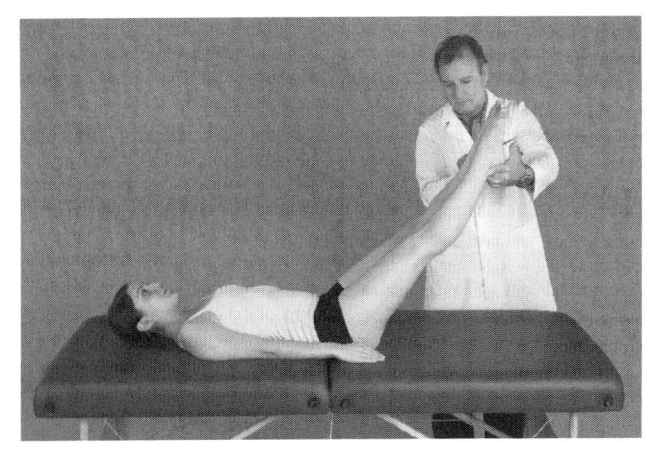

Figura 10.31

Teste de slump (18)

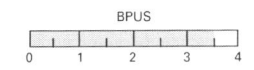

BPUS 0 1 2 3 4

Procedimento

Instruir o paciente a sentar-se na mesa de exames com as mãos atrás das costas (Fig. 10.32). Instruir o paciente a inclinar-se anteriormente, enquanto você segura o queixo nivelado, para prevenir a flexão cervical (Fig. 10.33). Aplicar uma forte pressão com uma mão no ombro para manter a flexão e instruir o paciente a flexionar a coluna cervical (Fig. 10.34). A seguir, aplicar forte pressão na coluna cervical, de forma que os segmentos cervical, torácico e lombar fiquem flexionados (Fig. 10.35). Instruir o paciente a estender uma perna (Fig. 10.36); fazer a dorsiflexão do pé do joelho estendido com o paciente mantendo a posição flexionada (Fig. 10.37). Instruir o paciente a estender a coluna cervical (Fig. 10.38). Repetir o teste no lado oposto e com ambos os joelhos estendidos.

Explicação

Cada fase desse teste coloca, sobre o trato meníngeo espinal, uma tração induzida pelo movimento que aumenta durante cada fase do teste. A dor em alguma fase pode

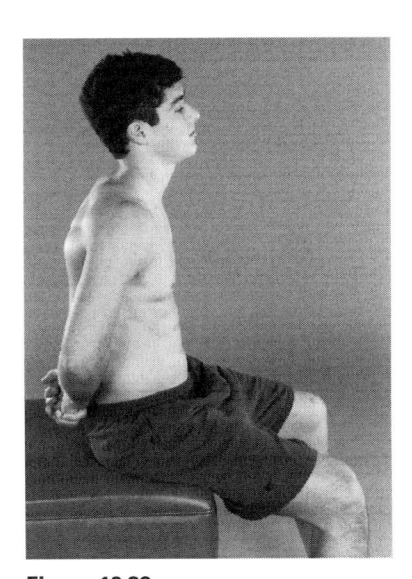

Figura 10.32

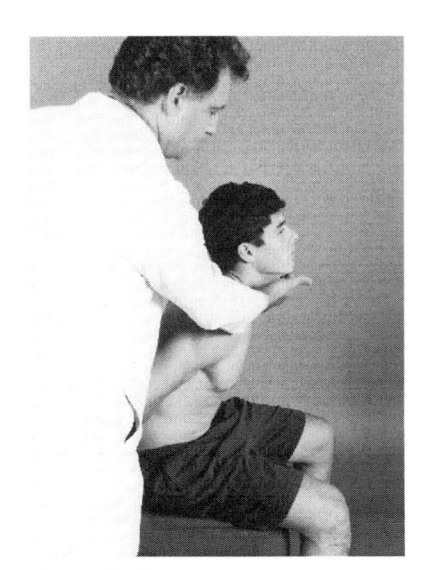

Figura 10.33

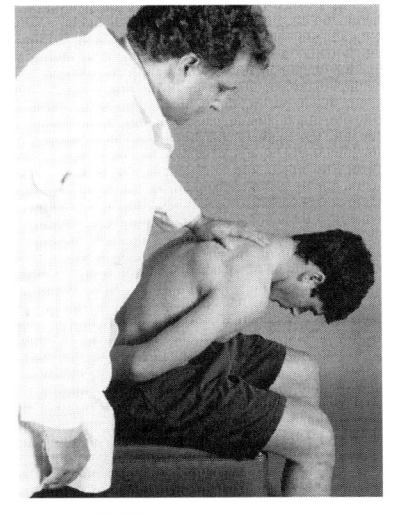

Figura 10.34

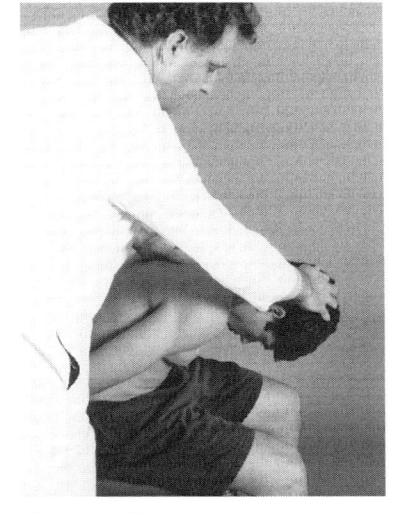

Figura 10.35

indicar irritação do trato meníngeo, em geral causada por um defeito discal. Se o paciente não puder estender o joelho ou estendê-lo com dor, ou se a dor aumenta com a dorsiflexão do pé, o teste é positivo, indicando tensão aumentada no trato neuromeníngeo. O teste também é positivo se o joelho não puder ser estendido completamente, mas aumenta com a extensão cervical. Se os sintomas forem produzidos em qualquer fase do teste, cessar o teste para prevenir qualquer desconforto impróprio para o paciente.

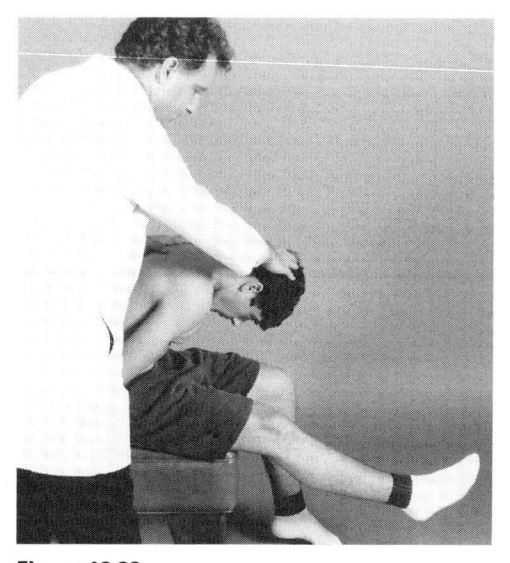

Figura 10.36

Figura 10.37

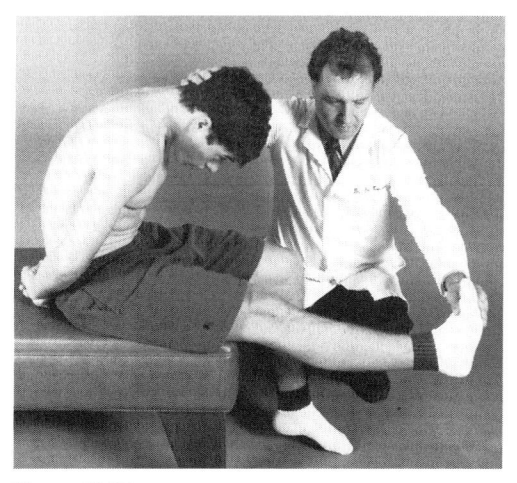

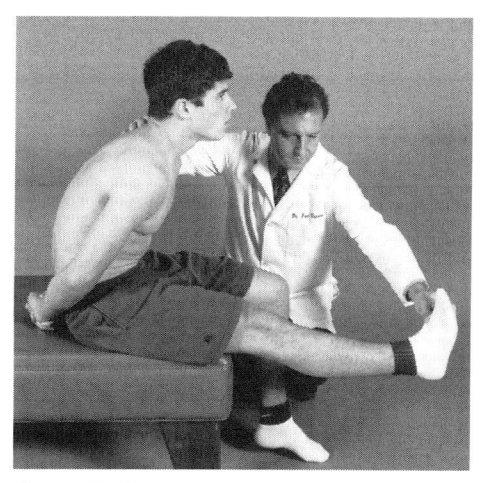

Figura 10.38

Sinal da flexão do joelho

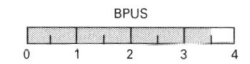

Procedimento

Com o paciente em supino, executar um teste de elevação da perna reta (Fig. 10.39).

Explicação

Esse teste exerce pressão de tração sobre o nervo isquiático. O paciente com radiculopatia ciática grave flexionará o joelho para reduzir a tração (Fig. 10.40).

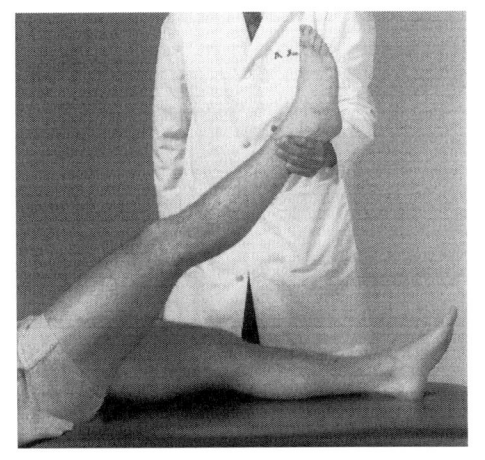

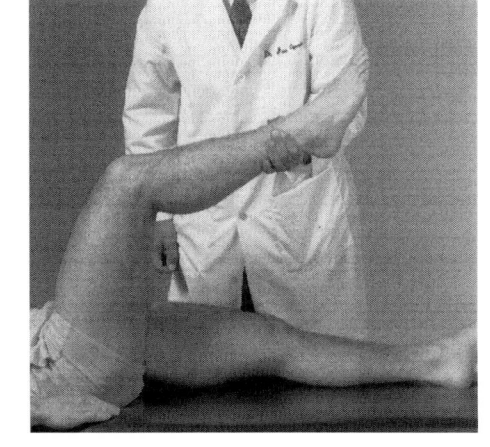

Figura 10.39

Figura 10.40

Teste da tração do nervo femoral (19)

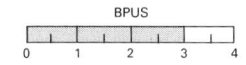

Procedimento

Com o paciente deitado com o lado afetado para cima, instruí-lo a flexionar ligeiramente a extremidade não afetada no quadril e no joelho. Após, segurar a perna afetada e estender o quadril em 15°, com o joelho estendido (Fig. 10.41). A seguir, flexionar o joelho para tensionar ainda mais o nervo femoral (Fig. 10.42).

Explicação

A extensão do quadril e a flexão do joelho produzem pressão de tração no nervo femoral e nas raízes nervosas de L2 a L4. A dor que se irradia para a coxa medial anterior indica um problema na raiz nervosa de L3. A dor que se estende para o meio da tíbia indica um problema na raiz nervosa de L4. Esse teste também pode causar dor contralateral, indicando uma compressão de raiz nervosa ou irritação no lado oposto.

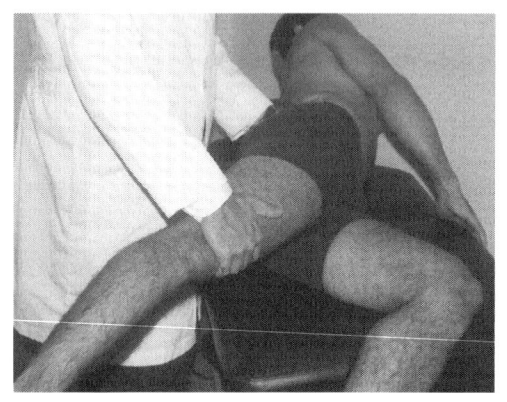

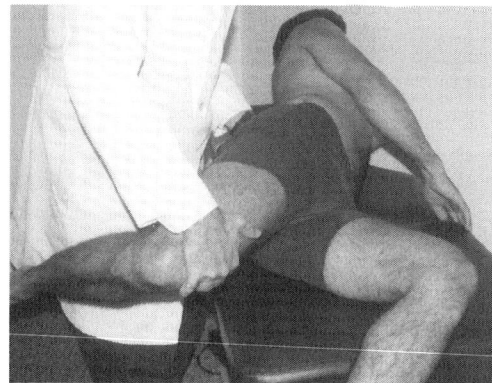

Figura 10.41

Figura 10.42

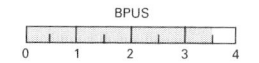

Teste de Bragard (12)

BPUS
0 1 2 3 4

Procedimento

Com o paciente em supino, elevar a perna até o ponto de dor na perna. Baixar a perna em 5° e fazer a flexão dorsal do pé (Fig. 10.43).

Explicação

A elevação da perna e a dorsiflexão da pressão causam pressão de tração no nervo isquiático. Se a dorsiflexão produzir dor na amplitude de 0° a 35°, suspeitar de irritação extradural do nervo isquiático. Se a dor ocorrer com dorsiflexão do pé de 35° a 70°, suspeitar de irritação das raízes do nervo isquiático por um problema intradural, geralmente de uma lesão de disco intervertebral (ver Teste de elevação da perna). Uma dor incômoda na coxa posterior indica músculos isquiotibiais tensos. Se você suspeitar de patologia do disco intervertebral, avaliar qual nível neurológico está afetado (Cap. 11).

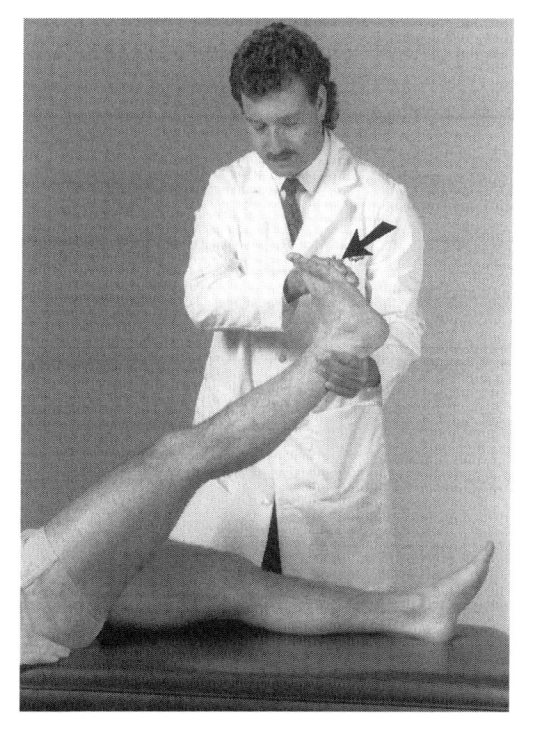

Figura 10.43

Teste de Sicard

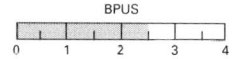

BPUS
0 1 2 3 4

Procedimento

Com o paciente em supino, elevar a perna até o ponto de dor, baixar a perna em 5° e fazer a flexão dorsal do hálux (Fig. 10.44).

Explicação

A elevação da perna e a dorsiflexão do hálux causam pressão de tração no nervo isquiático. Se a dorsiflexão produzir dor na amplitude de 0 a 35°, suspeitar de irritação extradural do nervo isquiático. Se a dor ocorrer com dorsiflexão do pé de 35 a 70°, suspeitar de irritação das raízes do nervo isquiático por um problema intradural, habitualmente de uma lesão de disco intervertebral (ver Teste de elevação da perna). Uma dor incômoda na coxa posterior indica músculos isquiotibiais tensos. Se você suspeitar de patologia do disco intervertebral, avaliar qual nível neurológico está afetado (Cap. 11).

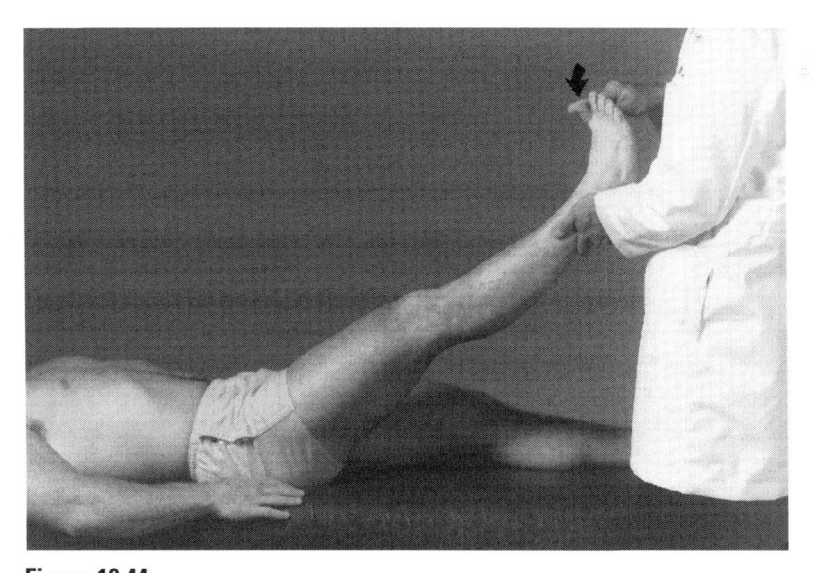

Figura 10.44

Teste da elevação contralateral da perna reta (Teste de Fajersztajn) (20,21)

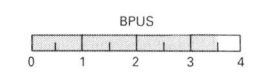

BPUS
0 1 2 3 4

Procedimento

Com o paciente em supino, levantar a perna não afetada até 75° ou até o ponto de dor na perna e fazer a dorsiflexão do pé (Fig. 10.45).

Explicação

Esse teste causa alongamento ipsilateral e contralateral das raízes nervosas (Fig. 10.46), tracionando lateralmente o saco dural. Um sinal positivo é produzido se a dor na perna aumentar, ou se dor for reproduzida no lado da perna afetada. Essa dor indica uma protrusão discal geralmente medial à raiz nervosa.

Quando a perna não afetada é elevada, a raiz nervosa naquele lado é tensionada, causando deslizamento da raiz nervosa no lado oposto e em direção à linha média (Fig. 10.47). Se uma protrusão discal medial estiver presente, esse movimento aumentará a tensão sobre a raiz nervosa do lado oposto da flexão do quadril, aumentando a dor no lado afetado. Se a dor diminuir no lado afetado quando a perna não afetada for levantada, suspeitar de uma protrusão discal lateral, pois a raiz nervosa está sendo tracionada para longe do disco (Fig. 10.48). Se esse teste for positivo, avaliar o nível neurológico afetado (Cap. 11).

Figura 10.45

Figura 10.46

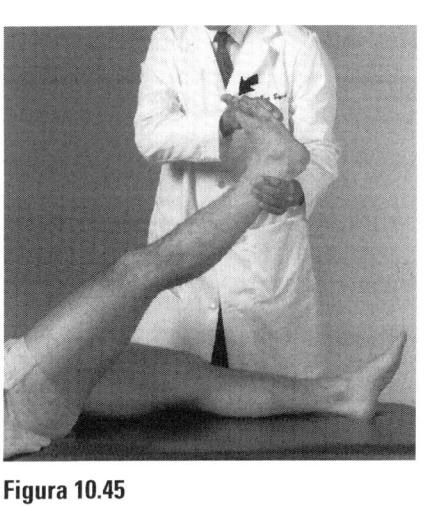

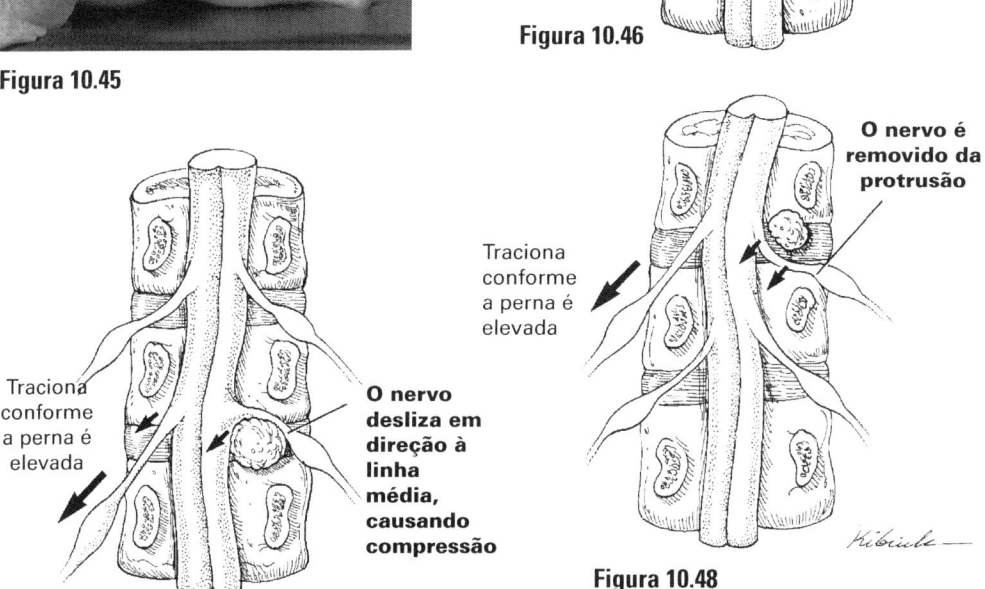

Figura 10.47

Figura 10.48

Teste de Bechterew

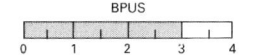

Procedimento

Sentar o paciente com pernas pendentes da mesa de exames. Instruí-lo a estender um joelho de cada vez, alternadamente (Fig. 10.49). Se nenhuma resposta positiva for produzida, orientar o paciente a estender os dois joelhos juntos (Fig. 10.50).

Explicação

Com o paciente sentado e a perna flexionada, o nervo isquiático fica relativamente frouxo. A extensão da perna coloca pressão de tração sobre o nervo isquiático. Se o paciente não puder executar esse teste devido à dor radicular ou fizer o teste, mas se inclinar para trás, é indicada uma compressão intradural ou extradural no nervo isquiático ou nas raízes nervosas lombares. Esse teste é geralmente positivo nos casos de protrusão discal.

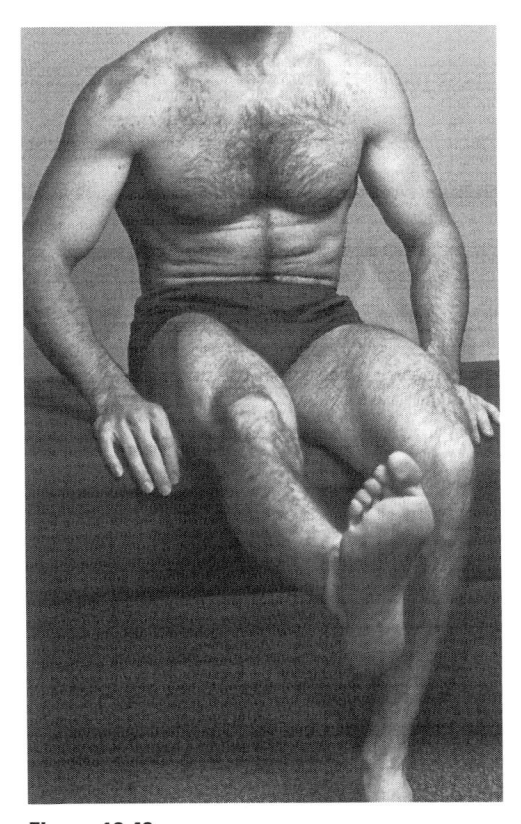

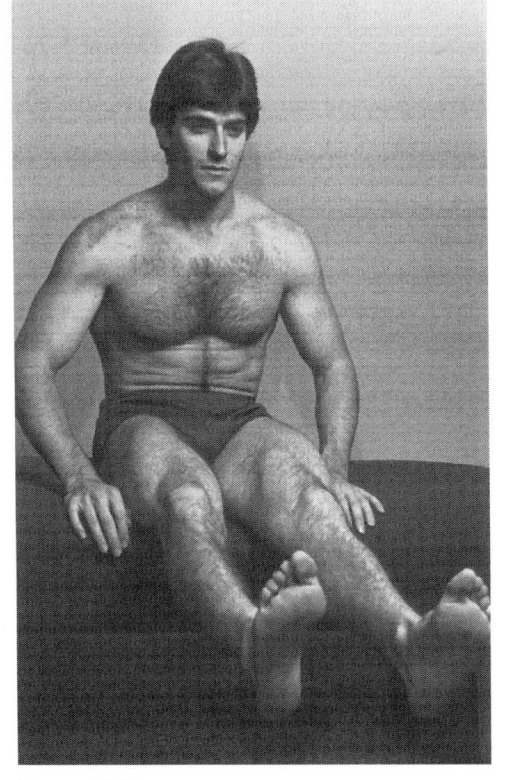

Figura 10.49

Figura 10.50

Sinal de Cox (22)

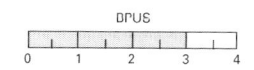

Procedimento

Com o paciente na posição supina e com as pernas completamente estendidas, o examinador segura o tornozelo do paciente no lado afetado (Fig. 10.51). O examinador então efetua um teste de elevação da perna reta, observando se o paciente eleva a sua pelve da mesa no lado afetado (Fig. 10.52).

Explicação

Esse teste exerce uma pressão de tração no nervo isquiático. Um paciente com defeito discal nos forames intervertebrais tentará erguer a sua pelve da mesa para reduzir a pressão de tração sobre o nervo isquiático. O teste positivo é indicativo de defeito no disco intervertebral.

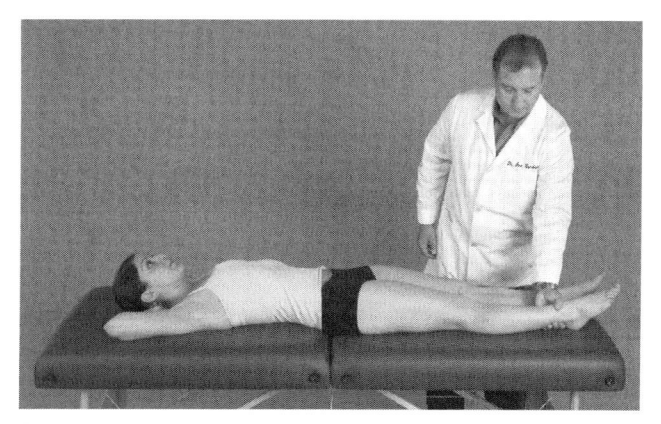

Figura 10.51

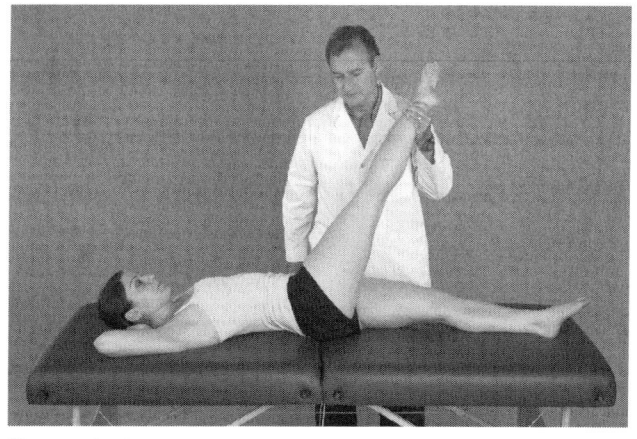

Figura 10.52

Sinal de Minor

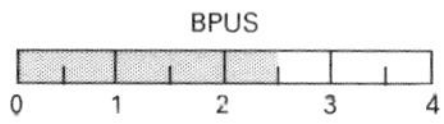

BPUS
0 1 2 3 4

Procedimento

Orientar o paciente sentado a ficar em pé (Fig. 10.53).

Explicação

O paciente com radiculopatia isquiática ficará apoiado no lado saudável e manterá a perna afetada flexionada para diminuir a tensão no nervo isquiático, pois alivia a dor. O paciente na Figura 10.53 está demonstrando uma radiculopatia isquiática no membro inferior esquerdo.

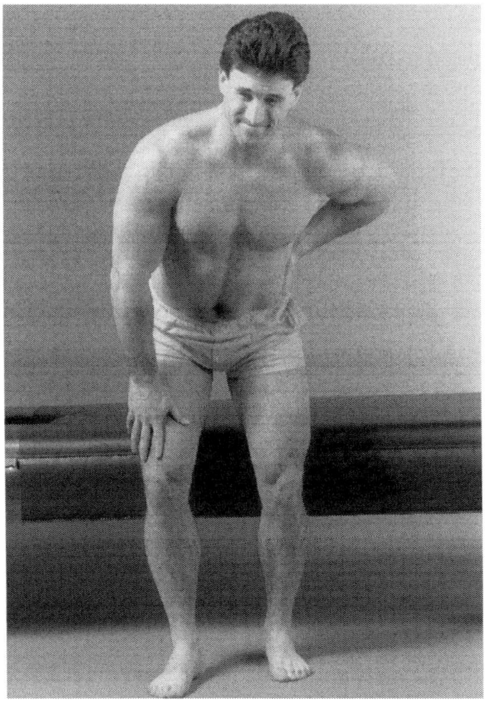

Figura 10.53

Teste de flexão do joelho (23)

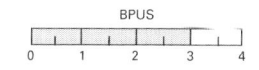

Procedimento

Instruir o paciente em pé para inclinar-se para a frente (Fig. 10.54).

Explicação

O paciente com radiculopatia isquiática flexionará a perna afetada enquanto se inclina para a frente. A flexão da perna reduz a tração no nervo isquiático, o que diminui a dor. O paciente na Figura 10.55 está demonstrando uma radiculopatia isquiática na perna direita.

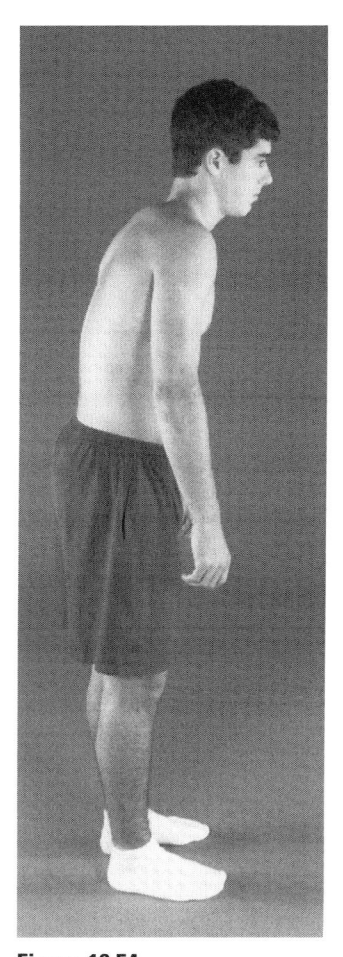

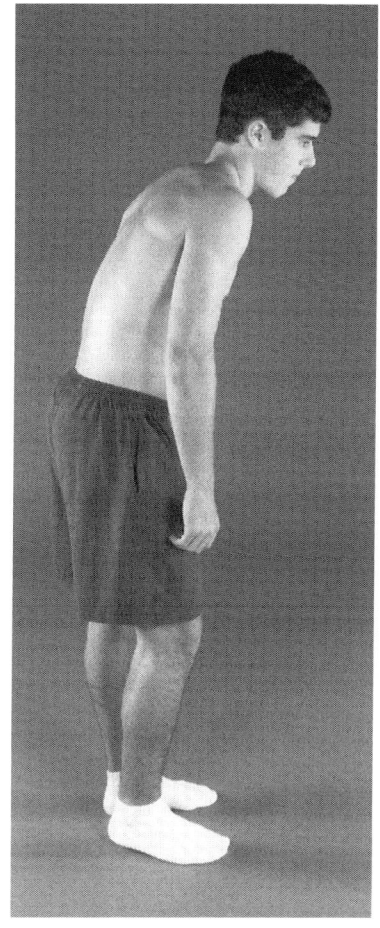

Figura 10.54   **Figura 10.55**

Sinal da inclinação antálgica (13)

Procedimento

Orientar o paciente a ficar em pé e observá-lo (Fig. 10.56).

Explicação

Os pacientes com protrusões discais que causam pressão sobre uma raiz nervosa se inclinarão na direção que reduz a pressão mecânica sobre o disco. Se a protrusão discal for lateral à raiz nervosa, o paciente se inclinará no lado contrário da dor lateral (Fig. 10.57). A dor é aliviada, pois, quando o paciente inclina-se para o lado contrário do defeito discal lateral, a raiz nervosa move-se medialmente e para longe do defeito, reduzindo a pressão na raiz nervosa (Fig. 10.58). Se a protrusão discal for medial à

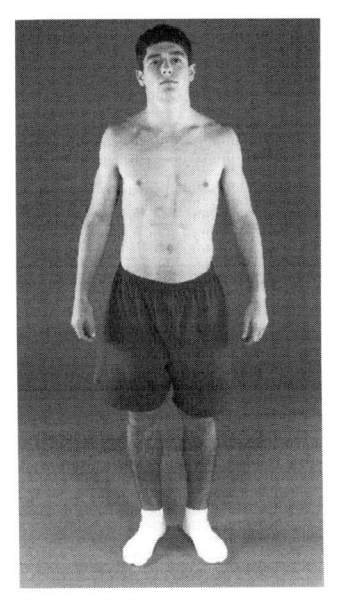

Figura 10.56

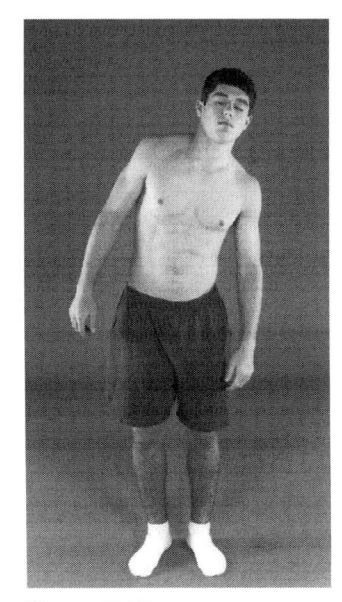

Figura 10.57

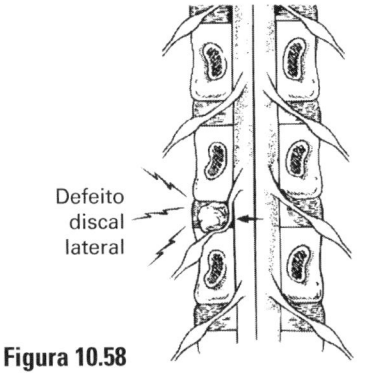

Defeito discal lateral

O paciente inclina-se na direção contrária ao lado da dor

Figura 10.58

raiz nervosa, o paciente se inclinará em direção ao lado da dor (Fig. 10.59). A dor da protrusão discal medial é aliviada, pois, quando o paciente inclina-se para o lado da dor, a raiz nervosa move-se lateralmente e para longe do defeito, reduzindo a pressão na raiz nervosa (Fig. 10.60). Se a protrusão discal for central à raiz nervosa, o paciente pode assumir uma postura flexionada (Fig. 10.61). Isso ocorre porque o aspecto posterior do disco está sob tração, o que pode reduzir a área da superfície do defeito discal que entra contato com a raiz nervosa (Fig. 10.62).

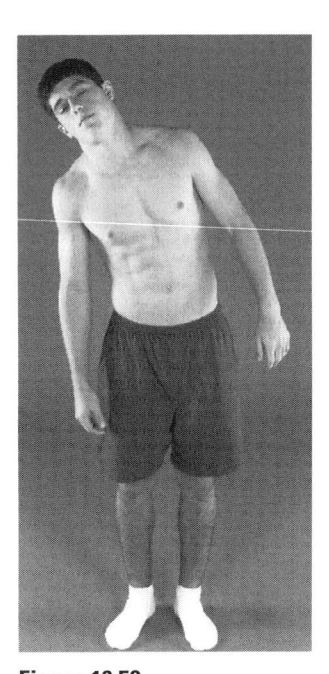

Figura 10.59

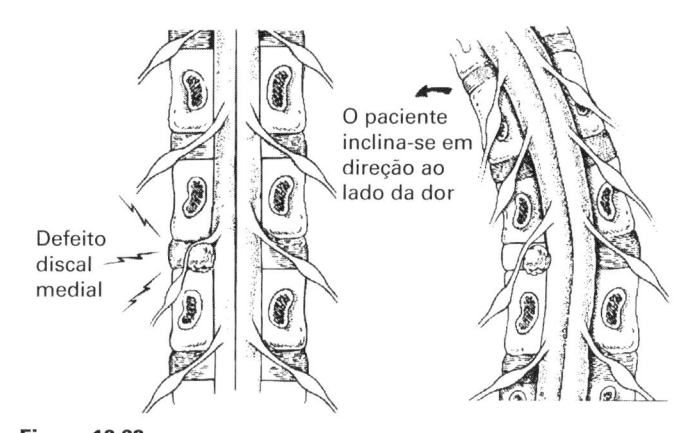

Figura 10.60

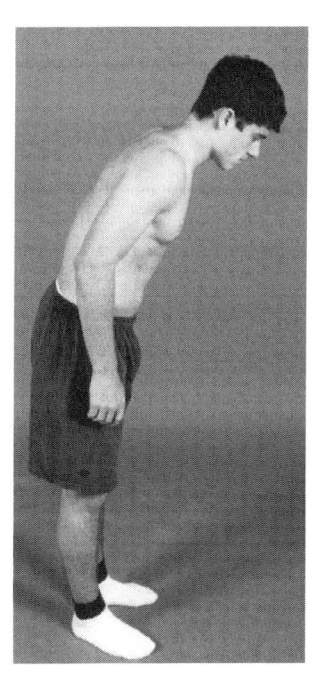

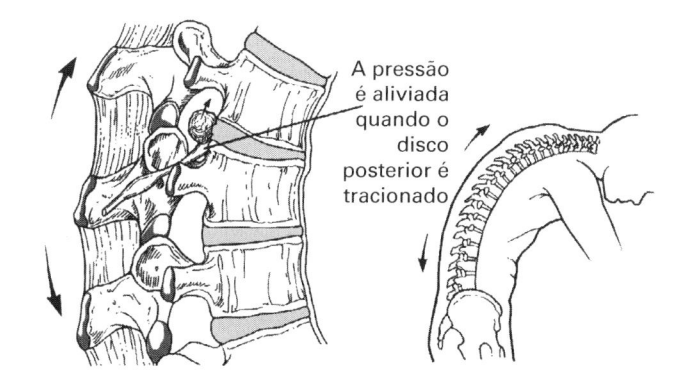

Figura 10.61

Figura 10.62

Sinal da corda do arco (24)

Procedimento

Com o paciente em supino, colocar a perna dele sobre o seu ombro. Nesse momento, aplicar uma pressão firme sobre os músculos isquiotibiais (Fig. 10.63). Se não for produzida dor, aplicar pressão na fossa poplítea (Fig. 10.64).

Explicação

A dor na região lombar ou a radiculopatia é um sinal positivo de compressão do nervo isquiático, seja ela intradural ou extradural. A aplicação de pressão nos músculos isquiotibiais ou na fossa poplítea aumenta a tensão no nervo isquiático, produzindo ou exacerbando a dor do paciente.

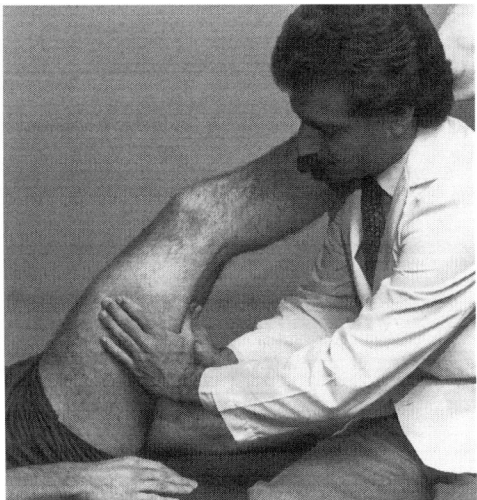

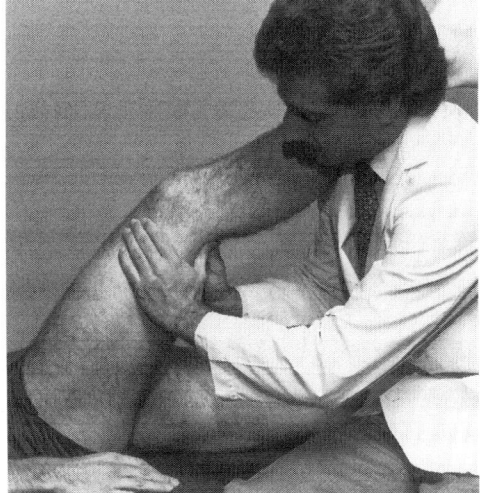

Figura 10.63

Figura 10.64

Teste de tensão do nervo isquiático (25)

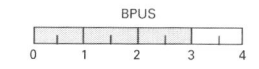

Procedimento

Com o paciente sentado, estender passivamente o membro afetado até o ponto da dor (Fig. 10.65). Baixar o membro abaixo do ponto da dor e segurar a perna entre os seus joelhos. Com ambas as mãos, fazer pressão de posterior para anterior no espaço poplíteo (Fig. 10.66).

Explicação

A flexão da perna coloca pressão de tração sobre o nervo isquiático. O abaixamento da perna reduz a tração; se o nervo isquiático estiver irritado, a dor irá diminuir. A colocação de pressão adicional no espaço poplíteo com os seus dedos aumenta a pressão de tração no nervo isquiático, causando dor radicular se o nervo isquiático estiver irritado. Um aumento na dor indica uma irritação no nervo isquiático, seja intradural ou extradural.

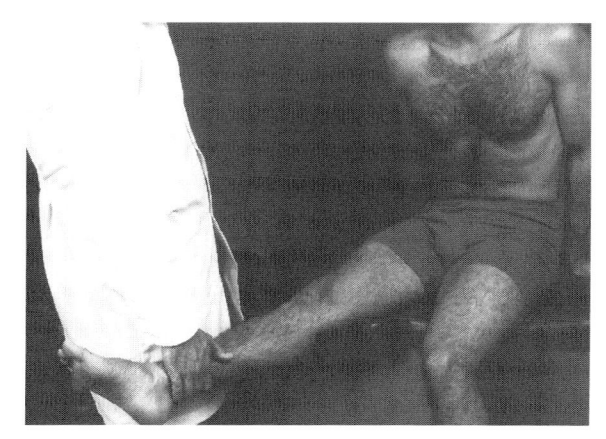

Figura 10.65

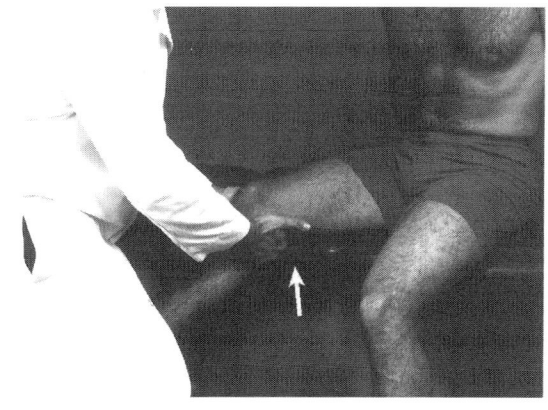

Figura 10.66

Teste do piriforme (26)

Procedimento

Instruir o paciente a deitar de lado, perto da borda da mesa de exames. Pedir que ele flexione o quadril e o joelho em 90°. Colocar a sua mão na pelve do paciente para estabilização e, com sua mão oposta, apertar o joelho do paciente (Fig. 10.67).

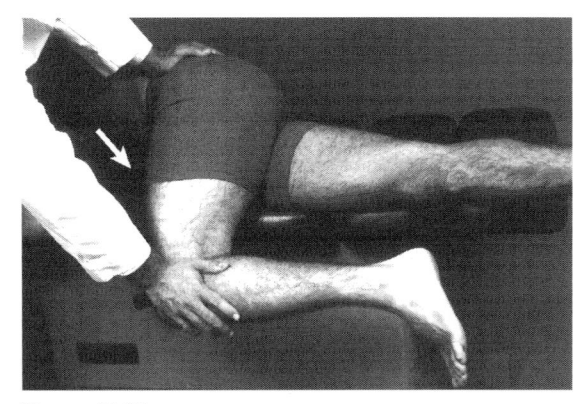

Figura 10.67

Explicação

Esse teste causa estresse nos músculos rotadores externos e no piriforme. Se o nervo isquiático passar pelo piriforme ou se o piriforme estiver com espasmo, pode apertar o nervo isquiático e reproduzir a dor na nádega ou a dor radicular na extremidade.

Teste da altura da nádega (27)

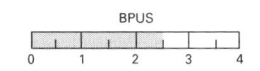

Procedimento

Orientar o paciente a ficar em prono na mesa de exames, com a cabeça reta e os braços ao lado ou pendentes. Ficar aos pés do paciente e observar a altura da nádega. Instruir o paciente a contrair cada músculo glúteo (Fig. 10.68).

Explicação

Os nervos L5, S1, S2 e glúteo inferior inervam os músculos glúteos. Se o músculo glúteo afetado estiver achatado e mostrar menos contração do que o lado não afetado, suspeitar de dano nos nervos de L5, S1, S2 e nervo glúteo inferior.

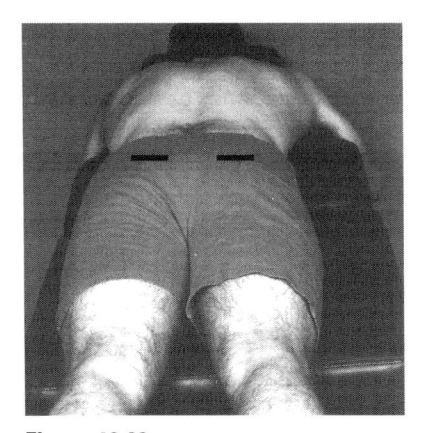

Figura 10.68

Teste de Kemp

Procedimento

Com o paciente sentado ou em pé, estabilizar a espinha ilíaca posterossuperior com uma mão. Com a sua outra mão, passar pela frente do paciente e segurar o ombro. Inclinar passiva e obliquamente a coluna dorsolombar para trás (Fig. 10.69).

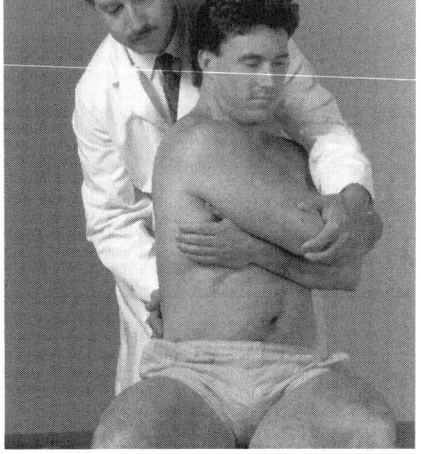

Figura 10.69

Explicação

Quando o paciente curva-se obliquamente para trás, o saco dural no lado da inclinação é movido lateralmente. Se houver lesão discal lateral, esse movimento aumentará a tensão na raiz nervosa sobre aquela lesão discal, produzindo dor lombar, geralmente com um componente radicular no lado da inclinação oblíqua (Fig. 10.70, à esquerda). No lado oposto da inclinação oblíqua, o saco dural move-se medialmente. Se houver lesão discal medial, esse movimento aumentará a tensão na raiz nervosa sobre aquela lesão discal, produzindo dor lombar, em geral com um componente radicular no lado oposto da inclinação oblíqua (Fig. 10.70). Se o teste for positivo, avaliar o nível neurológico afetado (Cap. 11). Se o paciente tiver dor lombar local sem componente radicular, suspeitar de espasmo muscular lombar ou capsulite da faceta.

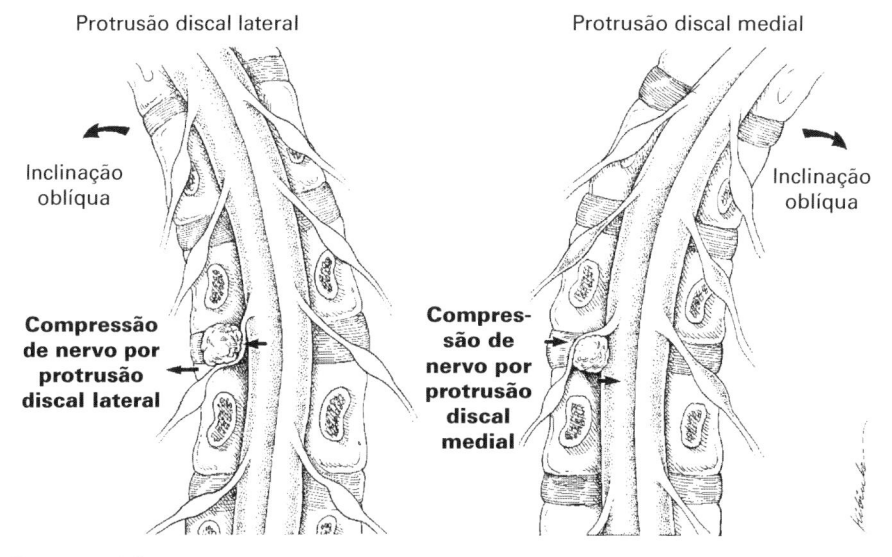

Figura 10.70 À esquerda, disco lateral; à direita, disco médio.

Sinal de Lindner

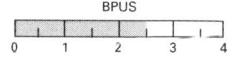

BPUS

Procedimento

Com o paciente em supino, flexionar passivamente a cabeça do paciente (Fig. 10.71).

Explicação

A flexão passiva da cabeça tensiona o saco dural. A produção de dor indica lesão discal no nível da dor. Uma dor cortante e difusa ou uma flexão involuntária do quadril podem indicar irritação meníngea (ver Teste de Brudzinski). Se houver suspeita de patologia discal, avaliar o nível afetado (Cap. 11).

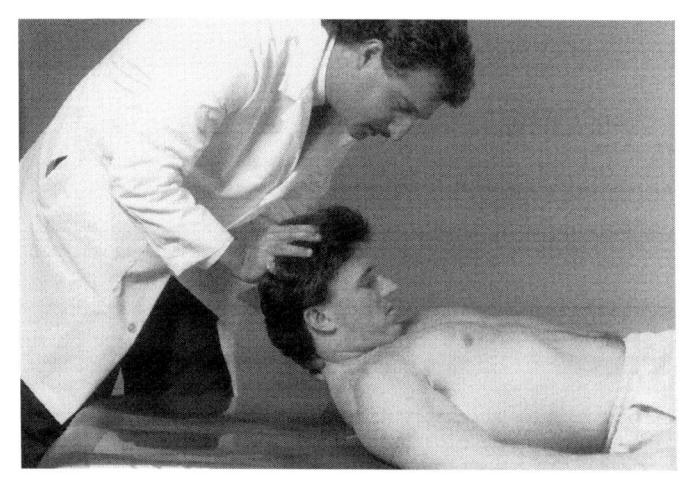

Figura 10.71

Teste da marcha com calcanhar e dedos (13)

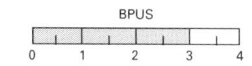

BPUS

Procedimento

Instruir o paciente a caminhar sobre os dedos do pé (Fig. 10.72), e depois sobre os calcanhares (Fig. 10.73). Observar o paciente e verificar se ele pode suportar o peso do corpo inteiro em cada passada com os dedos do pé e com o calcanhar.

Explicação

Se um defeito discal LV-SI estiver criando pressão sobre a raiz nervosa de S1, o paciente pode não ser capaz de sustentar o peso do corpo enquanto caminha sobre os dedos do pé. Isso acontece devido à fraqueza dos músculos na panturrilha, que são supridos pelo nervo tibial.

Se um defeito discal LIV-LV estiver criando pressão sobre a raiz nervosa de L5, o paciente pode não ser capaz de sustentar o peso do corpo enquanto caminha sobre os calcanhares. Isso ocorre devido à fraqueza dos músculos anteriores da perna, que são supridos pelo nervo fibular comum.

SUGESTÃO DE IMAGENS DIAGNÓSTICAS

- Radiologia simples
  Incidência lombar em AP
  Incidência lombar lateral
  Incidência lombar oblíqua
- TC lombar
- IRM lombar
- Eletromiografia

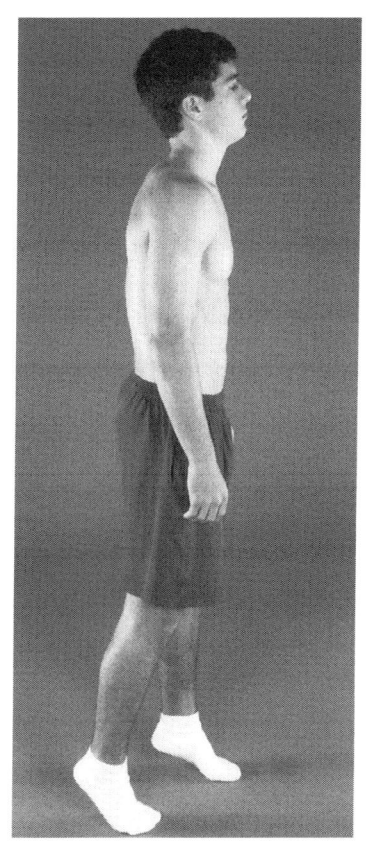

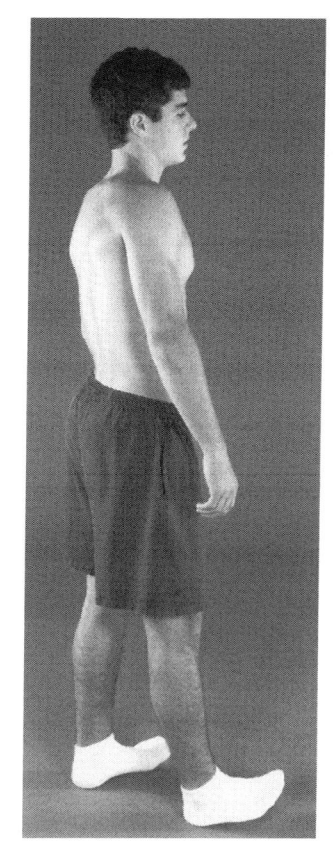

Figura 10.72   **Figura 10.73**

LESÕES EXPANSIVAS

Descrição clínica

As lesões expansivas da coluna podem levar à estenose vertebral. A estenose vertebral é o estreitamento das estruturas tubulares da coluna, incluindo o canal central, o recesso lateral e o forame intervertebral. A condição pode ser congênita, do desenvolvimento, adquirida, traumática ou pós-cirúrgica. Pode ser por um defeito no disco, por alteração hipertrófica ou degenerativa, por cisto sinovial, por fratura, por tumor ou por uma combinação. As lesões expansivas podem afetar as estruturas neurológicas da coluna, como a medula espinal, a cauda equina ou as raízes nervosas.

SINAIS E SINTOMAS CLÍNICOS

- Dor lombar inferior
- Dor radicular na extremidade inferior
- Fraqueza na extremidade inferior
- Perda dos reflexos na extremidade inferior
- Perda da sensibilidade na extremidade inferior

Manobra de Valsalva (28)

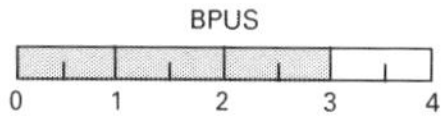

Procedimento

Orientar o paciente sentado a fazer força como se estivesse defecando, mas concentrando o esforço na região lombar (Fig. 10.74). Se o paciente sentir qualquer aumento na dor, peça-lhe que aponte o local exato. Esse teste é subjetivo e requer uma resposta precisa do paciente.

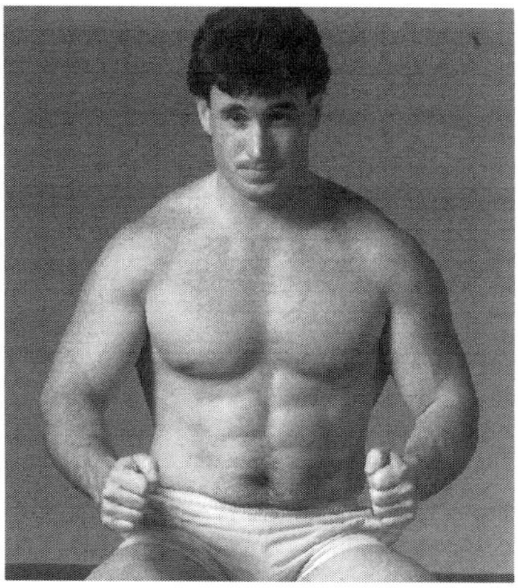

Explicação

Esse teste aumenta a pressão intratecal. A dor local secundária à pressão aumentada pode indicar uma lesão expansiva (p. ex., defeito discal, massa, osteófito) no canal ou forame lombar.

Figura 10.74

Tríade de Déjérine

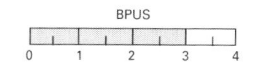

Procedimento

Com o paciente sentado, instruí-lo a tossir, espirrar e inclinar-se para baixo como se estivesse defecando (manobra de Valsalva).

Explicação

A dor local na região lombar depois de quaisquer das ações prévias indica pressão intratecal aumentada, mais provavelmente induzida por uma lesão expansiva (p. ex., defeito discal, massa, osteófito). Se o paciente não puder espirrar, administrar uma pitada de pimenta (teste da fungada de Lewin).

Teste de Milgram (29)

Procedimento

Instruir o paciente em supino a elevar as pernas 5 a 7,5 cm acima da mesa (Fig. 10.75).

Explicação

O paciente deve ser capaz de executar esse teste por, pelo menos, 30 segundos sem dor lombar. Se a dor estiver presente, suspeitar de uma lesão expansiva dentro ou fora do canal vertebral. Protrusão discal habitualmente produz um teste positivo. Os pacientes com músculos abdominais fracos podem não ser capazes de executar esse teste.

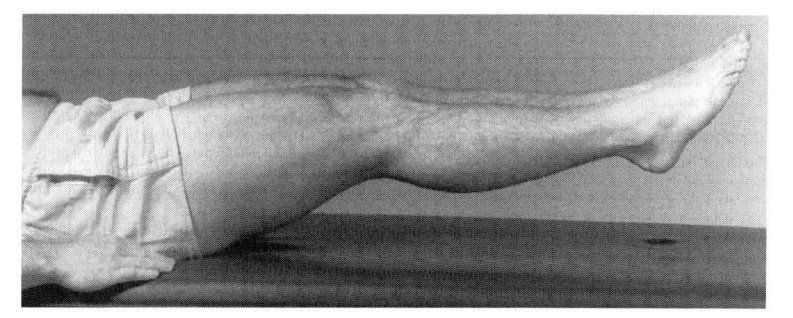

Figura 10.75

Teste de Naffziger (30)

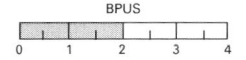

BPUS
0 1 2 3 4

Procedimento

Com o paciente sentado, comprimir as veias jugulares, que ficam aproximadamente 2,5 cm lateralmente à cartilagem traqueal (Fig. 10.76). Manter a compressão por 1 minuto.

Explicação

A compressão das veias jugulares aumenta a pressão intratecal. A dor na região lombar indica uma lesão expansiva, habitualmente uma protrusão ou um prolapso discal. A dor radicular pode indicar envolvimento de raiz nervosa. A teca é a cobertura da medula espinal, que consiste na pia-máter, na aracnoide e na dura-máter.

SUGESTÃO DE IMAGENS DIAGNÓSTICAS

- Radiologia simples
  Incidência lombar em AP
  Incidência lombar lateral
  Incidência lombar oblíqua
- TC lombar
- IRM lombar
- Eletromiografia

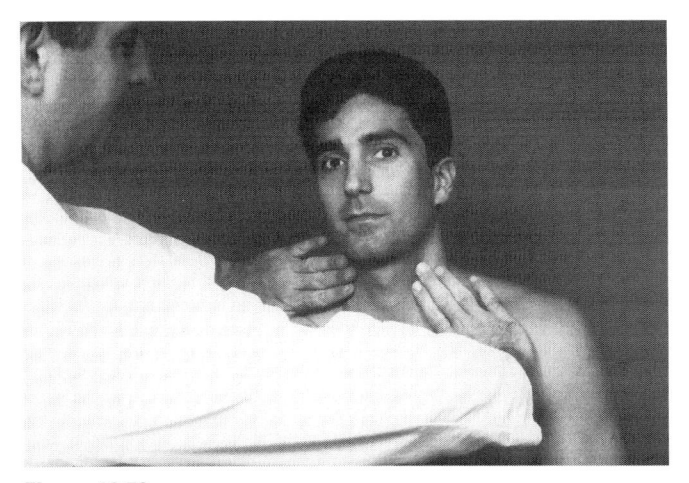

Figura 10.76

DIAGNÓSTICO DIFERENCIAL: ENVOLVIMENTO LOMBAR *VERSUS* SACROILÍACO

Descrição clínica

A dor lombar e/ou radicular em uma perna pode ser causada por uma condição lombar ou por uma condição patológica que afeta a articulação sacroilíaca, como síndrome da articulação sacroilíaca, trauma, infecção, inflamação, degeneração, tumor ou condição tipo tumoral. A patologia sacroilíaca mais comum é a síndrome articular sacroilíaca. Pode causar dor lombar com ou sem um componente radicular na extremidade inferior e pode ser cortante ou incômoda. Os sintomas são habitualmente unilaterais e têm uma predominância no lado direito. A fraqueza, a parestesia e a disestesia são raras. Os seguintes testes ajudam a determinar se a dor lombar do paciente é relacionada a problemas lombares ou sacroilíacos.

SINAIS E SINTOMAS CLÍNICOS

- Dor lombar mais baixa
- Dor na articulação sacroilíaca
  Agravada ao sentar
  Aliviada ao ficar em pé ou caminhar
- Dor radicular na extremidade inferior

Teste de Goldthwaith

Procedimento

Com o paciente em supino, colocar uma mão sob a coluna lombar com cada dedo sob um espaço interespinhoso. Com a outra mão, fazer um teste de elevação da perna reta. Notar se a dor é produzida antes, durante ou depois que os processos espinhosos afastam-se (Fig. 10.77).

Explicação

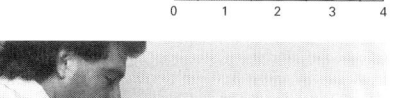

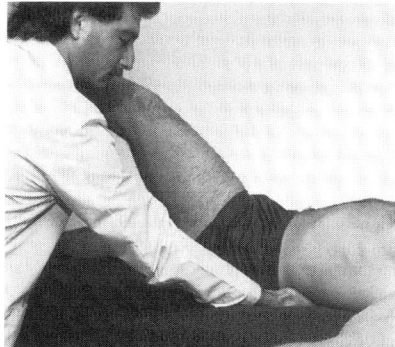

Figura 10.77

A dor radicular antes do afastamento das vértebras lombares indica uma lesão extradural, como um distúrbio da articulação sacroilíaca (0° a 35°). A dor radicular durante o afastamento lombar indica uma lesão intradural, como uma lesão expansiva intratecal (p. ex., defeito discal, osteófito, massa) (35° a 70°). A dor local depois do afastamento lombar indica um distúrbio articular lombar posterior (depois de 70°) (ver teste de elevação da perna reta).

Teste de inclinação anterior com apoio

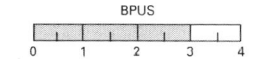

Procedimento

Com o paciente em pé, orientá-lo a curvar-se para a frente, mantendo os joelhos retos (Fig. 10.78). Repita o teste, mas suporte os ilíacos com as suas mãos, segurando o sacro do paciente com o seu quadril (Fig. 10.79).

Explicação

A estabilização dos ossos ilíacos imobiliza as articulações sacroilíacas; assim, quando a pessoa inclina-se, um lesão lombar produzirá dor em ambos os casos, porque as vértebras lombares não são imobilizadas em qualquer momento. Se uma lesão na articulação sacroilíaca estiver presente, a dor será produzida somente quando os ossos ilíacos não estiverem imobilizados.

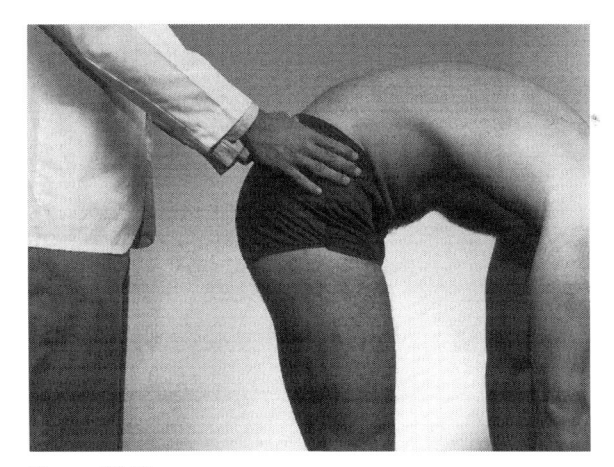

Figura 10.78

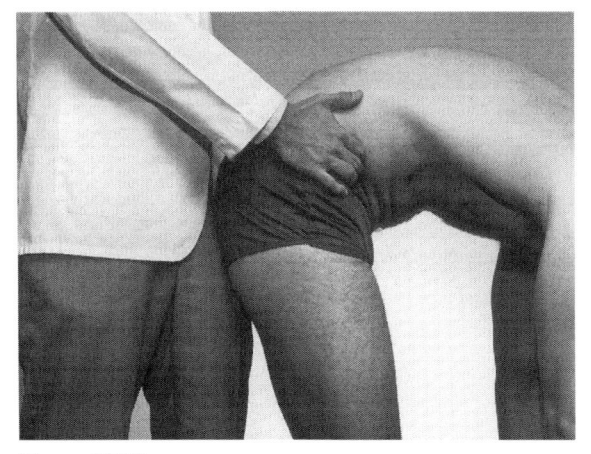

Figura 10.79

Teste de Nachlas (31)

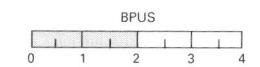

BPUS
0 1 2 3 4

Procedimento

Com o paciente em prono, aproximar o calcanhar do paciente até a nádega no mesmo lado (Fig. 10.80).

Explicação

A flexão da perna até a nádega alonga o quadríceps e o nervo femoral, que é o maior ramo do plexo lombar (L2-L4). A dor radicular na coxa anterior pode indicar uma compressão ou irritação das raízes nervosas de L2 a L4 por uma lesão intradural (p. ex., um defeito discal, esporão, massa), ou uma compressão ou irritação do plexo lombar ou do nervo femoral por uma lesão extradural (hipertrofia do músculo piriforme). O alongamento do músculo quadríceps faz a articulação sacroilíaca e as articulações lombossacras moverem-se para baixo. A dor na nádega pode indicar uma lesão na articulação sacroilíaca. A dor na articulação lombossacra pode indicar uma lesão lombossacra.

Nota

A dor na coxa anterior e a incapacidade de tocar a nádega com o calcanhar pode indicar uma contratura do músculo quadríceps.

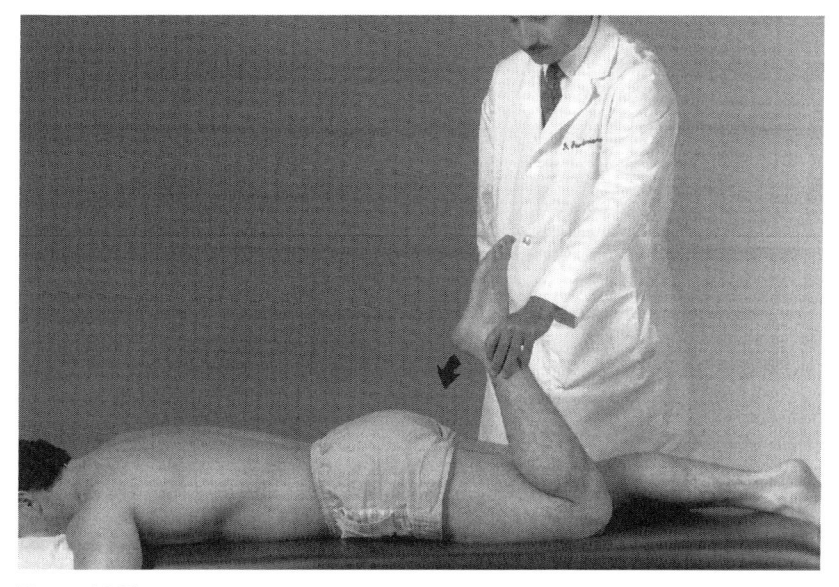

Figura 10.80

Teste do sinal da nádega (26)

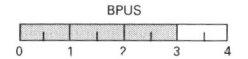

Procedimento

Com o paciente em supino, executar um teste passivo de elevação da perna reta (Fig. 10.81). Se você encontrar restrição, flexione o joelho do paciente e veja se a flexão do quadril aumenta (Fig. 10.82).

Explicação

Se a flexão do quadril aumenta e a dor do paciente é exacerbada, o problema está na coluna lombar, pois existe movimento completo na articulação sacroilíaca quando o joelho é flexionado. Esse resultado indica um sinal negativo. Se a flexão do quadril não aumenta quando o joelho é flexionado, a articulação sacroilíaca é disfuncional. Essa disfunção indica patologia da articulação sacroilíaca ou das nádegas, como processo inflamatório, bursite, massa ou abscesso. Esse resultado é um sinal positivo.

SUGESTÃO DE IMAGENS DIAGNÓSTICAS

- Radiologia simples
  Incidência lombar em AP
  Incidência lombar lateral
  Incidência AP da pelve
  Incidência da base sacral
  Incidências da articulação SI

Figura 10.81

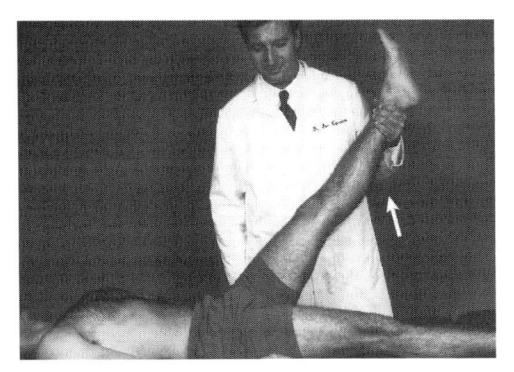

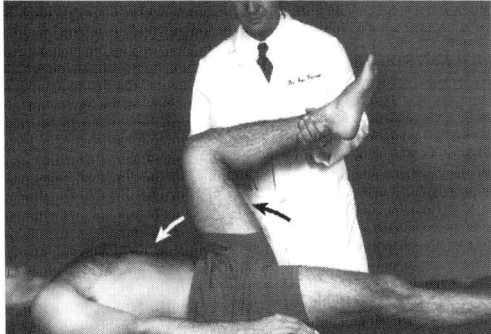

Figura 10.82

REFERÊNCIAS

1. American Academy of Orthopaedic Surgeons. The Clinical Measurement of Joint Motion. Chicago: American Academy of Orthopaedic Surgeons, 1994.
2. Loebl WY. Measurement of spinal posture and range of spinal movements. Ann Phys Med 1967;9:103–110.
3. Fitzgerald GK, Wynveen KJ, Rheault W, et al. Objective assessment with establishment of normal values for lumbar spinal range of motion. Phys Ther 1983;63:1776–1781.
4. Einkauf DK, Gohdes ML, Jensen GM, et al. Objective assessment with establishment of normal values for lumbar spinal range of motion. Phys Ther 1987;67:370–375.
5. Wadsworth CT. Manual Examination and Treatment of the Spine and Extremities. Baltimore: Williams & Wilkins, 1988.
6. Gariick JG, Webb DR. Sports Injuries: Diagnosis and Management. Philadelphia: Saunders, 1990.
7. Jackson DW, Ciullo JV. Injuries of the spine in the immature athlete. In Nicholas JA, Hershmann EB, eds. The Lower Extremity and Spine in Sports Medicine. Vol 2. St. Louis: Mosby, 1986.
8. Jackson DW, Wiltse LL, Dingeman RD, Hayes M. Stress reactions involving the pars interarticularis in young athletes. Am J Sports Med 1981;9:304–312.
9. O'Donoghue D. Treatment of Injuries to Athletes. 4th ed. Philadelphia: Saunders, 1984.
10. Turek SL. Orthopaedics. 3rd ed. Philadelphia: JB Lippincott, 1977.
11. Breig A, Troup JDG. Biomechanical considerations in straight-leg-raising test: cadaveric and clinical studies of the effects of medial hip rotation. Spine 1979;4:242.
12. Fahrni WH. Observations on straight-leg raising with special reference to nerve root adhesions. Can J Surg 1966;9:44.
13. Hoppenfeld S. Physical examination of the spine and extremities. New York: Appleton-Century-Crofts, 1976:127.
14. Urban LM. The straight-leg-raising test: a review. J Orthop Sports Phys Ther 1981;2:117.
15. Lasègue C. Considérations sur la sciatique. Arch Gen Meil 1864;24:558.
16. Wilkins RH, Brody IA. Lasègue's sign. Arch Neurol 1969;21:2110.
17. Smith C. Analytical literature review of the passive straight leg raise test. S Afr J Physiotherapy 1989;45:104–107.
18. Maitland D. The slump test: examination and treatment. Aust J Physiother 1985;31:215–219.
19. Dyck P. The femoral nerve traction test with lumbar disc protrusion. Surg Neurol 1976;6:163.
20. Hudgins WR. The crossed-straight-leg-raising test. N Engl J Med 1977;297:1127.
21. Woodhall R, Hayes GJ. The well-leg-raising test of Fajersztajn in the diagnosis of ruptured lumbar intervertebral disc. J Bone Joint Surg 1950;32A:786.
22. Cox JM. Low back Pain Mechanism, Diagnosis and Treatment. 5th ed. Baltimore: Williams & Wilkins, 1990.
23. Rask M. Knee flexion test and sciatica. Clin Orthop 1978;134:221.
24. Cram RH. Sign of sciatic nerve root pressure. J Bone Joint Surg 1953;358:192.
25. Magee JM. Orthopaedic physical assessment. 3rd ed. Philadelphia: Saunders, 1997.
26. Hartley A. Practical joint assessment. St. Louis: Mosby, 1991.
27. Katznelson A, Nerubay J, Level A. Gluteal skyline: a search for an objective sign in the diagnosis of disc lesions of the lower lumbar spine. Spine 1982;7:74.
28. DeGowin EL, DeGowin RL. Bedside Diagnostic Examination. 2nd ed. London: Macmillan, 1960.
29. Scham SM, Taylor TKF. Tension signs in lumbar disc prolapse. Clin Orthop Relat Res 1971; 75:195.
30. Arid RB, Naffziger HC. Prolonged jugular compression: a new diagnostic test of neurologic value. Trans Am Neural Assoc 1941;66:45–48.
31. Cyriax J. Textbook of orthopaedic medicine. Vol I. 4th ed. London: Bailliéré Tindall, 1975.

REFERÊNCIAS GERAIS

American Medical Association. Guides to the evaluation of permanent impairment. 3rd ed. Chicago: AMA, 1988.

Bogduk N, Twomey LT. Clinical anatomy of the lumbar spine. New York: Churchill Livingstone, 1987.

Chadwick PR. Examination, assessment and treatment of the lumbar spine. Physiotherapy 1984;70:2.

Charnley J. Orthopaedic signs in the diagnosis of disc protrusion with special reference to the straight-leg-raising test. Lancet 1951;1:156.

Cyriax J. Textbook of orthopaedic medicine. Vol 1. Diagnosis of soft tissue lesions. London: Bailliéré Tindall, 1982.

D'Ambrosia RD. Musculoskeletal Disorders: Regional Examination and Differential Diagnosis. 2nd ed. Philadelphia: JB Lippincott, 1986.

Derosa C, Portefielf J. Review for Advanced Orthopaedic Competencies: The Low Back and Sacroiliac Joint and Hip. Chicago: 1980.

Edgar MA, Park WM. Induced pain patterns on passive straight-leg-raising in lower lumbar disc protrusion. J Bone Joint Surg 1974;56B:658.

Farfan HF. Mechanical disorders of the low back. Philadelphia: Lea & Febiger, 1973.

Farfan HF, Cossette JW, Robertson GW, et al. Effects of torsion on lumbar intervertebral joints: the role of torsion in the production of disc degeneration. J Bone Joint Surg 1970;52A:468.

Finneson BE. Low Back Pain. 2nd ed. Philadelphia: JB Lippincott, 1981.

Fisk JW. The Painful Neck and Back. Chicago: Charles C. Thomas, 1977.

Goddard BS, Reid JD. Movements induced by straight-leg-raising in the lumbo-sacral roots, nerves, and plexus and in the intrapelvic section of the sciatic nerve. J Neurol Neurosurg Psychiatry 1965;28:12.

Gracovetsky S, Farfan HF, Lamy C. The mechanism of the lumbar spine. Spine 1981;6:249–262.

Grieve GP. Common Vertebral Joint Problems. 2nd ed. New York: Churchill Livingstone, 1988.

Helfet AJ, Lee DM. Disorders of the lumbar spine. Philadelphia: JB Lippincott, 1978.

Kapandji IA. The physiology of joints. Vol 3. The Trunk and the Vertebral Column. New York: Churchill Livingstone, 1974.

Loeser JD. Pain due to nerve injury. Spine 1985;10:232.

Macnab I. Backache. Baltimore:Williams & Wilkins, 1977.

Mayer TG, Tencer AF, Kristoferson S, et al. Use of non-invasive techniques for quantification of spinal range-of-motion in normal subjects and chronic low back dysfunction patients. Spine 1984;9:588–595.

McKenzie RA. The Lumbar Spine:Mechanical Diagnosis and Therapy. Waikanae, New Zealand; Spinal Publications, 1981.

McRae R. Clinical Orthopaedic Examination. New York: Churchill Livingstone, 1976.

Nachemson A. Towards a better understanding of low back pain: a review of the mechanics of the lumbar disc. Rheumatol Rehabil 1975;14:1210.

Panjabi M, Krag M, Chung T. Effects of disc injury on mechanical behavior of the human spine. Spine 1984;9:707.

Post M. Physical Examination of the Musculoskeletal System. Chicago: Year Book, 1987.

Ruge D, Wiltse LL. Spinal disorder diagnosis and treatment. Philadelphia: Lea & Febiger, 1977.

Travell JG, Simmons DG. Myofascial Pain and Dysfunction: The Trigger Point Manual. Vol 2. The Lower Extremities. Baltimore: Williams & Wilkins, 1992.

White AA, Panjabi MM. Clinical biomechanics of the spine. Toronto: JB Lippincott, 1978.

Wooden MJ. Preseason screening of the lumbar spine. J Orthop Sports Phys Ther 1981;3:6.

11
LESÕES DE RAÍZES NERVOSAS LOMBARES

T12, L1, L2, L3   344
  Motor   345
    Iliopsoas   345
    Reflexo   346
    Sensitivo   346

L2, L3, L4   347
  Motor   347
    Músculo quadríceps   347
  Reflexo   348
    Reflexo patelar   348
  Sensitivo   348

L4   349
  Motor   349
    Tibial anterior   349
  Reflexo   350
    Reflexo patelar   350
  Sensitivo   350

L5   351
  Motor   351
    Extensor longo do hálux   351
    Glúteo médio   352
    Extensor longo e curto dos dedos   353
  Reflexo   353
    Reflexo isquiotibial medial   353
  Sensitivo   354

S1   355
  Motor   355
    Fibulares longo e curto   355
  Reflexo   356
    Reflexo calcaneano   356
  Sensitivo   356

T12, L1, L2, L3

Descrição clínica

As raízes nervosas na coluna lombar emergem da coluna vertebral atravessando forames intervertebrais posicionados lateralmente. As raízes nervosas na coluna torácica inferior e lombar emergem gradualmente de seus forames intervertebrais em seu aspecto superior. Em função disso, a raiz nervosa nessas áreas acaba afetada pelo disco intervertebral acima da raiz nervosa emergente (Fig. 11.1). A área torácica inferior e a área lombar superior (TXII-LII) são transições para essa peculiaridade anatômica e, nessa área, pode haver problemas tanto pelo disco intervertebral no mesmo intervalo como pelo disco no nível acima da raiz nervosa emergente. Essa situação pode depender da lateralidade do defeito do disco. As raízes nervosas de L3 a L5 emergem no forame intervertebral na extremidade superior do forame em 80% das vezes, e são em geral afetadas pelo disco intervertebral acima da raiz nervosa emergente. Devido a sua posição anatômica, a raiz nervosa de S1 é geralmente afetada pelo disco intervertebral de LV-SI. Se uma lesão de raiz nervosa lombar for suspeitada, você deve avaliar três as-

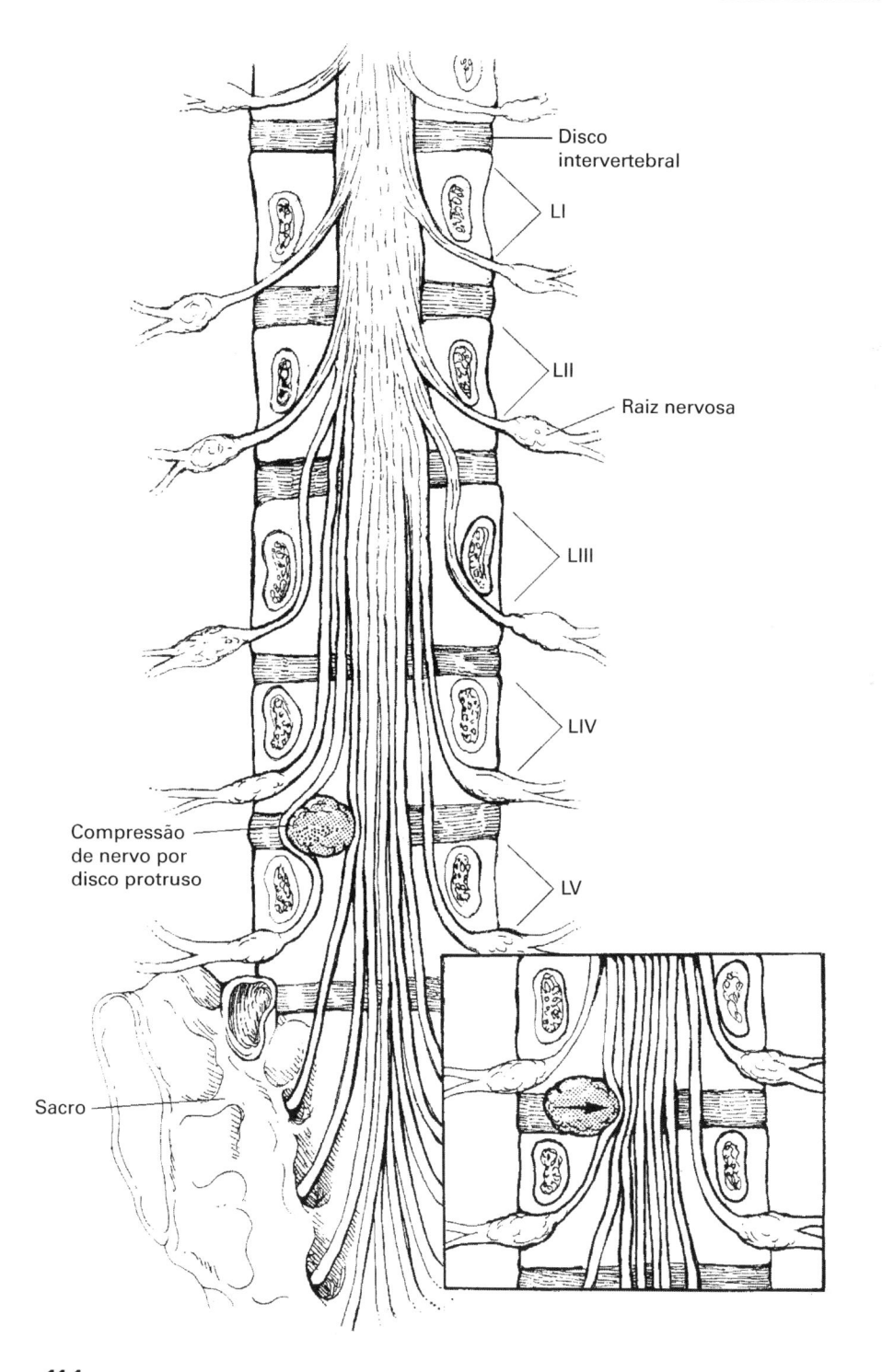

Figura 11.1

pectos clínicos do exame neurológico: disfunção sensitiva, disfunção motora e disfunção dos reflexos.

A avaliação do déficit sensitivo aborda a inervação cutânea segmentar da pele. É testada com uma agulha estéril ou descartável ou uma roda agulhada em padrões dermatômicos específicos. Dois mapas dermatômicos são fornecidos aqui. A Figura 11.2 indica as áreas corporais de sensibilidade intacta quando as raízes acima e abaixo de uma raiz isolada forem interrompidas, a perda da sensibilidade quando uma ou mais raízes contínuas forem interrompidas, ou o padrão de erupção herpética e hipersensibilidade no envolvimento isolado da raiz. A Figura 11.3 apresenta a hipossensibilidade ao arranhão com agulha em várias lesões radiculares, o que está de acordo com os estudos de resistência elétrica da pele que mostram os dermátomos axiais estendendo-se até as extremidades distais. Esse padrão é útil para avaliar as parestesias e hiperestesias secundárias à irritação da raiz. Esse é o padrão que será delineado para avaliar a disfunção radicular sensitiva. Uma vez que há uma quantidade razoável de sobreposição segmentar, uma lesão unilateral isolada pode afetar mais de um nível dermatômico. A função motora é avaliada pelo teste da força de músculos específicos inervados por uma raiz ou por raízes nervosas específicas usando o gráfico de força muscular adotado pela American Academy of Orthopaedic Surgeons (Quadro 11.1). O arco reflexo é testado pela avaliação do reflexo de estiramento superficial associado à raiz nervosa em particular. Esses reflexos são pontuados pela escala de Wexler (Quadro 11.2).

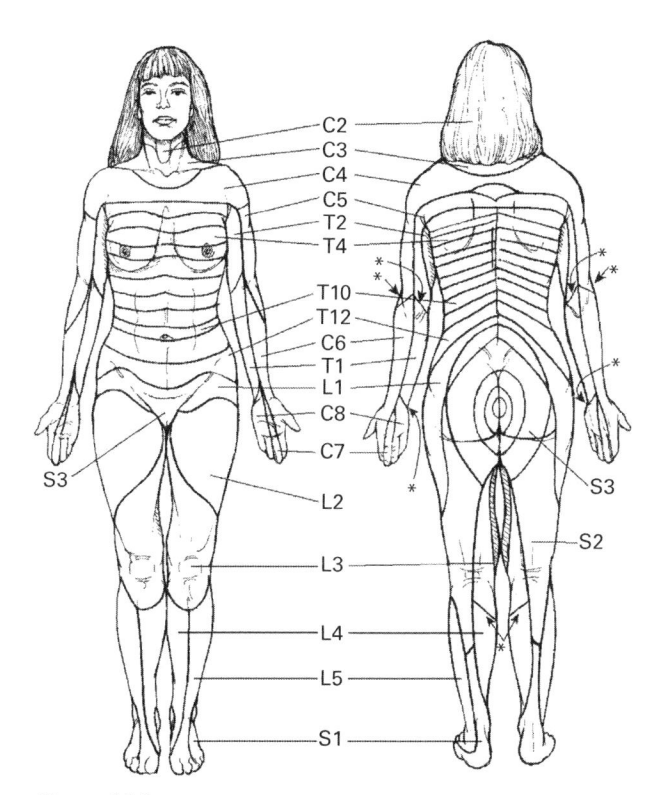

Figura 11.2

QUADRO 11.1 Escala de pontuação muscular

5   Amplitude de movimento completa contra a gravidade com resistência completa
4   Amplitude de movimento completa contra a gravidade com alguma resistência
3   Amplitude de movimento completa contra a gravidade
2   Amplitude de movimento completa com gravidade eliminada
1   Evidência de contratilidade leve; nenhum movimento articular
0   Nenhuma evidência de contratilidade

QUADRO 11.2 Escala de Wexler

0   Nenhuma resposta
+1   Hiporreflexia
+2   Normal
+3   Hiper-reflexia
+4   Hiper-reflexia com clono transitório
+5   Hiper-reflexia com clono duradouro

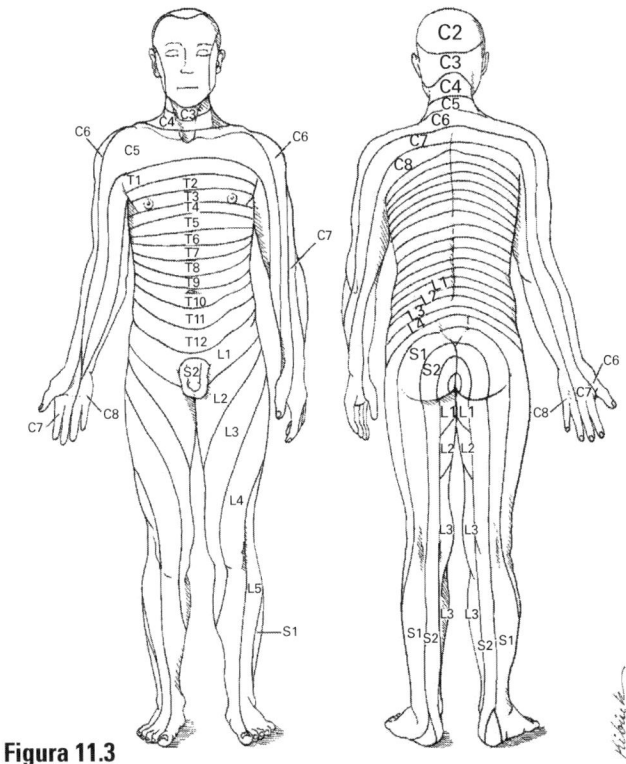

Figura 11.3

A apresentação clínica das lesões de raízes nervosas depende de dois fatores importantes: a localização e a intensidade da lesão ou da patologia. Esses dois fatores determinam a apresentação clínica da lesão. As possibilidades variam desde nenhuma apresentação clínica ou manifestação clínica sutil, como perda leve da sensibilidade e dor, até a desnervação total com perda total da função (motora, reflexos e sensibilidade) das estruturas inervadas por aquela raiz nervosa. Cada raiz nervosa tem a sua própria distribuição sensitiva, teste ou testes musculares, e um reflexo de estiramento, que serão agrupados para facilitar a identificação do nível suspeitado.

A avaliação clínica não é feita somente sobre um aspecto do aparato neurológico, mas é determinada pela combinação de história, inspeção, palpação, três testes individuais (motor, reflexos e sensibilidade) e imagens diagnósticas adequadas e/ou testes neurológicos funcionais, como a eletromiografia. Ademais, a lesão ou a patologia pode não estar necessariamente afetando uma raiz nervosa; pode estar afetando o plexo braquial, um tronco daquele plexo ou algum nervo. Dependendo da gravidade e da localização da lesão ou da patologia, várias combinações de disfunção neurológica podem ser reveladas.

T12, L1, L2, L3

As raízes nervosas de T12, L1, L2 e L3 emergem do canal vertebral em seus níveis respectivos. As raízes nervosas de T12 e L1 podem ser afetadas pelo disco intervertebral em seus níveis respectivos ou nos níveis acima deles, dependendo do tamanho e da lateralidade do defeito discal (Fig. 11.4).

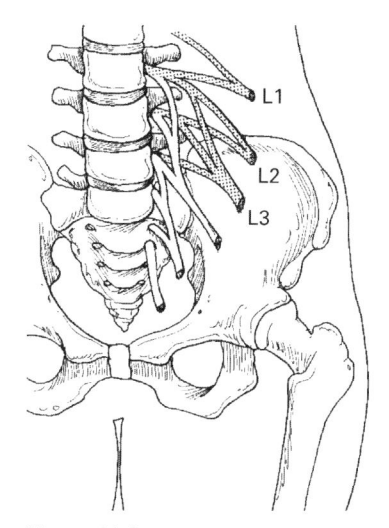

Figura 11.4

Motor

Iliopsoas: inervação da raiz nervosa de T12, L1, L2, L3

Procedimento

Com o paciente sentado na borda da mesa de exames, instruí-lo a elevar a coxa da mesa. Colocar a sua mão no joelho do paciente e orientá-lo a continuar a levantar a coxa contra a sua resistência (Fig. 11.5). Repetir o teste na coxa oposta. Mensurar de acordo com o gráfico de pontuação da força muscular e avaliar bilateralmente.

Explicação

Um grau de 0 a 4 unilateralmente pode indicar déficit neurológico da raiz nervosa de T12, L1, L2 ou L3. Suspeitar de um músculo iliopsoas fraco ou fadigado se as porções sensitivas de T12, L1, L2 ou L3 do aparato neurológico estiverem intactas.

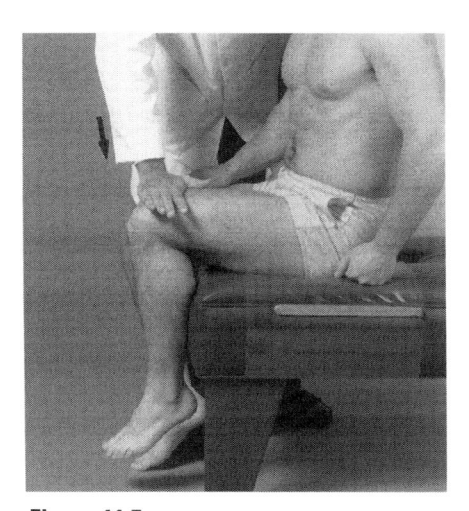

Figura 11.5

Reflexo

Não existe teste de reflexo.

Sensitivo

Procedimento

Com um alfinete, fincar a área dermatômica correspondente a cada raiz nervosa (Fig. 11.6) e avaliar bilateralmente.

Explicação

A hipoestesia unilateral pode indicar déficit neurológico da raiz nervosa correspondente de T12, L1, L2 ou L3 ou do nervo femoral.

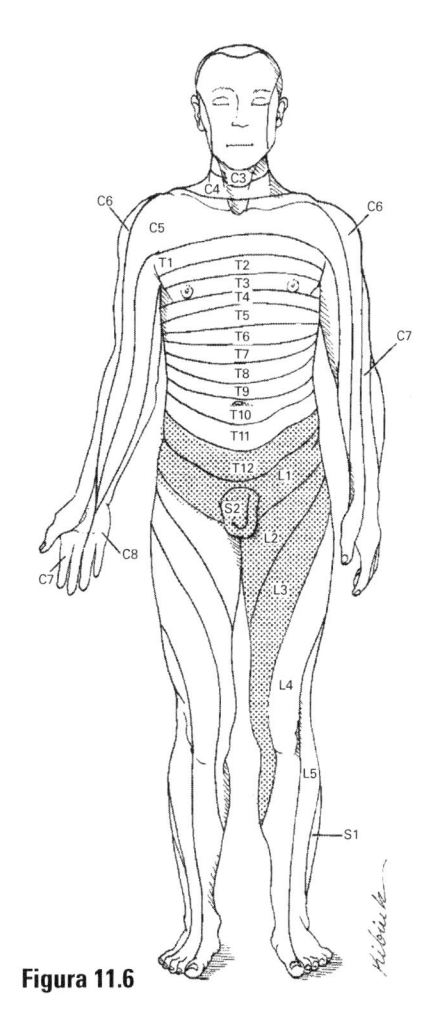

Figura 11.6

L2, L3, L4

As raízes nervosas de L2, L3 e L4 podem ser afetadas pelo disco intervertebral em seus níveis respectivos ou nos níveis acima deles, dependendo do tamanho e da lateralidade do defeito discal (Fig. 11.7).

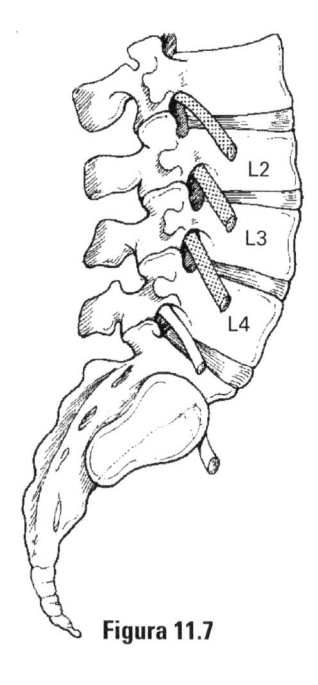

Figura 11.7

Motor

Músculo quadríceps: inervação do nervo femoral L3, L4

Procedimento

Com o paciente sentado na borda da mesa de exames, instruí-lo a estender o joelho. Colocar uma mão na coxa do paciente para estabilização e colocar a outra mão na perna dele. Exercer pressão sobre a perna enquanto instrui o paciente a resistir à flexão (Fig. 11.8). Mensurar a força de acordo com o gráfico de pontuação da força muscular e comparar bilateralmente.

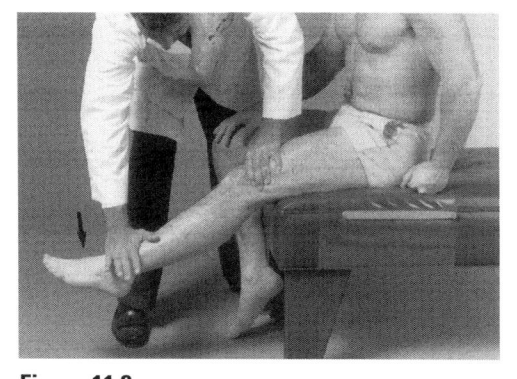

Figura 11.8

Explicação

Um grau de 0 a 4 unilateralmente pode indicar déficit neurológico da raiz nervosa de L2, L3 ou L4 ou do nervo femoral. Suspeitar de um músculo quadríceps fraco ou fadigado se as porções sensitivas de L2, L3 ou L4 do aparato neurológico estiverem intactas.

Reflexo

Reflexo patelar

O reflexo patelar é primariamente um reflexo de L4 e é testado com o nível neurológico de L4.

Sensitivo

Procedimento

Com um alfinete, fincar a área dermatômica correspondente a cada raiz nervosa (Fig. 11.9) e avaliar bilateralmente.

Explicação

A hipoestesia unilateral pode indicar déficit neurológico das raízes nervosas correspondentes de L2, L3 ou L4 ou do nervo femoral.

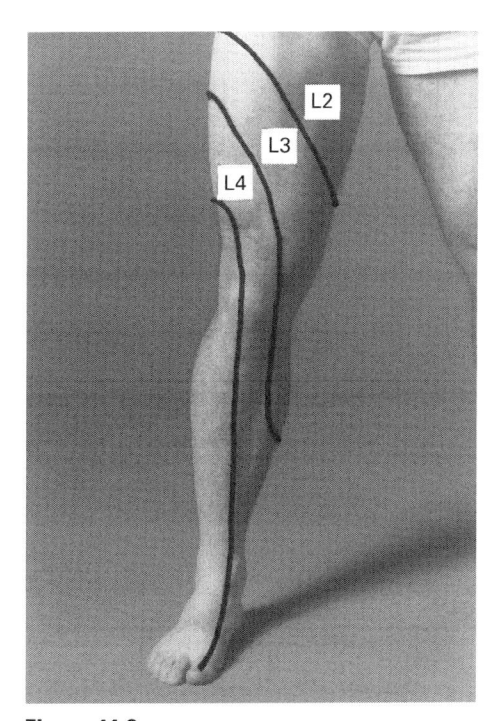

Figura 11.9

L4

A raiz nervosa de L5 emerge pelo canal vertebral entre as vértebras LIV e LV e pode ser afetada pelo disco intervertebral de LIII-LIV (Fig. 11.10).

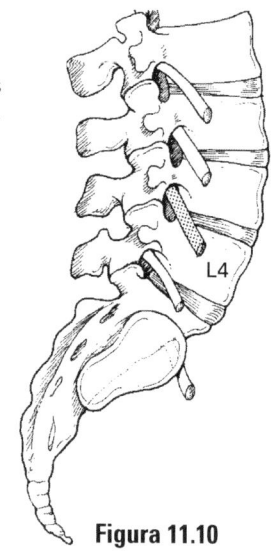

Figura 11.10

Motor

Tibial anterior: inervação do nervo fibular profundo L4, L5

Procedimento

Com o paciente sentado na borda da mesa de exames, instruí-lo a fazer dorsiflexão e inversão do pé. Segurar o tornozelo do paciente com uma mão e o pé com a outra mão e tentar forçar o pé em flexão e eversão plantar contra a resistência do paciente (Fig. 11.11). Mensurar a força de acordo com o gráfico de pontuação da força muscular e comparar bilateralmente.

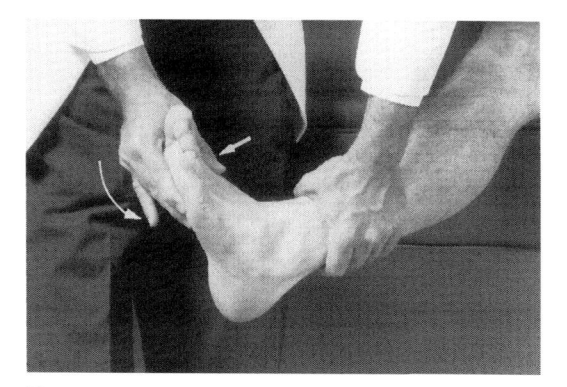

Figura 11.11

Explicação

Um grau de 0 a 4 unilateralmente pode indicar déficit neurológico da raiz nervosa de L4 ou do nervo fibular profundo. Um músculo tibial anterior fraco ou fadigado pode ser suspeitado se as porções sensitivas e reflexas do aparato neurológico de L4 estiverem intactas.

Reflexo

Reflexo patelar

Procedimento

Com o paciente sentado na borda da mesa de exames, percutir o ligamento patelar com o martelo de reflexos neurológicos (Fig. 11.12).

Explicação

A hiporreflexia pode indicar déficit de raiz nervosa. A perda do reflexo unilateralmente pode indicar interrupção do arco reflexo (lesão do neurônio motor inferior). A hiper-reflexia unilateral pode indicar lesão do neurônio motor superior.

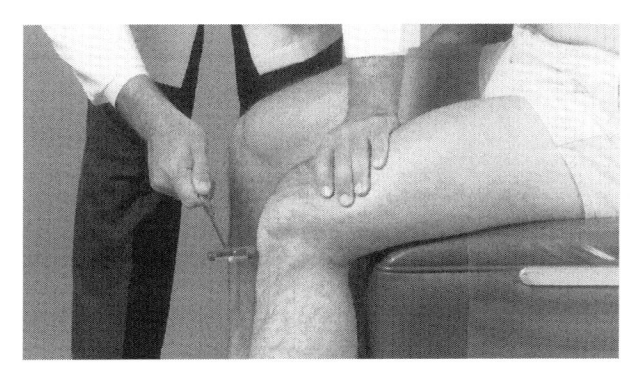

Figura 11.12

Sensitivo

Procedimento

Com um alfinete, fincar o aspecto proximal medial da perna e do pé (Fig. 11.13) e avaliar bilateralmente.

Explicação

A hipoestesia unilateral pode indicar déficit neurológico da raiz nervosa de L4.

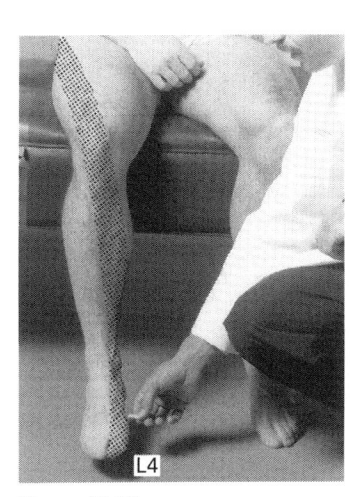

Figura 11.13

L5

A raiz nervosa de L5 emerge pelo canal vertebral entre a vértebra LV e o primeiro segmento sacral, sendo geralmente afetada pelo disco intervertebral de LIV-LV (Fig. 11.14).

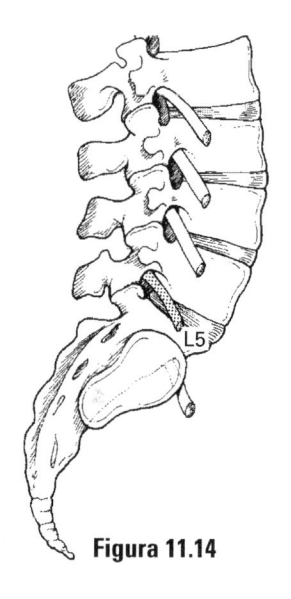

Figura 11.14

Motor

Extensor longo do hálux: inervação do nervo fibular profundo L5, S1

Procedimento

Com o paciente sentado na borda da mesa de exames, segurar o calcanhar do paciente com uma mão para estabilização. Com a sua mão oposta, segurar o hálux e orientar o paciente a fazer dorsiflexão contra a sua resistência (Fig. 11.15). Mensurar a força de acordo com a escala de pontuação da força muscular e comparar bilateralmente.

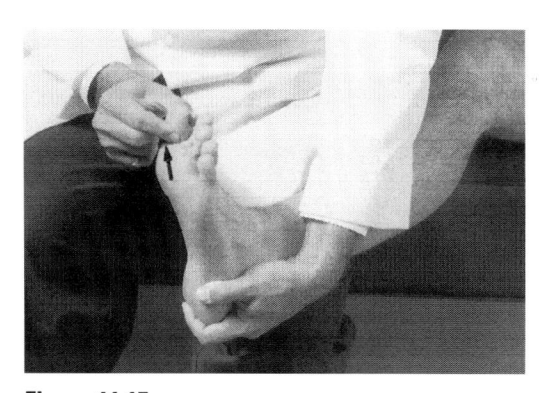

Figura 11.15

Explicação

Um grau de 0 a 4 unilateralmente pode indicar déficit neurológico da raiz nervosa de L5 ou do nervo fibular profundo. Um músculo extensor longo do hálux fraco ou fadigado pode ser suspeitado se as porções sensitivas e reflexas do aparato neurológico de L5 estiverem intactas.

Glúteo médio: inervação do nervo glúteo superior (L5, S1)

Procedimento

Com o paciente deitado de lado na mesa de exames, instruí-lo a abduzir o membro inferior (Fig. 11.16). Colocar a sua mão no aspecto lateral do joelho do paciente e tentar empurrar o joelho em adução contra a resistência do paciente (Fig. 11.17). Mensurar a força de acordo com o gráfico de pontuação da força muscular e comparar bilateralmente.

Explicação

Um grau de 0 a 4 unilateralmente pode indicar déficit neurológico da raiz nervosa de L5 ou do nervo glúteo superior. Um músculo glúteo médio fraco ou fadigado pode ser suspeitado se as porções sensitivas e reflexas do aparato neurológico de L5 estiverem intactas.

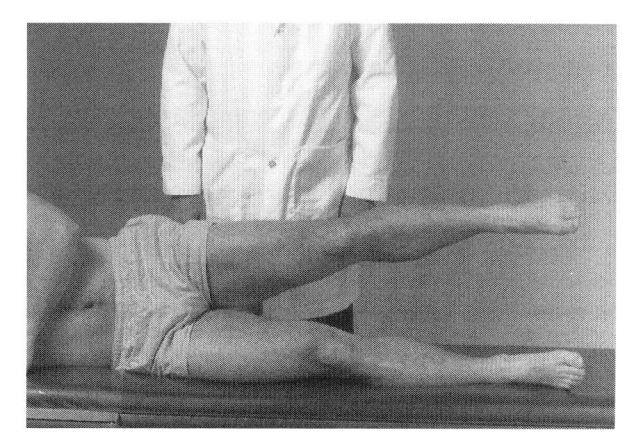

Figura 11.16

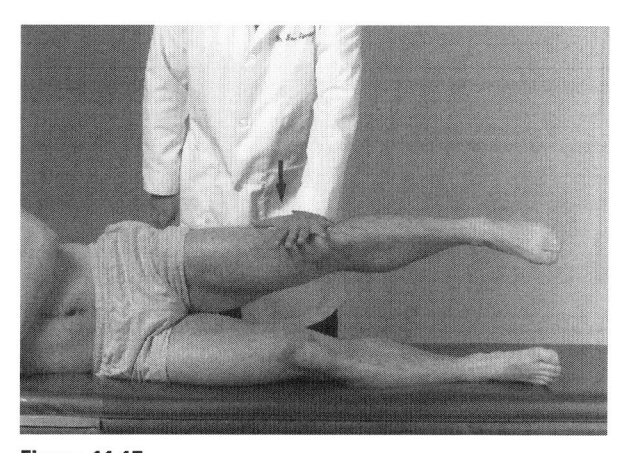

Figura 11.17

Extensor longo e curto dos dedos: inervação do nervo fibular superficial (L5, S1)

Procedimento

Com o paciente sentado na borda da mesa de exames, segurar o calcanhar para estabilizar o pé. Com a sua mão oposta, segurar do segundo ao quinto dedos e orientar o paciente a fazer a dorsiflexão contra a sua resistência (Fig. 11.18).

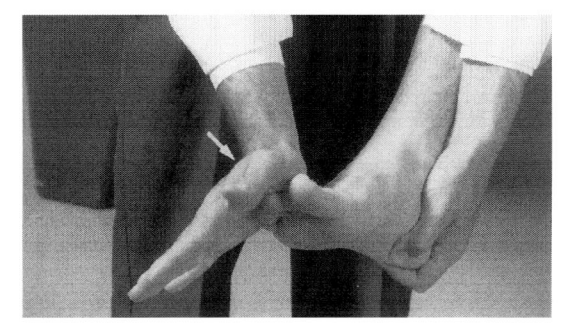

Figura 11.18

Explicação

Um grau de 0 a 4 unilateralmente pode indicar um déficit neurológico da raiz nervosa de L5 ou do nervo fibular superficial. Um músculo extensor longo e/ou curto dos dedos fraco ou fadigado pode ser suspeitado se as porções sensitivas e reflexas do aparato neurológico de L5 estiverem intactas.

Reflexo

Reflexo isquiotibial medial

Procedimento

Com o paciente em prono, flexionar levemente o joelho do paciente e colocar o seu polegar sobre o tendão isquiotibial medial. Com um martelo de reflexos neurológicos, percutir o tendão do isquiotibial medial (Fig. 11.19). O paciente deve flexionar ligeiramente o joelho.

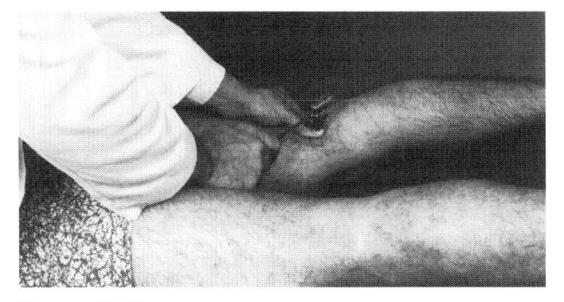

Figura 11.19

Explicação

A hiporreflexia pode indicar déficit de raiz nervosa. A perda do reflexo unilateralmente pode indicar interrupção do arco reflexo (lesão do neurônio motor inferior). A hiper-reflexia unilateral pode indicar lesão do neurônio motor superior.

Sensitivo

Procedimento

Com um alfinete, fincar a parte lateral da perna e o dorso do pé (Fig. 11.20). Avaliar bilateralmente.

Explicação

A hipoestesia unilateral pode indicar déficit neurológico da raiz nervosa de L5.

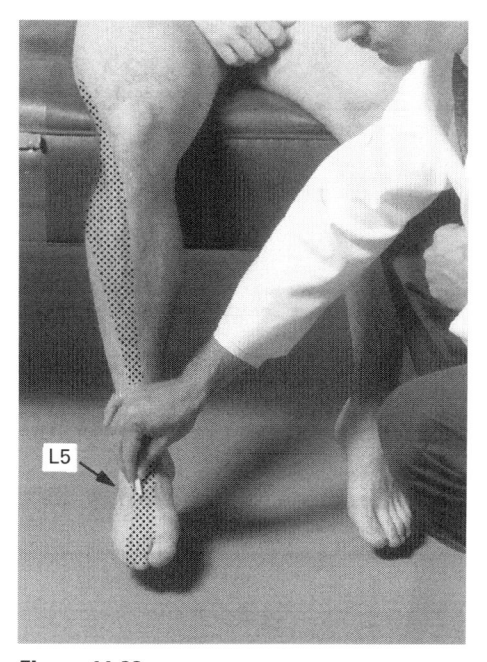

Figura 11.20

S1

A raiz nervosa de S1 emerge pelo canal vertebral por dentro do primeiro forame sacral e é habitualmente afetada pelo disco intervertebral de LV-SI (Fig. 11.21).

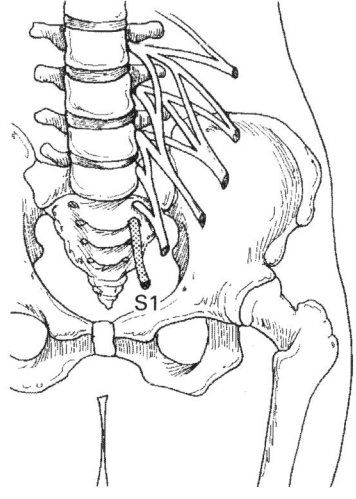

Figura 11.21

Motor

Fibulares longo e curto: inervação do nervo fibular superficial (L5, S1)

Procedimento

Com o paciente sentado na borda da mesa de exames, estabilizar o calcanhar com uma mão e segurar o aspecto lateral do pé com a sua mão oposta. Instruir o paciente a fazer flexão plantar e eversão do pé contra sua resistência (Fig. 11.22). Mensurar a força de acordo com o gráfico de pontuação da força muscular e comparar bilateralmente.

Explicação

Um grau de 0 a 4 unilateralmente pode indicar déficit neurológico da raiz nervosa de S1 ou do nervo fibular superficial. Um músculo fibular longo e/ou curto fraco ou fadigado pode ser suspeitado se as porções sensitivas e reflexas do aparato neurológico de S1 estiverem intactas.

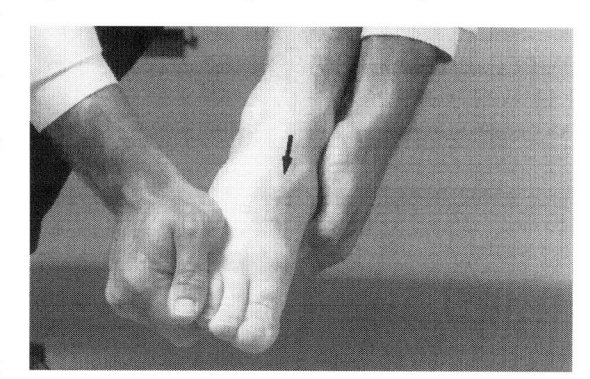

Figura 11.22

Reflexo

Reflexo calcaneano

Procedimento

Com o paciente sentado na borda da mesa de exames, fazer uma leve dorsiflexão do pé. Com um martelo de reflexos neurológicos, percutir o tendão do calcâneo (Fig. 11.23). O paciente deve exibir uma leve flexão plantar do pé.

Explicação

A hiporreflexia pode indicar déficit de raiz nervosa. A perda do reflexo unilateralmente pode indicar interrupção do arco reflexo (lesão do neurônio motor inferior). A hiper-reflexia unilateral pode indicar lesão do neurônio motor superior.

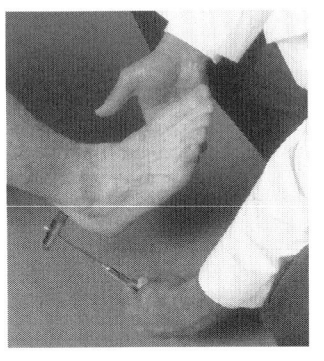

Figura 11.23

Sensitivo

Procedimento

Com um alfinete, fincar o aspecto lateral do pé (Fig. 11.24).

Explicação

A hipoestesia unilateral pode indicar déficit neurológico da raiz nervosa de S1.

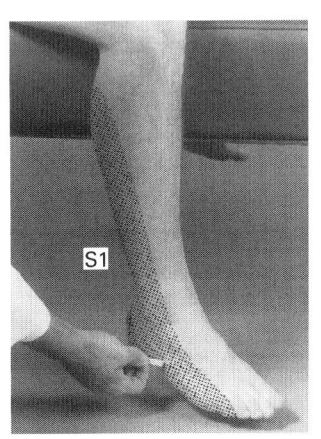

Figura 11.24

SUGESTÃO DE TESTES DIAGNÓSTICOS DE IMAGENS E FUNCIONAIS

- Imagem por ressonância magnética lombar
- Eletromiografia
- Potencial evocado somatossensorial

REFERÊNCIAS GERAIS

Barrows HS. Guide to Neurological Assessment. Philadelphia: JB Lippincott, 1980.

Braziz PW, Masdeu JC, Biller J. Localization in Clinical Neurology. 3rd ed. New York: Little, Brown.

Bronisch FW. The Clinically Important Reflexes. New York: Grune & Stratton, 1952.

Chusid JG. Correlative Neuroanatomy and Functional Neurology. 16th ed. Los Altos, CA: Lange Medical, 1976.

DeJong RN. The Neurologic Examination. 4th ed. Hagerstown, MD: Harper & Row, 1979.

Devinsky O, Feldmann E. Examination of the Cranial and Peripheral Nerves. New York: Churchill Livingstone, 1988.

Geenberg DA, Aminoff MJ, Simon RP. Clinical neurology. 2nd ed. East Norwalk, CT: Appleton & Lange, 1993.

Hoppenfeld S. Physical examination of the spine and extremities. New York: Appleton-Century-Croft, 1976;127.

Kendall FP, McCreary EK, Provance PG. Muscles: Testing and Function. 4th ed. Baltimore: Williams & Wilkins, 1993.

Mancall E. Essentials of the neurologic examination. 2nd ed. Philadelphia: FA Davis, 1981.

Moore KL, Dailey AF. Clinically Oriented Anatomy. 4th ed. Baltimore: Lippincott Williams & Wilkins, 1999.

Parsons N. Color Atlas of Clinical Neurology. Chicago: Year Book Medical, 1989.

VanAllen MW, Rodnitzky RL. Pictorial Manual of Neurologic Tests. 2nd ed. Chicago: Year Book Medical, 1981.

12
TESTES ORTOPÉDICOS SACROILÍACOS

**FLUXOGRAMA DO EXAME ORTOPÉDICO
DA ARTICULAÇÃO SACROILÍACA   359**

PALPAÇÃO   360
Espinha ilíaca posterossuperior
   e crista ilíaca   360
Articulações sacroilíacas   361
Túber isquiático   362

ENTORSE SACROILÍACO   362
Teste de Gaenslen   364
Teste de Lewin-Gaenslen   365
Teste de Yeoman   366
Teste da distensão sacroilíaca   367
Teste da abdução sacroilíaca resistida   367

Teste de estresse do
   ligamento sacrotuberal   368

SÍNDROME DO PIRIFORME   368
Teste do alongamento do piriforme   369
Teste da FAIR   370
Sinal de Cipriano do piriforme   371

**LESÕES GERAIS DA
ARTICULAÇÃO SACROILÍACA   371**
Teste de Hibb   372
Teste da inclinação pélvica
   (Teste da compressão do ilíaco)   372
Teste do sinal da nádega   373
Flamingo (Teste do pulo)   374

Exame ortopédico sacroilíaco

```
                    Exame ortopédico sacroilíaco
                              │
                              ▼
                          História
                              │
                              ▼
                          Palpação
                              │
                             (+)
                              ▼
  ┌──────────────┐   (+)   Teste de inclinação para
  │ Avaliar      │◄────────  a frente com apoio
  │ disfunção    │ (Lombar)
  │ da coluna    │
  │ lombar       │
  │ (Cap. 10)    │
  └──────────────┘
                  (Sacroilíaco)  (+)
                              ▼
                    Teste de Yeoman            ┌──────────────┐
                    Teste da distensão          │ Avaliar       │
                    sacroilíaca         (−)    │ disfunção     │
                    Teste da abdução    ─────► │ do quadril    │
                    sacroilíaca resistida       └──────┬───────┘
                    Teste de estresse do              │ (+) (Quadril)
                    ligamento sacrotuberal            ▼
                              │                  Teste de Hibb
                              ▼                       │        (Articulação
                    Entorse do ligamento          (+) │        sacroilíaca)
                    sacroilíaco                       ▼
                                              Teste da inclinação pélvica
                                              Teste de Lewin-Gaenslen
                                              Teste do sinal da nádega
                                              Teste do flamingo
                                                      │
                                                     (+)
                                                      ▼
                                              Lesão geral da
                                              articulação sacroilíaca
```

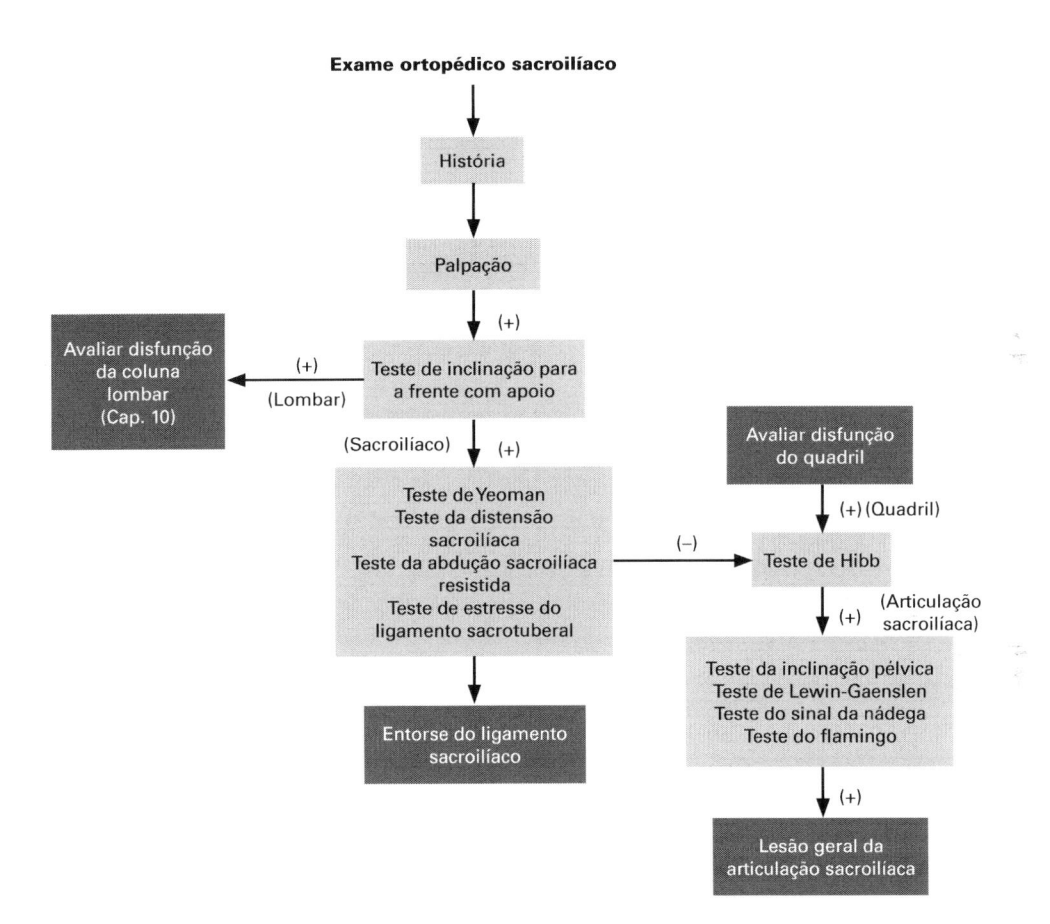

PALPAÇÃO

Espinha ilíaca posterossuperior e crista ilíaca

Anatomia descritiva

> A crista ilíaca e a espinha ilíaca posterossuperior são referências ósseas importantes usadas para avaliar os desvios posturais e as deficiências no comprimento das pernas. A crista ilíaca estende-se pela margem inferior do flanco, sendo facilmente palpável. A espinha ilíaca posterossuperior fica inferior à crista ilíaca e lateral ao segmento sacral de SII (Fig. 12.1).

Procedimento

> Com o paciente em pé, palpar a crista ilíaca para sensibilidade dolorosa (Fig. 12.2). A sensibilidade dolorosa pode ser causada por contusões, periosteíte ou fraturas de avulsão. A seguir, colocar os seus dedos indicadores em cada crista ilíaca e seus polegares nas espinhas ilíacas posterossuperiores de cada ilíaco (Fig. 12.3). Observe se há qualquer diferença na posição longitudinal, que pode indicar discrepância no comprimento da perna, escoliose, subluxação da articulação sacroilíaca ou luxação da articulação do quadril.

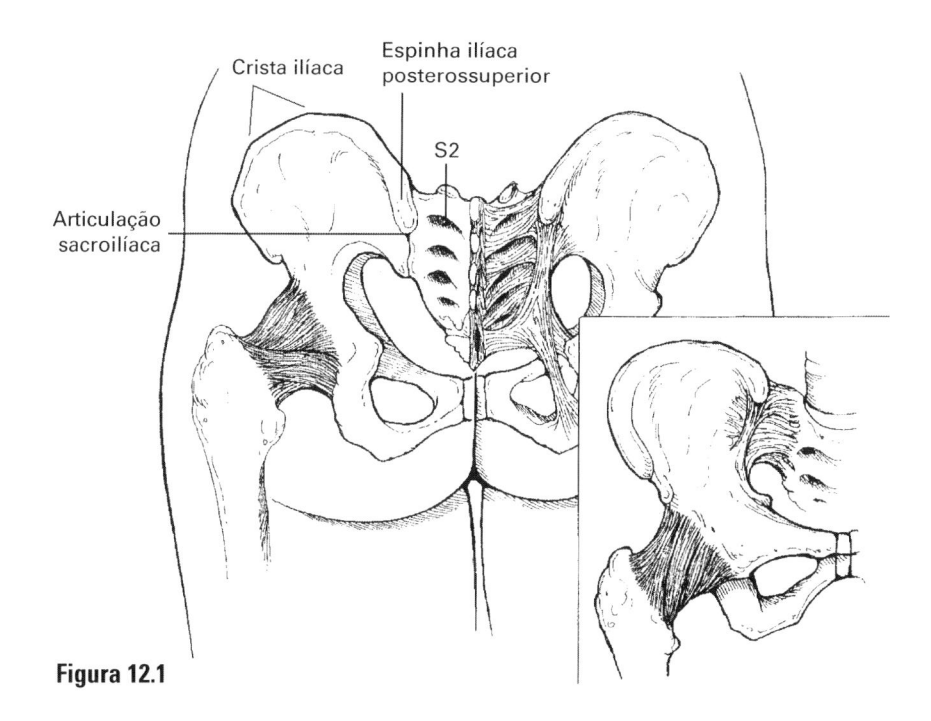

Figura 12.1

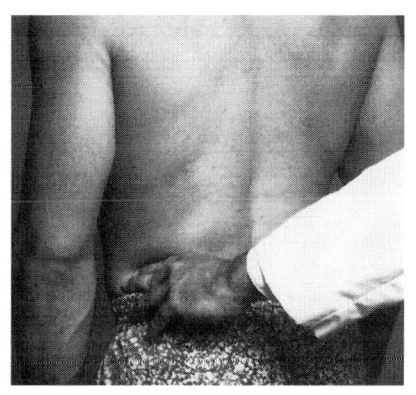

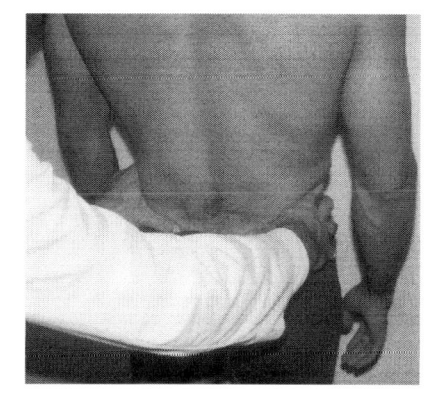

Figura 12.2

Figura 12.3

Articulações sacroilíacas

Anatomia descritiva

As articulações sacroilíacas ficam inferiores e mediais à espinha ilíaca posterossuperior (Fig. 12.1). As articulações são sinoviais e mantidas juntas por ligamentos interósseos e por ligamentos sacroilíacos ventrais e dorsais. O movimento das articulações sacroilíacas é limitado a um leve deslizamento e rotação. Essas articulações são primariamente de carga; elas transferem o peso do tronco para as articulações do quadril.

Procedimento

Com o paciente em prono, flexionar o joelho do paciente em 90° e rodar externamente a perna. Com a sua mão oposta, palpar a articulação sacroilíaca logo abaixo da espinha ilíaca posterossuperior até a incisura sacral (Fig. 12.4). Averiguar se há qualquer dor ou sensibilidade dolorosa, que podem indicar processo inflamatório na articulação sacroilíaca.

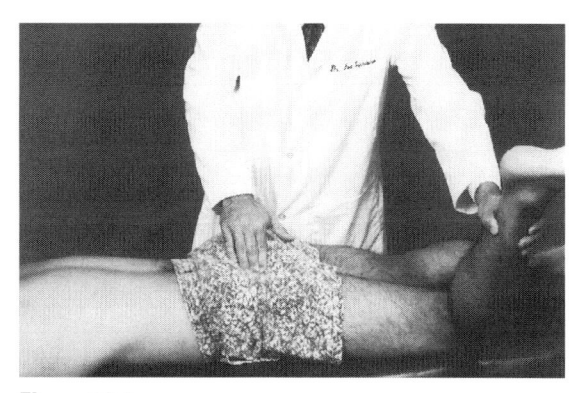

Figura 12.4

Túber isquiático

Anatomia descritiva

O túber isquiático fica logo abaixo da prega glútea (Fig. 12.1) e pode ser facilmente palpado com o quadril flexionado. Os músculos isquiotibiais originam-se do túber. O túber pode ser lesionado por trauma direto ou por trauma nos músculos isquiotibiais.

Procedimento

Peça ao paciente que se deite sobre um dos lados e flexione o quadril levando o joelho até o tórax. Palpar o túber isquiático, procurando observar qualquer dor ou sensibilidade dolorosa (Fig. 12.5). A dor pode indicar contusão secundária ao trauma, fratura-avulsão causada por tração isquiotibial intensa ou bursite no túber isquiático.

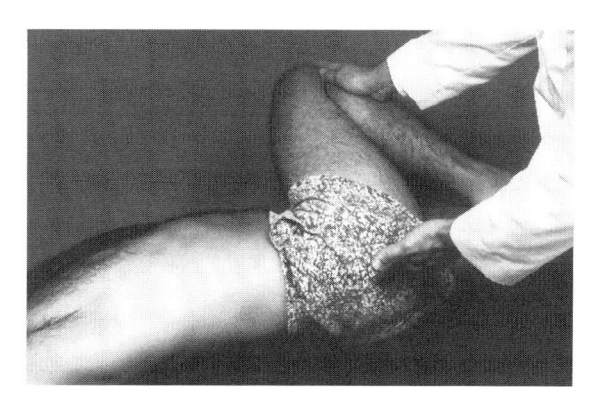

Figura 12.5

ENTORSE SACROILÍACO

Descrição clínica

A articulação sacroilíaca é uma articulação cartilaginosa muito forte que produz pouco movimento. O sacro está suspenso entre os dois ossos ilíacos e seguro por ligamentos interósseos dorsais sacroilíacos muito fortes. A articulação fica sob grande estresse, o que a predispõe a entorses. O movimento articular é limitado pela tensão dos ligamentos sacrotuberais, sacrospinais e sacroilíacos (Fig. 12.6). Esses ligamentos podem ser distendidos, causando entorse ligamentar por alguns dos seguintes movimentos:

1. Contratura súbita dos músculos isquiotibiais ou abdominais, o que exerce uma força rotatória sobre o ilíaco
2. Movimentos súbitos inesperados de torção do tronco, que podem ocorrer em esportes como futebol e basquete
3. Tração vigorosa enquanto é feita uma inclinação para a frente
4. Queda sobre uma ou ambas as nádegas

O paciente pode ter dor lombar aguda e dificuldade na inclinação. Em casos unilaterais, peça ao paciente que eleve o quadril ao ficar em pé sobre o lado doloroso para evitar a carga sobre a articulação sacroilíaca. A sensibilidade dolorosa local é um achado comum.

SINAIS E SINTOMAS CLÍNICOS

- Dor na articulação sacroilíaca
- Marcha anormal
- Articulação sacroilíaca sensível à palpação
- Dor na flexão anterior

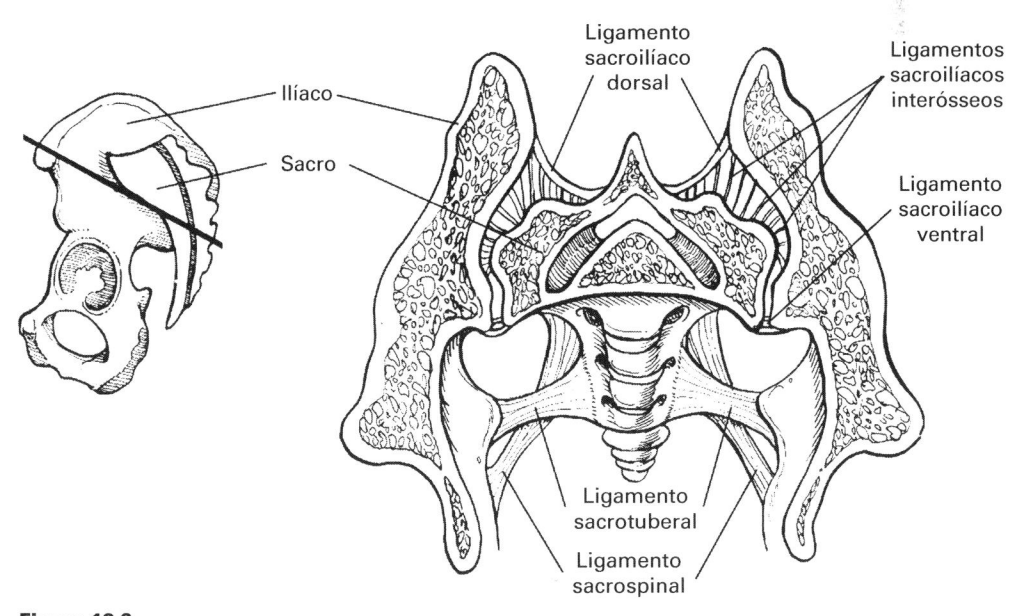

Figura 12.6

Teste de Gaenslen (4)

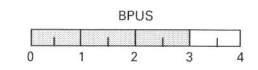

BPUS
0 1 2 3 4

Procedimento

Com o paciente em supino e o lado afetado próximo à borda da mesa, instruir o paciente a aproximar o joelho até o tórax no lado não afetado (Fig. 12.7). Após, colocar uma pressão para baixo sobre a coxa afetada, até que fique mais baixa do que a borda da mesa (Fig. 12.8).

Explicação

A extensão da perna estressa os ligamentos sacroilíacos e os ligamentos anteriores da articulação sacroilíaca no lado da extensão da perna. A dor naquele lado indica lesão sacroilíaca geral, ou seja, entorse do ligamento sacroilíaco anterior (iliofemoral, isquiofemoral) ou processo inflamatório na articulação sacroilíaca.

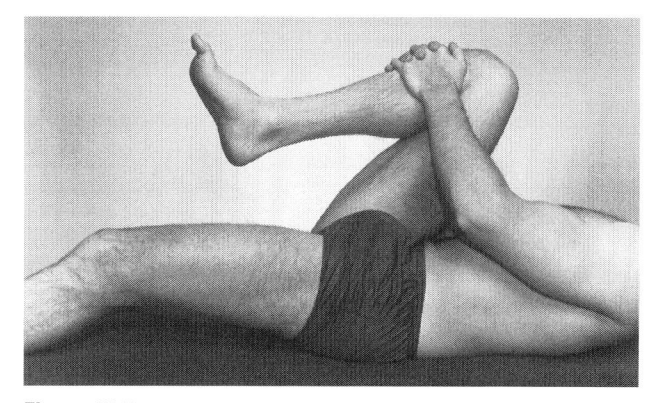

Figura 12.7

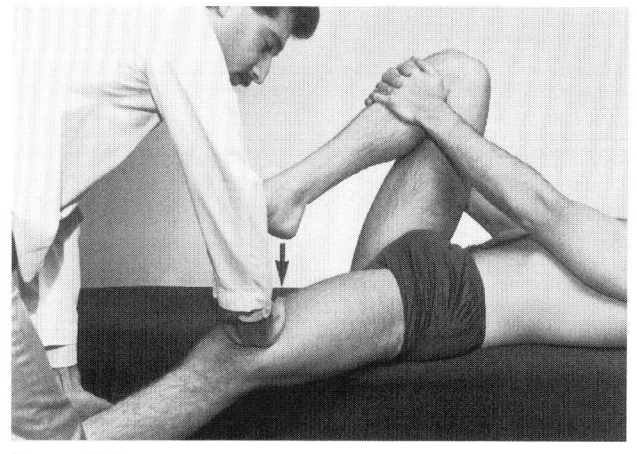

Figura 12.8

Teste de Lewin-Gaenslen

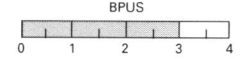

Procedimento

Instruir o paciente a deitar sobre o lado não afetado e flexionar a perna (Fig. 12.9). Segurar a coxa e estendê-la enquanto estabiliza a articulação lombossacra (Fig. 12.10).

Explicação

A extensão da perna estressa os ligamentos sacroilíacos e os ligamentos anteriores da articulação sacroilíaca no lado da extensão da perna. A dor naquele lado indica lesão sacroilíaca geral, ou seja, entorse do ligamento sacroilíaco anterior (ligamentos iliofemoral, isquiofemoral) ou processo inflamatório na articulação sacroilíaca.

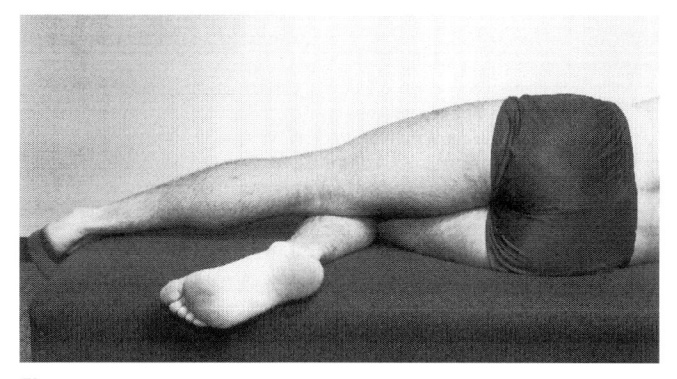

Figura 12.9

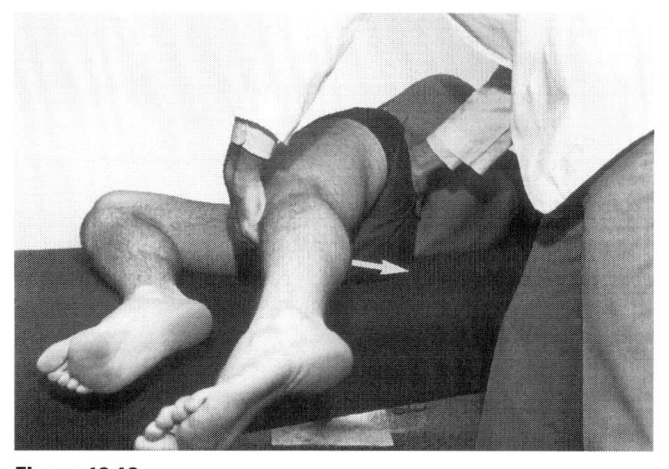

Figura 12.10

Teste de Yeoman (2)

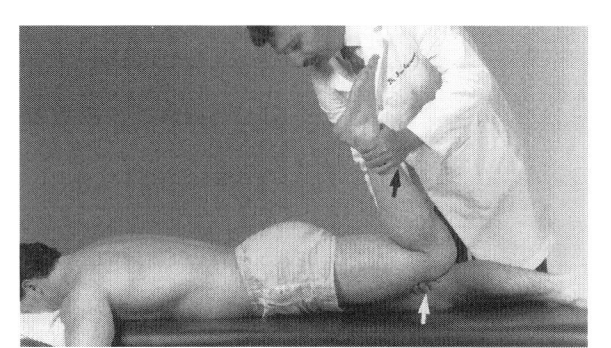

Figura 12.11

Procedimento

Com o paciente em prono, segurar a perna do paciente e flexionar passivamente o joelho, e depois estender o quadril (Fig. 12.11).

Explicação

A extensão da coxa estressa os ligamentos sacroilíacos e os ligamentos anteriores da articulação sacroilíaca no lado da extensão da coxa. Se houver dor no lado ipsilateral, suspeitar de entorse dos ligamentos sacroilíacos anteriores, ou seja, o ligamento iliofemoral ou o isquiofemoral (Fig. 12.12). A dor ou o aumento na dor podem também indicar processo inflamatório ou abscesso na articulação sacroilíaca.

Nota

Esse teste também estressa a vértebra lombar inferior pela leve extensão da coluna lombar. A dor lombar, local ou irradiada, pode indicar envolvimento lombar. Ver o Capítulo 10 para avaliação.

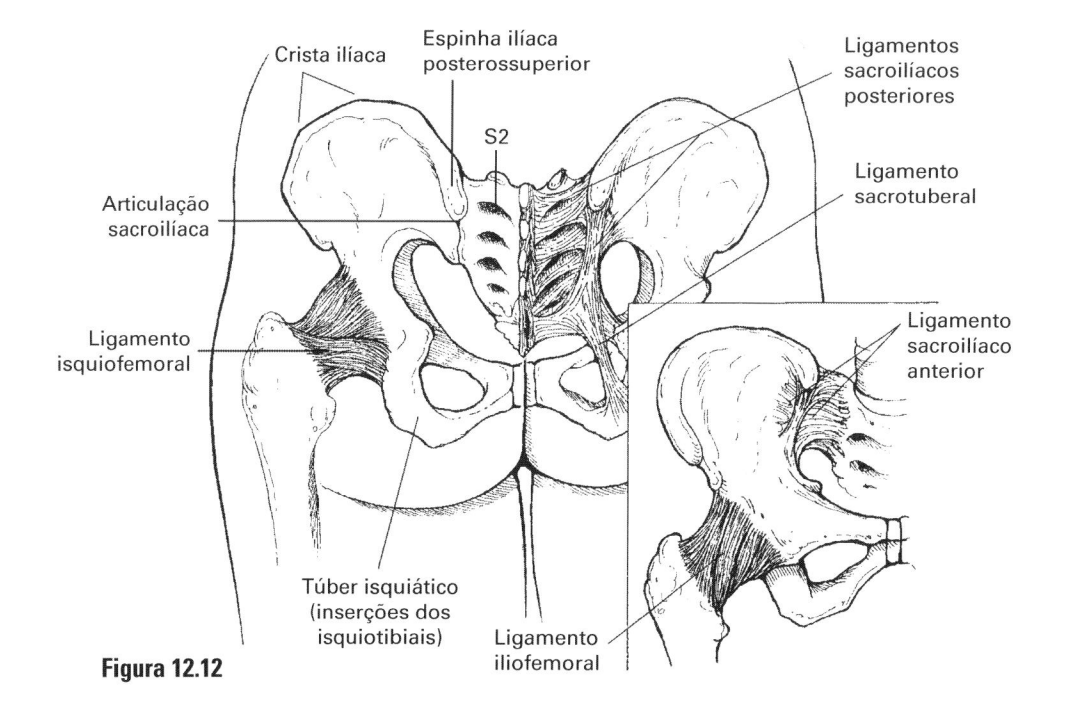

Figura 12.12

Teste da distensão sacroilíaca

Procedimento

Com o paciente em supino, cruzar os seus braços e aplicar pressão posterior e lateral na espinha ilíaca anterossuperior de cada ilíaco (Fig. 12.13).

Explicação

A pressão em ambas as espinhas ilíacas anterossuperiores comprime simultaneamente ambas as superfícies articulares sacroilíacas e alonga os ligamentos sacroilíacos anteriores. Se houver dor ou aumento da dor em uma ou ambas as articulações, suspeitar de entorse dos ligamentos sacroilíacos anteriores, ou seja, o ligamento iliofemoral ou o isquiofemoral (Fig. 12.6). A dor na articulação pode também indicar processo inflamatório na articulação afetada.

Figura 12.13

Teste da abdução sacroilíaca resistida

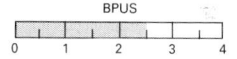

Procedimento

Instruir o paciente a deitar-se em cada lado, com o quadril e o joelho ligeiramente flexionados. A coxa deve ficar reta e abduzida. Colocar pressão no membro abduzido contra a resistência do paciente (Fig. 12.14).

Explicação

A abdução contra a resistência do quadril estressa a articulação sacroilíaca e os músculos abdutores do quadril. Um aumento da dor na articulação sacroilíaca indica entorse dos ligamentos sacroilíacos no lado ipsilateral. A dor na nádega afetada ou na coxa indica distensão dos músculos abdutores da coxa (tensor da fáscia lata e grupo dos glúteos).

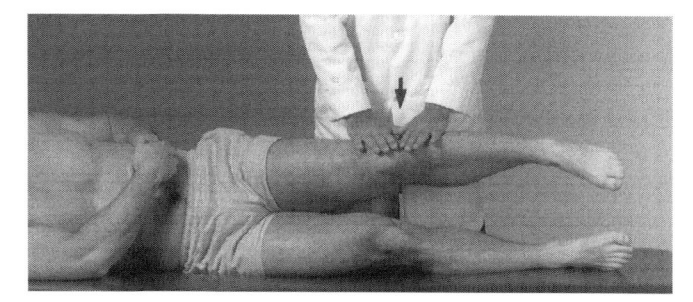

Figura 12.14

Teste de estresse do ligamento sacrotuberal (3)

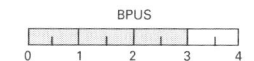

Procedimento

Colocar o paciente em supino. Flexionar completamente o joelho e o quadril do paciente e aduzir e rodar internamente o quadril. Com a sua mão oposta, palpar o ligamento sacrotuberal, que corre a partir do aspecto posterior do sacro até o túber isquiático (Fig. 12.15).

Explicação

O ligamento sacrotuberal ancora o sacro ao túber isquiático. A ação de adução e rotação interna do quadril estressa o ligamento sacrotuberal. O aumento na dor na área do ligamento sacrotuberal pode indicar entorse do ligamento sacrotuberal.

> **SUGESTÃO DE IMAGENS DIAGNÓSTICAS**
> - Radiologia simples
>   Incidência AP da pelve

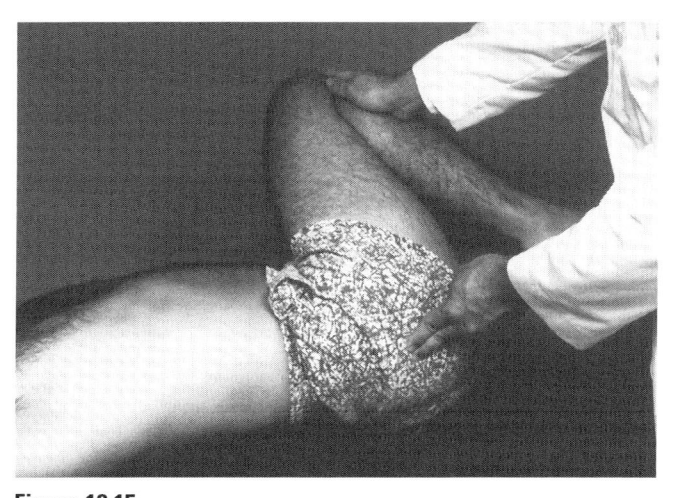

Figura 12.15

SÍNDROME DO PIRIFORME

A síndrome do piriforme é uma causa geralmente subdiagnosticada de dor na nádega e na perna. Pode resultar da irritação do nervo isquiático por espasmo do músculo, trauma, infecção ou variante anatômica. É frequentemente desconsiderada quando há um diagnóstico de ciática. Os pacientes relatam uma dor radicular que é similar à dor de raiz nervosa associada às síndromes discais intervertebrais lombares. Nesses pacientes, pode haver uma história de esforço repetitivo, trauma glúteo ou contratura em flexão do quadril, e eles podem revelar dificuldades para ficar sentados prolongadamente. Essa síndrome é mais comum em mulheres, com uma relação entre mulheres para homens de até 6:1. Frequentemente, a dor é reproduzida com flexão, adução e rotação interna do quadril. Existe também a possibilidade de anomalias anatômicas. Em 85 a 90% da população, o nervo isquiático passa abaixo do músculo piriforme. Em 10 a 15% da população, a divisão fibular passa sobre ou por dentro do músculo. Em 1 a 2% da população, o nervo ciático inteiro perfura o músculo piriforme.

SINAIS E SINTOMAS CLÍNICOS

- Dor na nádega
- Dor na perna
- Dor na nádega e/ou na perna ao sentar
- Dor na nádega e/ou na perna ao ficar em pé a partir de uma posição sentada
- Ausência de dor lombar

Teste do alongamento do piriforme (4)

Procedimento

Com o paciente na posição supina, instruí-lo a colocar o seu pé na mesa de exames (Fig. 12.16). O examinador segura o joelho e aduz o quadril, causando alongamento do músculo piriforme (Fig. 12.17).

Explicação

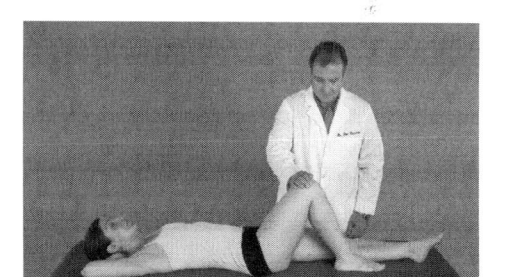

Figura 12.16

O alongamento do piriforme causa a compressão desse músculo. A dor radicular irradiada para a extremidade inferior indica uma síndrome do piriforme. Isso pode ocorrer devido a inflamação, espasmo ou desvio anatômico do piriforme.

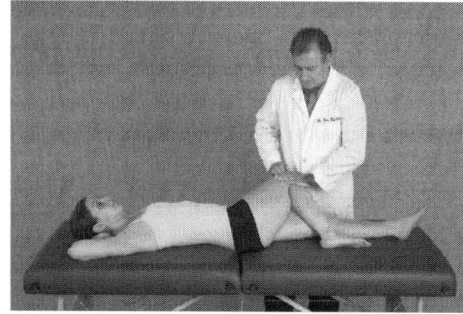

Figura 12.17

Teste da FAIR (5)

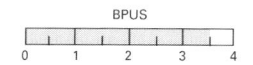

Procedimento

Com o paciente deitado sobre o lado não afetado, ficar em pé atrás do paciente, segurando o seu joelho (Fig. 12.18). Após, conduzir a extremidade em flexão, adução e rotação interna do quadril (Fig. 12.19).

Explicação

A flexão, adução e rotação interna do quadril estressam o músculo piriforme. A dor na área ou no músculo piriforme e/ou a dor radicular indicam a síndrome do piriforme. FAIR é um acrônimo para flexão, adução e rotação interna.

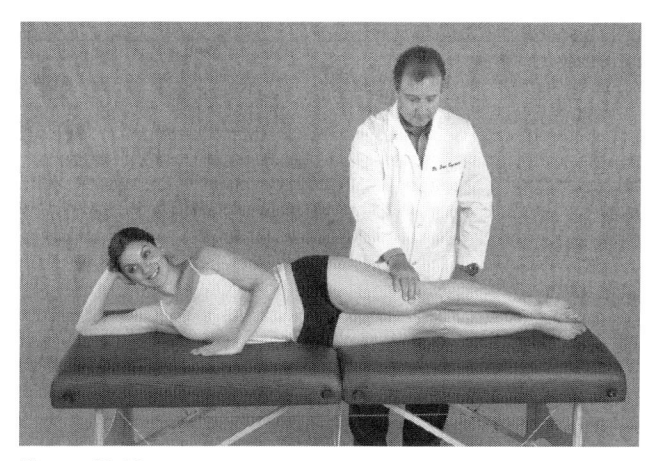

Figura 12.18

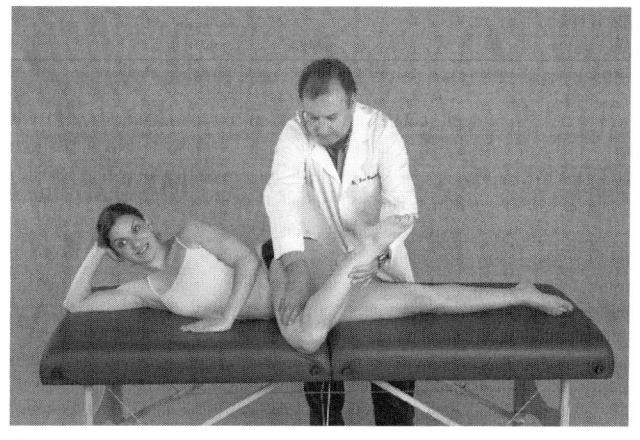

Figura 12.19

Sinal de Cipriano do piriforme

Procedimento

Com o paciente em prono, segurar a perna do paciente, abduzir passivamente o quadril e rodar externamente a perna (Fig. 12.20).

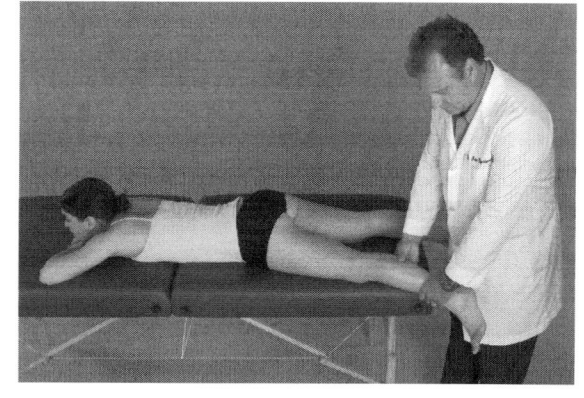

Explicação

A abdução e a rotação externa do quadril reduzem o retesamento do músculo piriforme. Se o nervo isquiático perfurar o músculo piriforme ou se houver inflamação no músculo, essa manobra reduzirá os sintomas radiculares do paciente. Isso é indicativo de um teste positivo.

Figura 12.20

LESÕES GERAIS DA ARTICULAÇÃO SACROILÍACA

Descrição clínica

A articulação sacroilíaca é uma articulação forte de carga que produz pouco movimento. As superfícies são irregulares para fornecer algum bloqueio do sacro ao ilíaco. Essa articulação é sujeita a inflamação devido a trauma, esforço repetitivo ou artrite degenerativa. A hiperostose esquelética idiopática difusa, que produz osteófitos ao longo do aspecto inferior da articulação sacroilíaca, pode resultar em uma articulação dolorosa. A espondilite anquilosante, que é habitualmente bilateral, pode causar restrição e dor. Os testes seguintes tentam aumentar a pressão na articulação sacroilíaca ou a distraem, para desencadear ou exacerbar a dor sacroilíaca.

SINAIS E SINTOMAS CLÍNICOS

- Dor na articulação sacroilíaca
- Marcha anormal
- Articulação sacroilíaca sensível à palpação
- Dor na flexão anterior
- Dor ao sentar

Teste de Hibb

BPUS 0 1 2 3 4

Procedimento

Com o paciente em prono, flexionar a perna até o glúteo e mover a perna para fora, rodando internamente o quadril (Fig. 12.21).

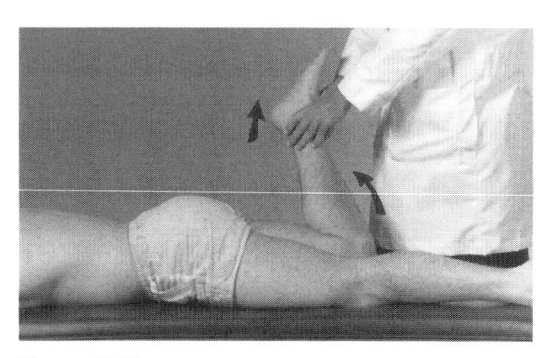

Figura 12.21

Explicação

Esse procedimento causa uma rotação interna em estresse da cabeça femoral para dentro da cavidade acetabular e causa leve distração na articulação sacroilíaca. Esse teste é principalmente um teste da articulação do quadril. Porém, em virtude da distração articular sacroilíaca, pode ajudar a avaliar as lesões nessa articulação. A dor na articulação sacroilíaca indica uma lesão sacroilíaca, como processo inflamatório ou abscesso ou entorse dos ligamentos sacroilíacos. A dor na articulação do quadril indica lesão no quadril (ver teste de Hibb no Cap. 13).

Teste da inclinação pélvica (teste da compressão do ilíaco) (6)

BPUS 0 1 2 3 4

Procedimento

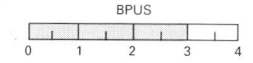

Com o paciente deitado de lado, exercer uma pressão forte para baixo no ilíaco. Executar esse teste bilateralmente (Fig. 12.22).

Explicação

A pressão para baixo no ilíaco transfere uma pressão de compressão às superfícies articulares das articulações sacroilíacas. A dor em qualquer dessas articulações indica lesão sacroilíaca, como um processo inflamatório nas superfícies articulares do lado afetado.

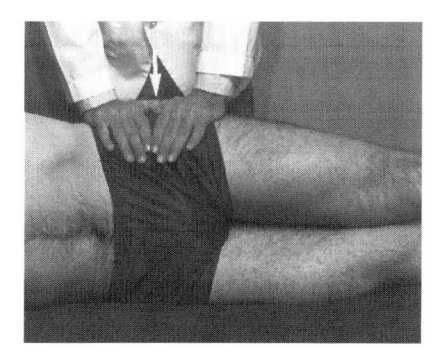

Figura 12.22

Teste do sinal da nádega (7)

Procedimento

Com o paciente em supino, executar um teste passivo de levantamento da perna reta (Fig. 12.23). Se for encontrada uma restrição, flexionar o joelho do paciente e observar se a flexão do quadril aumenta (Fig. 12.24).

Explicação

Se a flexão do quadril aumenta e a dor do paciente é exacerbada, o problema está na coluna lombar, porque existe movimento completo na articulação sacroilíaca quando o joelho é flexionado. Isso é indicativo de um teste negativo. Se a flexão do quadril não aumenta quando o joelho é flexionado, a articulação sacroilíaca é disfuncional. Isso indica patologia da articulação sacroilíaca ou das nádegas, como processo inflamatório, bursite, massa ou abscesso. Isso é indicativo de um teste positivo.

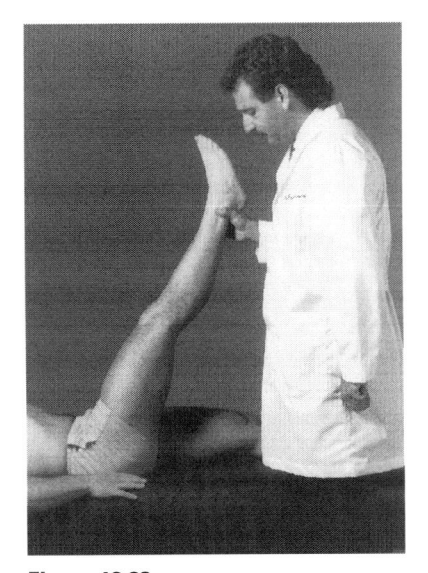

Figura 12.23 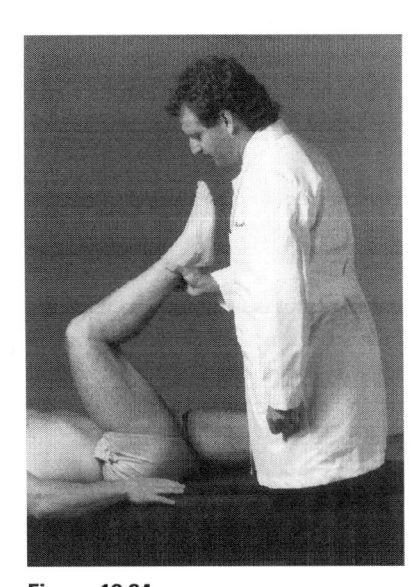   **Figura 12.24**

Flamingo (teste do pulo)

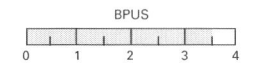

Procedimento

Instruir o paciente a ficar em pé sobre uma perna de cada vez (Fig. 12.25). Orientá-lo a pular, o que aumenta o estresse na articulação (Fig. 12.26).

Explicação

Esse teste aumenta a pressão no quadril, na articulação sacroilíaca e na articulação da sínfise púbica. O aumento da dor em quaisquer dessas articulações pode indicar um processo inflamatório no lado da perna apoiada. A dor após um trauma pode indicar fratura na articulação suspeitada. A dor na articulação do quadril também pode indicar bursite trocantérica.

SUGESTÃO DE IMAGENS DIAGNÓSTICAS

- Radiologia simples
  Incidência AP da pelve

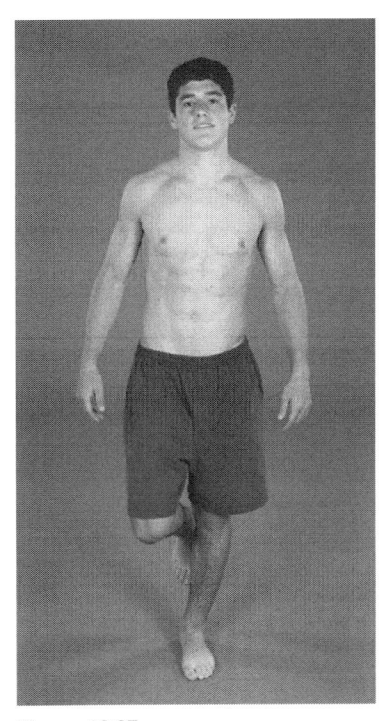

Figura 12.25 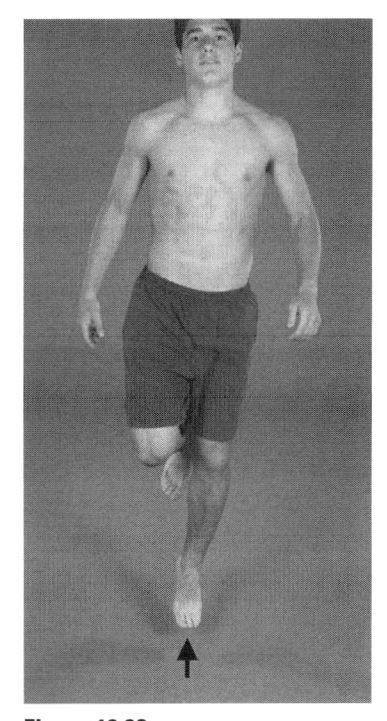   **Figura 12.26**

REFERÊNCIAS

1. Gaenslen FJ. Sacroiliac arthrodesis. JAMA 1927;89:2031–2035.
2. Yeoman W. The relation of arthritis of the sacroiliac joint to sciatica. Lancet 1928;2:1219–1222.
3. Lee D. The Pelvic Girdle. Edinburgh: Churchill Livingstone, 1989.
4. Feinberg JH. Hip pain: Differential diagnosis. J Back Muscloskeletal Rehabil 1994;4:154–173.
5. Fishman LM, Dombi GW. Michaelsen C, et al. Piriformis syndrome: Diagnosis, treatment and outcome: a 10 year study. Arch Phys Med Rehabil 2002;83:295–301.
6. Hoppenfeld S. Physical Examination of the Spine and Extremities. New York: Appleton-Century-Crofts, 1976:127.
7. Cyriax J. Textbook of Orthopaedic Medicine. 4th ed. Vol. I. London: Bailliéré Tindall, 1975:541.
8. Magee DJ. Orthopedic Physical Assessment. 3rd ed. Philadelphia: Saunders, 1997.

REFERÊNCIAS GERAIS

Alderink GJ. The sacroiliac joint: review of anatomy, mechanics, and function. J Orthop Sports Phys Ther 1991;13:71.

DeGowin EL, DeGowin RL. Bedside Diagnostic Examination. 3rd ed. New York: Macmillan, 1976.

Gray H. Sacroiliac joint pain: the finer anatomy. New Intern Clin 1938;2:54.

Hartley A. Practical Joint Assessment. St. Louis: Mosby, 1991.

McRae R. Clinical Orthopedic Examination. New York: Churchill Livingstone, 1976.

Meschan I. Roentgen Signs in Diagnostic Imaging. 2nd ed. Vol 3. Sydney: Saunders, 1985.

Norkin C, Levangie P. Joint Structure and Function: A Comprehensive Analysis. Philadelphia: FA Davis, 1987.

Post M. Physical Examination of the Musculoskeletal System. Chicago: Year Book Medical, 1987.

Wells PE. The examination of the pelvic joints. In: Grieve GP, ed. Modern Manual Therapy of the Vertebral Column. Edinburgh: Churchill Livingstone, 1986.

13

TESTES ORTOPÉDICOS DA ARTICULAÇÃO DO QUADRIL

FLUXOGRAMA DO EXAME ORTOPÉDICO DA ARTICULAÇÃO DO QUADRIL 377

PALPAÇÃO 378
Crista ilíaca e espinhas ilíacas anterossuperior e inferior 378
Trocanter maior 380
Articulação do quadril 381
Músculo tensor da fáscia lata 382
Triângulo femoral 383

AMPLITUDE DE MOVIMENTO DO QUADRIL 384
Flexão 384
Extensão 385
Abdução 386
Adução 387
Rotação interna 388
Rotação externa 389

DISPLASIA CONGÊNITA DO QUADRIL 390
Teste de Allis 391

Teste do clique de Ortolani 391
Sinal da telescopagem 392

FRATURAS DO QUADRIL 393
Teste de Anvil 393
Teste do pulo (Teste do flamingo) 394

TESTES DE CONTRATURA DO QUADRIL 395
Teste de Thomas 395
Teste de contratura do reto femoral 396
Teste de Ely 397
Teste de Ober 398
Teste do piriforme 399

LESÕES GERAIS DA ARTICULAÇÃO DO QUADRIL 400
Teste de Patrick (Faber) 400
Teste de Trendelenburg 401
Teste do quadrante 402
Teste de Laguerre 403
Teste de Hibb 403

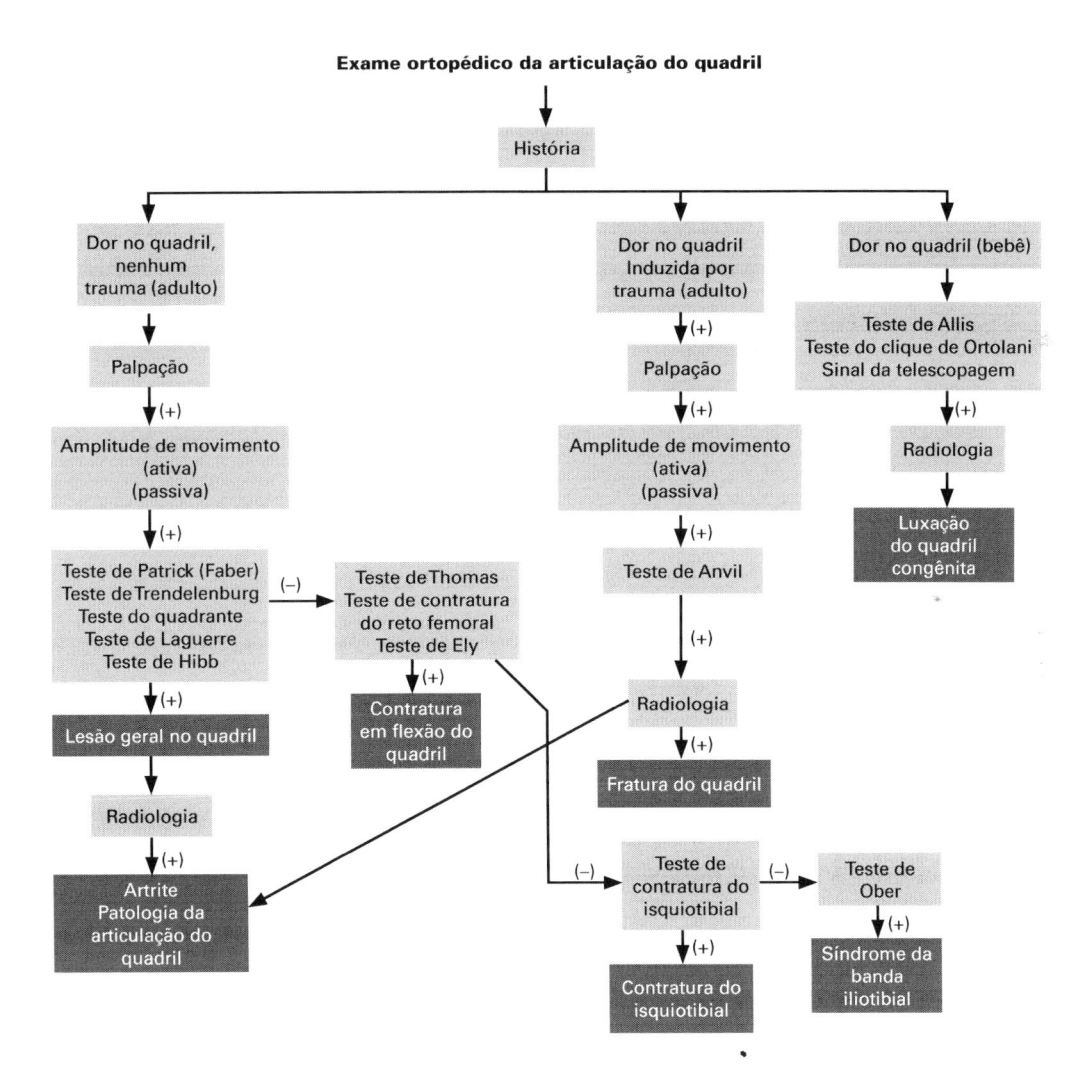

Exame ortopédico da articulação do quadril

```
                        Exame ortopédico da articulação do quadril
                                        │
                                        ▼
                                    História
                                        │
        ┌───────────────────────────────┼───────────────────────────────┐
        ▼                               ▼                               ▼
  Dor no quadril,                Dor no quadril                  Dor no quadril (bebê)
     nenhum                     Induzida por                             │
  trauma (adulto)               trauma (adulto)                          ▼
        │                               │(+)                      Teste de Allis
        ▼                               ▼                    Teste do clique de Ortolani
    Palpação                        Palpação                   Sinal da telescopagem
        │(+)                             │(+)                          │(+)
        ▼                               ▼                               ▼
  Amplitude de movimento        Amplitude de movimento              Radiologia
      (ativa)                       (ativa)                             │
      (passiva)                     (passiva)                           ▼
        │(+)                             │(+)                       Luxação
        ▼                               ▼                         do quadril
  Teste de Patrick (Faber)      Teste de Anvil                    congênita
  Teste de Trendelenburg (−)→   Teste de Thomas
  Teste do quadrante            Teste de contratura
  Teste de Laguerre             do reto femoral
  Teste de Hibb                 Teste de Ely
        │(+)                             │(+)
        ▼                           Contratura
  Lesão geral no quadril          em flexão do
        │                             quadril
        ▼                               
    Radiologia                      Radiologia
        │(+)                             │(+)
        ▼                               ▼
     Artrite                      Fratura do quadril
  Patologia da
  articulação do          (−)→  Teste de          (−)→  Teste de
     quadril                  contratura do              Ober
                              isquiotibial                │(+)
                                    │(+)                  ▼
                                    ▼                 Síndrome da
                              Contratura do            banda
                              isquiotibial            iliotibial
```

PALPAÇÃO

Crista ilíaca e espinhas ilíacas anterossuperior e inferior

Anatomia descritiva

Anteriormente, a crista ilíaca está na margem inferior do flanco; posteriormente, seu ponto mais alto fica no nível do processo espinhoso de LIV (Fig. 13.1). Os músculos ilíaco, oblíquo externo e tensor da fáscia lata originam-se na crista ilíaca. Na extremidade terminal anterior da crista ilíaca, fica a espinha ilíaca anterossuperior (Fig. 13.1). É a inserção do músculo sartório, sendo facilmente palpável. A espinha ilíaca anteroinferior fica logo abaixo da espinha ilíaca anterossuperior. O músculo reto femoral e o ligamento iliofemoral estão inseridos nela (Fig. 13.1).

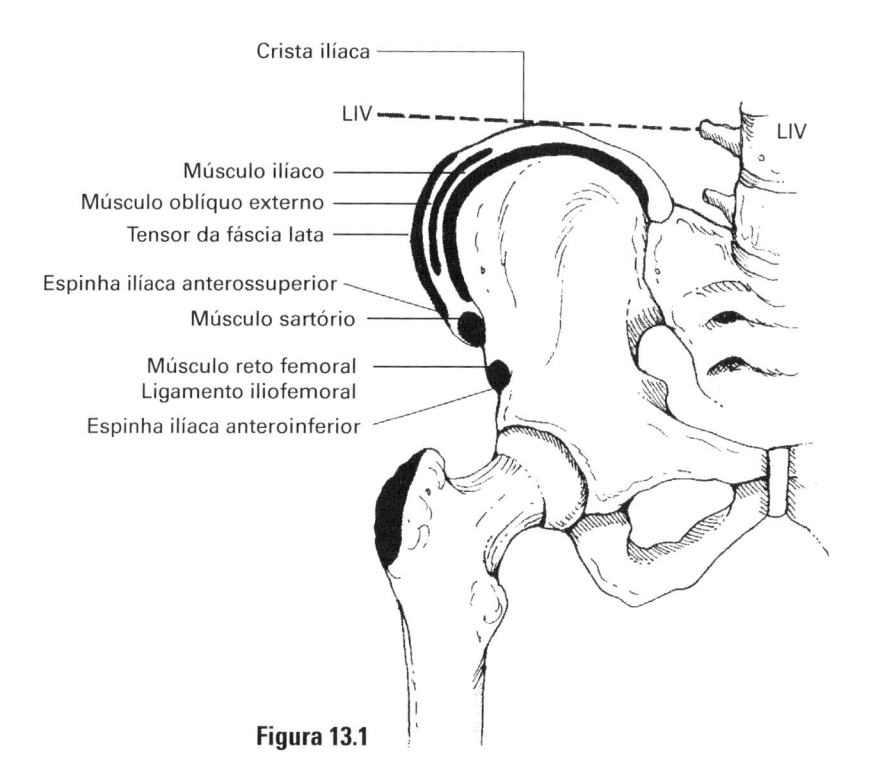

Figura 13.1

Procedimento

Com o paciente em supino, palpar as cristas ilíacas buscando sensibilidade dolorosa puntiforme e edema (Fig. 13.2). Isso pode indicar periostite, distensão ou avulsão dos músculos ilíaco, oblíquo externo ou tensor da fáscia lata. A contusão na crista ilíaca secundária ao trauma é comum no atleta. Palpar as cristas ilíacas com o paciente em pé também, verificando a presença de desigualdade das cristas (Fig. 13.3). A desigualdade pode ser sinal de escoliose, encurtamento anatômico ou deformidade em contratura. A espinha ilíaca anterossuperior deve ser palpada a seguir (Fig. 13.4). Procurar sensibilidade dolorosa puntiforme e edema, que podem indicar distensão do músculo sartório ou fratura-avulsão. Logo abaixo da espinha ilíaca anterossuperior, fica a espinha ilíaca anteroinferior (Fig. 13.5). Com seu polegar ou dedo indicador, palpar essa área e observar qualquer sensibilidade dolorosa puntiforme ou edema. Pode indicar um músculo reto femoral distendido ou avulsionado ou avulsão do ligamento iliofemoral.

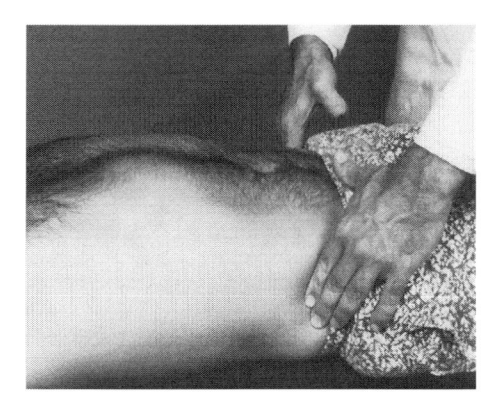

Figura 13.2

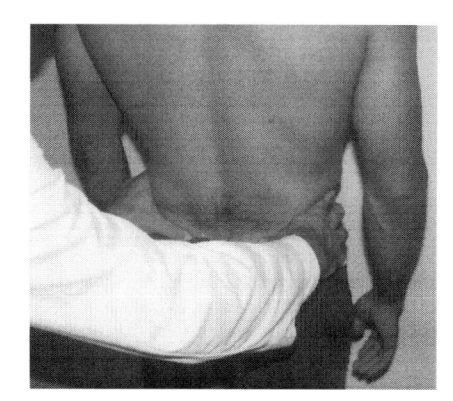

Figura 13.3

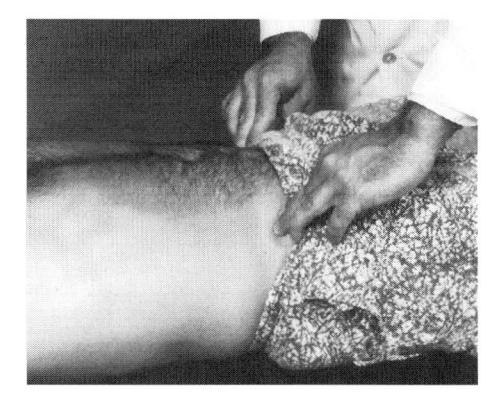

Figura 13.4

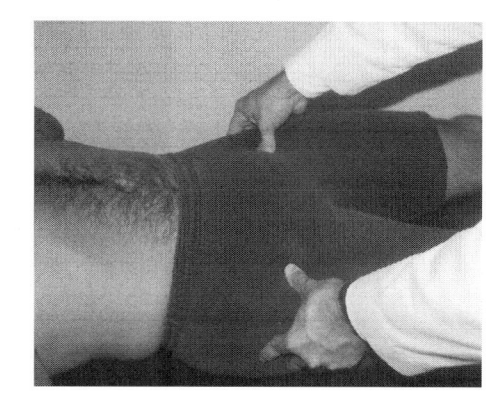

Figura 13.5

Trocanter maior

Anatomia descritiva

O trocanter maior fica a aproximadamente 10 cm inferior e lateralmente à espinha ilíaca anterossuperior (Fig. 13.6). O trocanter maior é a inserção dos músculos glúteo médio, glúteo mínimo e vasto lateral. A bolsa trocantérica também fica debaixo desses músculos.

Procedimento

Com o paciente em supino, abduzir ligeiramente a coxa e palpar o trocanter maior (Fig. 13.7). Procure observar qualquer sensibilidade dolorosa puntiforme ou edema. Isso pode indicar distensão dos músculos glúteo médio, glúteo mínimo ou vasto lateral. Um aumento no diferencial de temperatura associado a sensibilidade dolorosa e edema é uma indicação de bursite trocantérica.

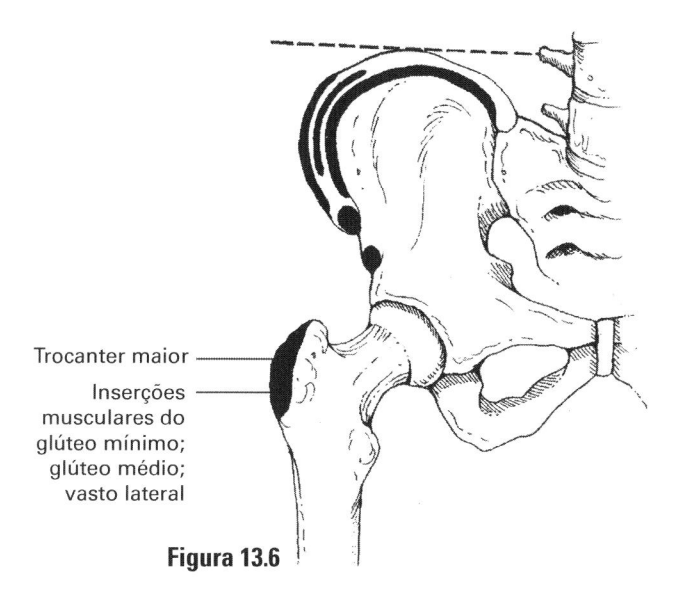

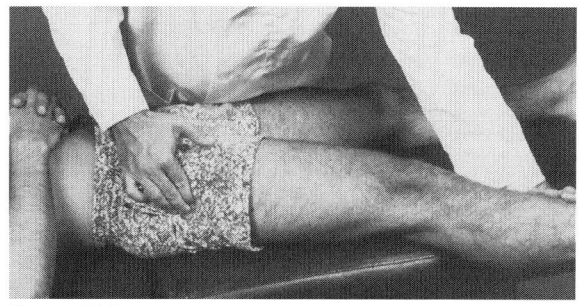

Figura 13.6

Figura 13.7

Articulação do quadril

Anatomia descritiva

A articulação do quadril é uma articulação esférica sinovial, e a cabeça de fêmur está presa pelos ligamentos iliofemoral, pubofemoral e isquiofemoral (Fig. 13.8). O ligamento iliofemoral é o maior e o mais forte desses ligamentos que seguram o fêmur na cavidade acetabular.

A articulação do quadril é muito difícil de palpar porque é profunda no corpo. A menos que a articulação seja traumatizada ao ponto de fratura ou luxação, a palpação real da articulação revelará pouca informação clínica. A palpação do tecido circundante pode ser o melhor indicador da patologia articular do quadril.

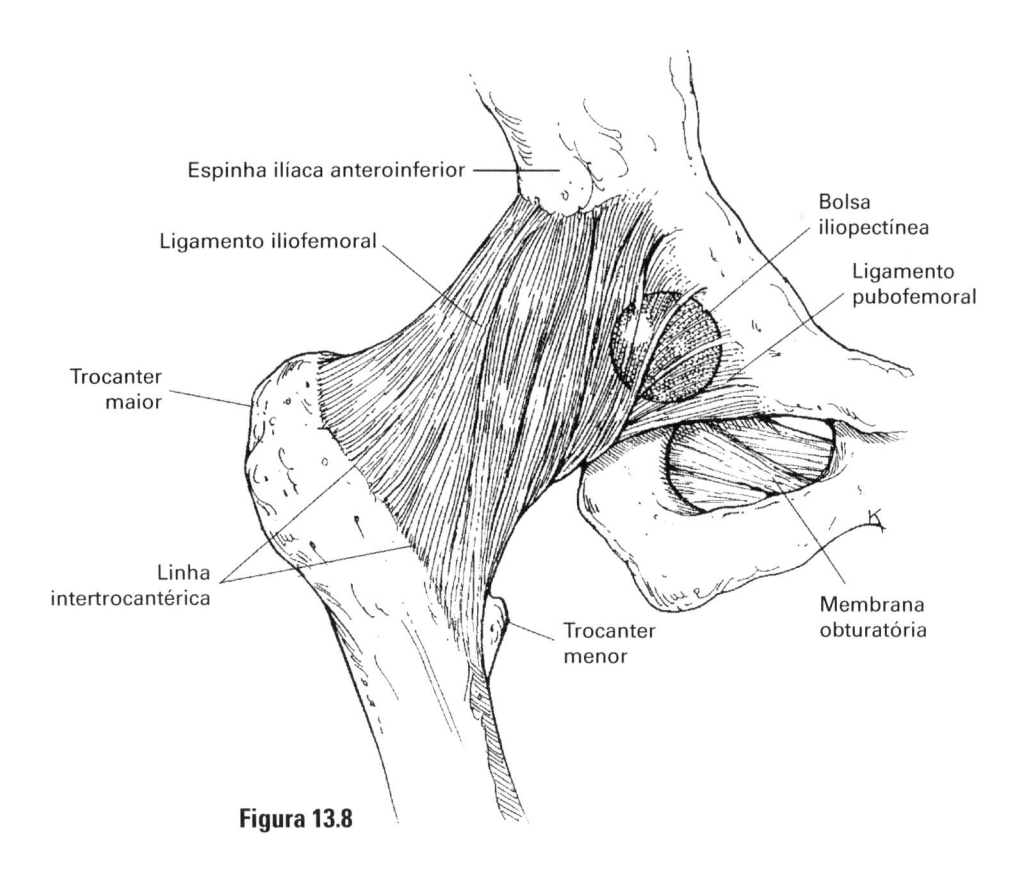

Figura 13.8

Músculo tensor da fáscia lata

Anatomia descritiva

O músculo tensor da fáscia lata fica no lado anterolateral da coxa. Origina-se do lábio anterior e externo da crista ilíaca e insere-se no trato iliotibial, que se prende no epicôndilo lateral da tíbia (Fig. 13.9).

Procedimento

Com o paciente deitado sobre o lado não afetado, palpar o músculo tensor da fáscia lata logo abaixo da espinha ilíaca anterossuperior, sobre o trocanter maior, até o aspecto lateral do joelho (Fig. 13.10). É importante observar qualquer sensibilidade dolorosa, espasmo, aumento na temperatura da pele ou inflamação. Esses sintomas podem indicar distensão do músculo. Se uma sensibilidade dolorosa puntiforme estiver presente, suspeitar de um ponto-gatilho ativo que pode irradiar a dor para a metade superior e medial da coxa. Se o músculo ficar fatigado por microtrauma, conforme se movimenta sobre o trocanter maior do fêmur, pode causar bursite do trocanter maior.

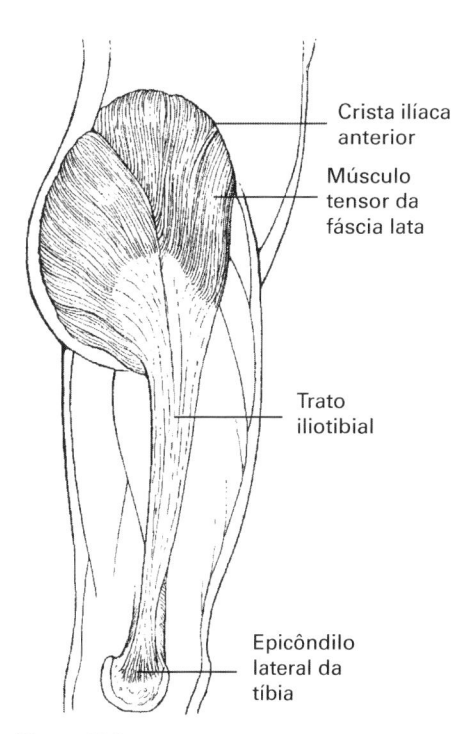

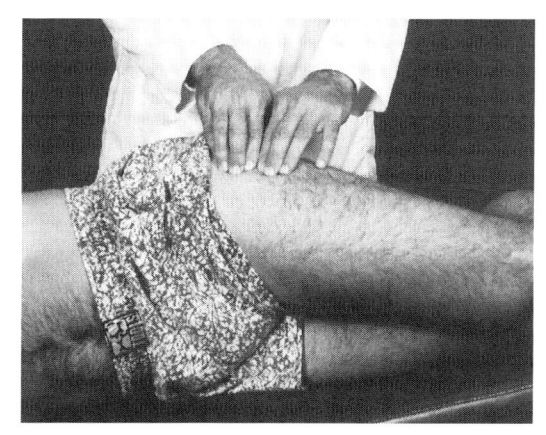

Figura 13.9

Figura 13.10

Triângulo femoral

Anatomia descritiva

O triângulo femoral é uma região clinicamente importante. É limitada superiormente pelo ligamento inguinal, medialmente pelo músculo adutor longo e lateralmente pelo músculo sartório (Fig. 13.11). O triângulo contém linfonodos, artéria, veia e nervo femoral.

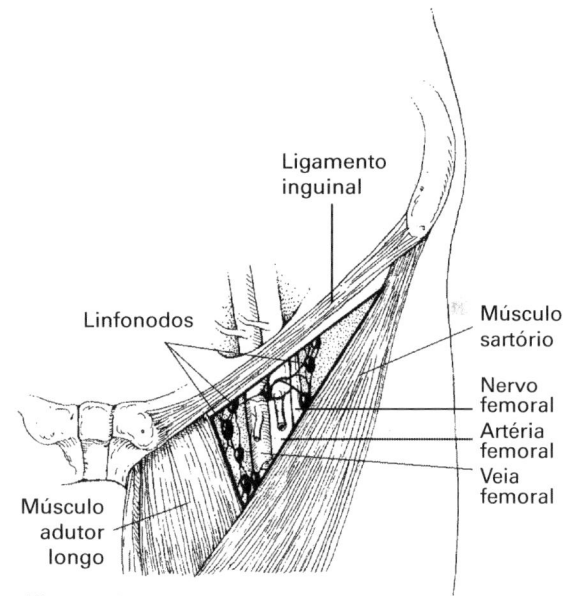

Figura 13.11

Procedimento

Com o paciente em supino, palpar o ligamento inguinal, que se estende da espinha ilíaca anterossuperior até o tubérculo púbico. Procure qualquer sensibilidade dolorosa que possa indicar uma distensão. A seguir, palpar o músculo adutor longo e o sartório, procurando observar novamente qualquer sensibilidade dolorosa ou inflamação. Isso pode indicar distensão ou pontos-gatilho ativos no músculo afetado. Uma vez que as bordas tenham sido palpadas, palpar o interior do triângulo na busca de linfonodos inflamados que podem indicar infecção na extremidade inferior ou sistêmica (Fig. 13.12). Palpar a amplitude da artéria femoral. Uma diminuição da amplitude indica comprometimento do suprimento vascular na extremidade inferior.

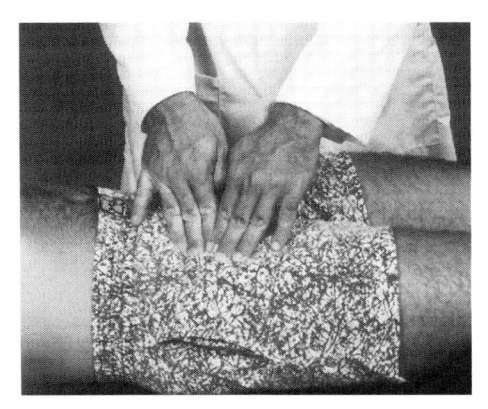

Figura 13.12

AMPLITUDE DE MOVIMENTO DO QUADRIL

Flexão (1)

Com o paciente em supino, colocar o goniômetro no plano sagital no nível da articulação do quadril (Fig. 13.13). Instruir o paciente a flexionar o quadril e, em seguida, flexionar a coxa com um braço do goniômetro (Fig. 13.14).

Variação normal (2)

A variação normal é 131 ± 6,4° ou mais a partir de 0 ou posição neutra.

Músculos	Suprimento nervoso
Psoas	L1–L3
Ilíaco	Femoral
Reto femoral	Femoral
Sartório	Femoral
Pectíneo	Femoral
Adutor longo e curto	Obturatório
Grácil	Obturatório

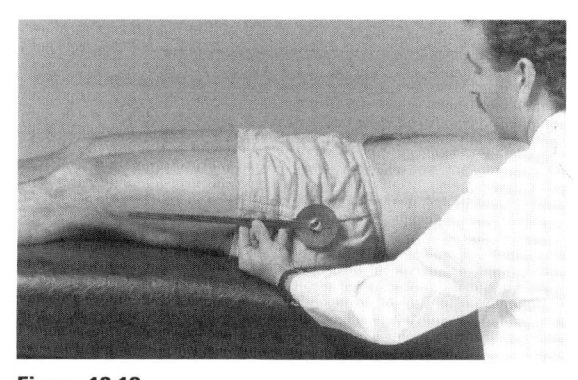

Figura 13.13

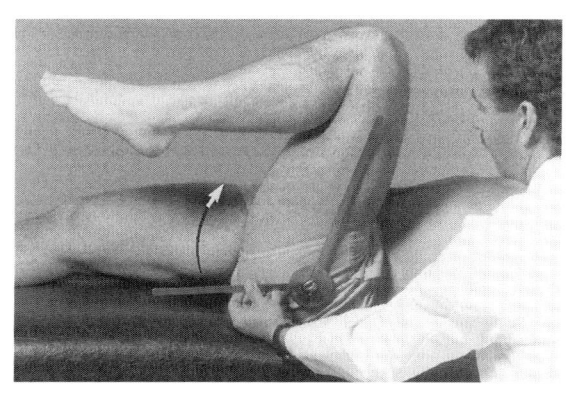

Figura 13.14

Extensão (1)

Com o paciente em supino, colocar o goniômetro no plano sagital, no nível da articulação do quadril (Fig. 13.15). Instruir o paciente a elevar a coxa até onde for possível e seguir a coxa com um braço do goniômetro (Fig. 13.16).

Variação normal (2)

A variação normal é 13 ± 5,4° ou mais a partir de 0 ou posição neutra.

Músculos	Suprimento nervoso
Bíceps femoral	Isquiático
Semimembranáceo	Isquiático
Semitendíneo	Isquiático
Glúteo máximo	Glúteo inferior
Glúteo médio	Glúteo superior
Adutor magno	Isquiático

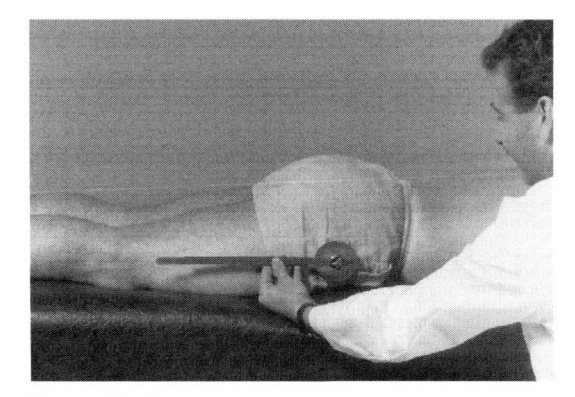

Figura 13.15

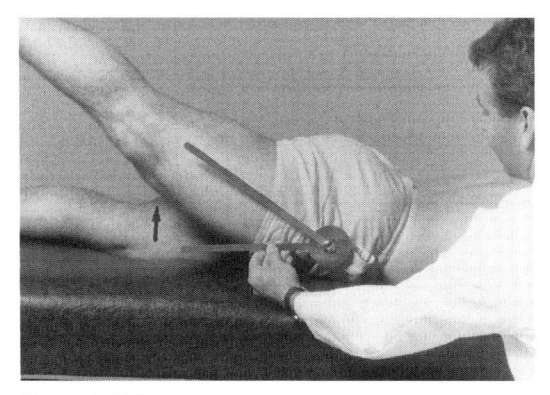

Figura 13.16

Abdução (1)

Com o paciente em supino, colocar o goniômetro no plano coronal, com o centro no nível do quadril (Fig. 13.17). Instruir o paciente a abduzir a coxa enquanto um braço do goniômetro segue a coxa lateralmente (Fig. 13.18).

Variação normal (2)

A variação normal é 41 ± 6° ou mais a partir de 0 ou posição neutra.

Músculos	Suprimento nervoso
Tensor da fáscia lata	Glúteo superior
Glúteo mínimo	Glúteo superior
Glúteo médio	Glúteo superior
Glúteo máximo	Glúteo inferior
Sartório	Femoral

Figura 13.17

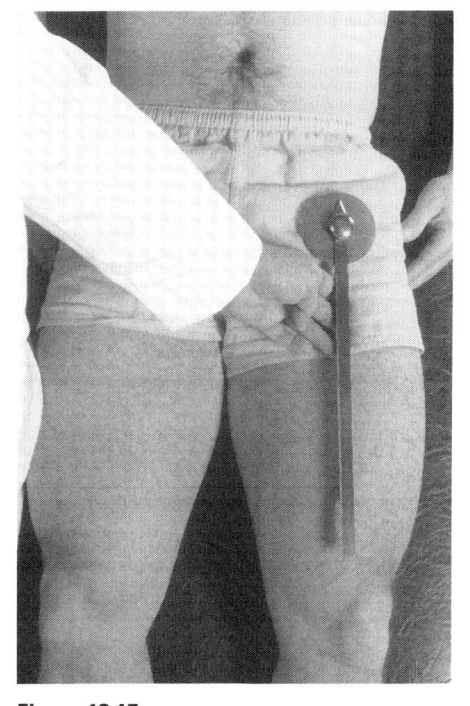

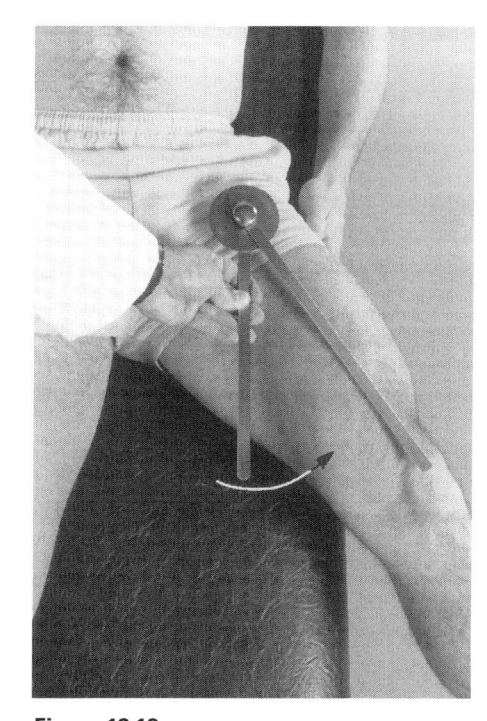

Figura 13.18

Adução (1)

Com o paciente em supino e o quadril oposto flexionado, colocar o goniômetro no plano coronal, com o centro no nível do quadril (Fig. 13.19). Instruir o paciente a aduzir a coxa, enquanto um braço do goniômetro segue a coxa medialmente (Fig. 13.20).

Variação normal (2)

A variação normal é 27 ± 3,6° ou mais a partir de 0 ou posição neutra.

Músculos	Suprimento nervoso
Adutor longo	Obturatório
Adutor curto	Obturatório
Adutor magno	Obturatório
Grácil	Obturatório
Pectíneo	Femoral

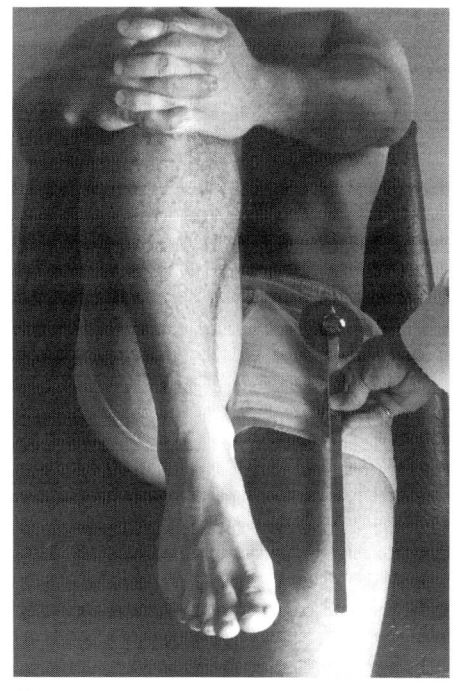

Figura 13.19

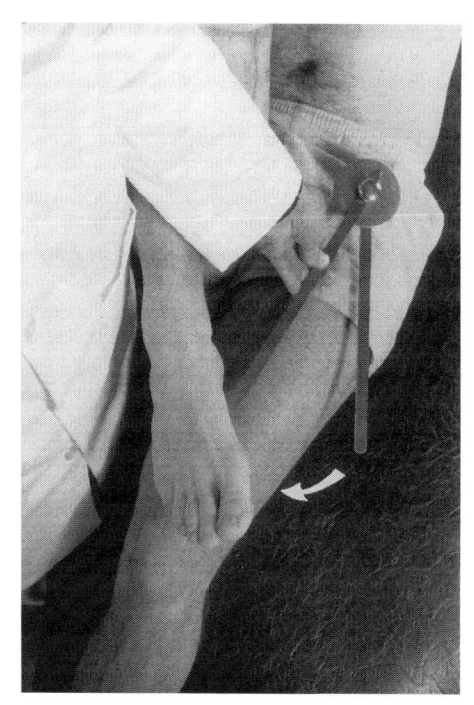

Figura 13.20

Rotação interna (1)

Com o paciente sentado, colocar o goniômetro na frente da patela (Fig. 13.21). Instruí-lo a rodar externamente a perna, enquanto um braço do goniômetro segue a perna (Fig. 13.22). Esse movimento roda o quadril internamente.

Variação normal (2)

A variação normal é 44 ± 4,3° ou mais a partir de 0 ou posição neutra.

Músculos	Suprimento nervoso
Adutor longo	Obturatório
Adutor curto	Obturatório
Adutor magno	Obturatório
Glúteo mínimo	Glúteo superior
Glúteo médio	Glúteo superior
Tensor da fáscia lata	Glúteo superior
Pectíneo	Femoral
Grácil	Obturatório

Figura 13.21

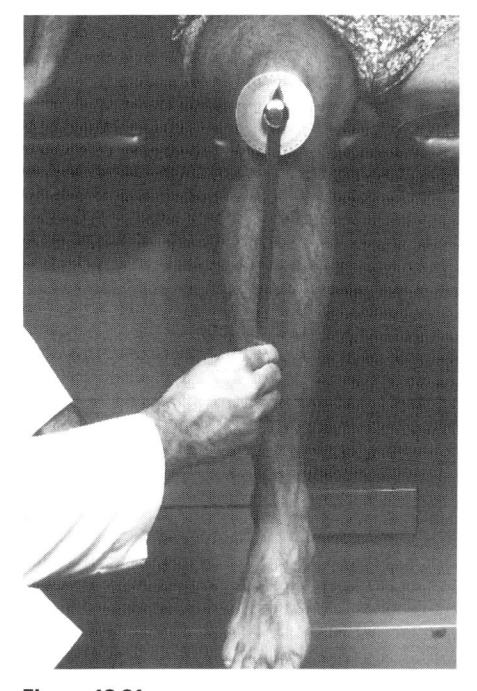

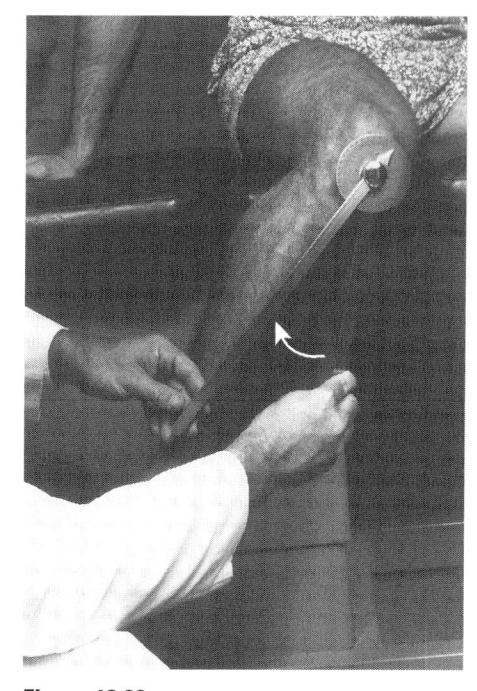

Figura 13.22

Rotação externa (1)

Com o paciente sentado, colocar o goniômetro na frente da patela (Fig. 13.23). Orientá-lo a rodar medialmente a perna, enquanto um braço do goniômetro segue a perna (Fig. 13.24).

Variação normal (2)

A variação normal é 44 ± 4,8° ou mais a partir de 0 ou posição neutra.

Músculos	Suprimento nervoso
Glúteo máximo	Glúteo inferior
Obturador interno, externo	Obturatório
Quadrado femoral	N. para o quadrado femoral
Piriforme	L5, S1, S2
Gêmeo superior, inferior	N. para o obturador interno
Sartório	Femoral
Glúteo médio	Glúteo superior

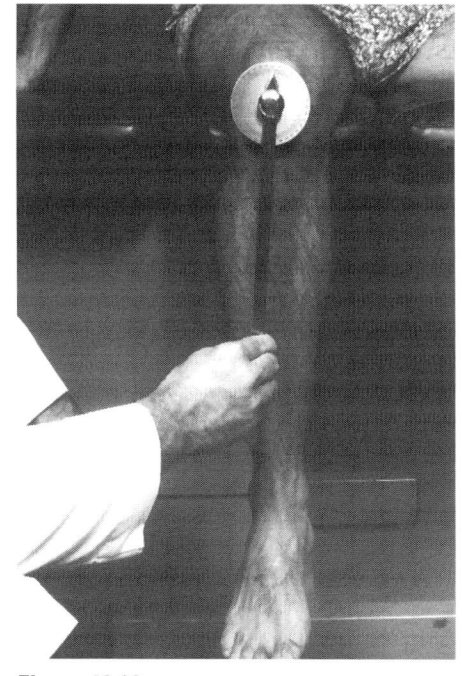

Figura 13.23

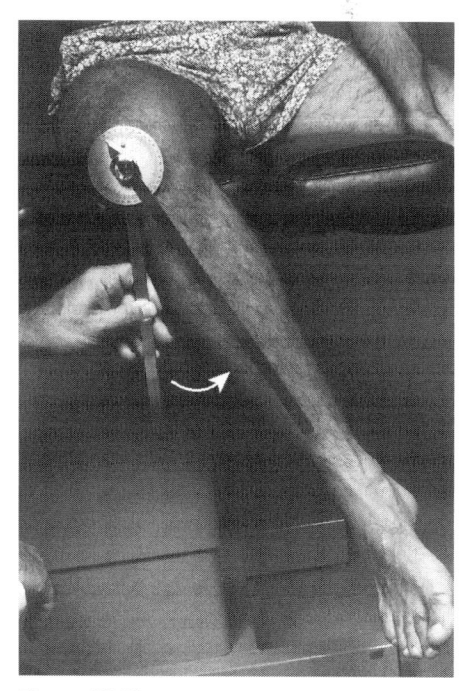

Figura 13.24

DISPLASIA CONGÊNITA DO QUADRIL

Descrição clínica

A displasia congênita do quadril é uma condição na qual a cabeça femoral é luxada para fora do acetábulo. A condição é frequentemente bilateral, e as meninas são afetadas mais frequentemente do que os meninos. Como o nome indica, a origem é, geralmente, congênita. Como uma regra, o acetábulo é raso ou mais vertical do que o normal. O fêmur está frequentemente antevertido, e a cápsula articular do quadril pode estar frouxa. Conforme a criança cresce, o quadril torna-se menos flexível, e a capacidade de reduzir a luxação é diminuída. Se o quadril estiver luxado, existe abdução limitada e um encurtamento da extremidade. Se o apoio já tiver começado, o teste de Trendelenburg será positivo. Normalmente, a contração do músculo abdutor eleva o lado oposto da pelve. Se o quadril estiver luxado, esses músculos não trabalharão mais de maneira eficaz e, quando a criança se apoiar na perna afetada, o lado oposto da pelve se moverá para baixo.

SINAIS E SINTOMAS CLÍNICOS

- Flexibilidade diminuída no quadril
- Abdução limitada
- Claudicação indolor
- Dor no quadril
- Extremidade encurtada

Teste de Allis (3)

Procedimento

Com o bebê em supino, flexionar os joelhos. Os pés do paciente devem estar próximos entre si na mesa (Fig. 13.25).

Explicação

Uma diferença na altura dos joelhos indica um teste positivo. Um joelho encurtado no lado afetado indica luxação posterior da cabeça femoral ou diminuição do comprimento tibial. Um joelho longo no lado afetado indica luxação anterior da cabeça femoral ou um aumento do comprimento tibial.

Figura 13.25

Teste do clique de Ortolani (4)

Procedimento

Com o bebê em supino, segurar ambas as coxas com os polegares nos trocânteres menores. Depois, flexionar e abduzir as coxas bilateralmente (Fig. 13.26).

Explicação

Um clique palpável e/ou audível são os sinais de um teste positivo. O clique significa luxação da cabeça femoral para dentro ou para fora do acetábulo.

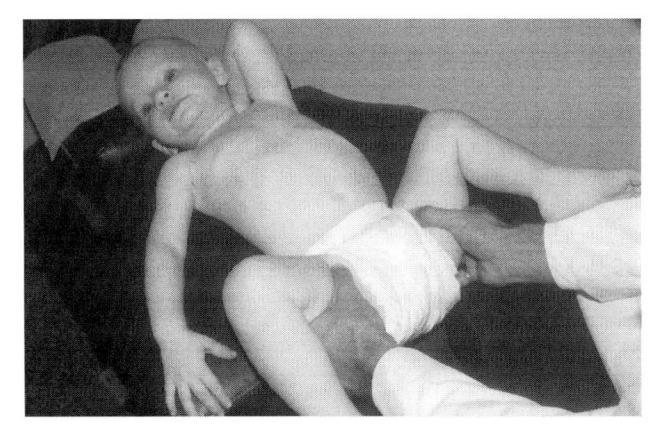

Figura 13.26

Sinal da telescopagem (5)

BPUS
0 1 2 3 4

Procedimento

Com a criança em supino, flexionar o quadril suspeitado e o joelho em 90°. A seguir, segurar a coxa e empurrá-la posteriormente, em direção à mesa (Fig. 13.27) e, então, puxá-la anteriormente para longe da mesa (Fig. 13.28).

Explicação

Se a criança tiver um quadril luxado ou que tem potencial para se luxar, o movimento excessivo ou um clique ocorrerá com esse procedimento. Normalmente, pouco movimento ocorre quando essa ação é executada. Esse movimento excessivo é chamado de telescopagem.

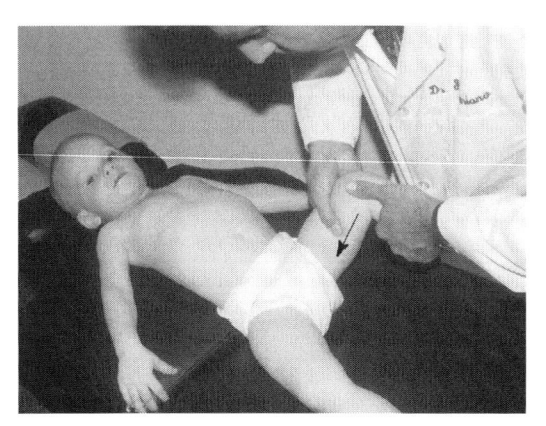

Figura 13.27

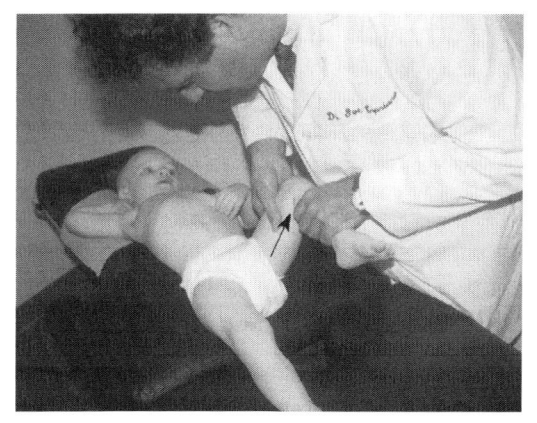

Figura 13.28

SUGESTÃO DE IMAGENS DIAGNÓSTICAS

- Ultrassonografia
- Radiologia simples
  Incidência anteroposterior (AP) do quadril
  Incidência AP em Lowenstein
  Incidência AP da pelve

FRATURAS DO QUADRIL

Descrição clínica

As fraturas do quadril ocorrem mais frequentemente em pacientes idosos, em geral como resultado de uma queda. Os tipos mais comuns de fraturas do quadril são as intertrocantéricas e as intracapsulares. A maioria das fraturas intertrocantéricas e do colo femoral não rompe o suprimento sanguíneo para a cabeça femoral. As fraturas intracapsulares rompem o suprimento sanguíneo para a cabeça femoral, o que pode levar a uma pseudoartrose ou necrose avascular. Nas fraturas do colo femoral, a extremidade pode estar ligeiramente encurtada e externamente rodada. A osteoporose e a osteoartrite geralmente têm um papel significativo na região. Às vezes a fratura pode estar oculta, sem trauma, e pode aparecer somente com cintilografia óssea ou imagem de ressonância magnética (IRM).

SINAIS E SINTOMAS CLÍNICOS

- Dor no quadril
- Extremidade encurtada
- Extremidade externamente rodada
- Dor referida medialmente na coxa

Teste de Anvil

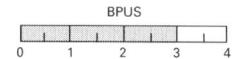

Procedimento

Com o paciente em supino, percutir embaixo, no calcanhar, com o seu punho (Fig. 13.29).

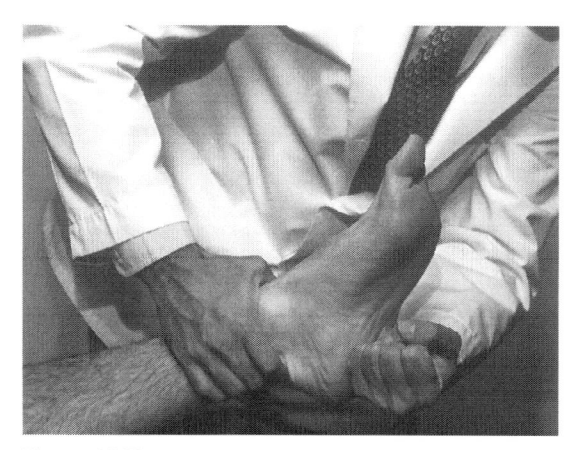

Figura 13.29

Explicação

A percussão no calcanhar transfere golpes de compressão rápida e súbita para a articulação do quadril. A dor local na articulação de quadril após um trauma pode indicar fratura da cabeça femoral ou patologia articular.

Nota

A dor na coxa ou na perna secundária ao trauma pode indicar fratura femoral, tibial ou fibular. A dor no calcanhar pode indicar fratura do calcâneo.

SUGESTÃO DE IMAGENS DIAGNÓSTICAS

- Radiologia simples
  Incidência AP do quadril
  Incidência AP em Lowenstein
  AP da pelve
- Cintilografia óssea
- IRM

Teste do pulo (Teste do flamingo) (6)

Procedimento

Próximo ao paciente, orientá-lo a ficar em pé e, em seguida, a pular sobre a perna afetada (Fig. 13.30).

Explicação

Esse teste também produz uma força de compressão na extremidade inferior e no quadril. A dor no quadril, na virilha ou anterior na coxa pode indicar fratura de estresse no local da dor.

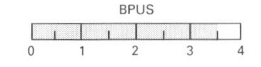

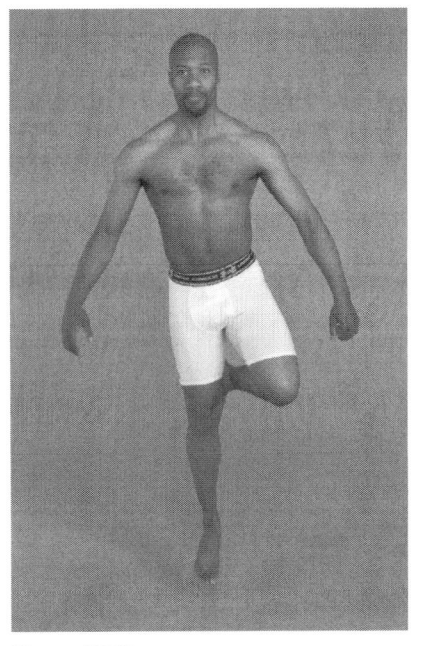

Figura 13.30

TESTES DE CONTRATURA DO QUADRIL

Descrição clínica

Uma contratura da articulação do quadril é uma condição de rigidez de tecidos moles que restringe o movimento articular. Isso pode ser causado por imobilização devido a espasticidade, paralisia, ossificação ou trauma ósseo ou articular. Uma articulação frequentemente movida é improvável que desenvolva deformidade de contratura. As contraturas ocorrem por perda de elasticidade, levando a um encurtamento fixo de tecidos moles. Os tecidos envolvidos podem incluir a cápsula articular, os ligamentos ou as unidades miotendíneas. As contraturas de quadril são difíceis de tratar; por conseguinte, a prevenção por meio do movimento diário da articulação afetada é fundamental para o tratamento de uma articulação contraturada.

SINAIS E SINTOMAS CLÍNICOS

- Articulação do quadril rígida
- Amplitude de movimento do quadril limitada
- Incapacidade de colocar a articulação na posição neutra
- Dor na articulação do quadril com a movimentação

Teste de Thomas (7)

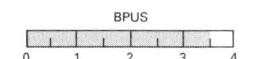

Procedimento

Orientar o paciente em supino a aproximar cada joelho ao tórax, um de cada vez. Palpar os músculos quadríceps na perna não flexionada (Fig. 13.31).

Explicação

Se o paciente flexionar de forma involuntária e significativa o joelho oposto e uma tensão for palpada, está indicada uma contratura em flexão do quadril (Fig. 13.32). Se não existir tensão no músculo reto femoral, a causa provável da restrição está na estrutura da articulação do quadril ou na cápsula articular.

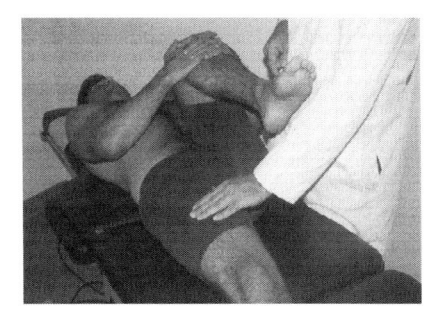

Figura 13.31

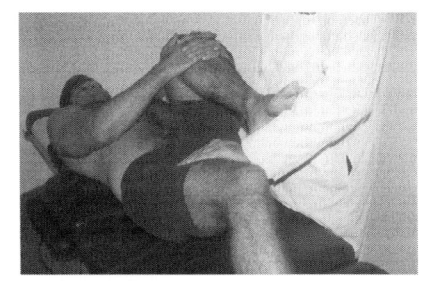

Figura 13.32

Teste de contratura do reto femoral (6)

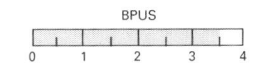

Procedimento

Instruir o paciente a ficar em supino na mesa de exames, com a perna para fora da mesa e flexionada em 90°. Orientá-lo a flexionar o joelho oposto até o próprio tórax e segurá-lo. Palpar os músculos do quadríceps da perna que está flexionada fora da mesa na busca de tensão (Fig. 13.33).

Explicação

Se o paciente estender involuntariamente o joelho da perna que está flexionada para fora da mesa e a tensão for palpada naquela coxa (Fig. 13.34), uma contratura em flexão do quadril é evidenciada. Se não existir tensão no músculo reto femoral, a causa provável da restrição está na estrutura da articulação do quadril ou na cápsula articular.

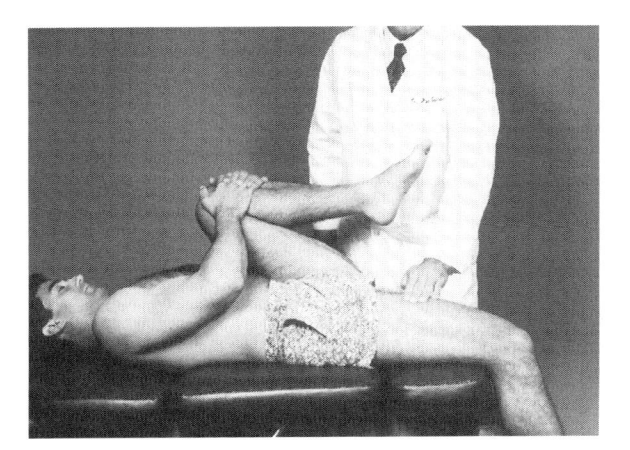

Figura 13.33

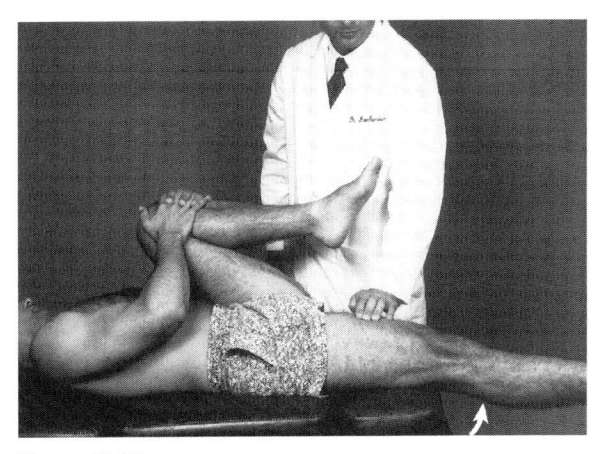

Figura 13.34

Teste de Ely (8)

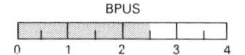

Procedimento

Instruir o paciente a ficar em prono na mesa de exames. Segurar o tornozelo do paciente e flexionar passivamente o joelho até a nádega (Fig. 13.35).

Explicação

Se o paciente tiver um músculo reto femoral tenso ou uma contratura em flexão do quadril, o quadril do mesmo lado flexionará (Fig. 13.36), levantando a nádega da mesa. Essa flexão espontânea do quadril reduz a pressão de tração sobre o músculo reto femoral, induzida pela flexão passiva de joelho.

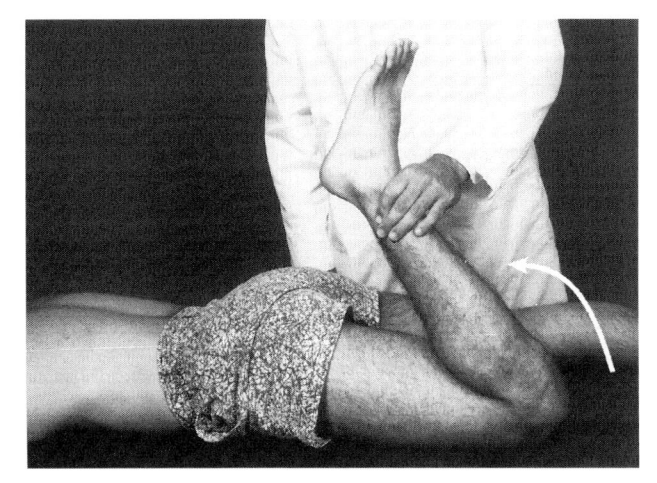

Figura 13.35

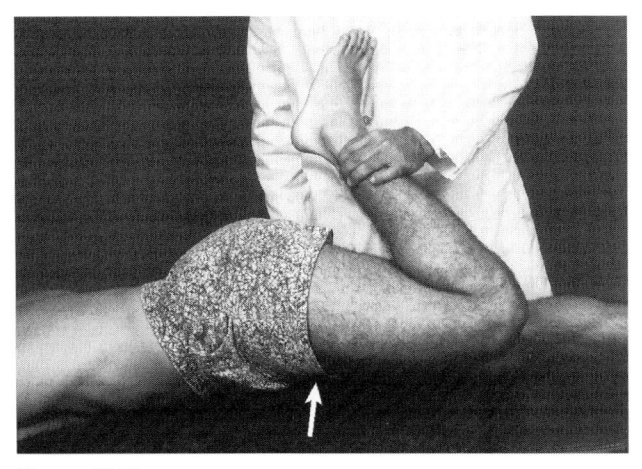

Figura 13.36

Teste de Ober (9)

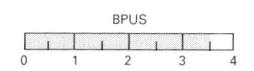

Procedimento

Com o paciente deitado de lado, abduzir a perna do paciente (Fig. 13.37) e, em seguida, liberá-la (Fig. 13.38). Executar esse teste bilateralmente.

Explicação

O tensor da fáscia lata e o trato iliotibial abduzem o quadril. Se a perna falhar em descer com suavidade, suspeitar de contratura do músculo tensor da fáscia lata ou do trato iliotibial.

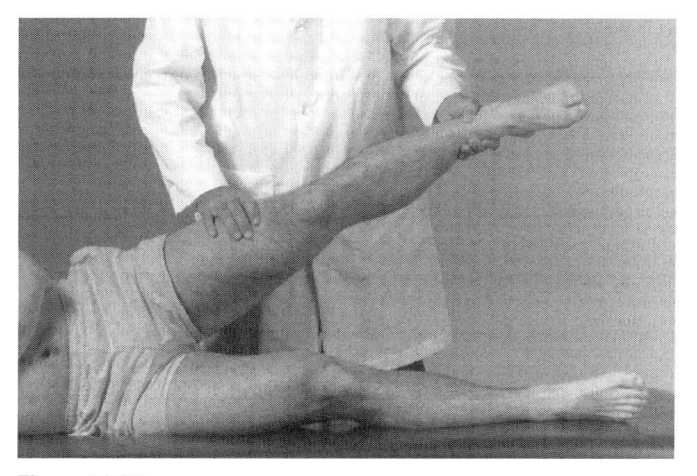

Figura 13.37

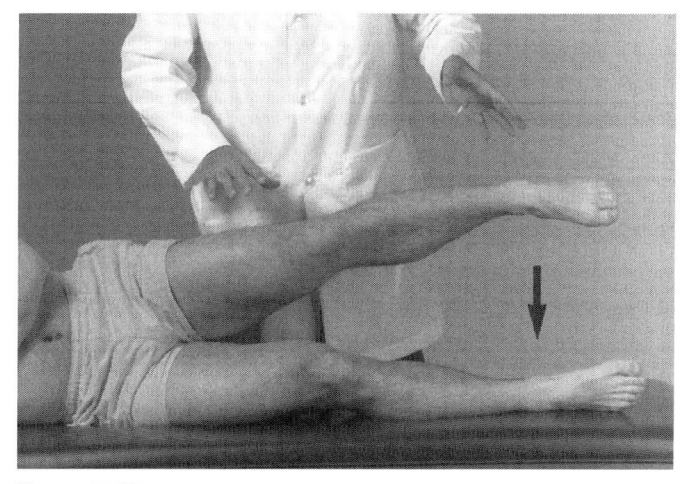

Figura 13.38

Teste do piriforme (10)

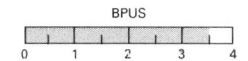

Procedimento

Instruir o paciente a deitar sobre o lado oposto ao da perna que está sendo testada. Orientá-lo a flexionar o quadril em 60° com o joelho completamente flexionado (Fig. 13.39). Com uma mão, estabilizar o quadril; com a outra mão, apertar o joelho para baixo (Fig. 13.40).

Explicação

Se o músculo piriforme estiver tenso, haverá dor quando o joelho for apertado, porque essa ação retesa adicionalmente o músculo piriforme. Se aparecer a dor ciática, o músculo piriforme pode estar apertando o nervo isquiático. Em 15% da população, o nervo isquiático passa pelo músculo piriforme.

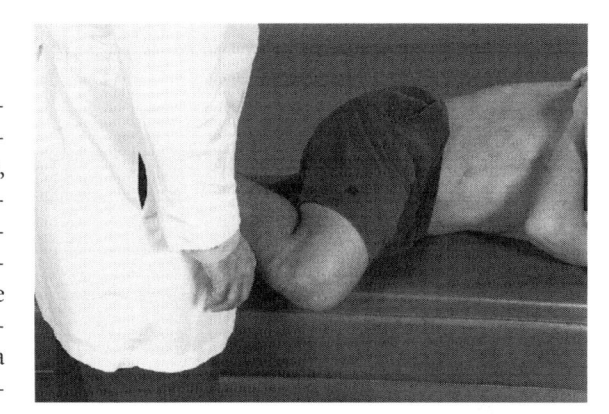

Figura 13.39

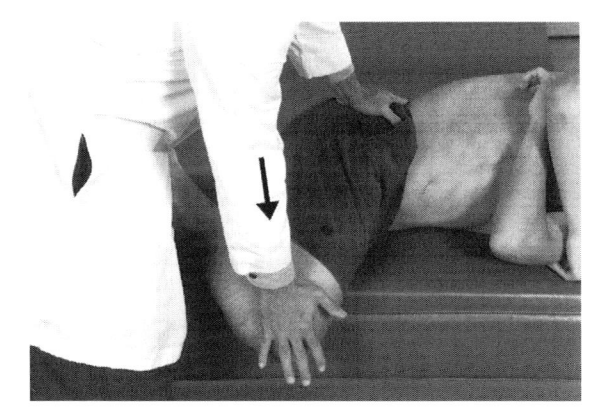

Figura 13.40

SUGESTÃO DE IMAGENS DIAGNÓSTICAS

- Radiologia simples
  Incidência AP do quadril
  Incidência AP em Lowenstein
  AP da pelve

LESÕES GERAIS DA ARTICULAÇÃO DO QUADRIL

Descrição clínica

O quadril é uma articulação de encaixe esférico, na qual a estabilidade é reforçada pela cápsula e pelos fortes ligamentos que cercam a articulação. A articulação é de carga e está sujeita a várias agressões e processos patológicos. Alguns dos problemas mais comuns associados à articulação de quadril incluem osteoartrite, entorses, fraturas, luxações, bursite, tendinite, sinovite e necrose avascular da cabeça femoral. Os testes seguintes ajudam a determinar se está presente uma lesão geral no quadril. A testagem diagnóstica adicional com base no desfecho desses testes pode ajudar a determinar a patologia exata.

SINAIS E SINTOMAS CLÍNICOS

- Dor no quadril
- Extremidade encurtada
- Extremidade externamente rodada
- Dor referida medialmente na coxa

Teste de Patrick (Faber) (11)

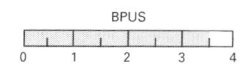

Procedimento

Com o paciente em supino, flexionar a perna e colocar o pé sobre a mesa. Segurar o fêmur e pressioná-lo no acetábulo (Fig. 13.41). A seguir, cruzar a perna do paciente no joelho oposto. Estabilizar a espinha ilíaca anterossuperior oposta e apertar o joelho do quadril que está sendo testado (Fig. 13.42).

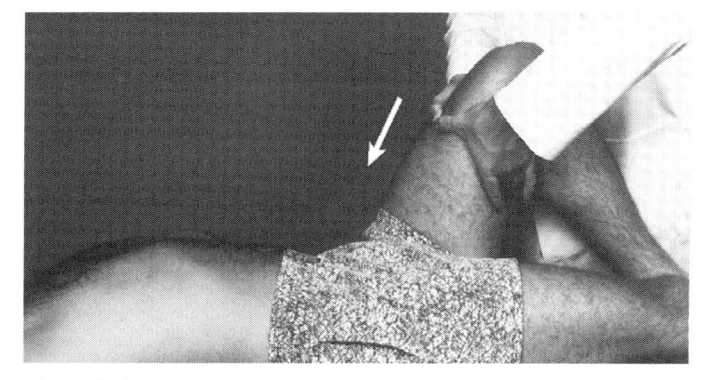

Figura 13.41

Explicação

Esse teste força a cabeça femoral para dentro da cavidade acetabular, dando congruência máxima às superfícies articulares. A dor no quadril indica um processo inflamatório na articulação do quadril. A dor secundária ao trauma pode indicar uma fratura na cavidade acetabular, na borda da cavidade acetabular ou no colo femoral. A dor pode também indicar necrose avascular da cabeça femoral. Faber significa flexão, abdução e rotação externa. Essa é a posição do quadril quando o teste começa.

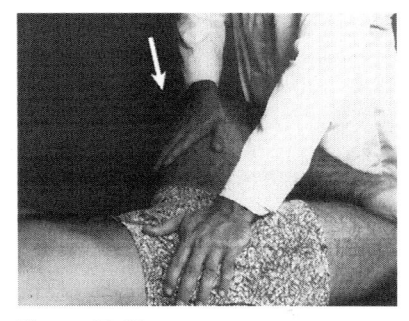

Figura 13.42

Teste de Trendelenburg (12)

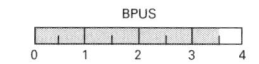

BPUS
0 1 2 3 4

Procedimento

Com o paciente em pé, segurar a cintura dele e colocar os seus polegares na espinha ilíaca posterossuperior de cada ilíaco. A seguir, instruir o paciente a flexionar uma perna de cada vez (Fig. 13.43).

Explicação

Quando o paciente está de pé com uma perna flexionada, o paciente é suportado por uma articulação de quadril com os seus ligamentos e músculos associados intactos naquele lado. Se o paciente não puder ficar sobre uma perna por causa de dor e/ou porque a pelve oposta cai ou falha em levantar, isso é considerado um teste positivo. Esse resultado pode indicar um músculo de glúteo médio fraco no lado oposto da flexão do quadril e serve para testar a integridade da articulação do quadril e musculatura e ligamentos associados no lado oposto da flexão do quadril. Um desfecho positivo desse teste frequentemente indica uma patologia da articulação do quadril.

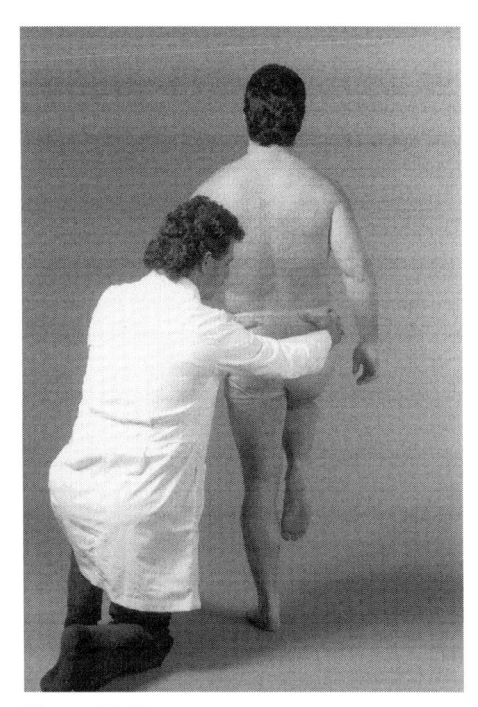

Figura 13.43

Teste do quadrante (13)

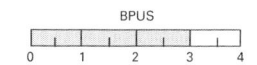

BPUS
0 1 2 3 4

Procedimento

Com o paciente em supino, flexionar o quadril do paciente em 90°, flexionar completamente o joelho e rodar internamente o quadril (Fig. 13.44). Se for constatado que não há lesão ou patologia no joelho do paciente, aplicar pressão para baixo e lateral no joelho (Fig. 13.45).

Explicação

Esse teste é similar ao teste de Patrick, estressando o aspecto anteromedial e posterolateral da cápsula articular. A dor e/ou uma sensação de rangido significa um teste positivo. Esse resultado pode indicar um processo inflamatório na junção acetabular, como osteoartrite. A dor secundária ao trauma pode indicar fratura da cavidade ou borda acetabular.

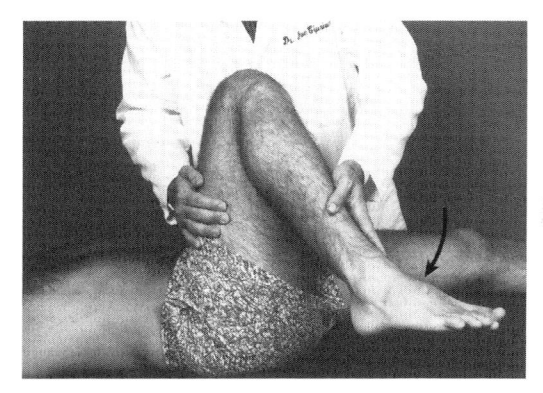

Figura 13.44

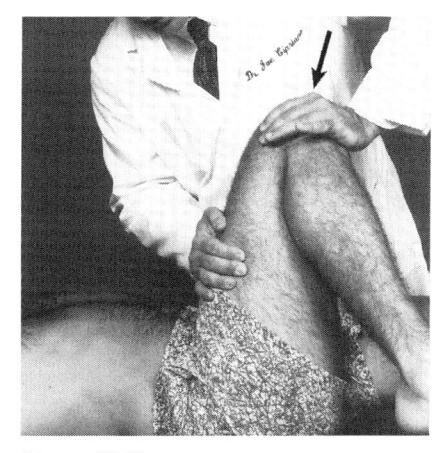

Figura 13.45

Teste de Laguerre (14)

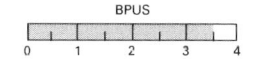

Procedimento

Com o paciente em supino, flexionar o quadril e o joelho em 90°. Rodar a coxa externamente. Apertar o joelho para baixo com uma mão e puxar o tornozelo com a outra mão (Fig. 13.46).

Explicação

Esse teste força externamente a cabeça do fêmur na cavidade acetabular, estressando o aspecto anterior da cápsula articular. Ele pode indicar um processo inflamatório na junção acetabular, como a osteoartrite. A dor secundária ao trauma pode indicar uma fratura da cavidade ou borda acetabular.

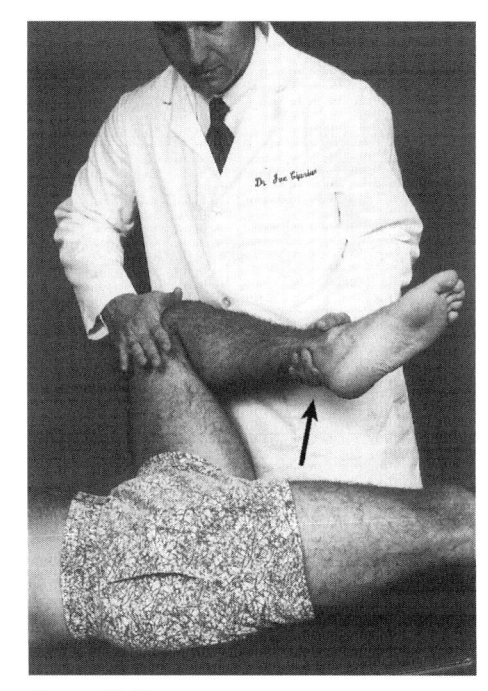

Figura 13.46

Teste de Hibb

Ver a seção sobre lesões gerais da articulação sacroilíaca no Capítulo 12.

SUGESTÃO DE IMAGENS DIAGNÓSTICAS

- Radiologia simples
  Incidência AP do quadril
  Incidência AP em Lowenstein
  AP da pelve
- Cintilografia óssea
- IRM

REFERÊNCIAS

1. American Academy of Orthopaedic Surgeons. The Clinical Measurement of Joint Motion. Chicago: AAOS, 1994.
2. Boone DC, Azen SP. Normal range of motion of joints in male subjects. J Bone Joint Surg Am 1979;61:756–759.
3. Hensinger RN. Congenital dislocation of the hip. Summit, NJ: CIBA Clinical Symposia 1979;31(1).
4. Tachdjian MO. Pediatric Orthopedics. Philadelphia: Saunders, 1972.
5. Magee DJ. Orthopedic physical assessment. 3rd ed. Philadelphia: Saunders, 1997.
6. Matheson GO, Clement DB, McKenzie DC, et al. Stress fracture in athletes: a study of 320 cases. Am J. Sports Med 1987;15:46–58.
7. Hoppenfeld S. Physical Examination of the Spine and Extremities. New York: Appleton-Century-Crofts, 1976:137.
8. Gruebel-Lee DM. Disorders of the Hip. Philadelphia: JB Lippincott, 1983.
9. Ober FB. The role of the iliotibial and fascia lata as a factor in the causation of low-back disabilities and sciatica. J Bone Joint Surg 1936;18:105.
10. Saudek CE. The Hip. Orthopedic and Sports Physical Therapy. St. Louis: Mosby, 1990.
11. Kenna C, Murtagh J. Patrick or Faber test. Aust Fam Physician 1989;18:375.
12. Trendelenburg F. Dtsch Med Wschr 21, 1895;21–24 (RSM translation).
13. Maitland GD. The Peripheral Joints: Examination and Recording Guide. Adelaide, Australia: Vergo, 1973.
14. Lee D. The Pelvic Girdle. Edinburgh: Churchill Livingstone, 1989.

REFERÊNCIAS GERAIS

Alderink GJ. The sacroiliac joint: review of anatomy, mechanics and function. J Orthop Sports Phys Ther 1991;13:71.

Beetham WP, Polley HF, Slocumb CH, et al. Physical Examination of the Joints. Philadelphia: Saunders, 1965.

Chung SMK. Hip Disorders in Infants and Children. Philadelphia: Lea & Febiger, 1981.

Cyriax J. Textbook of Orthopaedic Medicine. 2nd ed. Vol 1. London: Bailliéré Tindal, 1982.

Haycock CE. Sports Medicine for the Athletic Female. Oradell, NJ: Medical Economics, 1980.

Kapandji LA. The Physiology of the Joints. Vol. 2. Lower Limb. New York: Churchill Livingstone, 1970.

Maquet PGJ. Biomechanics of the Hip. New York: Springer-Verlag, 1985.

McRae R. Clinical Orthopedic Examination. New York: Churchill Livingstone, 1976.

Mercier LR. Practical Orthopedics. St. Louis:Mosby, 1991.

Moore KL, Dalley AF.Clinically oriented anatomy. 4th ed. Baltimore: Lippincott Williams & Wilkins, 1999.

Noble HB, Hajek MR, Porter M. Diagnosis and treatment of iliotibial band tightness in runners. Phys Sports Med 1984;10:67.

Phillips EK. Evaluation of the hip. Phys Ther 1975; 55:975–981.

Post M. Physical examination of the musculoskeletal system. Chicago: Year Book Medical, 1987.

Rydell N. Biomechanics of the hip joint. Clin Orthop 1973;92:6.

Singleton MC. The Hip Joint: Clinical Oriented AnatomyA Review. Common Disorders of the Hip. New York: Haworth, 1986.

Steinberg GG, Akins AM, Baran, DT. Orthopaedics in Primary Care. 3rd ed. Baltimore: Lippincott Williams & Wilkins, 1999.

Steinberg ME. The Hip and Its Disorders. Philadelphia: Saunders, 1991.

Subotnick17 SI. Sports Medicine of the Lower Extremity. 2nd ed. New York: Churchill Livingstone, 1999.

Wells PE. The examination of the pelvic joints. In: Grieve GP, ed. Modern Manual Therapy of the Vertebral Column. Edinburgh: Churchill Livingstone, 1986.

14
TESTES ORTOPÉDICOS DO JOELHO

**FLUXOGRAMA DO EXAME
ORTOPÉDICO DO JOELHO**   **406**

PALPAÇÃO   **407**
  Aspecto anterior   407
    Patela, tendão do quadríceps
      femoral e ligamento patelar   407
    Bolsa anterior do joelho   409
    Músculo quadríceps femoral   411
  Aspecto medial   412
    Côndilo femoral medial, platô
      tibial e linha articular   412
    Ligamento colateral medial   413
  Aspecto lateral   414
    Côndilo femoral lateral e
      linha articular   414
    Ligamento colateral lateral
      e trato iliotibial   415
  Aspecto posterior   417
    Fossa poplítea e
      estruturas associadas   417

AMPLITUDE DE MOVIMENTO DO JOELHO   **419**
  Flexão   419
  Extensão   420

INSTABILIDADE MENISCAL   **421**
  Teste de compressão de Apley   421
  Teste de McMurray   422
  Teste de retorno   424
  Teste do deslocamento
    doloroso de Steinman   425

  Teste do retrocesso do menisco   426
  Teste de Helfet modificado   427
  Sinal poplíteo de Cabot   428
  Sinal de Bohler   429
  Teste do atrito mediolateral
    de Anderson   430
  Teste de Thessaly (Teste do disco)   431

TESTES PARA PREGAS SINOVIAIS   **433**
  Teste da prega mediopatelar   434
  Teste da prega de Hughston   435

INSTABILIDADE LIGAMENTAR   **436**
  Sinal da gaveta   437
  Teste de Lachman   440
  Teste de Lachman invertido   440
  Teste de Slocum   441
  Teste de Losee   442
  Teste de distração de Apley   443
  Teste de estresse em adução   444
  Teste de estresse em abdução   445

DISFUNÇÃO PATELOFEMORAL   **446**
  Teste de atrito patelar   447
  Teste da apreensão patelar   448
  Teste de Dreyer   449
  Teste de Waldron   450

DERRAME ARTICULAR NO JOELHO   **451**
  Teste do rechaço patelar   451
  Teste da compressão   452
  Teste da flutuação   452

Exame ortopédico do joelho

```
História
│
├── Dor no joelho sem trauma
│     │
│     └── Teste do atrito patelar
│         Teste de Waldron
│         │
│         ├──(+)── Radiologia ──→ Condromalacia patelar
│         │
│         └──(−)── Teste da apreensão patelar
│                   │
│                   └──(+)──→ Luxação patelar
│
└── Dor no joelho, induzida por trauma
      │
      └── Palpação
          │
          └──(+)── Amplitude de movimento (ativa) (passiva)
                   │
                   └──(+)── Patela
                            Teste do rechaço
                            Teste da compressão
                            Teste da flutuação
                            │
                            ├──(+)── Derrame articular no joelho
                            │         │
                            │         └── Teste de Dreyer
                            │             │
                            │             └── Radiologia ──(+)──→ Fratura patelar
                            │
                            └──(−)── Teste de compressão de Apley
                                      Teste de McMurray
                                      Teste de retorno
                                      Teste do deslocamento doloroso de Steinman
                                      Teste do retrocesso do menisco
                                      Teste de Helfet modificado
                                      Teste Payr
                                      Sinal poplíteo de Cabot
                                      Sinal de Bohler
                                      Teste do atrito mediolateral de Anderson
                                      │
                                      ├──(+)── IRM ──→ Lesão meniscal
                                      │
                                      └──(−)── Teste da prega mediopatelar
                                                Teste da prega de Hughston
                                                │
                                                ├──→ Síndrome da prega sinovial
                                                │
                                                └──(−)── Sinal da gaveta
                                                          Teste de Lachman
                                                          Teste de Lachman invertido
                                                          Teste de Slocum
                                                          Teste de Losee
                                                          Teste da distração de Apley
                                                          Teste de estresse em adução
                                                          Teste de estresse em abdução
                                                          │
                                                          └──(+)──→ Instabilidade ligamentar
```

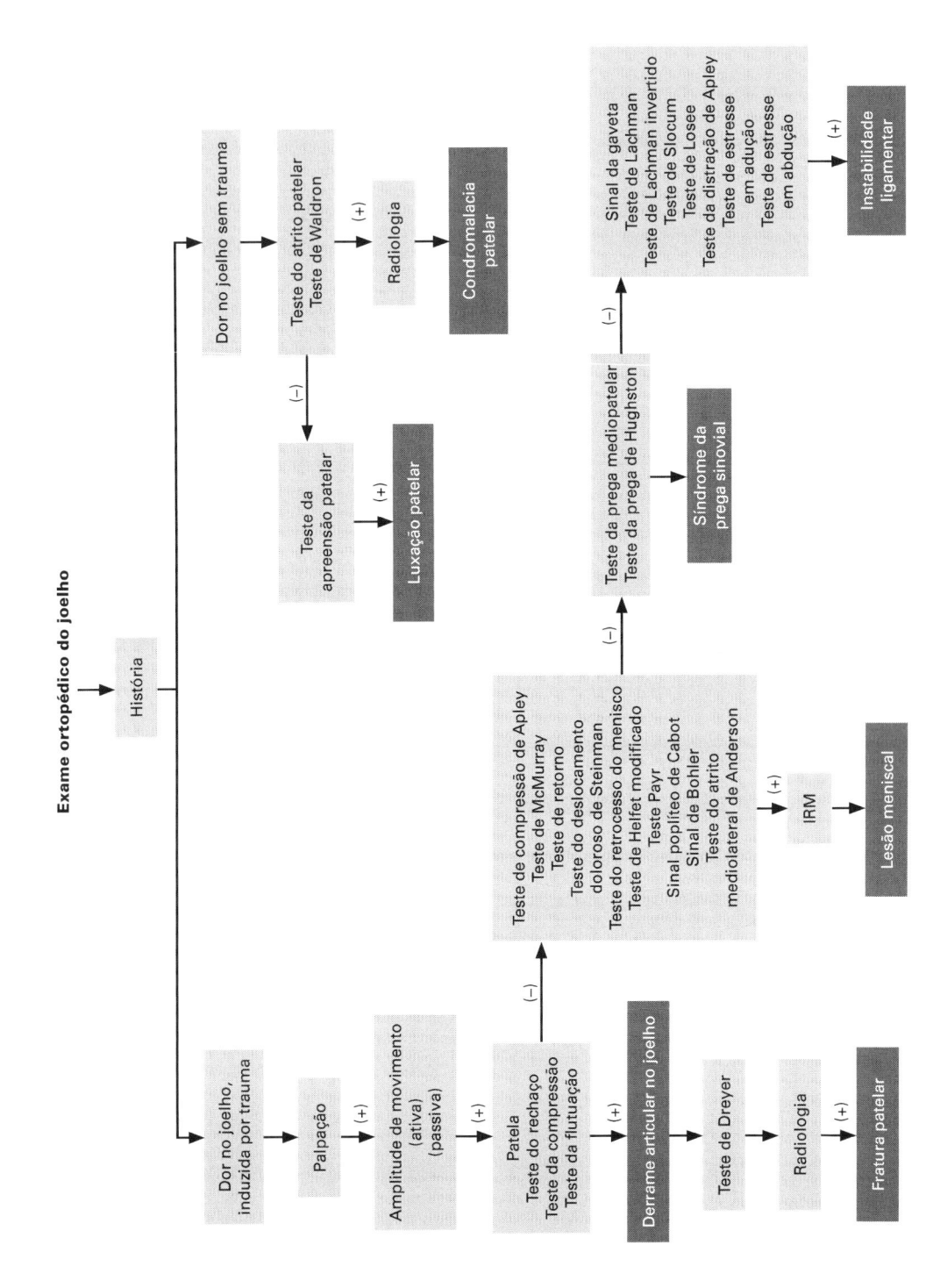

PALPAÇÃO

Aspecto anterior

Patela, tendão do quadríceps femoral e ligamento patelar

Anatomia descritiva

O tendão suprapatelar ancora superiormente a patela ao aspecto anterior do joelho. Esse tendão é uma extensão do músculo quadríceps e tem continuidade inferiormente, como o ligamento patelar (Fig. 14.1). O ligamento patelar é grosso, forte e contínuo com a cápsula fibrosa da articulação de joelho e insere-se na tuberosidade da tíbia. Essas estruturas, que são superficiais e facilmente palpáveis, funcionam como uma alavanca para estender a perna quando o músculo quadríceps contrai.

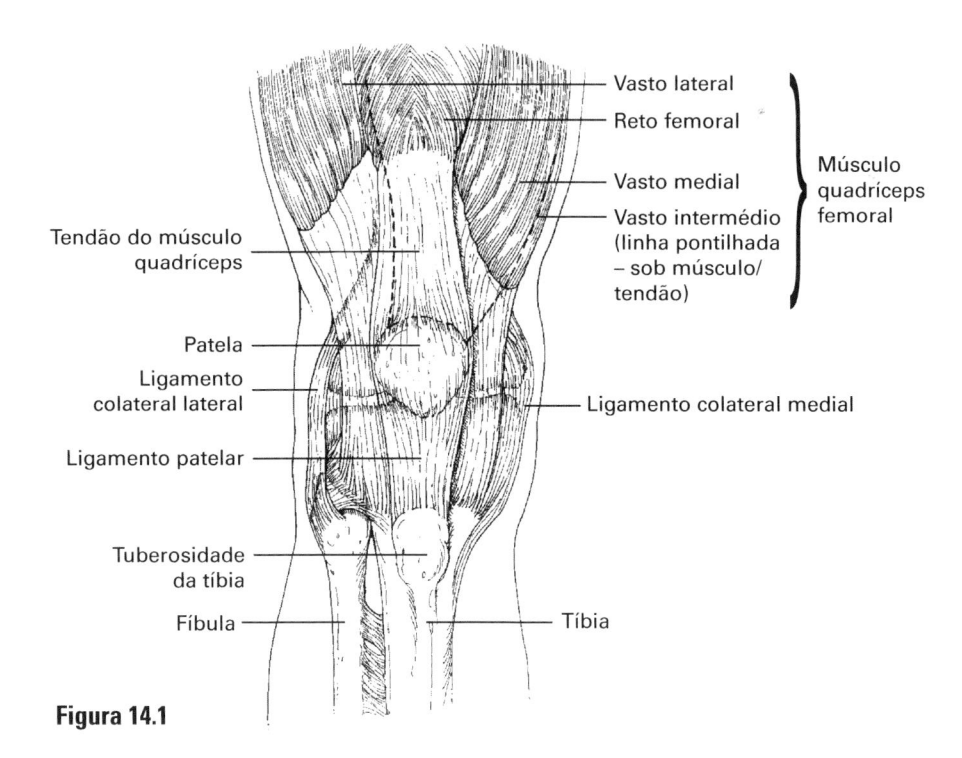

Figura 14.1

Procedimento

Com o paciente em supino e o joelho estendido, palpar a patela e suas margens (Fig. 14.2). É importante observar qualquer sensibilidade dolorosa, inflamação, diferenças de temperatura e/ou aspereza. A sensibilidade dolorosa e a dor do trauma direto podem indicar contusão periosteal ou fratura da patela. O edema e o aumento da temperatura indicam bursite pré-patelar. A aspereza nas margens da patela pode indicar condromalacia patelar ou degeneração da superfície posterior da patela.

A seguir, palpar o tendão do quadríceps femoral (Fig. 14.3). A sensibilidade dolorosa pode indicar uma tendinite causada por esforço repetitivo ou distensão resultante de estresse excessivo. Continuar a palpação em direção inferior da patela, que é o ligamento patelar. Palpar do ápice da patela, que é a margem inferior, até o tubérculo da tíbia, que é a inserção do ligamento patelar (Fig. 14.4). Verificar se há qualquer dor, sensibilidade dolorosa, edema ou diferença de temperatura. Quaisquer desses achados podem indicar entorse ligamentar. Se os sintomas forem na tuberosidade da tíbia, suspeitar da doença de Osgood-Schlatter, em que um aumento da tuberosidade da tíbia, no adolescente e no adulto jovem, é comum.

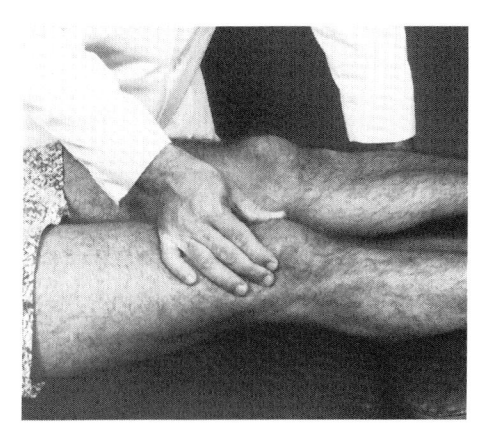

Figura 14.2

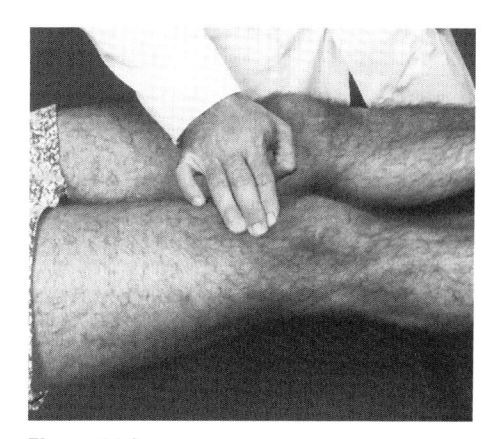

Figura 14.3

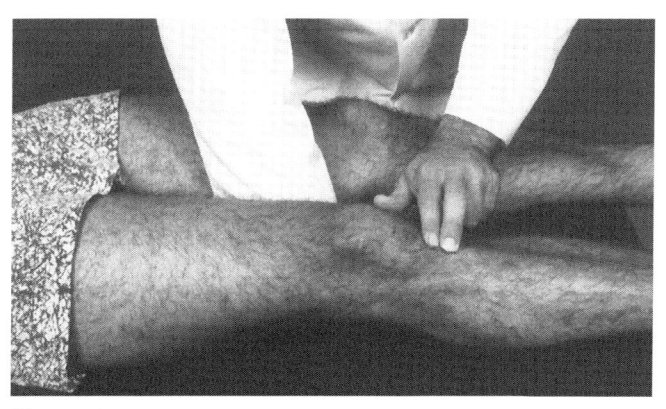

Figura 14.4

Bolsa anterior do joelho

Anatomia descritiva

As bolsas clinicamente importantes no aspecto anterior do joelho são a bolsa suprapatelar, a bolsa pré-patelar, a bolsa infrapatelar superficial e a bolsa infrapatelar profunda (Fig. 14.5). A bolsa suprapatelar, uma extensão da cápsula sinovial, fica entre o fêmur e os tendões do quadríceps femoral e permite o movimento do tendão do quadríceps sobre a extremidade distal do fêmur. A bolsa pré-patelar é superficial à patela, entre a pele e a superfície anterior da patela, e permite o movimento da pele sobre a patela subjacente. A bolsa infrapatelar superficial fica entre a tuberosidade da tíbia e a pele e permite a movimento da pele sobre a tuberosidade. A bolsa infrapatelar profunda fica entre o ligamento patelar e a tíbia e permite o movimento do ligamento patelar sobre a tíbia.

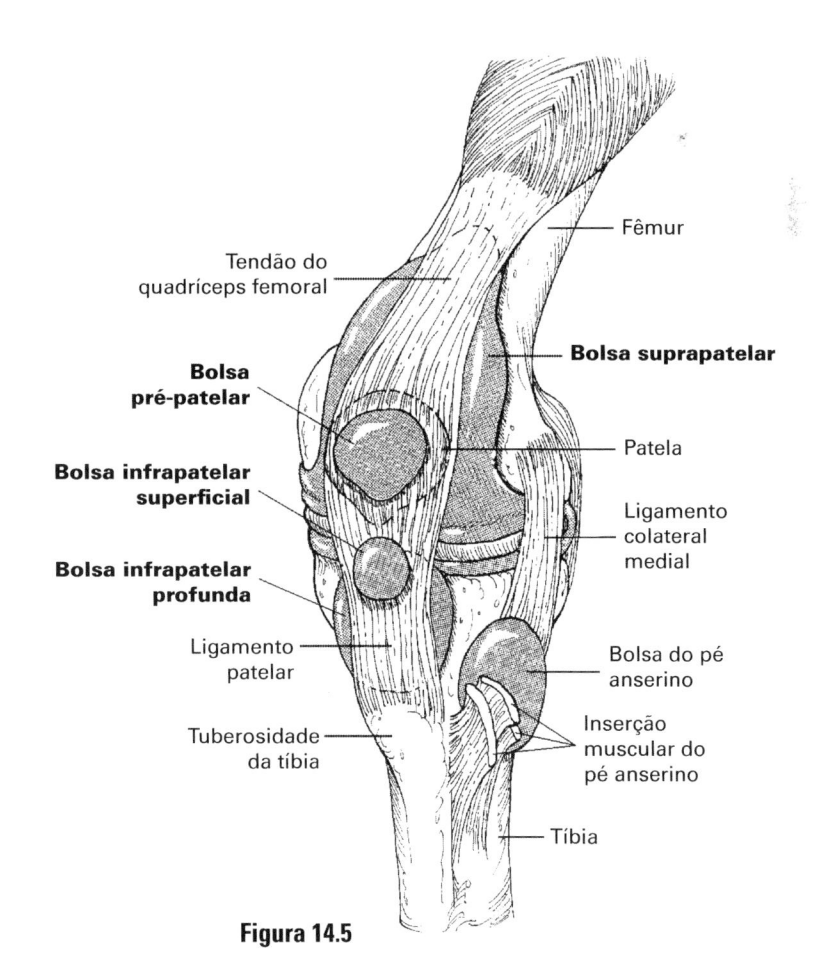

Figura 14.5

Procedimento

Palpar a bolsa suprapatelar acima da patela (Fig. 14.6). Observar qualquer espessamento, sensibilidade dolorosa ou diferença de temperatura. Esses sinais podem indicar bursite na bolsa suprapatelar ou patologia no tendão do quadríceps femoral. A seguir, palpar a bolsa pré-patelar, que fica superficial à patela (Fig. 14.7). Verificar se há qualquer espessamento, edema, sensibilidade dolorosa ou diferença de temperatura. Esses sinais podem indicar bursite pré-patelar (joelho da doméstica). Palpar a bolsa superficial e a bolsa infrapatelar profunda (Fig. 14.8). É importante observar qualquer espessamento, edema, sensibilidade dolorosa ou diferença de temperatura. Quaisquer desses sintomas podem indicar bursite infrapatelar ou patologia do ligamento patelar.

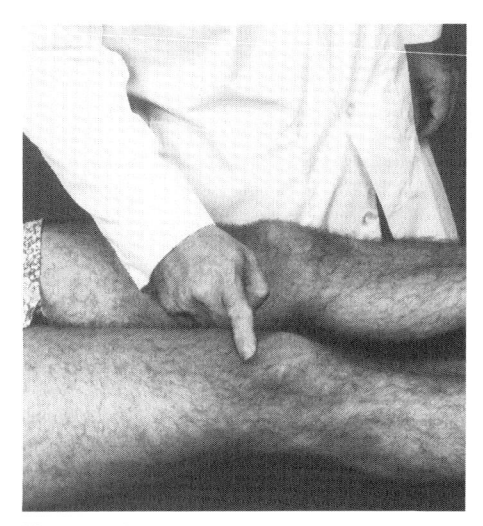

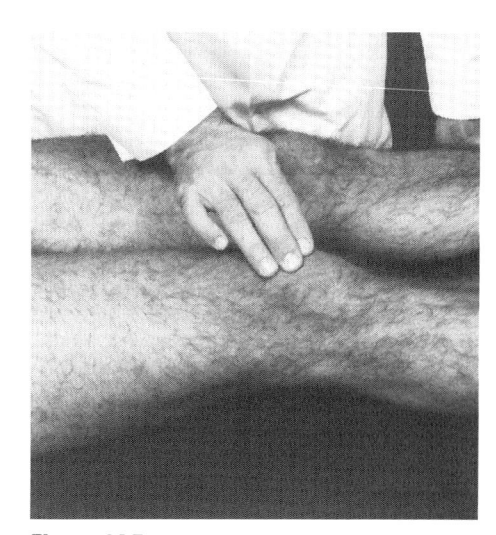

Figura 14.6

Figura 14.7

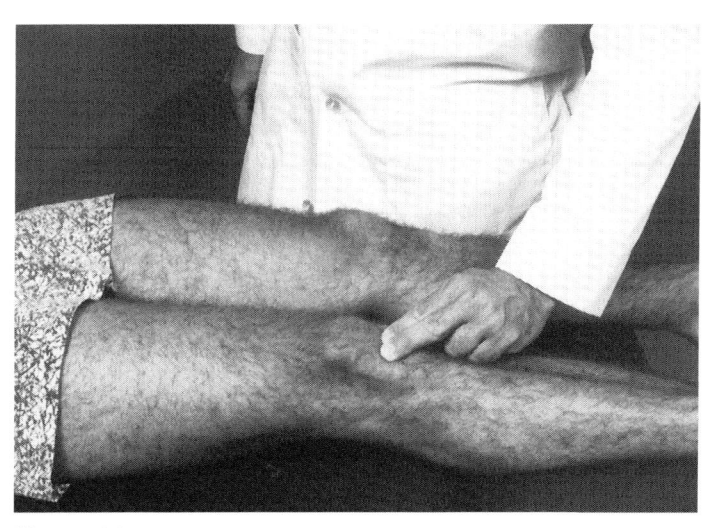

Figura 14.8

Músculo quadríceps femoral

Anatomia descritiva

O quadríceps femoral consiste em quatro músculos: reto femoral, vasto lateral, vasto medial e vasto intermédio (Fig. 14.9). A ação primária desses músculos é estender a perna na altura do joelho. Eles se unem para formar o tendão do quadríceps, que se insere na patela.

Procedimento

Palpar todo o comprimento do músculo quadríceps, procurando observar qualquer edema, sensibilidade dolorosa, diferença de temperatura, bem como quaisquer massas (Fig. 14.10). A sensibilidade dolorosa e/ou o edema podem indicar distensão muscular ou hematoma. A sensibilidade dolorosa puntiforme no aspecto superior do músculo pode indicar pontos-gatilho ativos e irradiar a dor até o joelho. Uma massa dura secundária ao trauma pode indicar miosite ossificante, que é uma ossificação no tecido muscular.

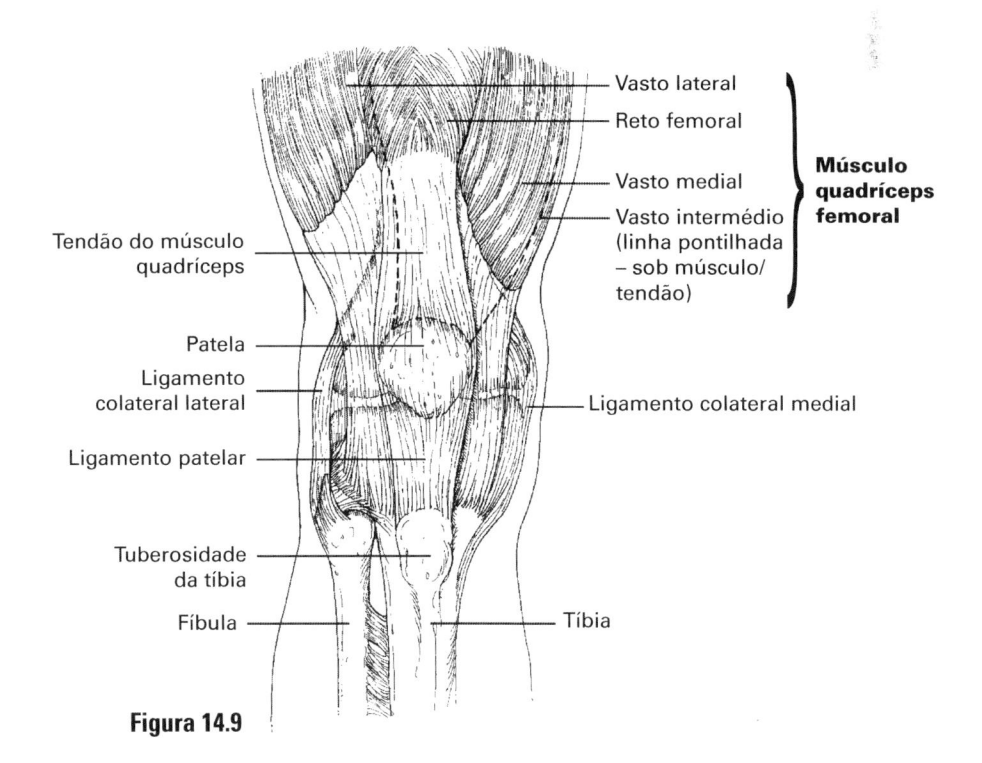

Figura 14.9

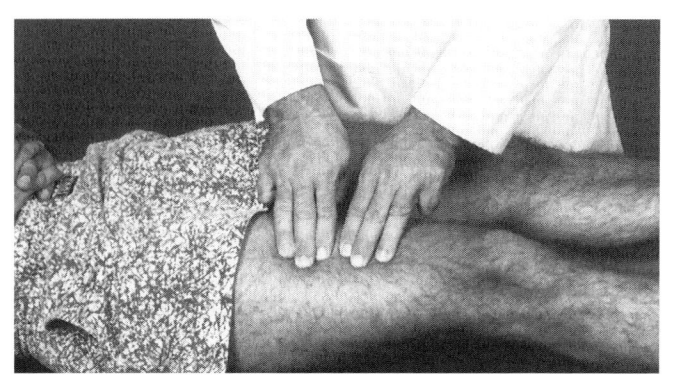

Figura 14.10

Aspecto medial

Côndilo femoral medial, platô tibial e linha articular

Anatomia descritiva

> O côndilo femoral medial é uma proeminência óssea no aspecto medial do fêmur distal, que é a inserção do ligamento colateral medial. O platô tibial medial e a linha articular são importantes referências palpáveis no aspecto medial do joelho. O aspecto medial do menisco está na linha articular, e o ligamento coronário insere o menisco ao platô tibial (Fig. 14.11).

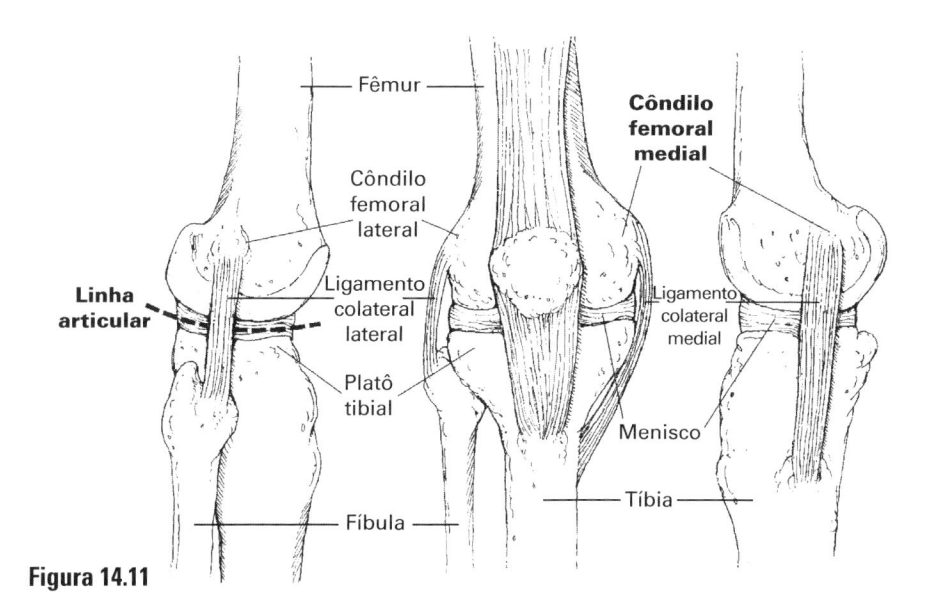

Figura 14.11

Procedimento

Com o joelho em 90° de flexão, palpar o côndilo femoral medial com os dedos indicador e médio (Fig. 14.12). Observar qualquer sensibilidade dolorosa ou dor. Esses sinais podem indicar entorse, avulsão ou calcificação (doença de Pellegrini-Stieda) do ligamento colateral medial. A seguir, palpar o platô tibial e a linha articular medial. Verificar se há qualquer sensibilidade dolorosa ou dor. Esses sinais podem indicar ruptura do menisco medial ou distensão do ligamento coronário.

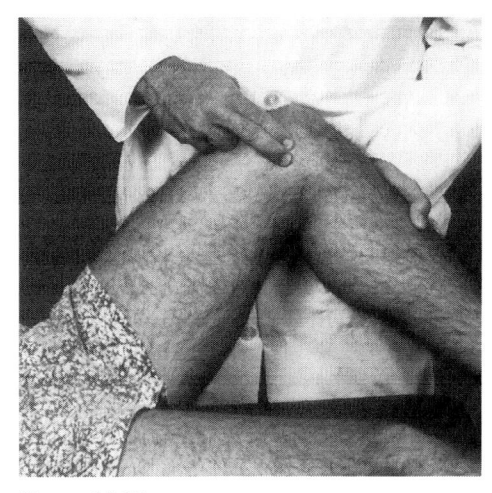

Figura 14.12

Ligamento colateral medial

Anatomia descritiva

O ligamento colateral medial, ou colateral tibial, é uma banda forte, larga e achatada que se estende desde o epicôndilo medial do fêmur até o côndilo medial e aspecto medial e superior da tíbia (Fig. 14.13). Ele contribui para a estabilidade medial do joelho. Suas fibras estão inseridas no menisco medial e na cápsula fibrosa do joelho.

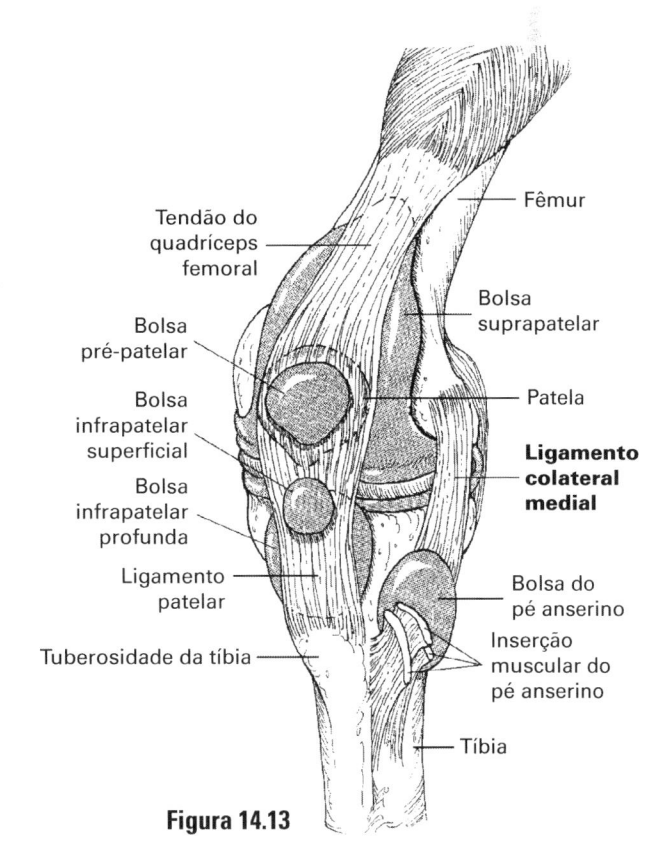

Figura 14.13

Procedimento

Com o paciente em supino e a perna estendida, palpar o ligamento colateral medial desde o epicôndilo medial do fêmur até o côndilo medial da tíbia com os dedos indicador e médio (Fig. 14.14). É importante observar qualquer dor, sensibilidade dolorosa ou defeito no ligamento. A dor e a sensibilidade dolorosa podem indicar estiramento ligamentar. Um déficit secundário ao trauma pode indicar ruptura do ligamento, que está habitualmente associada a dano capsular e meniscal. Um defeito no epicôndilo femoral medial ou no côndilo tibial medial é indicativo de fratura-avulsão secundária ao trauma.

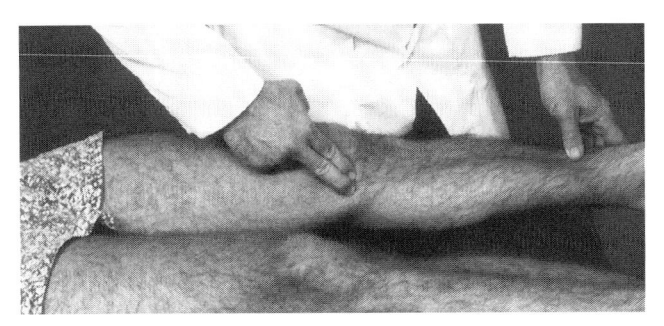

Figura 14.14

Aspecto lateral

Côndilo femoral lateral e linha articular

Anatomia descritiva

O côndilo femoral lateral é uma proeminência óssea no aspecto lateral do fêmur distal, que é a inserção do ligamento colateral lateral e do trato iliotibial. Essa estrutura é importante para a estabilidade lateral do joelho. A linha articular lateral é um importante marco palpável no aspecto lateral do joelho. O aspecto lateral do menisco e o ligamento coronário, que insere o menisco na tíbia, estão na linha articular (Fig. 14.15).

Procedimento

Com o joelho em 90° de flexão, palpar o côndilo femoral lateral com os dedos indicador e médio (Fig. 14.16). Notar qualquer sensibilidade dolorosa ou dor. Esses sinais podem indicar entorse, avulsão ou calcificação do ligamento colateral lateral. A seguir, palpar a linha articular lateral. Observar qualquer sensibilidade dolorosa ou dor. Esses sinais podem indicar ruptura do menisco lateral ou distensão do ligamento coronário.

Figura 14.15

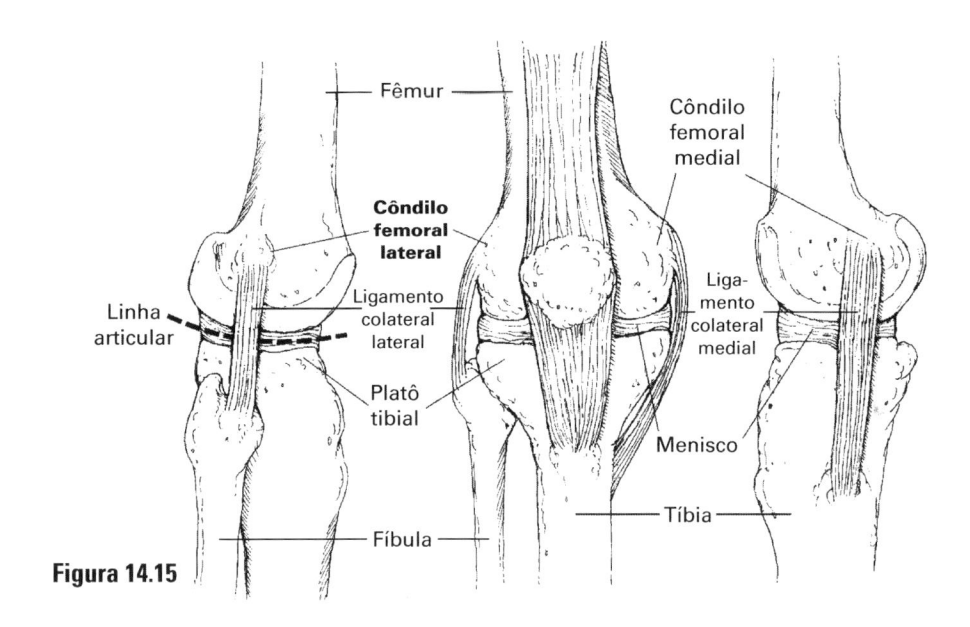

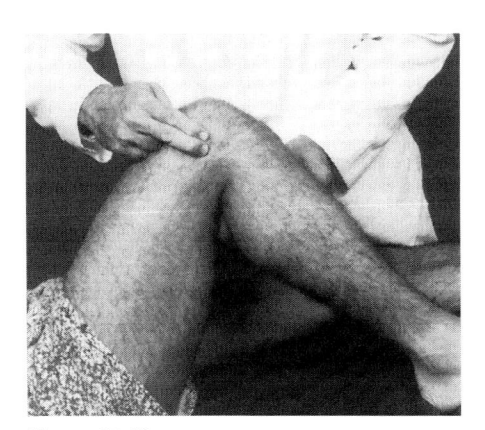

Figura 14.16

Ligamento colateral lateral e trato iliotibial

Anatomia descritiva

O ligamento colateral lateral é uma corda arredondada que se estende desde o epicôndilo lateral do fêmur até a cabeça da fíbula (Fig. 14.15). Essa estrutura é importante para a estabilidade lateral do joelho. Em contraste com o ligamento colateral medial, as fibras não estão inseridas no menisco. O tendão do músculo poplíteo passa profundamente ao ligamento, separando-o do menisco do joelho. O trato iliotibial é uma continuação do músculo tensor da fáscia lata e insere-se no côndilo lateral da tíbia

(Fig. 14.17). Essa banda ajuda a manter o joelho estendido ao ficar em pé e é importante para a estabilidade lateral do joelho.

Procedimento

Com o paciente em supino ou sentado, orientá-lo a cruzar uma perna sobre a outra (Fig. 14.18). Com o dedo indicador e médio, palpar o ligamento colateral lateral da perna cruzada a partir do epicôndilo lateral do fêmur até a cabeça da fíbula. Procurar perceber se há dor, sensibilidade dolorosa ou defeito. A dor e a sensibilidade dolorosa podem indicar entorse ou calcificação do ligamento. Um defeito secundário ao trauma pode indicar ruptura ou avulsão do ligamento colateral lateral. A seguir, palpar todo o comprimento do trato iliotibial, na metade entre o quadril e o joelho no aspecto lateral até o côndilo lateral da tíbia (Fig. 14.19). Verificar se há qualquer dor, sensibilidade dolorosa ou defeitos do trato iliotibial. A dor e a sensibilidade dolorosa podem indicar distensão. Um defeito secundário ao trauma pode indicar ruptura ou avulsão a partir do côndilo lateral da tíbia.

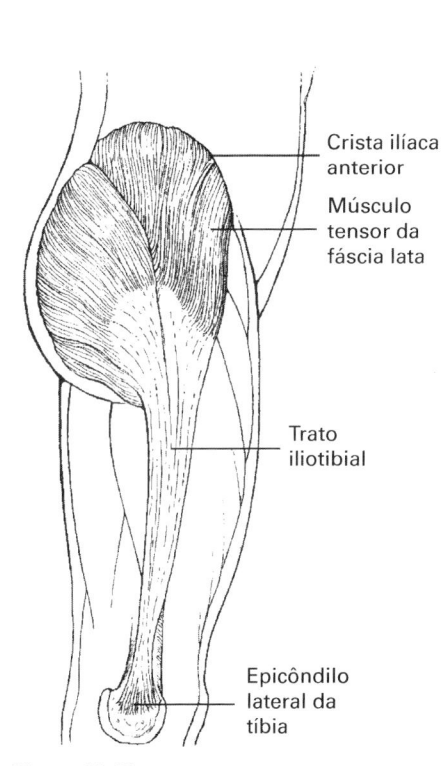

Figura 14.17

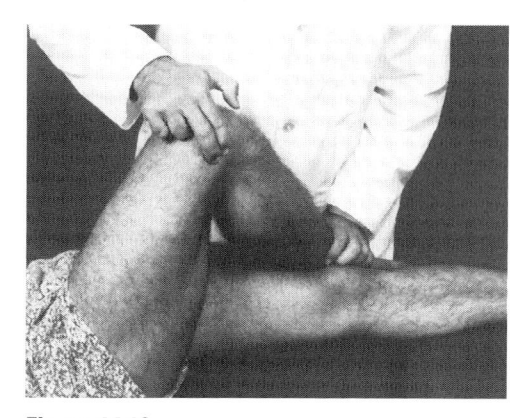

Figura 14.18

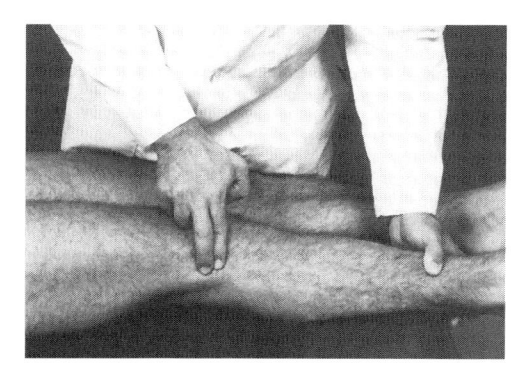

Figura 14.19

Aspecto posterior

Fossa poplítea e estruturas associadas

Anatomia descritiva

A fossa poplítea é cercada pelo tendão do bíceps femoral na borda superolateral e pelos tendões do semimembranáceo e semitendíneo na borda superomedial. As bordas inferiores estão limitadas pelas duas cabeças do músculo gastrocnêmio. O nervo tibial posterior, a artéria poplítea e a veia poplítea cruzam a fossa poplítea (Fig. 14.20).

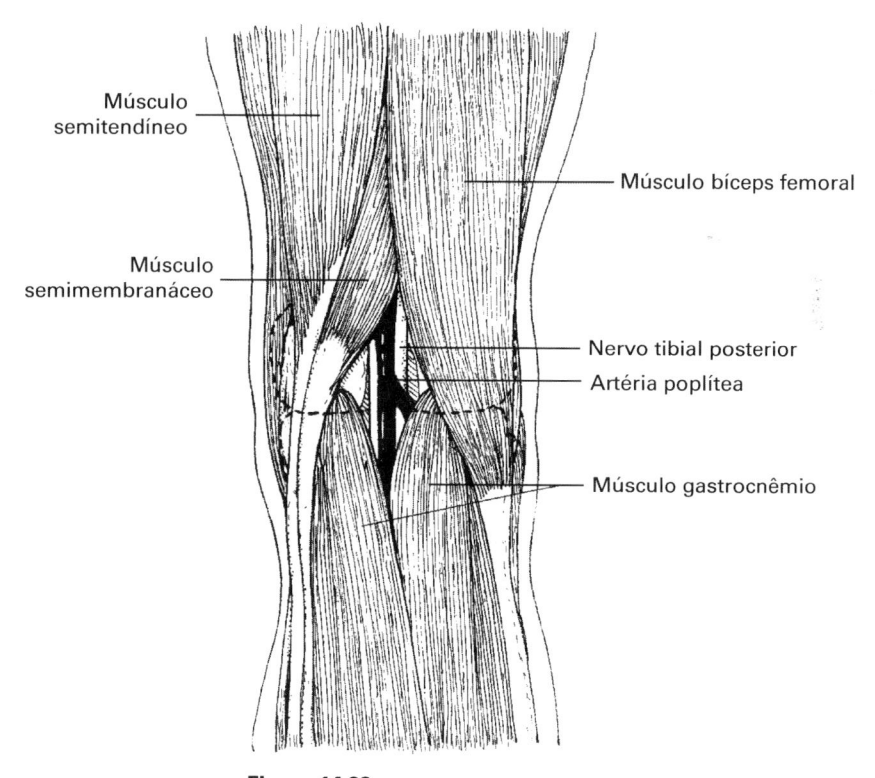

Figura 14.20

Procedimento

Com o joelho ligeiramente flexionado, palpar a fossa poplítea na busca de edema ou sensibilidade dolorosa (Fig. 14.21). Esses sinais podem indicar um cisto de Baker, que é um divertículo de pressão do saco sinovial, saliente por meio da cápsula articular do joelho. A seguir, palpar o tendão do bíceps femoral (Fig. 14.22), o tendão do semimembranáceo, o tendão do semitendíneo (Fig. 14.23) e ambas as cabeças do músculo gastrocnêmio (Fig. 14.24) na busca de sensibilidade dolorosa, edema e continuidade. Essa sensibilidade dolorosa e o edema podem indicar distensão dos respectivos tendões ou músculos. A perda da continuidade pode indicar avulsão dos respectivos músculos ou tendões.

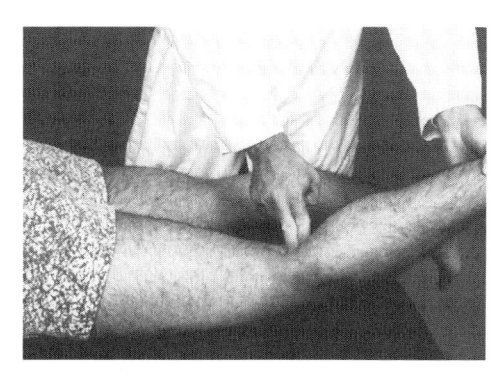

Figura 14.21

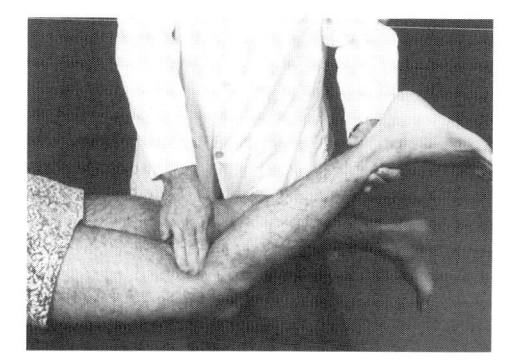

Figura 14.22

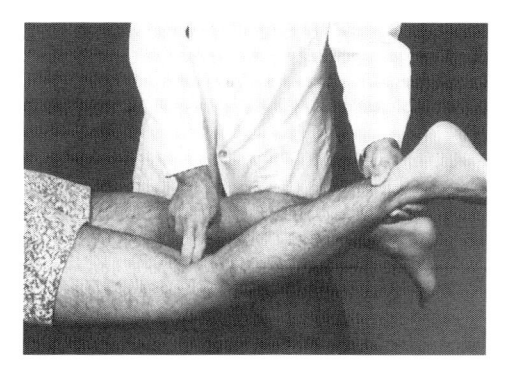

Figura 14.23

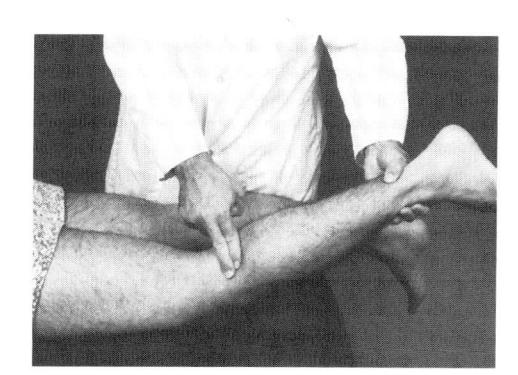

Figura 14.24

AMPLITUDE DE MOVIMENTO DO JOELHO

Flexão (1)

Com o paciente em prono e a perna estendida, colocar o goniômetro no plano sagital com o centro na articulação do joelho (Fig. 14.25). Instruir o paciente a flexionar a perna até onde for possível, enquanto ela é seguida com um braço do goniômetro (Fig. 14.26).

Variação normal (2)

A variação normal é 141 ± 6,5° ou mais a partir de 0 ou posição neutra.

Músculos	Suprimento nervoso
Bíceps femoral	Isquiático
Semimembranáceo	Isquiático
Semitendíneo	Isquiático
Grácil	Obturatório
Sartório	Femoral
Poplíteo	Tibial
Gastrocnêmio	Tibial
Plantar	Glúteo superior

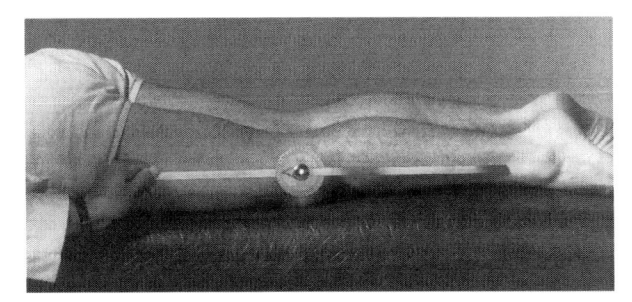

Figura 14.25

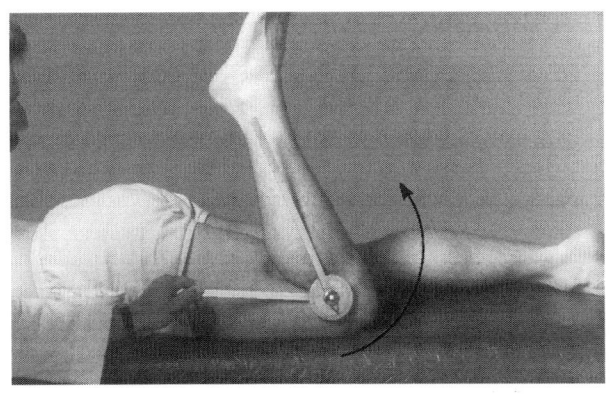

Figura 14.26

Extensão (1)

Com o paciente sentado e o pé apoiado no chão, colocar o goniômetro no plano sagital com o centro no joelho (Fig. 14.27). Instruir o paciente a estender a perna até onde for possível, enquanto ela é seguida com um braço do goniômetro (Fig. 14.28). Vale ressaltar que esse teste deve começar com a perna em 90° de flexão, e o joelho deve ser extendido até 0 ou posição neutra.

Variação normal (2)

A variação normal é de 0 ± 2°.

Músculos	Suprimento nervoso
Reto femoral	Femoral
Vasto medial	Femoral
Vasto intermédio	Femoral
Vasto lateral	Femoral

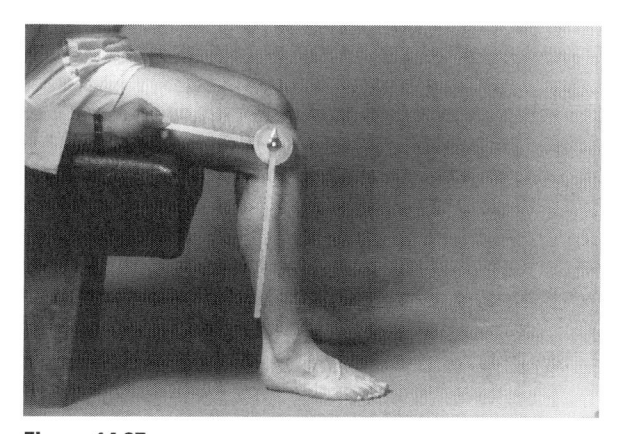

Figura 14.27

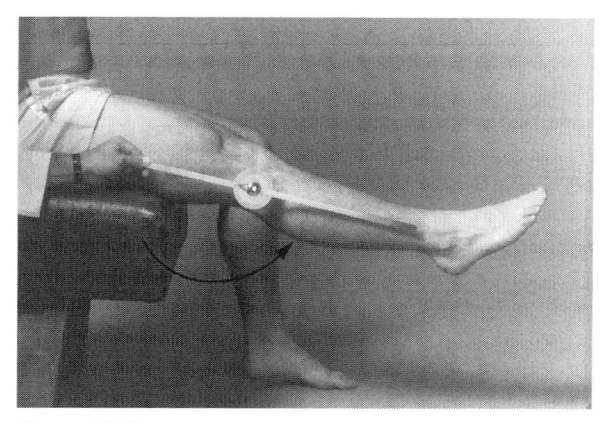

Figura 14.28

INSTABILIDADE MENISCAL

Descrição clínica

Os meniscos são discos de fibrocartilagem em forma de C que estão interpostos entre os côndilos do fêmur e a tíbia. As funções do menisco são muitas. Sua função primária é a transmissão de carga ou do peso, e a função secundária é a absorção de choques durante a marcha. Acredita-se também que os meniscos contribuam para a estabilidade e lubrificação articular. Por fim, em virtude das terminações nervosas nos cornos anteriores e posteriores, a propriocepção fornece um mecanismo de reforço da posição articular.

A ruptura ou perda dos meniscos, parcial ou completa, dificulta a sua capacidade de funcionar e predispõe a articulação a alterações degenerativas. A lesão de torção no joelho com o pé em posição de carga é a lesão mais comum do menisco. Em função de os 20% externos dos meniscos terem um suprimento vascular, as lesões periféricas podem cicatrizar. Os 80% internos dos meniscos são avasculares, de forma que as lesões internas meniscais raramente cicatrizam.

SINAIS E SINTOMAS CLÍNICOS

- Dor local articular medial ou lateral
- Amplitude de movimento limitada do joelho
- Crepitação com o movimento
- Derrame articular
- Bloqueio do joelho
- Dor ao subir e descer escadas
- Dor ao se agachar

Teste de compressão de Apley (3)

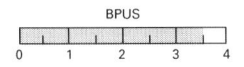

Procedimento

Com o paciente em prono flexionar a perna a 90°. Estabilizar a coxa do paciente com o seu joelho. Segurar o tornozelo do paciente e fazer pressão para baixo enquanto roda internamente (Fig. 14.29) e externamente (Fig. 14.30) a perna.

Explicação

Os meniscos, que são discos fibrocartilaginosos assimétricos, separam os côndilos tibiais dos côndilos femorais. Quando o joelho é flexionado, o menisco se distorce para manter a congruência entre os côndilos tibiais e femorais. A flexão do joelho aplica pressão para baixo com estresse de rotação interna e externa no menisco já distorcido. A dor ou crepitação em um dos lados do joelho indica lesão meniscal naquele lado.

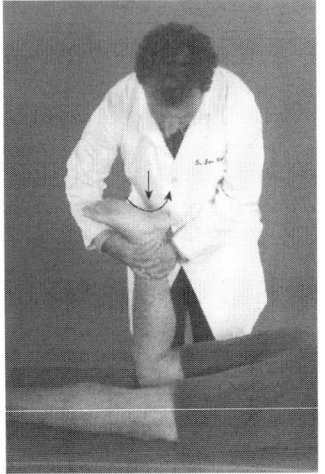

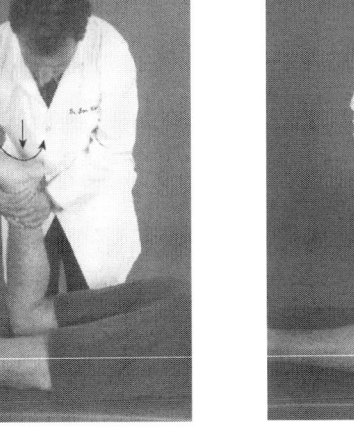

Figura 14.29

Figura 14.30

Teste de McMurray (4)

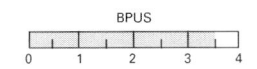

Procedimento

Com o paciente em supino, flexionar a perna (Fig. 14.31). Rodar externamente a perna, à medida que você a estende (Fig. 14.32); após, rodar internamente, conforme você estende (Fig. 14.33).

Explicação

A flexão e a extensão do joelho distorcem o menisco para manter a congruência entre os côndilos tibiais e femorais. A flexão e a extensão do joelho com rotação interna e externa provocam ainda mais estresse no menisco já distorcido. Um clique palpável ou audível indica lesão meniscal.

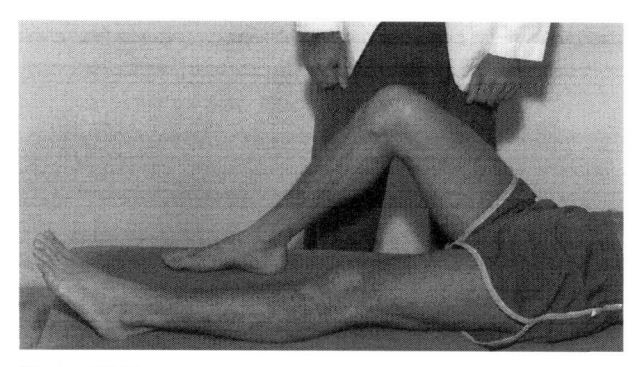

Manual fotográfico de testes ortopédicos e neurológicos **423**

Figura 14.31

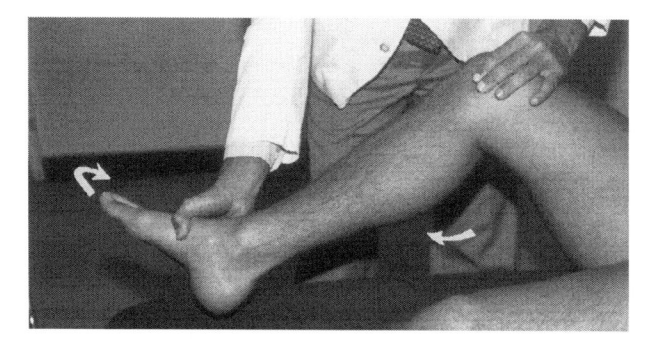

Figura 14.32

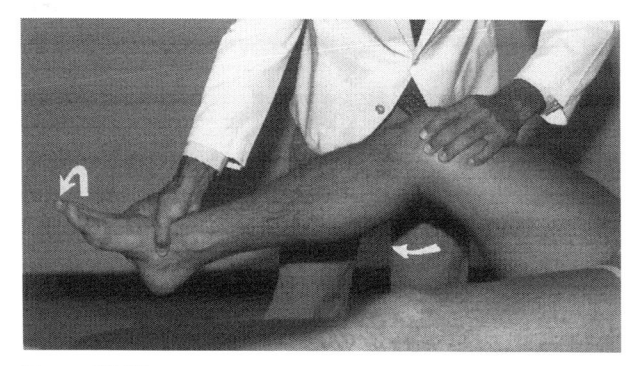

Figura 14.33

Teste de retorno (5)

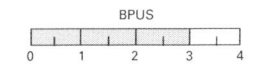

Procedimento

Com o paciente em supino, instruí-lo a flexionar a perna. Quando a perna é flexionada, colocar sua mão em torno do calcanhar do paciente (Fig. 14.34) e orientá-lo a relaxar os músculos e permitir que o joelho abaixe (Fig. 14.35).

Explicação

A extensão do joelho acarreta rotação medial do fêmur sobre a tíbia. Se o menisco estiver lesionado, a rotação do fêmur sobre a tíbia pode ser bloqueada, e o paciente pode não ser capaz de estender completamente o joelho. Uma sensação de final de movimento elástica na extensão completa também é um sinal positivo.

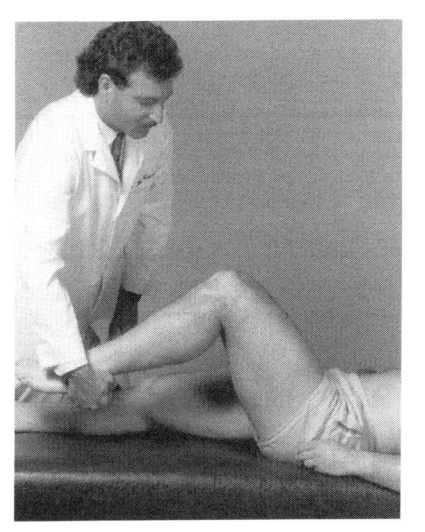

Figura 14.34

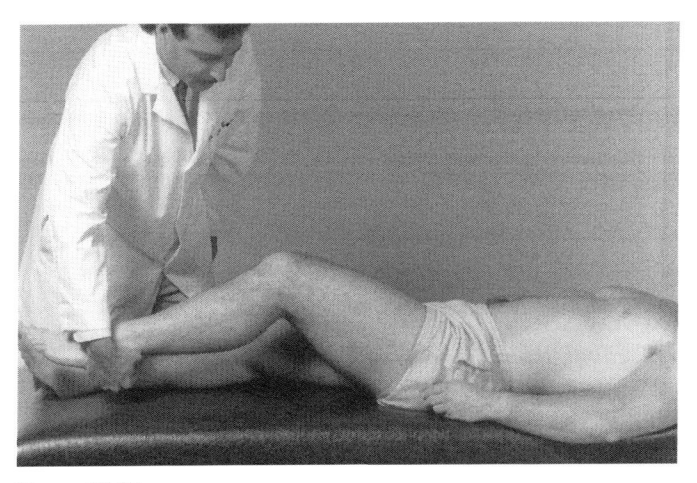

Figura 14.35

Teste do deslocamento doloroso de Steinman (6)

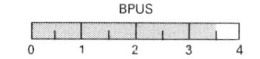

BPUS
0 1 2 3 4

Procedimento

Com o paciente em supino, flexionar o quadril e o joelho em 90°. Colocar o dedo polegar e o indicador sobre as linhas articulares medial e lateral do joelho, respectivamente (Fig. 14.36). Com a sua mão oposta, segurar o tornozelo do paciente e, alternadamente, flexionar e estender o joelho, enquanto toda a linha articular é palpada (Fig. 14.37).

Explicação

Quando o joelho é estendido, o menisco move-se anteriormente; e quando o joelho é flexionado, o menisco move-se posteriormente. Se a dor parecer movimentar-se anteriormente quando o joelho é estendido, ou posteriormente quando o joelho é flexionado, suspeitar de ruptura ou lesão do menisco.

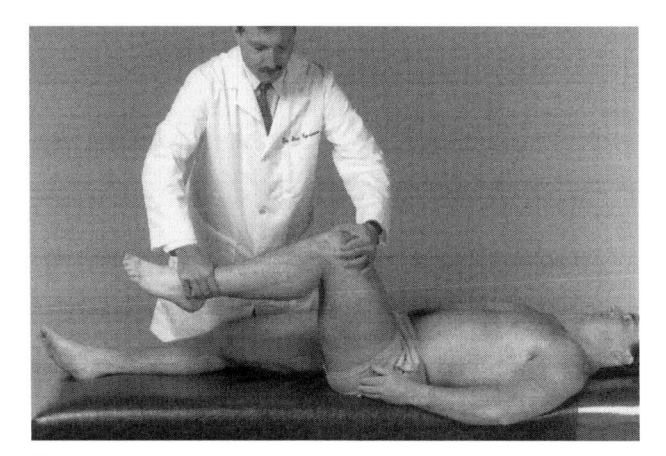

Figura 14.36

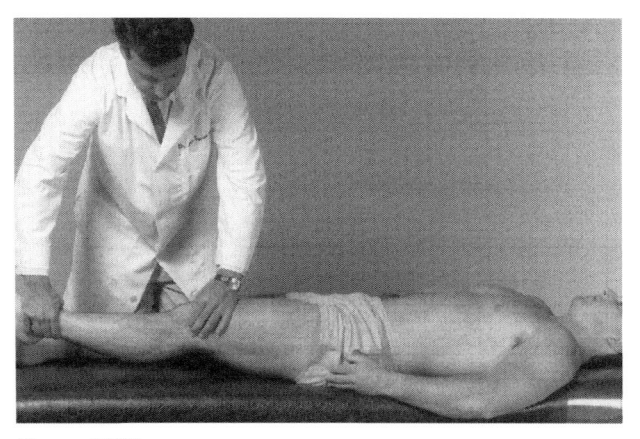

Figura 14.37

Teste do retrocesso do menisco (7)

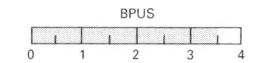

Procedimento

Com o paciente em supino, quadril e perna flexionados em 90°, palpar o menisco na linha articular medial, anterior ao ligamento colateral medial. Com a mão oposta, rodar a perna medialmente e lateralmente, observando se o menisco que você está palpando ainda está presente ou desapareceu (Figs. 14.38 e 14.39).

Explicação

Quando o joelho é flexionado em 90°, o fêmur deve rodar medialmente sobre a tíbia. Se o menisco não desaparecer quando você estiver rodando a perna, suspeitar de um menisco rompido, porque a rotação da tíbia é bloqueada.

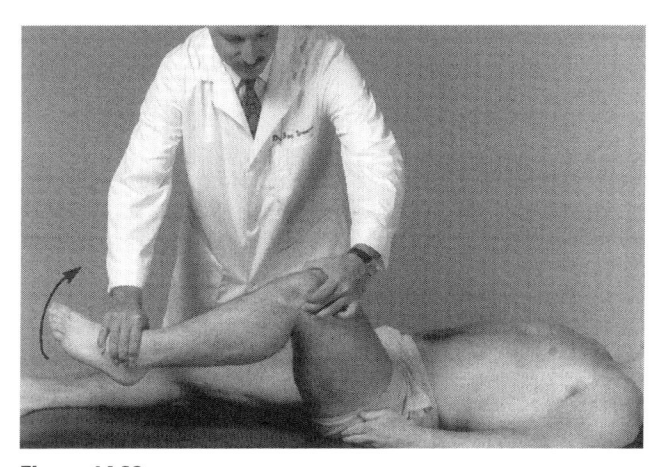

Figura 14.38

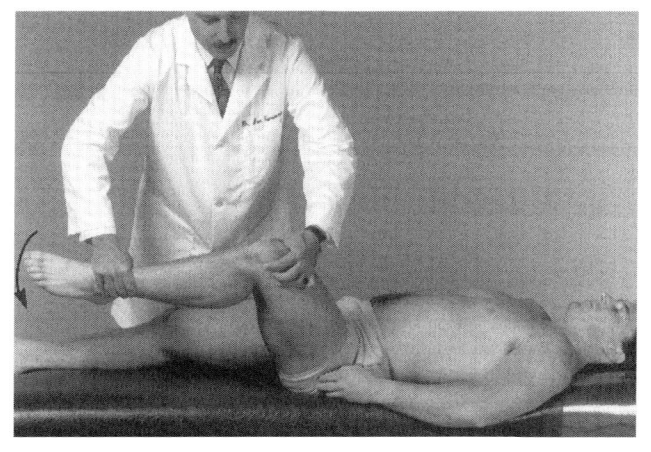

Figura 14.39

Teste de Helfet modificado (7)

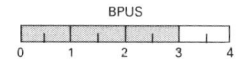

Procedimento

Com o paciente sentado, com o pé sobre o chão, notar a localização da tuberosidade da tíbia em relação à linha média (Fig. 14.40). Estender passivamente a perna do paciente e novamente observar a localização da tuberosidade da tíbia em relação à patela (Fig. 14.41).

Explicação

No joelho normal, a tuberosidade da tíbia está na linha média quando o joelho está em 90° de flexão. Quando o joelho é estendido, a tuberosidade da tíbia move-se alinhada com a borda lateral da patela. Se isso não ocorrer, suspeitar de uma ruptura do menisco, porque a rotação da tíbia está bloqueada.

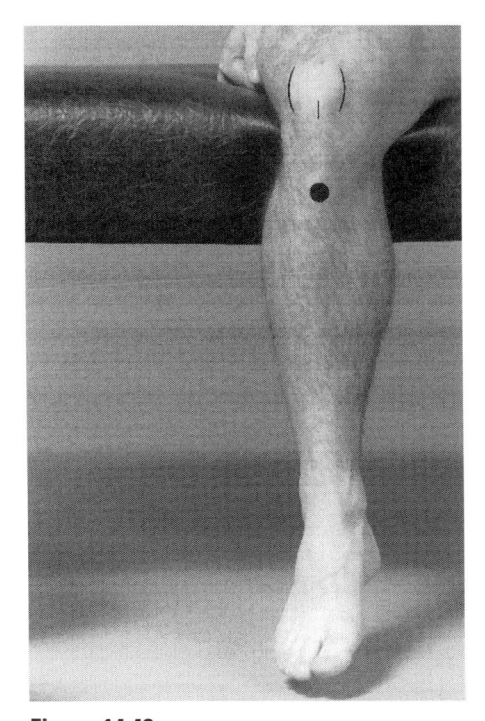

Figura 14.40

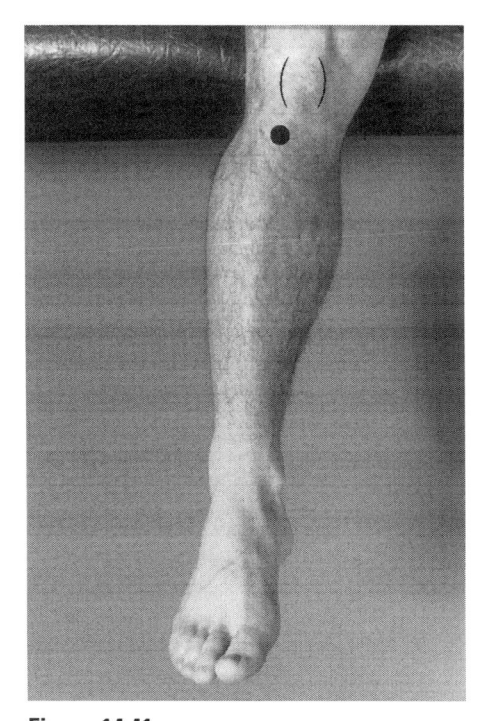

Figura 14.41

Sinal poplíteo de Cabot (8)

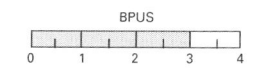

Procedimento

Com o paciente em supino, orientá-lo a abduzir a coxa e cruzar a perna sobre o joelho afetado (Fig. 14.42). Segurar o tornozelo com uma mão, e com a outra mão palpar a linha articular com o polegar e o indicador (Fig. 14.43). Pedir ao paciente que estenda o joelho isometricamente contra a sua resistência.

Explicação

A resistência à extensão do joelho na posição de figura de quatro força o menisco. A dor na linha articular indica ruptura ou patologia do menisco.

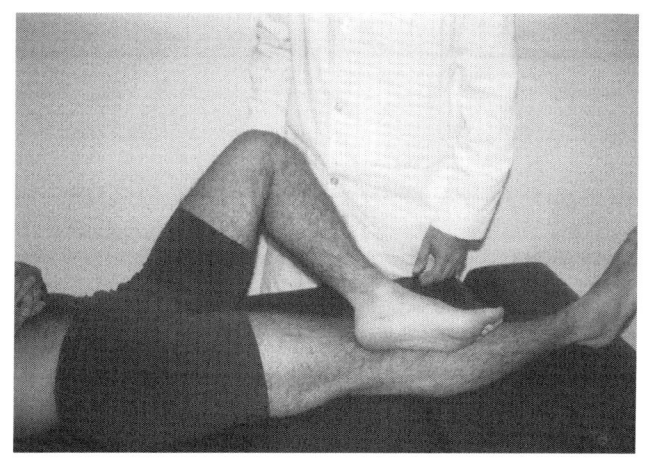

Figura 14.42

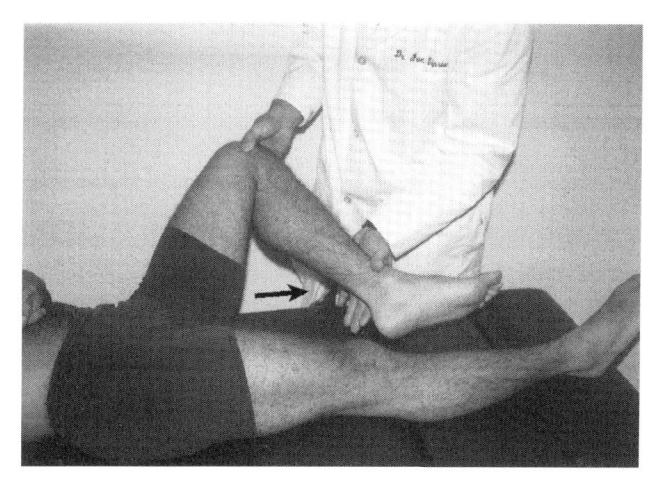

Figura 14.43

Sinal de Bohler (8)

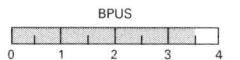

BPUS
0 1 2 3 4

Procedimento

Com o paciente em supino, estabilizar a coxa medial com uma mão e colocar uma força em valgo sobre o aspecto lateral da perna com a mão oposta (Fig. 14.44). A seguir, estabilizar o joelho lateral e colocar uma força em varo no aspecto medial da perna (Fig. 14.45).

Explicação

A colocação de uma pressão lateral ou medial sobre o joelho causa distração da cápsula articular e do menisco no lado oposto da pressão. A dor no lado oposto da pressão articular pode indicar uma lesão da cápsula articular ou do menisco.

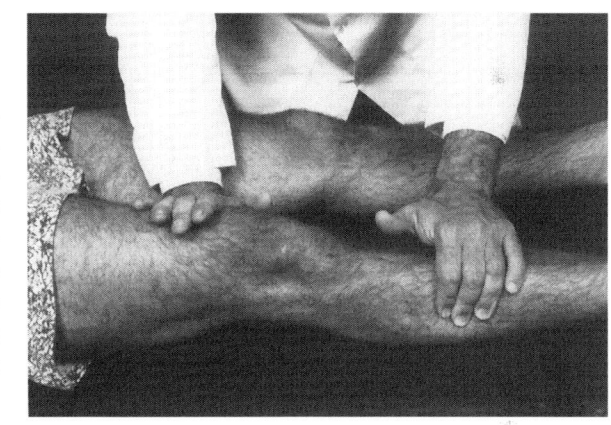

Figura 14.44

Nota

Esse teste é similar ao teste de estresse em adução e abdução para defeitos do ligamento colateral. Se esse teste for positivo, avaliar a presença de defeito do ligamento colateral oposto ao lado da pressão.

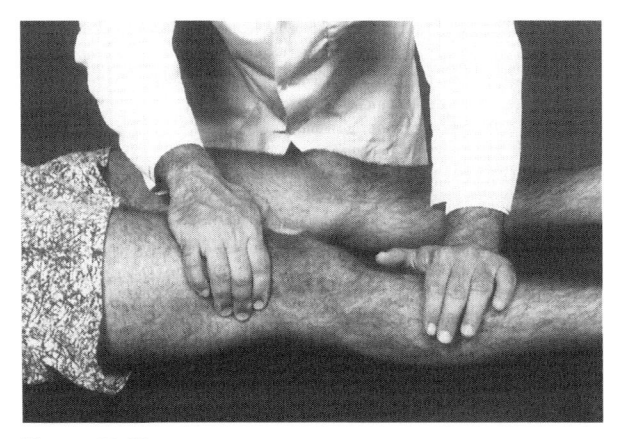

Figura 14.45

Teste do atrito mediolateral de Anderson (9)

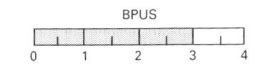

BPUS
0 1 2 3 4

Procedimento

Com o paciente em supino, segurar a perna do joelho afetado e colocá-la entre o tronco e o braço. Com o polegar e dedo indicador oposto, palpar as linhas articulares anterolateral e medial. Colocar um estresse em valgo sobre o joelho, conforme ele é passivamente flexionado (Fig. 14.46) e um estresse em varo no joelho, conforme ele é passivamente estendido (Fig. 14.47). Usar um movimento circular e aumentar os estresses em valgo e varo depois de cada círculo completo.

Explicação

Esse movimento força o menisco no lado medial com estresse em valgo e no lado lateral com estresse em varo. A dor e/ou crepitação ao movimento pode indicar ruptura ou patologia do menisco.

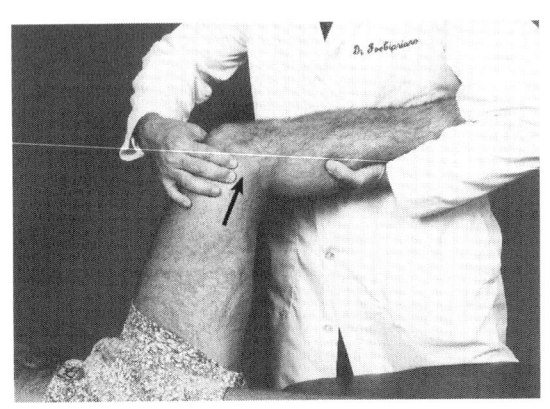

Figura 14.46

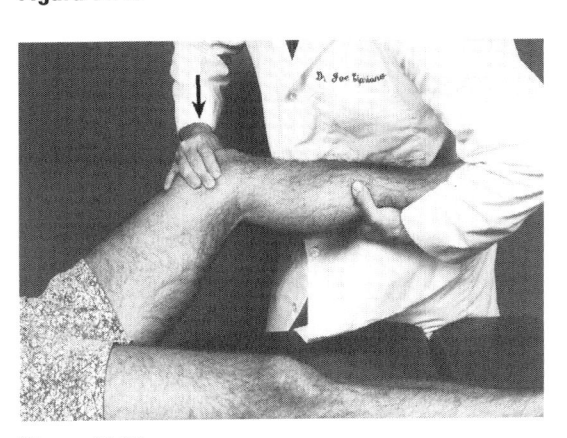

Figura 14.47

SUGESTÃO DE IMAGENS DIAGNÓSTICAS

- Radiologia simples
  Incidência anteroposterior (AP) do joelho
  Incidência lateral do joelho
- Imagem por ressonância magnética (IRM)

Teste de Thessaly (Teste do disco) (10)

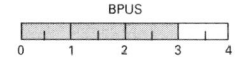

Procedimento

Com o paciente em pé, pegar as mãos do paciente. Instruir o paciente a flexionar o joelho afetado em 20 graus (Fig. 14.48) e a rodar o corpo para a direita (Fig. 14.49A) e para a esquerda (Fig. 14.49B). Repetir o teste três vezes. Após, executar o mesmo procedimento, mas dessa vez orientar o paciente a flexionar o joelho em 5 graus (Fig. 14.50).

Explicação

A rotação do corpo com o pé estável cria uma força rotacional induzida pelo movimento no joelho, que agravará um menisco rompido. A dor ou o desconforto na linha articular ou a sensação de bloqueio ou limitação podem ser indicativos de menisco rompido.

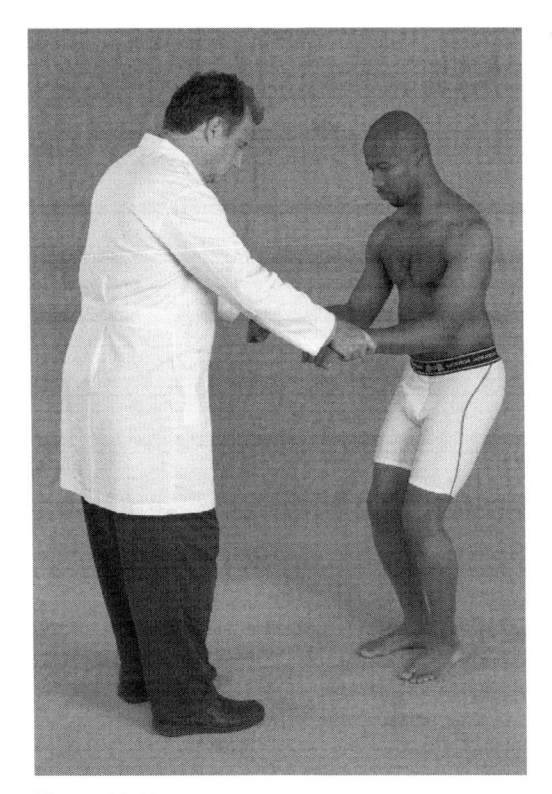

Figura 14.48

Figura 14.49 A

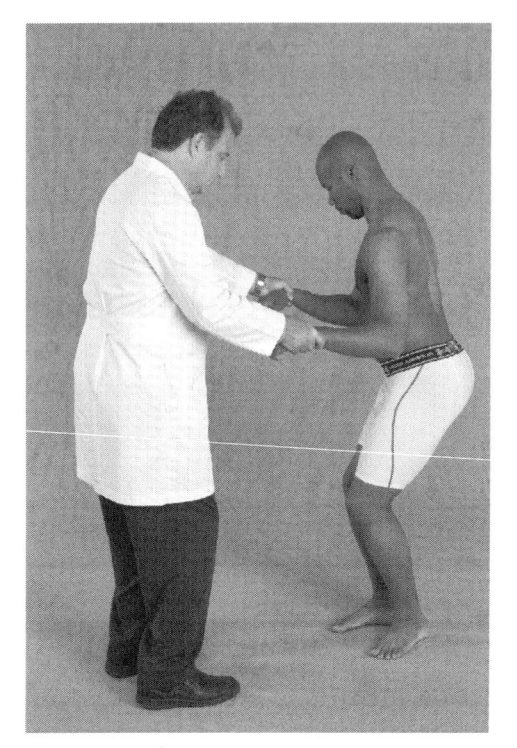

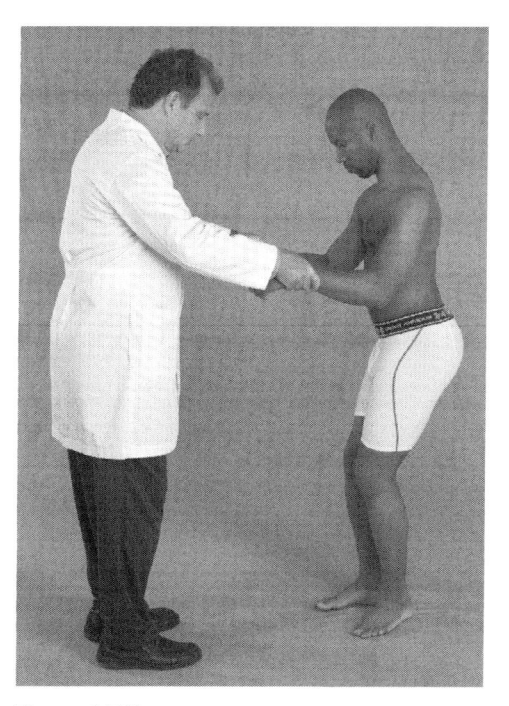

Figura 14.49 B

Figura 14.50

TESTES PARA PREGAS SINOVIAIS

Descrição clínica

A prega sinovial é uma prega redundante no revestimento sinovial do joelho, estendendo-se desde o coxim gorduroso medialmente, sob o tendão do quadríceps superiormente, até o retináculo lateral (Fig. 14.51). Essa prega pode ficar inflamada, espessada e/ou fibrótica por trauma ou esforço repetitivo, resultando em sintomas clínicos. Se a prega estiver inflamada, um problema patelofemoral mais complexo pode estar presente.

SINAIS E SINTOMAS CLÍNICOS

- Dor na região anterior do joelho
- Dor anterior com flexão prolongada do joelho
- Dor no joelho que atenua com maior atividade
- Estalos ou ressaltos com a flexão ou extensão do joelho

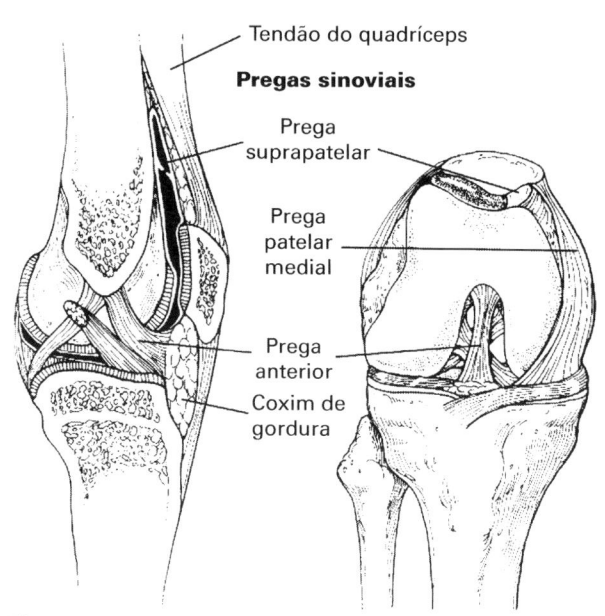

Figura 14.51

Teste da prega mediopatelar (11)

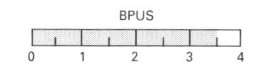

Procedimento

Com o paciente em supino, flexionar a perna afetada em 30°. Com a outra mão, mover a patela medialmente (Fig. 14.52).

Explicação

O movimento da patela medialmente, com a perna em 30° de flexão, pinça a prega entre o côndilo femoral medial e a patela. A dor pode indicar que a prega está aderida à patela e inflamada. A prega é o remanescente de um septo embrionário que compõe a cápsula articular do joelho.

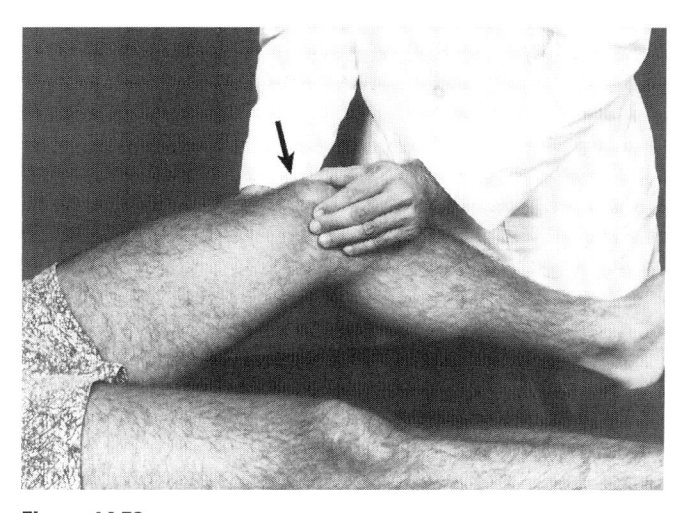

Figura 14.52

Teste da prega de Hughston (12)

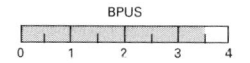

BPUS
0 1 2 3 4

Procedimento

Com o paciente em supino, segurar a perna do paciente. Flexionar e rodar medialmente a perna. Com a mão oposta, mover a patela medialmente, com o calcanhar em sua mão, e palpar o côndilo femoral medial com os dedos da mesma mão (Fig. 14.53). Flexionar e estender o joelho, buscando algum estalido na banda da prega sob seus dedos (Fig. 14.54).

Explicação

O estalido sob seus dedos pode indicar que a prega está inserida na patela, e que pode estar inflamada. A incidência da prega patelar varia entre 18 e 60% da população, de acordo com diferentes autores.

SUGESTÃO DE IMAGENS DIAGNÓSTICAS
- IRM do joelho

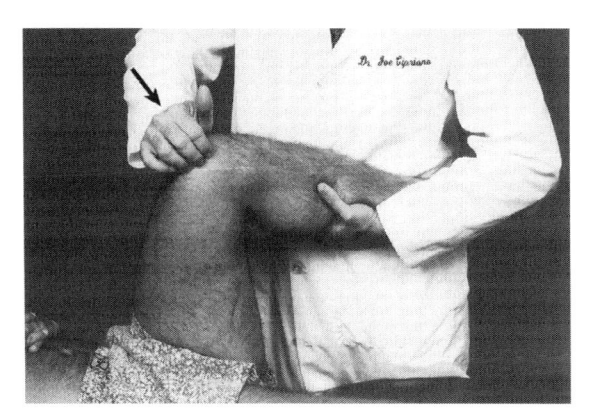

Figura 14.53

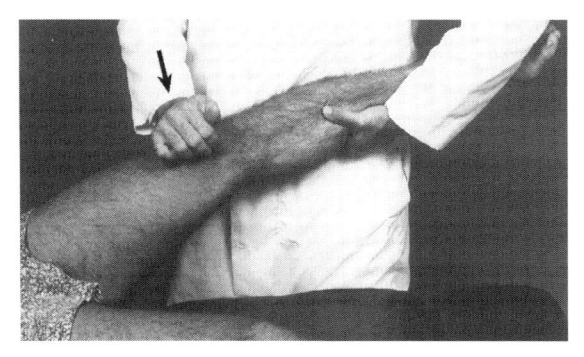

Figura 14.54

INSTABILIDADE LIGAMENTAR

Descrição clínica

Os ligamentos são vitais para a estabilidade do joelho. Os principais ligamentos do joelho são o cruzado anterior e posterior e os ligamentos colaterais medial e lateral (Fig. 14.55). As lesões ligamentares estão entre os distúrbios mais graves do joelho. Um retardo no diagnóstico e tratamento pode levar a um joelho cronicamente instável, que predispõe à degeneração precoce. A instabilidade ligamentar frequentemente ocorre devido a um estresse traumático no joelho, enquanto este sustentava carga. Um estresse em valgo pode distender ou romper o ligamento colateral medial. Um estresse em varo pode distender ou romper o ligamento colateral lateral. Ambos desses estresses, com uma força rotacional, também podem distender ou romper os ligamentos cruzados anterior e/ou posterior.

SINAIS E SINTOMAS CLÍNICOS

- Dor no joelho
- Amplitude de movimentos limitada
- Dificuldade em sustentar o peso corporal no estágio agudo
- Derrame articular
- Falseios do joelho; joelho instável crônico

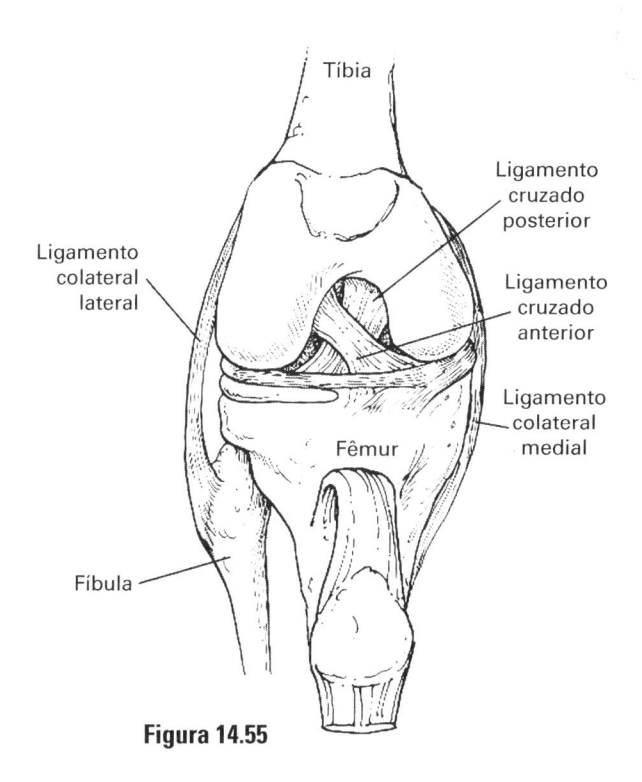

Figura 14.55

Sinal da gaveta (13-15)

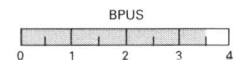

Procedimento

Com o paciente em supino, flexionar a perna e colocar o pé sobre a mesa (Fig. 14.56). Segurar atrás do joelho flexionado e puxar (Fig. 14.57) e empurrar (Fig. 14.58) a perna. Os tendões isquiotibiais devem estar relaxados para que esse teste seja preciso.

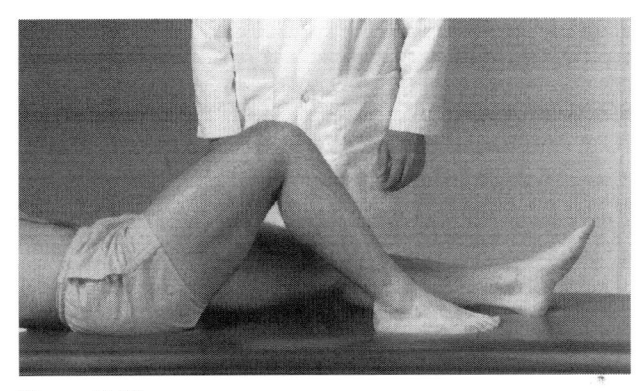

Figura 14.56

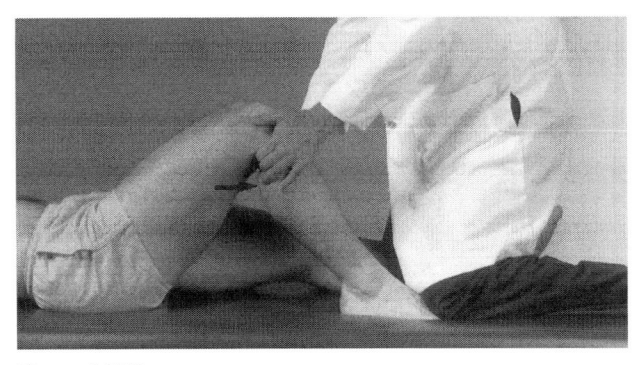

Figura 14.57

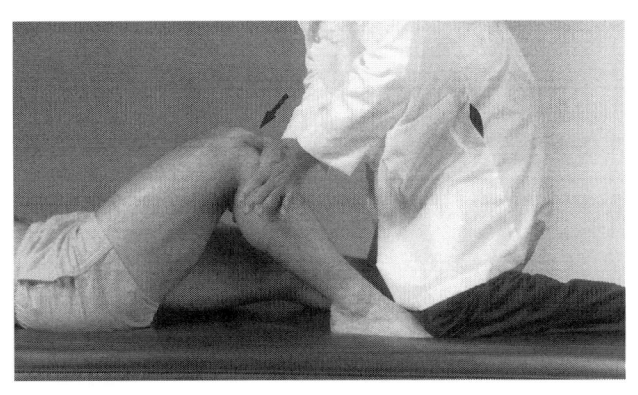

Figura 14.58

Explicação

Se houver mais de 5 mm de movimento tibial no fêmur quando a perna for puxada, pode haver lesão ou ruptura em algum grau de uma ou mais das seguintes estruturas:

- Ligamento cruzado anterior (Fig. 14.59)
- Cápsula posterolateral
- Cápsula posteromedial
- Ligamento colateral medial (se mais de 1 cm de movimento)
- Trato iliotibial
- Ligamento oblíquo posterior
- Complexo arqueado-poplíteo

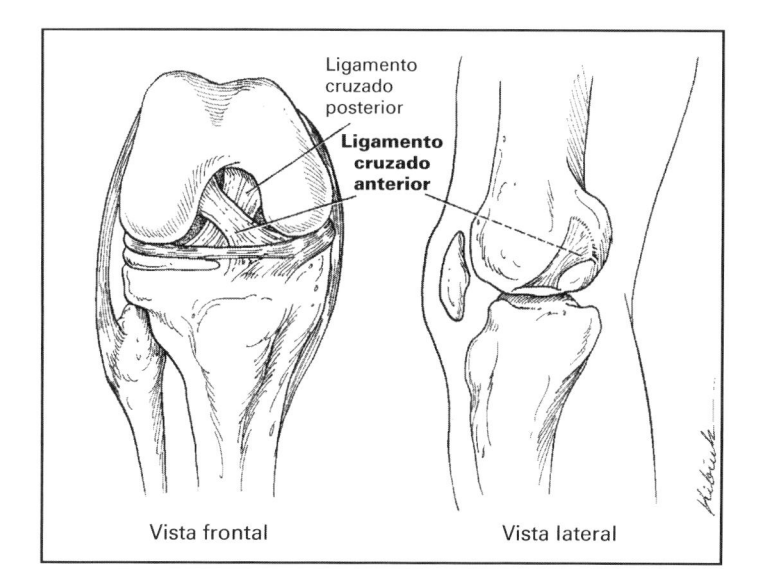

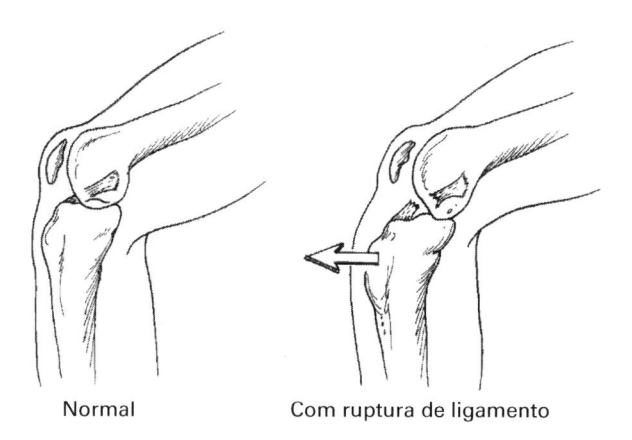

Figura 14.59

Se ocorrer movimento excessivo quando a perna for empurrada, pode haver lesão de uma das seguintes estruturas:

- Ligamento cruzado posterior (Fig. 14.60)
- Complexo arqueado-poplíteo
- Ligamento oblíquo posterior
- Ligamento cruzado anterior

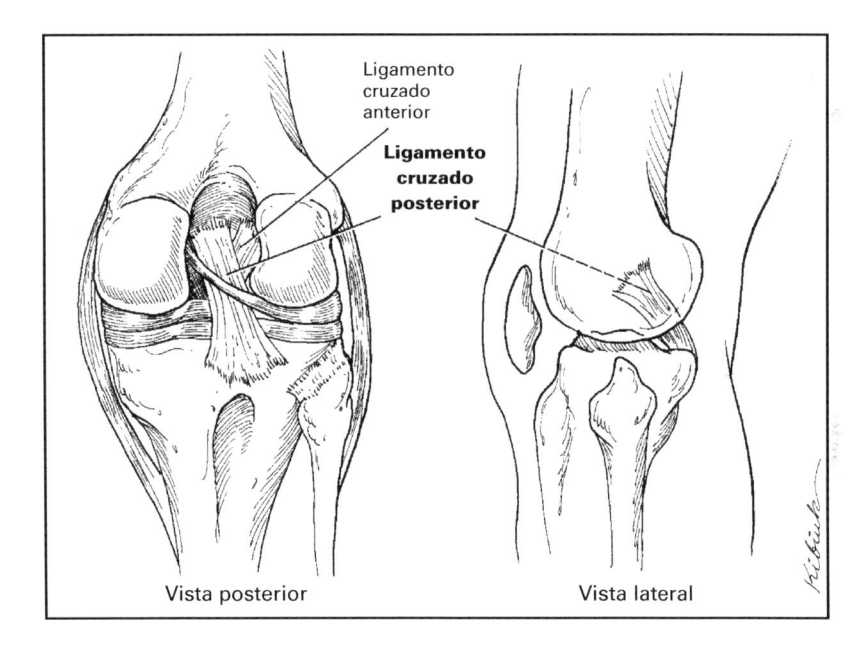

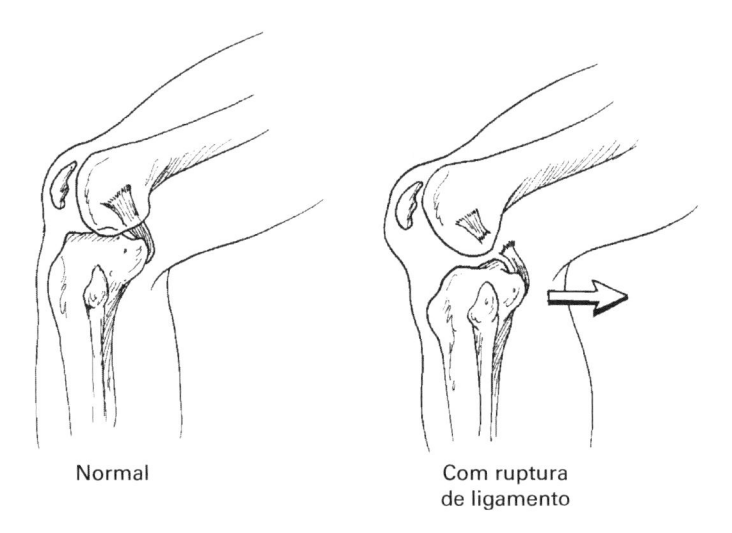

Figura 14.60

Teste de Lachman (15)

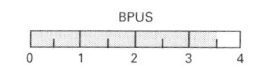

BPUS
0 1 2 3 4

Procedimento

Com o paciente em supino e o joelho em 30° de flexão, segurar a coxa do paciente com uma mão para estabilizá-la. Com a mão oposta, segurar a tíbia e puxá-la para a frente (Fig. 14.61).

Explicação

Se houver sensação amolecida e translação anterior da tíbia quando ela é movida para a frente, deve-se suspeitar de uma ruptura de qualquer dos seguintes ligamentos:

- Ligamento cruzado anterior
- Ligamento oblíquo posterior

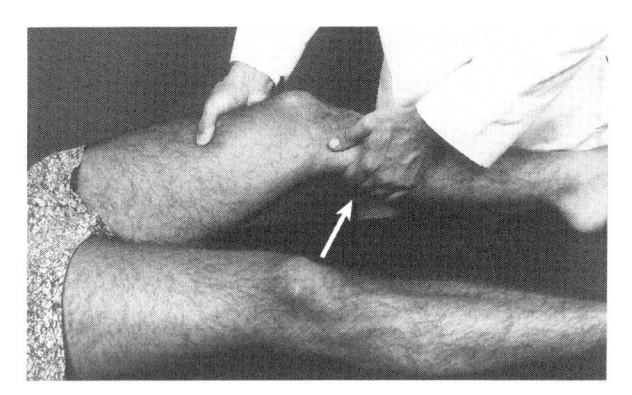

Esse é o teste mais confiável para verificar ruptura do ligamento cruzado anterior, pois o joelho não precisa ser flexionado em 90° (como no sinal da gaveta anterior), existe menos impacto meniscal e os isquiotibiais têm menos probabilidade de espasmo.

Figura 14.61

Teste de Lachman invertido (8)

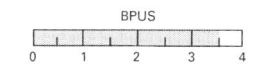

BPUS
0 1 2 3 4

Procedimento

Com o paciente em prono, flexionar a perna a 30°. Com uma mão, estabilizar a coxa posterior, tendo a certeza de que os músculos isquiotibiais estejam relaxados. Com a mão oposta, segurar a tíbia e empurrá-la posteriormente (Fig. 14.62).

Explicação

A pressão posterior sobre a tíbia tensiona o ligamento cruzado posterior. A sensação de final de movimento mole e de translação posterior da tíbia indicam lesão ou ruptura do ligamento cruzado posterior.

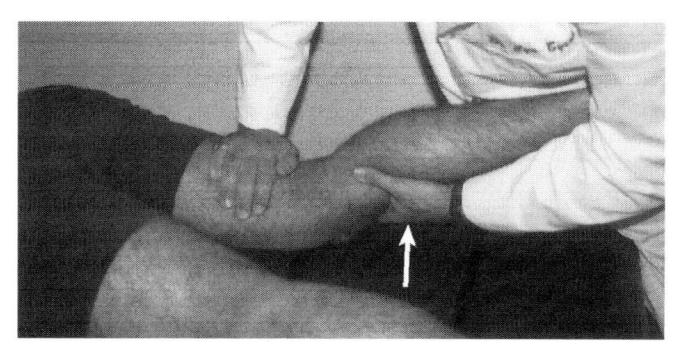

Figura 14.62

Teste de Slocum (16)

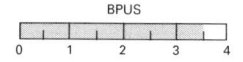

BPUS
0 1 2 3 4

Procedimento

Com o paciente em supino, colocar o pé do paciente na mesa de exames em 30° de rotação interna. Estabilizar o pé do paciente com o seu joelho, segurar a tíbia com a sua mão e puxar a tíbia em sua direção (Fig. 14.63).

Explicação

Esse teste é similar ao sinal de gaveta anterior, exceto que nesse teste o pé fica em 30° de rotação interna. Se translação tibial e sensação de final de movimento mole ocorrerem quando a tíbia é levada para a frente, suspeitar de instabilidade ou de ruptura de qualquer dos seguintes ligamentos:

- Cruzado anterior
- Cápsula posterolateral
- Ligamento colateral fibular
- Trato iliotibial

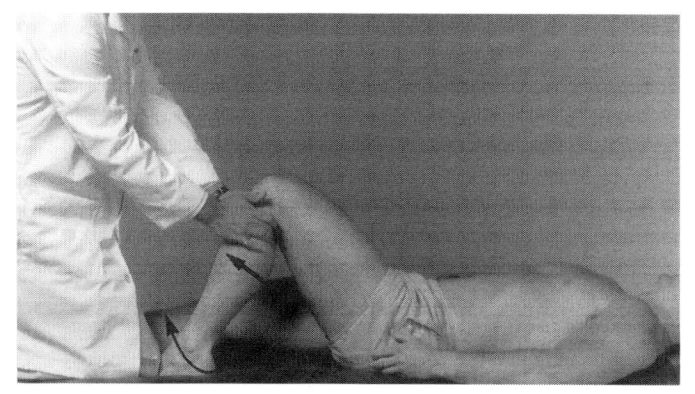

Figura 14.63

Teste de Losee (17)

Procedimento

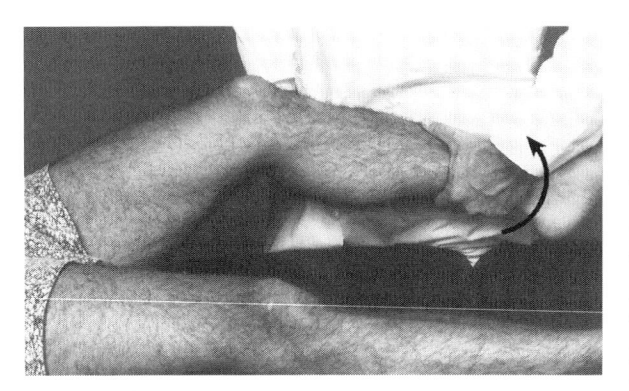

Figura 14.64

Com o paciente em supino, segurar a perna do paciente com uma mão, rodá-la externamente e segurá-la contra seu abdome. Flexionar a perna em 30º para relaxar os músculos isquiotibiais (Fig. 14.64). Com a mão oposta, segurar o joelho com o polegar atrás da cabeça fibular e os dedos sobre a patela. Aplicar força em valgo contra o aspecto lateral do joelho e pressão para a frente atrás da cabeça fibular, enquanto o joelho vai sendo estendido (Fig. 14.65).

Explicação

Rodar externamente a perna em 30° de flexão e aplicar uma força em valgo comprime a estrutura no compartimento lateral do joelho. Essa compressão pode acentuar a subluxação anterior da tíbia. Enquanto estende o joelho e aplica uma força em valgo, buscar um ressalto palpável. Esse ressalto pode indicar a subluxação anterior da tíbia, que é uma reprodução da experiência de instabilidade prévia do paciente. Indica lesão ou ruptura de uma ou mais das seguintes estruturas:

- Ligamento cruzado anterior
- Cápsula articular posterolateral
- Complexo arqueado-poplíteo
- Ligamento colateral lateral
- Trato iliotibial

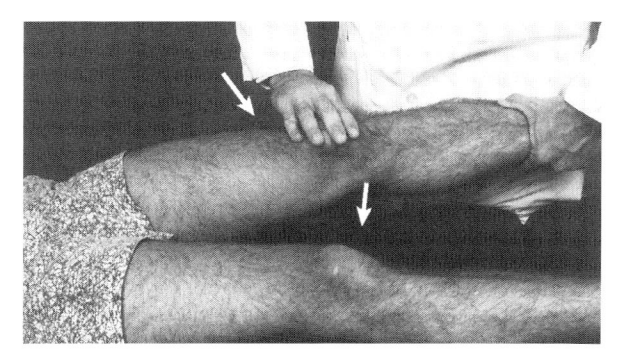

Figura 14.65

Teste da distração de Apley (18)

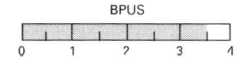

Procedimento

Com o paciente em prono, flexionar a perna a 90°. Estabilizar a coxa do paciente com o seu joelho. Puxar o tornozelo do paciente, enquanto é rodada internamente (Fig. 14.66) e externamente (Fig. 14.67) a perna.

Explicação

A distração do joelho retira a pressão do menisco e põe tensão nos ligamentos colaterais medial e lateral. A dor na distração indica lesão ligamentar inespecífica ou instabilidade.

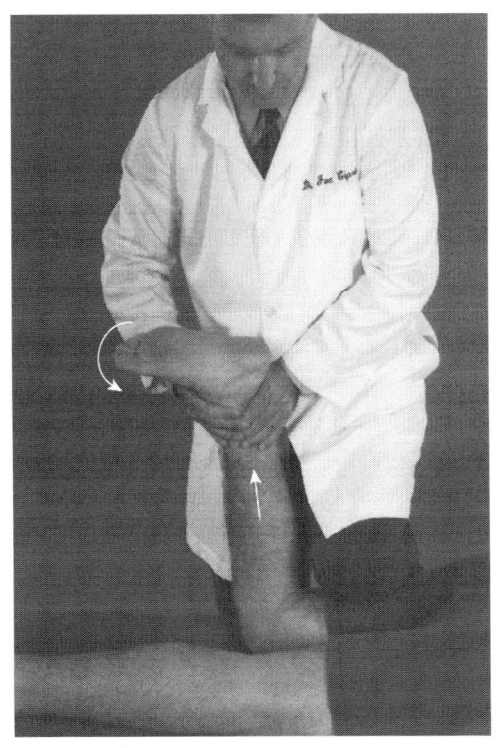

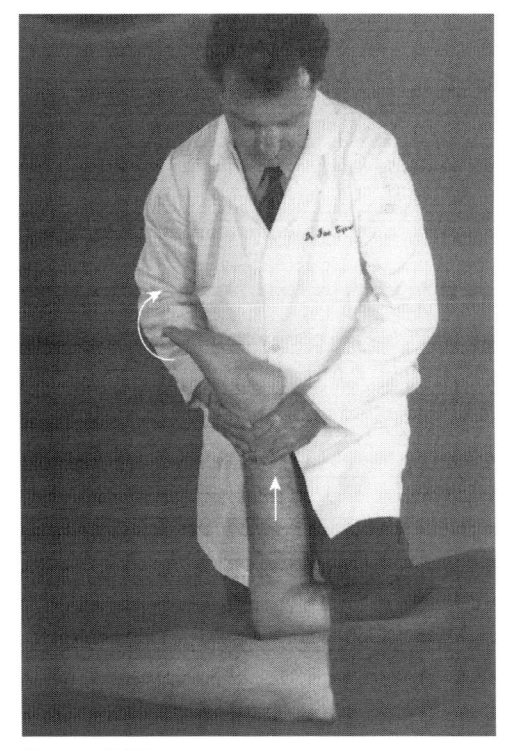

Figura 14.66

Figura 14.67

Teste de estresse em adução (5)

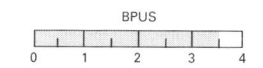

Procedimento

Com o paciente em supino, estabilizar a coxa medial. Segurar a perna e empurrá-la medialmente (Fig. 14.68). Após, executar esse teste com o joelho em 20 a 30° de flexão (Fig. 14.69).

Explicação

Se a tíbia mover-se em uma quantidade medial excessiva para longe do fêmur (Quadro 14.1) quando o joelho estiver em extensão completa, pode haver ruptura de quaisquer dos seguintes ligamentos:

- Ligamento colateral tibial
- Ligamento meniscofemoral posterior
- Cápsula medial posterior
- Ligamento cruzado anterior
- Ligamento cruzado posterior

Se o anteriormente mencionado for positivo quando o joelho for flexionado em 20 a 30°, quaisquer dos seguintes ligamentos podem estar instáveis:

- Ligamento colateral tibial
- Ligamento meniscofemoral posterior
- Ligamento cruzado posterior

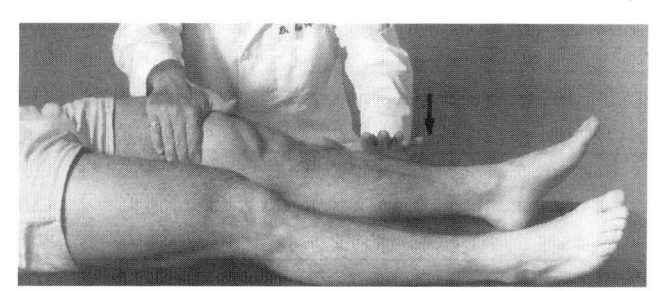

Figura 14.68

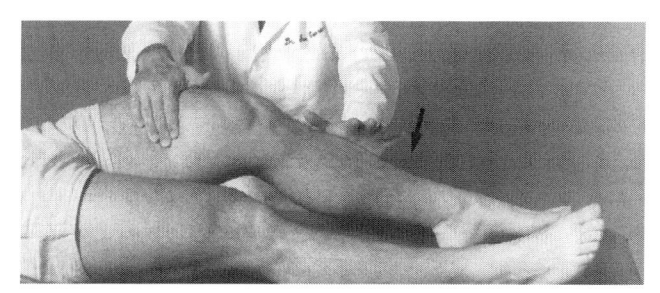

Figura 14.69

QUADRO 14.1	Escala de avaliação da estabilidade medial
Grau 0	Nenhuma abertura articular
Grau 1+	< 0,5 cm de abertura articular
Grau 2+	0,5 a 1 cm de abertura articular
Grau 3+	> 1 cm de abertura articular

Teste de estresse em abdução (5)

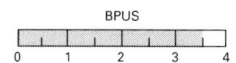

Procedimento

Com o paciente em supino, estabilizar a coxa lateral. Segurar a perna e empurrá-la lateralmente (Fig. 14.70). Após, executar esse teste em 20 a 30° de flexão (Fig. 14.71).

Explicação

Se a tíbia mover-se em uma quantidade excessiva para longe do fêmur (Quadro 14.2) quando o joelho estiver em extensão completa, pode haver ruptura de quaisquer dos seguintes ligamentos:

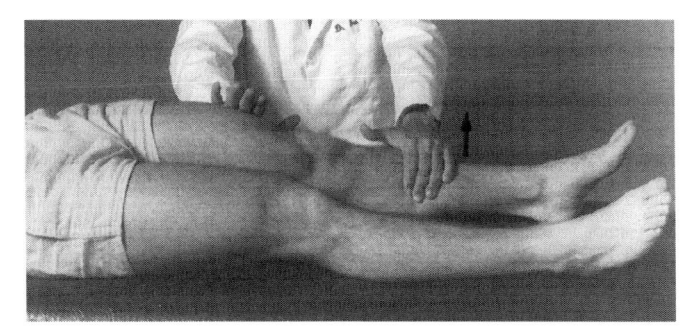

Figura 14.70

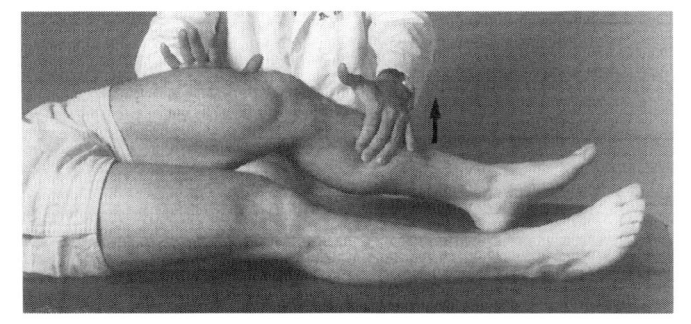

Figura 14.71

- Ligamento colateral fibular
- Cápsula posterolateral
- Ligamento cruzado posterior
- Ligamento cruzado anterior

Se o anteriormente mencionado for positivo quando o joelho for flexionado em 20 a 30°, então os seguintes ligamentos podem estar instáveis:

- Ligamento colateral fibular
- Cápsula posterolateral
- Trato iliotibial

SUGESTÃO DE IMAGENS DIAGNÓSTICAS

- Radiologia simples
  Incidência AP do joelho
  Incidência lateral do joelho
- IRM do joelho

QUADRO 14.2 Escala de avaliação da estabilidade lateral

Grau 0	Nenhuma abertura articular
Grau 1+	< 0,5 cm de abertura articular
Grau 2+	0,5 a 1 cm de abertura articular
Grau 3+	> 1 cm de abertura articular

DISFUNÇÃO PATELOFEMORAL

A patela protege o aspecto anterior da articulação do joelho. Ela também funciona como um fulcro que aumenta a vantagem mecânica do músculo quadríceps. A patela fica no sulco troclear. Com flexão e extensão normais, a patela alinha-se suavemente dentro do sulco. Muitas causas de dor e disfunção anterior do joelho podem ter origem em uma anormalidade do alinhamento da patela no sulco troclear ou por trauma direto na patela. As anormalidades patelofemorais incluem fraturas, luxações, síndrome de mau alinhamento, condromalacia patelar e artrite patelofemoral.

SINAIS E SINTOMAS CLÍNICOS

- Dor anterior no joelho
- Derrame articular no joelho
- Sensação de estalido
- Crepitação articular
- Desconforto na subida de degraus
- Bloqueio do joelho

Teste do atrito patelar

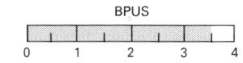

Procedimento

Com o paciente em supino, mover a patela medial e lateralmente, enquanto é feita uma pressão para baixo (Fig. 14.72).

Explicação

A dor sob a patela indica condromalacia patelar, artrite retropatelar ou fratura condral. A osteocondrite da patela também produz dor local. A dor sobre a patela pode indicar uma bursite pré-patelar.

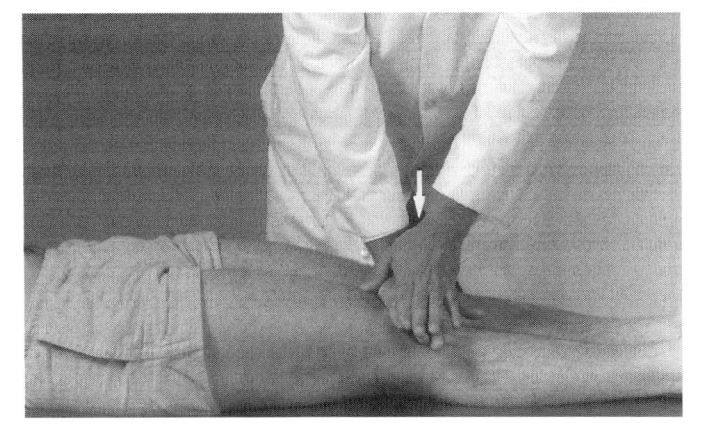

Figura 14.72

Teste da apreensão patelar (18)

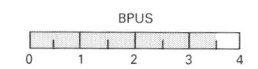

Procedimento

Com o paciente em supino, deslocar com a mão a patela lateralmente (Fig. 14.73).

Explicação

Um olhar de apreensão na face do paciente e uma contração do músculo quadríceps indicam tendência crônica para luxação lateral da patela. A dor também está presente com esse teste.

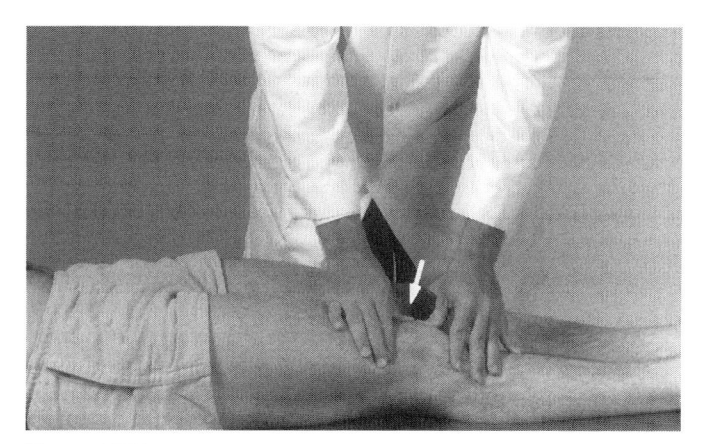

Figura 14.73

Teste de Dreyer

Procedimento

Com o paciente em supino, orientá-lo a levantar a perna ativamente (Fig. 14.74). Se o paciente não puder levantar a perna, estabilizar o tendão do quadríceps logo acima do joelho. Nesse momento, instruir o paciente a levantar a perna novamente (Fig. 14.75).

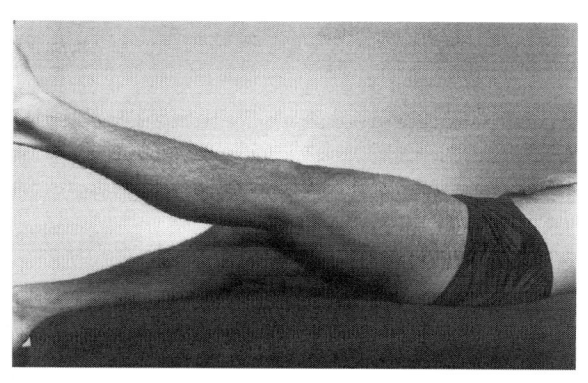

Figura 14.74

Explicação

Se o paciente puder levantar a perna na segunda vez, suspeitar de fratura traumática da patela. O músculo reto femoral, que é um flexor primário do quadril, está inserido na patela pelo tendão do quadríceps. Se a patela estiver fraturada, o tendão do quadríceps não fica estabilizado. A estabilização manual do tendão do quadríceps permite que ocorra a flexão do quadril.

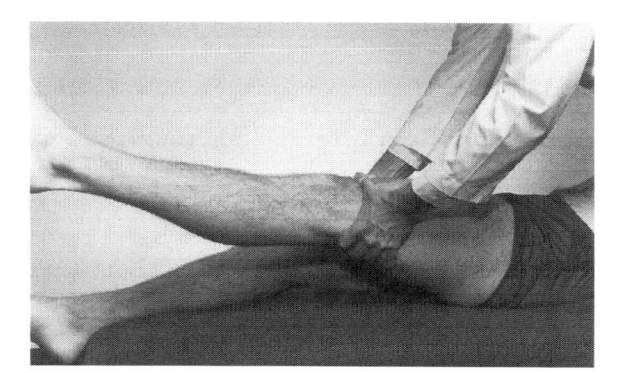

Figura 14.75

SUGESTÃO DE IMAGENS DIAGNÓSTICAS

- Radiologia simples
  Incidência AP do joelho
  Incidência lateral da patela
  Incidência axial da patela
- Tomografia computadorizada (TC)
- Imagem por ressonância magnética (IRM)

Teste de Waldron (19)

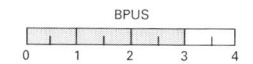

Procedimento

Com o paciente na posição de supino, pressionar o joelho afetado com uma mão e flexionar passivamente o joelho com a outra mão (Fig. 14.76). A seguir, instruindo o paciente a ficar em pé, aplicar compressão na patela enquanto o paciente executa um agachamento (Fig. 14.77).

Explicação

A reprodução da dor e/ou crepitação no joelho pode indicar uma patologia da articulação patelofemoral, como luxação patelofemoral, condromalacia patelar, artrite retropatelar ou fratura condral.

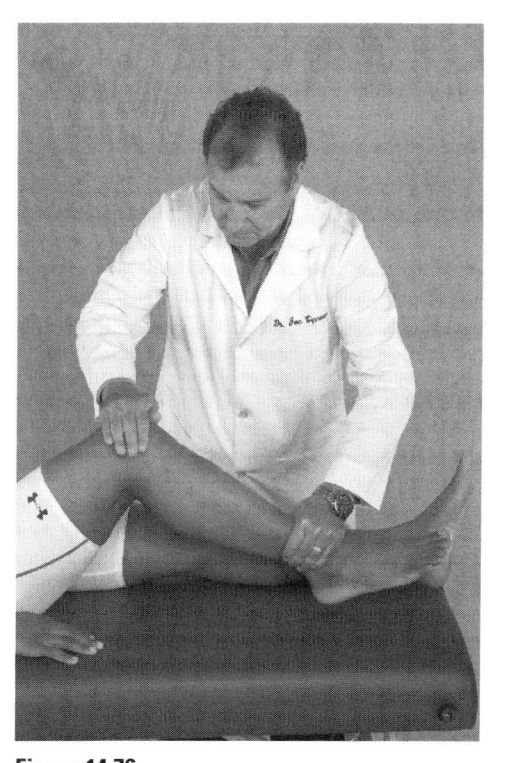

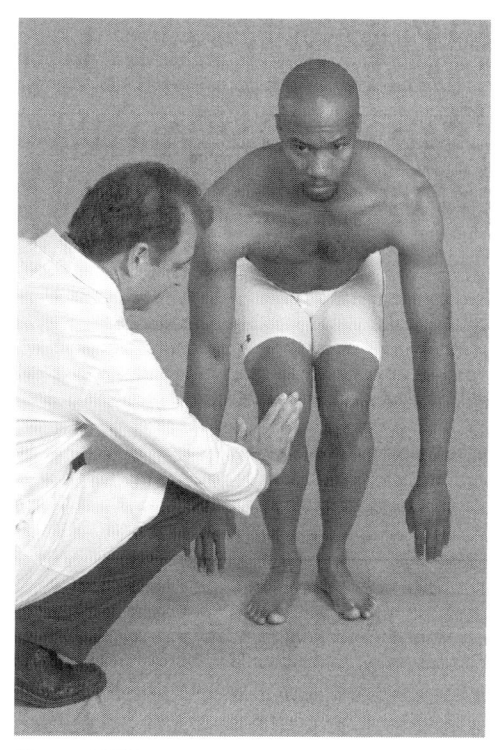

Figura 14.76   **Figura 14.77**

DERRAME ARTICULAR NO JOELHO

Descrição clínica

O derrame no e em torno do joelho pode ser causado por trauma, infecção, doença articular degenerativa, artrite reumatoide, gota ou pseudogota. O fluido pode conter sangue, gordura, linfócitos e cristais como urato, pirofosfato e oxalato. A análise do derrame está além do escopo deste livro. Os seguintes testes físicos tentam determinar se há fluido presente em torno da articulação de joelho. Se o fluido estiver presente, você deve determinar, com base na história e nos achados clínicos do paciente, se a aspiração deve ser indicada.

SINAIS E SINTOMAS CLÍNICOS

- Dor no joelho ao caminhar
- Inflamação anterior no joelho
- Articulação do joelho quente ao toque

Teste do rechaço patelar

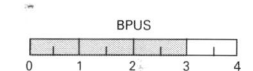

Procedimento

Com uma mão, circundar e apertar para baixo o aspecto superior da patela. Com a outra mão, empurrar a patela contra o fêmur com seu dedo (Fig. 14.78).

Explicação

Se houver fluido presente no joelho, a patela se elevará quando a pressão for aplicada. Quando a patela é empurrada para baixo, atingirá o fêmur com golpe palpável.

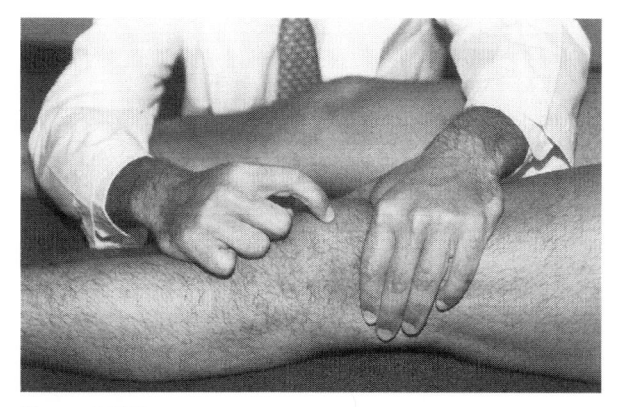

Figura 14.78

Teste da compressão (5)

BPUS 0 1 2 3 4

Procedimento

Com o paciente em supino, comprimir, deslizando o lado medial da patela em direção à bolsa suprapatelar duas ou três vezes com seus dedos e simultaneamente comprimir, deslizando aspecto lateral da patela para baixo com a sua mão oposta (Fig. 14.79).

Explicação

Se uma onda de fluido sinovial estiver presente, ela se concentrará na borda inferior e medial da patela; subsequentemente, a área ficará edemaciada.

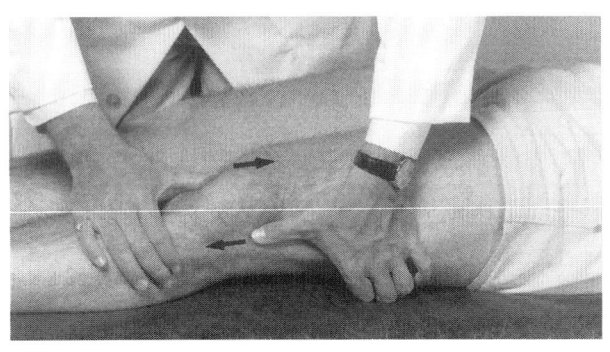

Figura 14.79

Teste da flutuação (5)

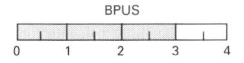

BPUS 0 1 2 3 4

Procedimento

Com o paciente em supino, segurar a coxa na bolsa suprapatelar com uma mão e segurar a perna logo abaixo da patela com a mão oposta (Fig. 14.80). Apertar para baixo alternadamente, primeiro com uma mão e depois com a outra.

Explicação

Se o fluido sinovial estiver presente, você o sentirá flutuar alternadamente sob sua mão. Essa flutuação indica derrame articular significativo.

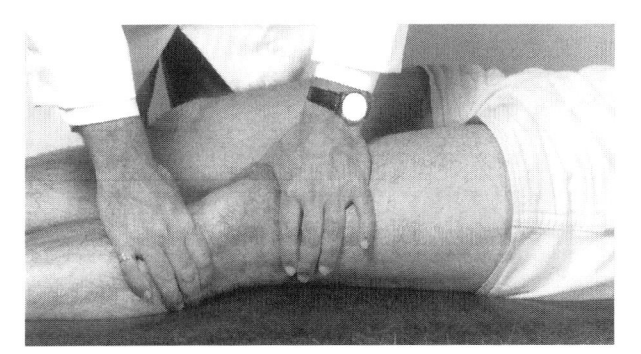

Figura 14.80

SUGESTÃO DE IMAGENS DIAGNÓSTICAS
- Nenhuma

REFERÊNCIAS

1. American Academy of Orthopaedic Surgeons. The Clinical Measurement of Joint Motion. Chicago: AAOS, 1994.

2. Boone DC, Azen SP. Normal range of motion of the joints in male subjects. J Bone Joint Surg Am 1979;61:756–759.

3. Apley AG. The diagnosis of meniscus injuries: some new clinical methods. J Bone Joint Surg 1947;29:78.

4. McMurray TP. The semilunar cartilages. Br J Surg 1942;29:407.

5. McGee DJ. Orthopedic Physical Assessment. 2nd ed. Philadelphia: Saunders, 1992.

6. Ricklin P, Ruttiman A, Del Buono MS.Meniscal Lesions: Diagnosis, Differential Diagnosis, and Therapy. 2nd ed. Mieller NH, trans. New York: Theme Stratton, 1983.

7. Helfet A. Disorders of the Knee. Philadelphia: JB Lippincott, 1974.

8. Strobel M, Stedtfeld HW. Diagnostic Evaluation of the Knee. Berlin: Springer-Verlag, 1990.

9. Anderson AF, Lipscomb AB. Clinical diagnosis of meniscal tears—description of a new manipulative test. Am J Sports Med 1988;14:291.

10. Karachalios T, Hantes M, Zibis AH, et al. Diagnostic accuracy of a new clinical test for early detection of meniscal tears. J Bone Joint Surg Am 2005;87:955–962.

11. Mital MA, Hayden J. Pain in the knee in children: the medial plica shelf syndrome. Orthop Clin North Am 1979;10:714.

12. Houghston JC, Walsh WM, Puddu G. Patella subluxation and dislocation. Philadelphia: Saunders, 1984.

13. Butler DL, Noyes FR, Grood ES. Ligamentous restraints to anterior-posterior drawer in the human knee. J Bone Joint Surg Am 1980;62:259.

14. Fukybayashi T, Torzilli PA, Sherman MF, et al. An in vitro biomechanical evaluation of anterior posterior motion of the knee. J Bone Joint Surg Br 1972;54:763.

15. Jonsson TB, Althoff L, Peterson J, et al. Clinical diagnosis of ruptures of the anterior cruciate ligament: a comparative study of the Lachman test and the anterior drawer sign. Am J Sports Med 1982;10:100.

16. Slocum DB, James SL, Larson RL, et al. A clinical test for anterolateral rotary instability of the knee. Clin Orthop 1976;118;63.

17. Loose RE, Jenning TR, Southwich WO. Anterior subluxation of the lateral tibial plateau: a diagnostic test and operative review. J Bone Joint Surg Am 1978;60:1015.

18. Hoppenfeld S. Physical examination of the spine and extremities. New York: Appleton-Century-Crofts, 1976:127.

19. Nijs J, Van Geel C, Van der auwera D, et al. Diagnostic value of five clinical tests in patellofemoral pain syndrome.Man Ther 2006;11:69–77.

REFERÊNCIAS GERAIS

Bloom MH. Differentiating between meniscal and patellar pain. Phys Sports Med 1989;17(8):95–108.

Butler DL, Noyes FR, Grood ES. Ligamentous restraints to anterior-posterior drawer in the human knee. J Bone Joint Surg Am 1980;62:259.

Cailliet R. Knee Pain and Disability. Philadelphia: FA Davis, 1973.

Cipriano J. Post traumatic knee injuries. Today's Chiropractic 1985;14(5):49–51.

Clancy WG. Evaluation of acute knee injuries. American Association of Orthopedic Surgeons symposium on sports medicine: the Knee. St. Louis:Mosby, 1985.

Clancy WG, Keene JS, Goletz TH. The symptomatic dislocation of the anterior horn of the medial meniscus. Am J Sports Med 1984;12:57–64.

Cyriax J. Textbook of Orthopaedic Medicine. Vol. 1. Diagnosis of Soft Tissue Lesions. London: Bailliéré Tindall, 1982.

Frankel VH, Burstein AH, Brooks DB. Biomechanics of internal derangement of the knee. J Bone Joint Surg Am 1971;53:945.

Hardaker WT, Whipple TL, Bassett FH. Diagnosis and treatment of the plica syndrome of the knee. J Bone Joint Surg Am 1980;62:221–255.

Johnson T, Althoff B, Peterson L, et al. Clinical diagnosis of ruptures of the anterior cruciate ligament: a comparative study of the Lachman test and the anterior drawer sign. Am J Sports Med 1982;10:100.

Kapandji LA. The Physiology of the Joints. Vol. 2. Lower Limb. New York: Churchill Livingstone, 1970.

Katz KW, Fingeroth RF. The diagnostic accuracy of ruptures of the anterior cruciate ligament comparing the Lachman test, the anterior drawer sign and the pivot shift test in acute and chronic knee injuries. Am J Sports Med 1986;14:88.

Nottage WM, Sprague NF, Auerbach BJ, et al. The medial patellar plica syndrome. Am J Sports Med 1983;11:211214.

Outerbridge RE, Dunlop J. The problem of chondromalacia patellae. Clin Orthop 1975;110:177–196.

Pickett JC, Radin EL. Chondromalacia of the Patella. Baltimore:Williams & Wilkins, 1983.

Slocum DB, Larson RL. Rotary instability of the knee. J Bone Joint Surg Am 1968;50:211.

Stickland A. Examination of the knee joint. Physiotherapy 1984;70:144.

Scuderi, GR: The Patella. New York: Springer-Verlag, 1995.

Torg JS, Conrad W, Nalen V. Clinical diagnosis of anterior cruciate ligament instability in the athlete. Am J Sports Med 1976;4:84.

Tria AJ. Ligaments of the Knee. New York: Churchill Livingstone, 1995.

15
TESTES ORTOPÉDICOS DO TORNOZELO

FLUXOGRAMA DO EXAME ORTOPÉDICO DO TORNOZELO 456

PALPAÇÃO 457
Aspecto medial   457
  Maléolo medial e
    ligamento deltoide   457
  Tendões do tibial posterior, flexor longo dos
    dedos e flexor longo do hálux   458
  Artéria tibial posterior e nervo tibial   460
Aspecto lateral   461
  Maléolo lateral e
    ligamentos inseridos   461
  Tendões do fibular longo e
    do fibular curto   462
Aspecto anterior   463
  Tendões do tibial anterior, extensor
    longo do hálux e extensor longo
    dos dedos   463
Aspecto posterior   466
  Tendão do calcâneo, bolsa calcaneana
    e bolsa retrocalcaneana   466

AMPLITUDE DE MOVIMENTO DO TORNOZELO 468
  Dorsiflexão   468
  Flexão plantar   469
  Inversão   470
  Eversão   471

INSTABILIDADE LIGAMENTAR 472
  Sinal da gaveta do pé   473
  Teste da estabilidade lateral   474
  Teste da estabilidade medial   476

SÍNDROME DO TÚNEL DO TARSO 477
  Teste do torniquete   477
  Sinal de Tinel do pé   478

RUPTURA DO TENDÃO DO CALCÂNEO 479
  Teste de Thompson   479
  Teste de percussão no tendão
    do calcâneo   480
  Teste de Copeland   481

Exame ortopédico do tornozelo

↓

História

├──┐
↓   ↓

Dor no tornozelo,   Dor no tornozelo
induzida por trauma   sem trauma

↓   ↓

Palpação   Teste do torniquete
                                          Sinal de Tinel do pé

↓   ↓

Amplitude de movimento   Estudos de
(ativa)   condução nervosa
(passiva)

↓   ↓

(+)   **Síndrome do
                                          túnel do tarso**

Sinal da gaveta do pé   (−)   Teste de Thompson   (−)   Radiologia
Teste da estabilidade lateral ──→ Teste de percussão   ──→
Teste da estabilidade medial   no tendão do
                                  calcâneo
                                                                (+)
↓ (+)   ↓   ↓

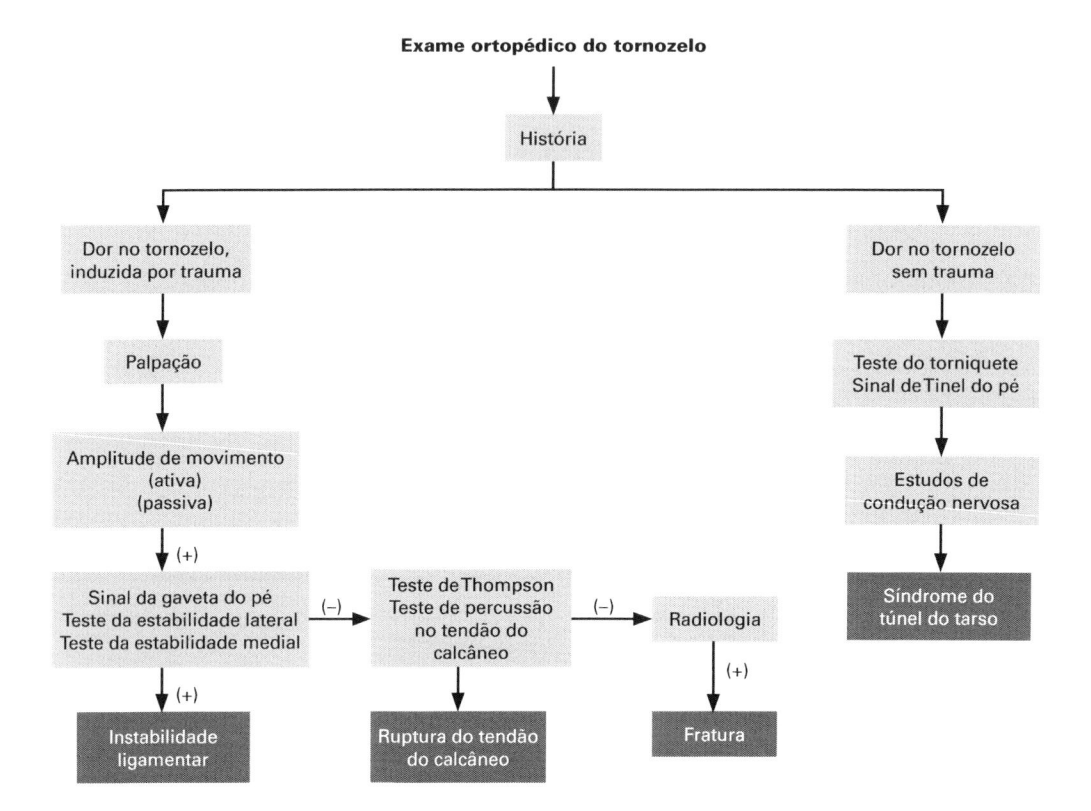

Instabilidade   Ruptura do tendão   Fratura
ligamentar   **do calcâneo**

PALPAÇÃO

Aspecto medial

Maléolo medial e ligamento deltoide

Anatomia descritiva

O maléolo medial é a proeminência mais distal da tíbia. Envolve o aspecto medial do tálus e confere estabilidade óssea à articulação do tornozelo. O forte ligamento deltoide está inserido no maléolo, conectado a três ossos do tarso: tálus, navicular e calcâneo. O deltoide é um ligamento de quatro partes que é chamado de acordo com as suas inserções: tibionavicular; tibiotalar anterior e posterior; e tibiocalcaneano (Fig. 15.1). O ligamento deltoide fortalece e fornece estabilidade medial à articulação do tornozelo e mantém os ossos calcâneo e navicular contra o tálus. Uma lesão comum é a forte eversão do pé, causando uma fratura com avulsão do ligamento deltoide no maléolo medial.

Procedimento

Com o pé elevado do paciente, palpar o maléolo medial e o ligamento deltoide na busca de sensibilidade dolorosa e/ou edema (Fig. 15.2). A sensibilidade dolorosa e/ou o edema secundário a um trauma podem indicar contusão periosteal, distensão ou avulsão do ligamento deltoide.

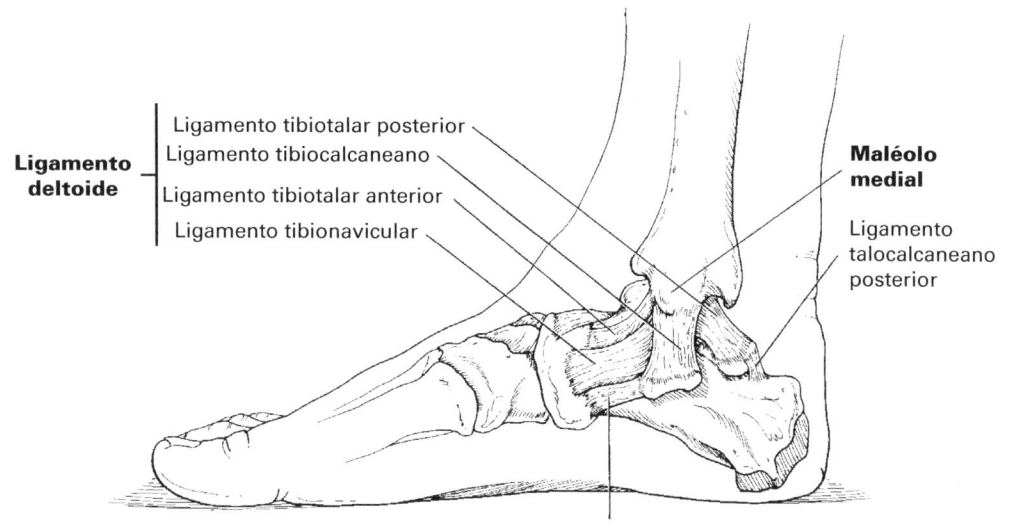

Figura 15.1

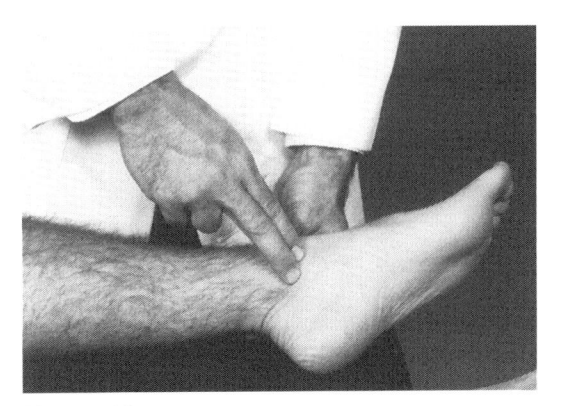

Figura 15.2

Tendões do tibial posterior, flexor longo dos dedos e flexor longo do hálux

Anatomia descritiva

O tendão do tibial posterior passa posteriormente ao maléolo medial e se insere na tuberosidade do osso navicular (Fig. 15.3). A ação do músculo é fazer a flexão plantar do tornozelo e inverter o pé. O tendão do flexor longo dos dedos é posterior ao tendão tibial posterior; segue de perto a tíbia e passa atrás do maléolo medial (Fig. 15.3). Ele se insere nas falanges distais dos quatro dígitos laterais. A ação do músculo é fazer a flexão plantar do tornozelo e flexionar todas as articulações dos últimos quatro dedos do pé. O tendão do flexor longo do hálux fica posterior ao tendão do flexor longo dos dedos e passa posteriormente à articulação do tornozelo, não posterior ao maléolo medial. Ele se insere na base da falange distal do dedo maior do pé (Fig. 15.3). Sua função é flexionar o hálux.

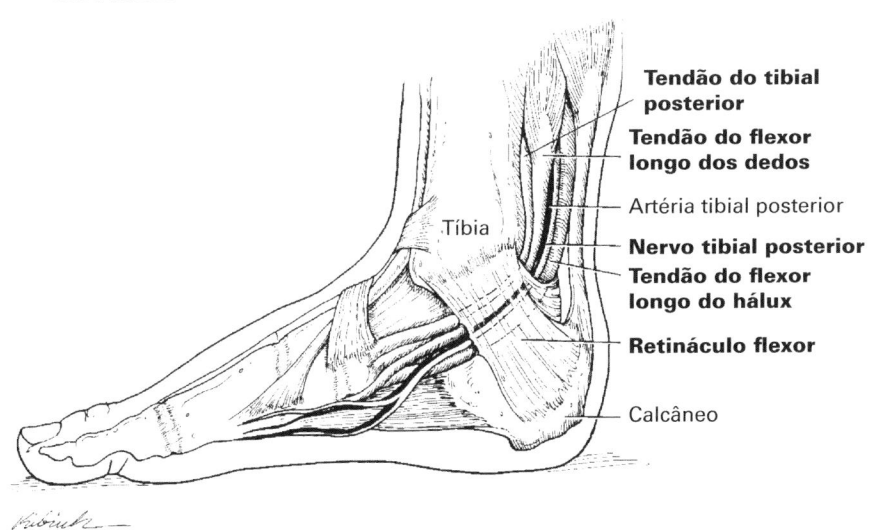

Figura 15.3

Procedimento

Para palpar o tendão do tibial posterior, inverter e fazer a flexão plantar do pé do paciente. Palpar medialmente a parte posterior da tíbia até o maléolo medial (Fig. 15.4). Observar a continuidade do tendão e qualquer sensibilidade dolorosa ou edema. A sensibilidade dolorosa e/ou o edema podem indicar distensão secundária ao trauma ou tendinite. A perda de continuidade e um pé em valgo secundário a trauma podem indicar tendão rompido.

Palpar o tendão flexor longo dos dedos, que fica posterior ao tendão tibial posterior. Com uma mão, resistir à flexão dos dedos do pé do paciente, e com a outra mão palpar o tendão (Fig. 15.5). Observar qualquer sensibilidade dolorosa, edema ou crepitação. Esses sinais podem indicar distensão ou tendinite. O tendão flexor longo do hálux não é palpável e não é descrito neste livro.

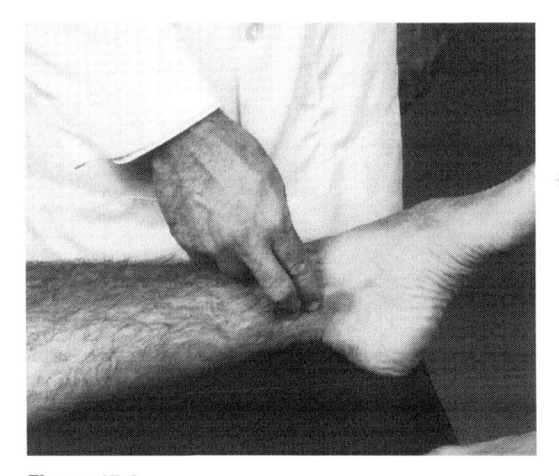

Figura 15.4

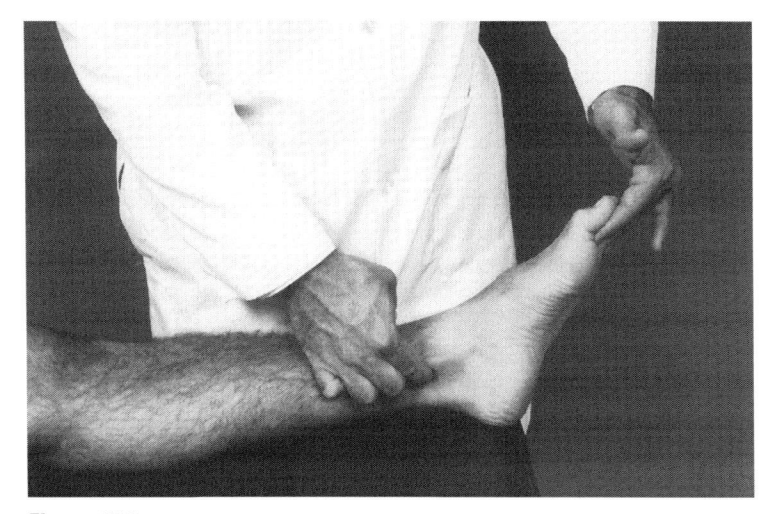

Figura 15.5

Artéria tibial posterior e nervo tibial

Anatomia descritiva

A artéria tibial posterior corre entre os tendões do flexor longo dos dedos e os músculos do flexor longo do hálux. Essa artéria é o principal suprimento sanguíneo do pé. O nervo tibial é um ramo do nervo isquiático. Esse nervo corre com a artéria tibial posterior, sob o retináculo flexor do tornozelo e posterior ao maléolo medial (Fig. 15.6). O retináculo flexor pode se tornar constringido e causar déficit neurovascular no pé, similar ao túnel do carpo no punho.

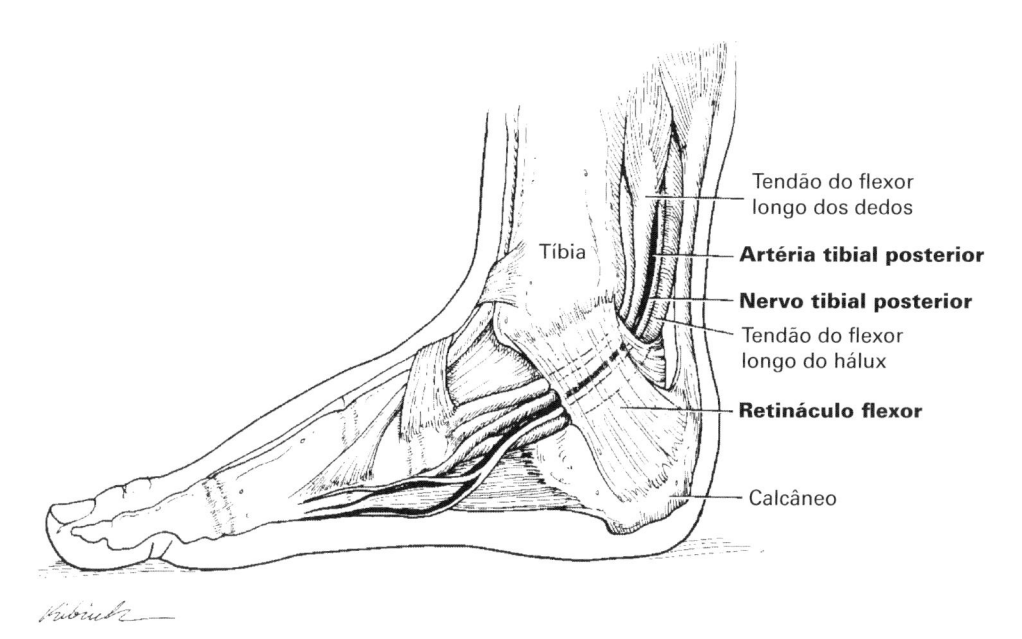

Figura 15.6

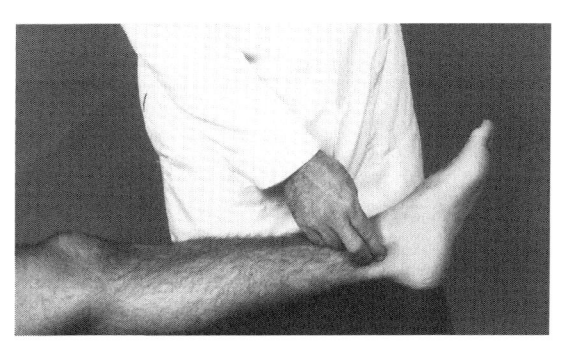

Figura 15.7

Procedimento

Usando leve pressão com os dedos médio e indicador, palpar a artéria tibial posterior (Fig. 15.7). Observar a amplitude e comparar bilateralmente. A diminuição na amplitude de pulso pode indicar compressão da artéria tibial posterior. O nervo tibial é muito difícil de palpar e não é discutido neste livro. É um supridor nervoso importante para a sola do pé.

Aspecto lateral

Maléolo lateral e ligamentos inseridos

Anatomia descritiva

O maléolo lateral é a protuberância na extremidade distal da fíbula. Três ligamentos clinicamente importantes estão inseridos no maléolo:

- Ligamento talofibular anterior
- Ligamento calcaneofibular
- Ligamento talofibular posterior

Esses ligamentos fornecem suporte lateral ao tornozelo, mas não são tão fortes quanto o ligamento deltoide no aspecto medial (Fig. 15.8). Eles estão propensos a rupturas nas lesões por inversão.

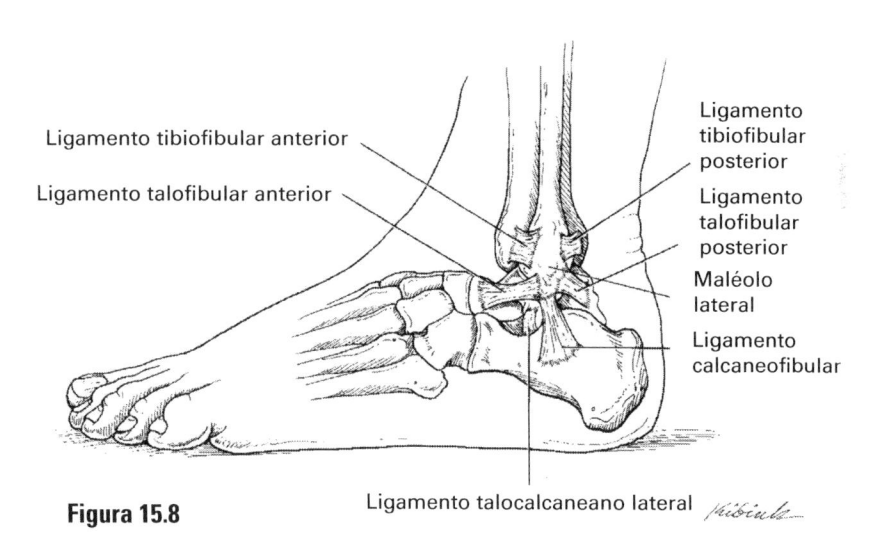

Figura 15.8

Procedimento

Palpar o maléolo lateral com os dedos indicador e médio (Fig. 15.9). Observar qualquer sensibilidade dolorosa e/ou edema. Esses sinais podem indicar contusão periosteal, fratura, fratura-avulsão ou distensão por inversão de quaisquer dos ligamentos mencionados previamente devido ao trauma.

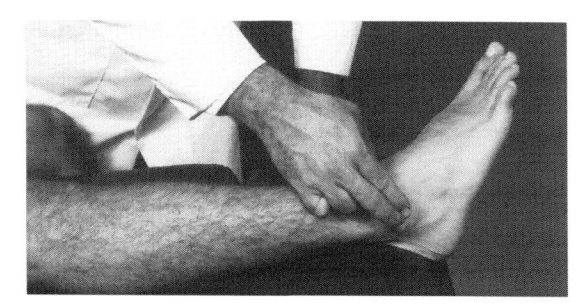

Figura 15.9

Tendões do fibular longo e do fibular curto

Anatomia descritiva

Os tendões fibulares andam juntos, atrás do maléolo lateral, e são mantidos no lugar pelo retináculo fibular (Fig. 15.10). A ação dos músculos inclui a flexão plantar e a eversão do pé.

Procedimento

O paciente deve estar em pé sem qualquer tipo de apoio; palpar atrás do maléolo lateral com uma mão e, passivamente, inverter (Fig. 15.11) e everter (Fig. 15.12) o pé com a outra mão. Verificar se há sensibilidade dolorosa, edema ou estalo. A sensibilidade dolorosa e/ou o edema podem indicar tenossinovite de algum ou de ambos os tendões. A sensibilidade dolorosa com estalo pode indicar defeito do retináculo fibular, fazendo os tendões fibulares subluxarem ou luxarem.

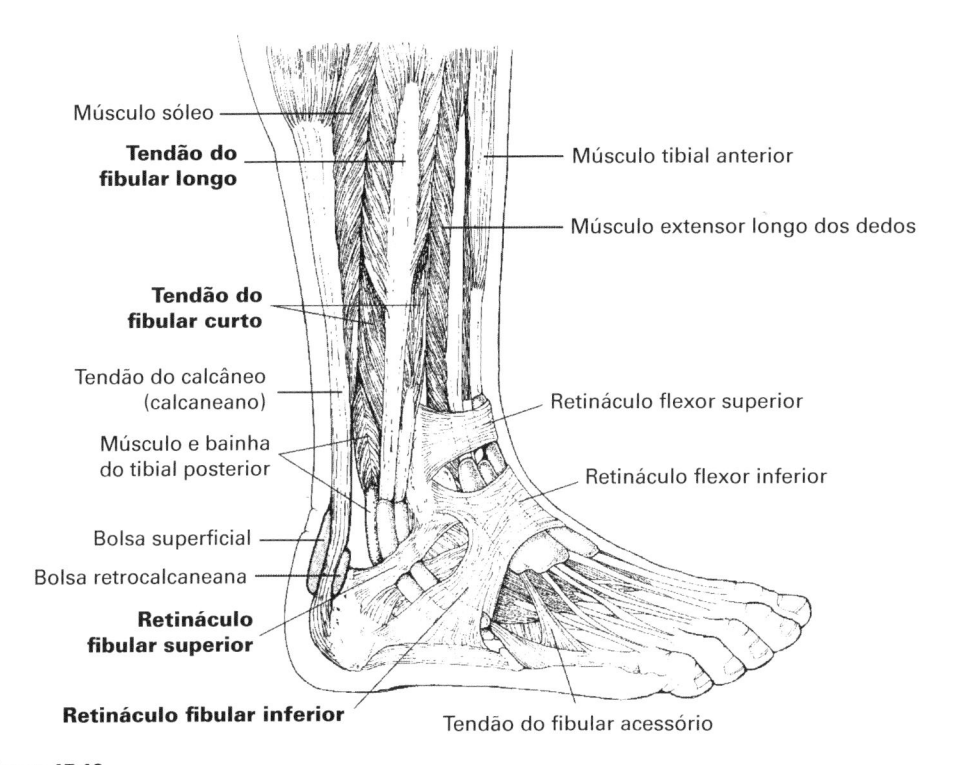

Figura 15.10

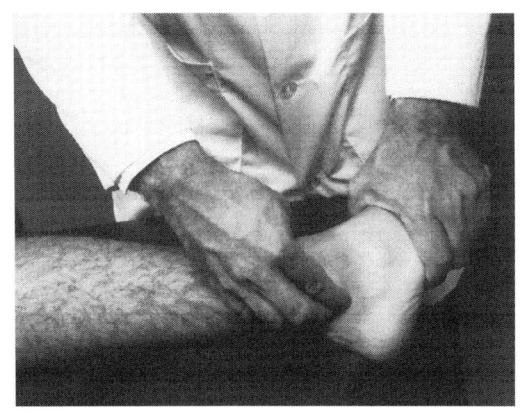

Figura 15.11 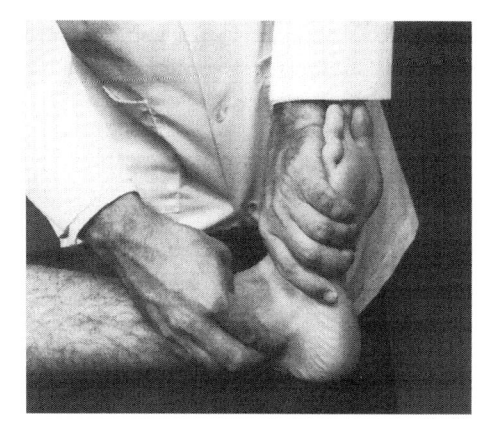 **Figura 15.12**

Aspecto anterior

Tendões do tibial anterior, extensor longo do hálux e extensor longo dos dedos

Anatomia descritiva

O tendão do tibial anterior fica contra a superfície anterior da tíbia, sob o retináculo extensor. Ele se insere no osso cuneiforme medial e no primeiro metatarsal (Fig. 15.13). Sua ação é fazer a dorsiflexão do tornozelo e a inversão do pé. O tendão do extensor longo do hálux passa sob os retináculos extensores superior e inferior e se insere no aspecto dorsal do hálux (Fig. 15.13). A função do músculo é fazer a dorsiflexão do tornozelo e a extensão do hálux. O tendão do extensor longo dos dedos fica lateral ao tibial anterior e se insere nas falanges média e distal dos quatro dedos laterais do pé. Ele passa sob os retináculos flexores superior e inferior (Fig. 15.13). Sua ação é fazer a dorsiflexão do tornozelo, a eversão do pé e a extensão dos quatro dedos laterais.

Procedimento

Para palpar o tibial anterior, instruir o paciente a fazer a dorsiflexão e a inversão do pé. O tendão deve ficar proeminente. Palpar o tendão na busca de sensibilidade dolorosa puntiforme (Fig. 15.14). A sensibilidade dolorosa pode ser causada por superpronação, especialmente em corredores. A tendinite ou uma distensão do tendão também podem estar presentes. Esse músculo e o tendão suportam o arco longitudinal do pé.

Para palpar o tendão do extensor longo do hálux, instruir o paciente a estender o hálux (Fig. 15.15). O tendão deve ficar proeminente. Palpar o tendão na busca de sensibilidade dolorosa. Isso pode indicar tendinite ou distensão do tendão.

Para palpar o tendão do extensor longo dos dedos, instruir o paciente a estender os dedos. Palpar o tendão primeiro onde ele cruza o tornozelo (Fig. 15.16), e depois quando se divide em quatro partes (Fig. 15.17) que se inserem na falange média. A sensibilidade dolorosa pode indicar tendinite ou tenossinovite por esforço repetitivo, especialmente no corredor.

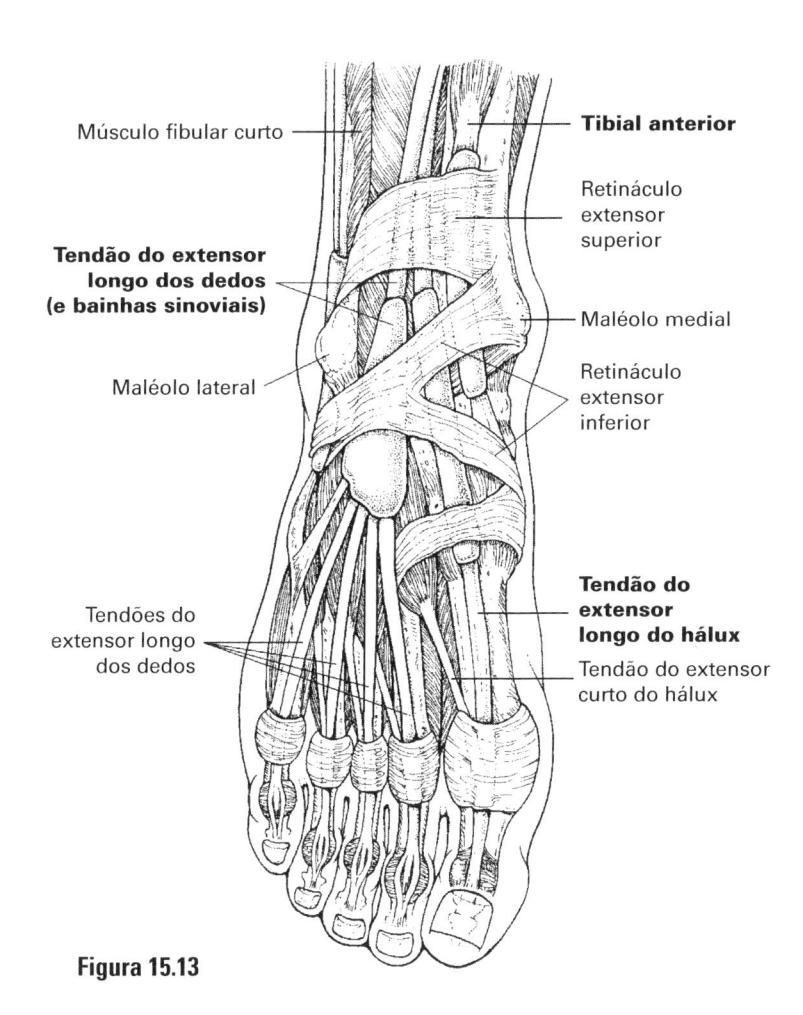

Figura 15.13

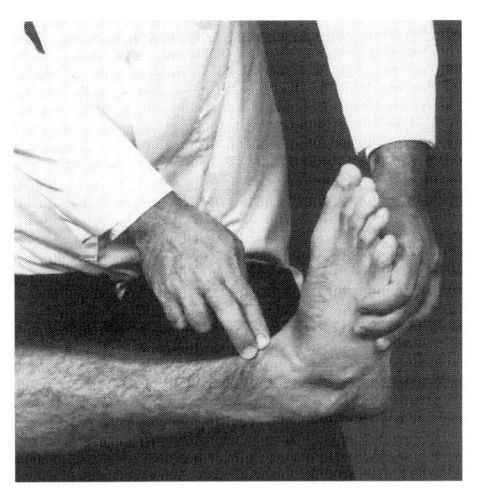

Figura 15.14

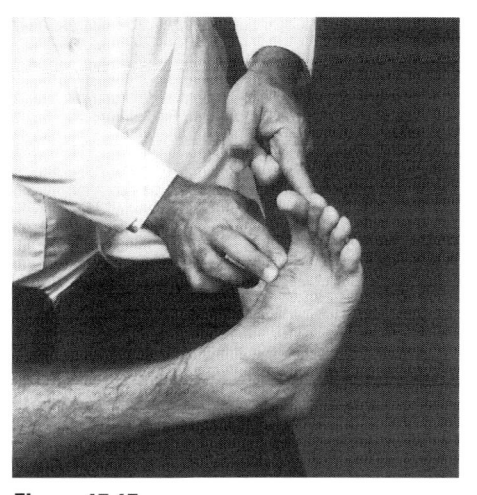

Figura 15.15

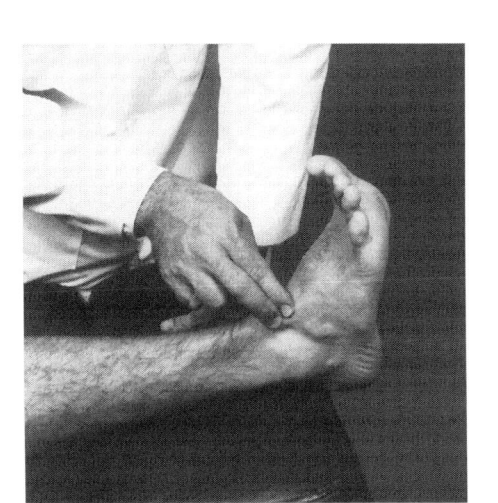

Figura 15.16

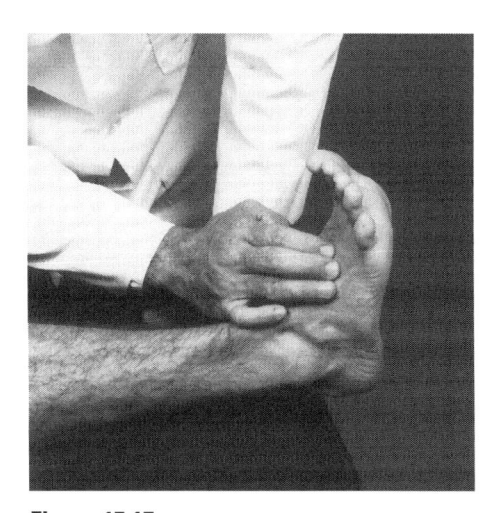

Figura 15.17

Aspecto posterior

Tendão do calcâneo, bolsa calcaneana e bolsa retrocalcaneana

Anatomia descritiva

O tendão do calcâneo se insere nos músculos gastrocnêmio e sóleo até o calcâneo. É o tendão mais forte do corpo, mas o mais frequentemente rompido. Duas bolsas circundam esse tendão: a bolsa calcaneana, que fica superficial ao tendão do calcâneo e debaixo da pele; e a bolsa retrocalcaneana, que fica profunda ao tendão do calcâneo (Fig. 15.18). Essas bolsas normalmente não são palpáveis, a menos que estejam inflamadas.

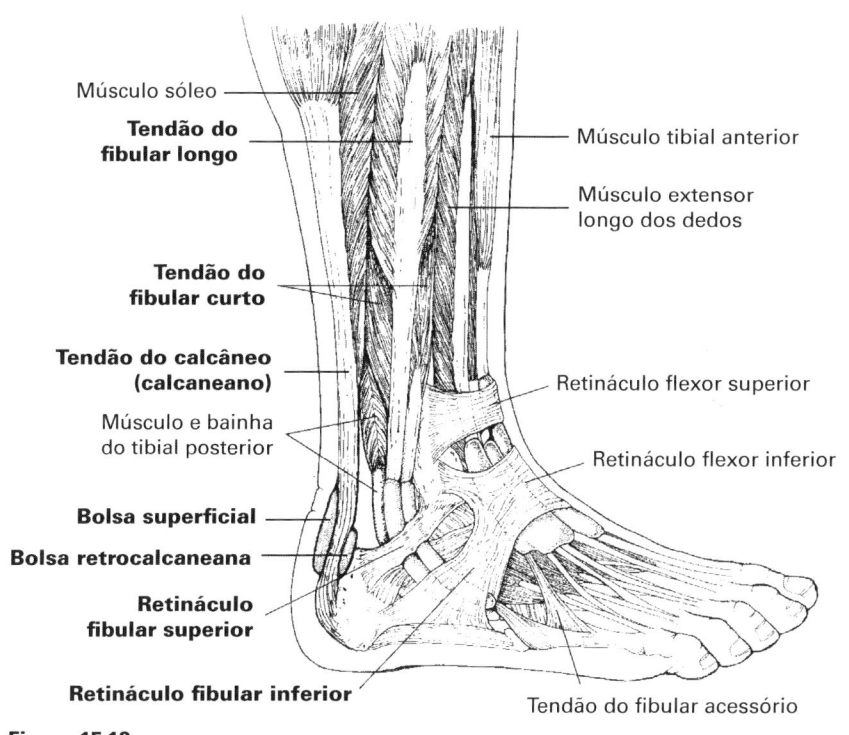

Figura 15.18

Procedimento

Com o tornozelo em posição neutra, palpar o tendão do calcâneo com o polegar e o indicador (Fig. 15.19). A seguir, aplicar pressão de posterior para anterior no tendão do calcâneo com o polegar (Fig. 15.20). Analisar se há qualquer dor, sensibilidade dolorosa, aumento na temperatura, edema, crepitação e/ou continuidade do tendão. Dor, sensibilidade dolorosa e aumento na temperatura podem indicar tendinite, distensão ou ruptura parcial do tendão. A perda de continuidade do tendão pode indicar a sua ruptura completa. Isso é raro, mas pode afetar especialmente os pacientes com história de tendinite crônica do tendão do calcâneo. Dor, sensibilidade dolorosa e inflamação profunda ao tendão do calcâneo podem indicar bursite retrocalcaneana. Dor, sensibilidade dolorosa e edema sobre o tendão do calcâneo e abaixo da pele indicam bursite calcaneana.

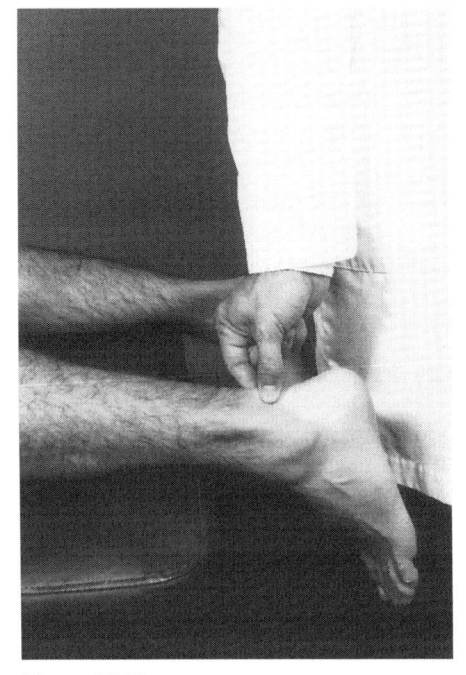

Figura 15.19

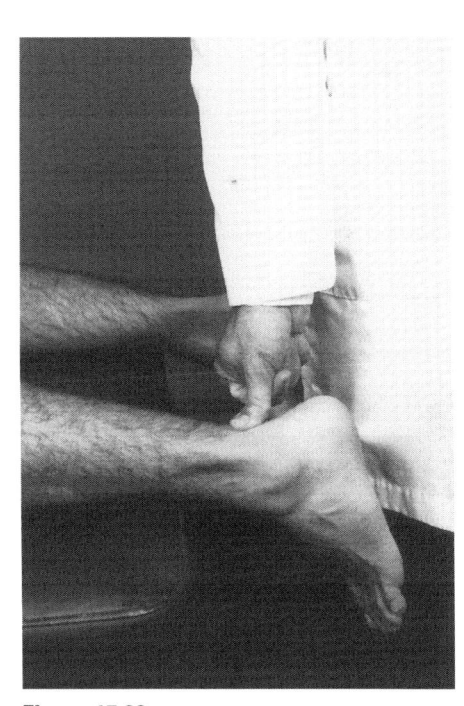

Figura 15.20

AMPLITUDE DE MOVIMENTO DO TORNOZELO

Dorsiflexão (1)

Com o paciente em supino, colocar o goniômetro no plano sagital, com o centro no maléolo lateral (Fig. 15.21). Instruir o paciente a flexionar o pé para trás, seguindo o pé com um braço do goniômetro (Fig. 15.22).

Variação normal (2)

A variação normal é 13 ± 4,4° ou mais a partir de 0 ou posição neutra.

Músculos	Suprimento nervoso
Tibial anterior	Fibular profundo
Extensor longo dos dedos	Fibular profundo
Extensor longo do hálux	Fibular profundo
Fibular acessório	Fibular profundo

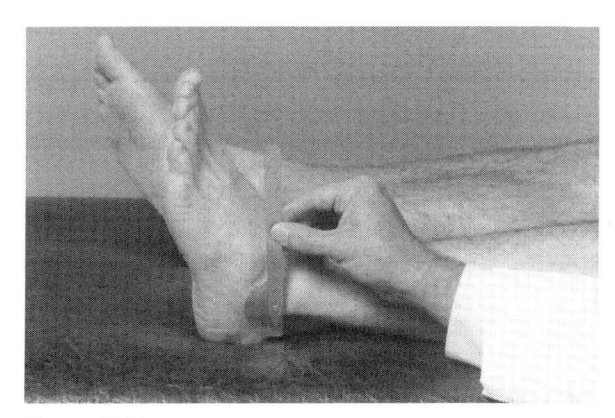

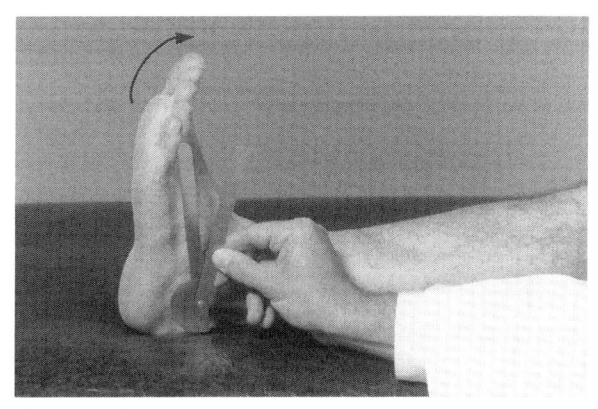

Figura 15.21

Figura 15.22

Flexão plantar (1)

Com o paciente em supino, colocar o goniômetro no plano sagital, com o centro no maléolo lateral (Fig. 15.23). Instruir o paciente a flexionar o pé para a frente, seguindo o pé com um braço do goniômetro (Fig. 15.24).

Variação normal (2)

A variação normal é 56 ± 6,1° ou mais a partir de 0 ou posição neutra.

Músculos	Suprimento nervoso
Gastrocnêmio	Tibial
Sóleo	Tibial
Plantar	Tibial
Flexor longo dos dedos	Tibial
Fibular longo	Fibular superficial
Fibular curto	Fibular superficial
Flexor longo do hálux	Tibial
Tibial posterior	Tibial

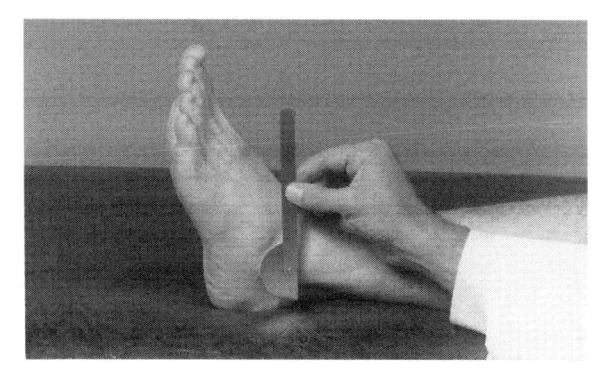

Figura 15.23

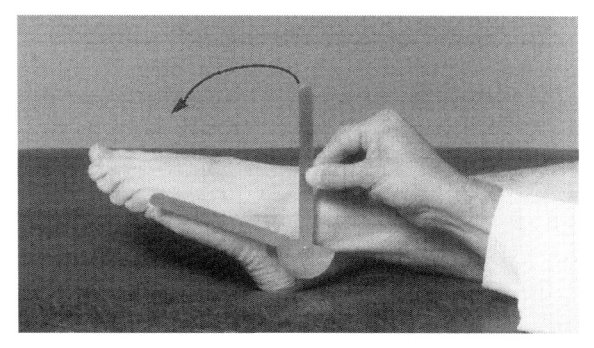

Figura 15.24

Inversão (1)

Com o paciente em prono e o joelho flexionado, colocar o inclinômetro na base do calcanhar e zerá-lo (Fig. 15.25). Orientar o paciente a inverter o pé; registrar a medida (Fig. 15.26).

Variação normal (2)

A variação normal é 37 ± 4,5° ou mais a partir de 0 ou posição neutra.

Músculos	Suprimento nervoso
Tibial posterior	Tibial
Flexor longo dos dedos	Tibial
Flexor longo do hálux	Tibial
Tibial anterior	Fibular profundo
Extensor longo do hálux	Fibular profundo

Figura 15.25

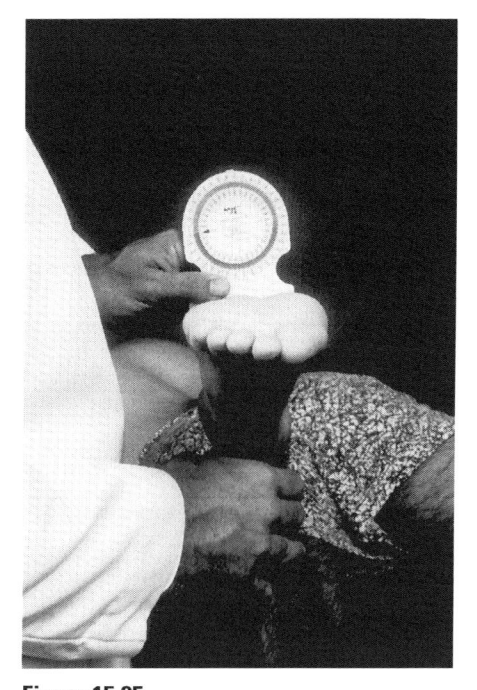

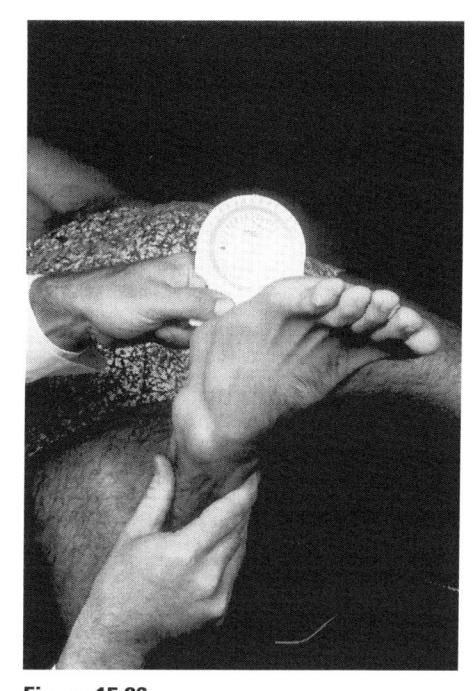

Figura 15.26

Eversão (1,2)

Com o paciente em supino e o joelho flexionado, colocar o inclinômetro na base do calcanhar e zerá-lo (Fig. 15.27). Instruir o paciente a everter o pé; registrar a medida (Fig. 15.28).

Amplitude normal

A variação normal é 21 ± 5° ou mais a partir de 0 ou posição neutra.

Músculos	Suprimento nervoso
Fibular longo	Fibular superficial
Fibular curto	Fibular superficial
Fibular acessório	Fibular profundo
Extensor longo do hálux	Fibular profundo

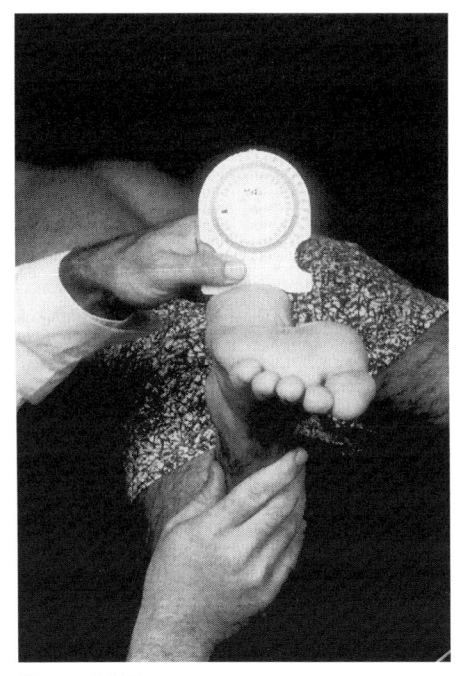

Figura 15.27

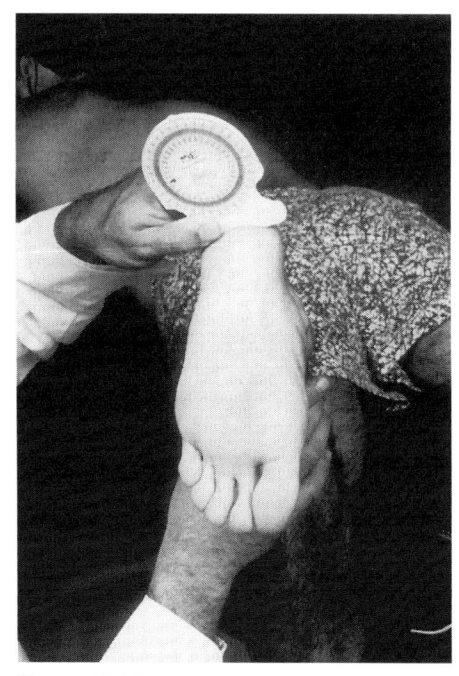

Figura 15.28

INSTABILIDADE LIGAMENTAR

Descrição clínica

A articulação do tornozelo é formada por tíbia, fíbula e tálus, que são mantidos juntos por ligamentos que fornecem estabilidade e movimento articular. Esses ligamentos são os ligamentos talofibulares anterior e posterior, tibiofibular anterior, calcaneofibular e deltoide (Fig. 15.29). Se algum desses ligamentos é rompido, a tíbia pode se separar da fíbula, e o tálus pode ficar instável. O grau de ruptura desses ligamentos determina o grau de instabilidade talar. A maior parte dessas lesões é relacionada aos esportes, e o mecanismo mais comum de lesão é uma força de supinação ou inversão.

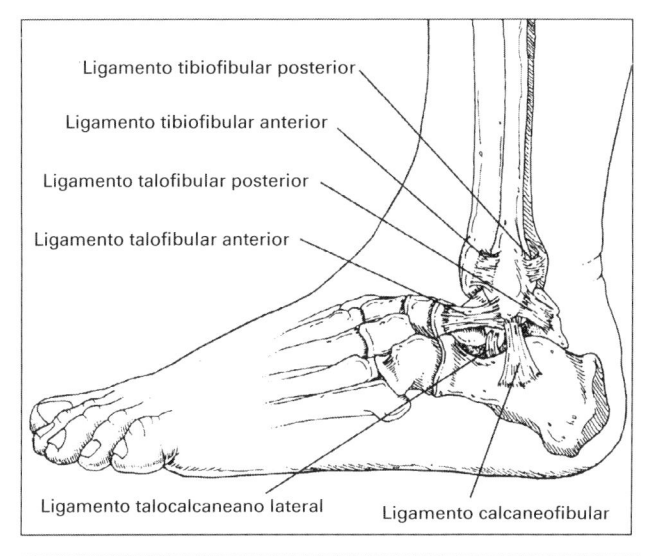

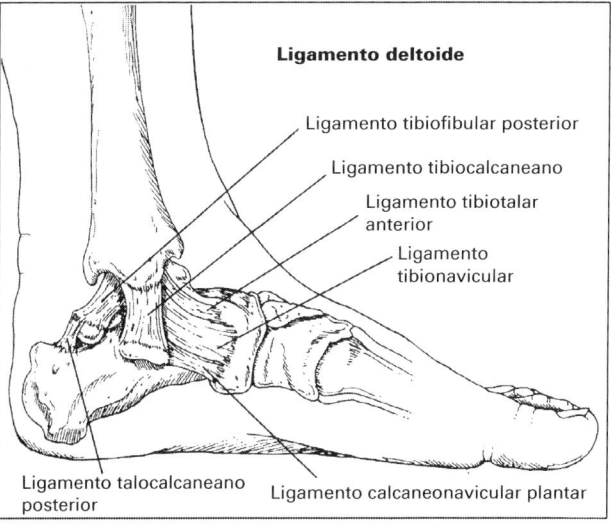

Figura 15.29

Isso ocorre quando o pé vira sob o tornozelo, depois de caminhar ou correr em superfícies desiguais, ou ao sofrer uma torção com o pé invertido depois de um salto. O ligamento mais comumente lesionado é o ligamento talofibular anterior. A frouxidão ou a instabilidade ligamentar podem levar a torções crônicas de tornozelo.

SINAIS E SINTOMAS CLÍNICOS

- Edema do tornozelo
- Dor estática no tornozelo
- Dor no movimento passivo
- Sensibilidade dolorosa sobre o ligamento afetado

Sinal da gaveta do pé (3)

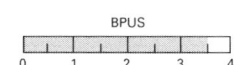

Procedimento

Com o paciente em supino, estabilizar o tornozelo com uma mão. Com a mão oposta, segurar e pressionar posteriormente a tíbia (Fig. 15.30). A seguir, pegar o aspecto anterior do pé com uma mão e o aspecto posterior da tíbia com o outro, e puxar para a frente (Fig. 15.31).

Explicação

O deslocamento secundário ao trauma, quando a tíbia é empurrada, indica ruptura do ligamento talofibular anterior. O deslocamento quando a tíbia é puxada indica ruptura do ligamento talofibular posterior (Fig. 15.32).

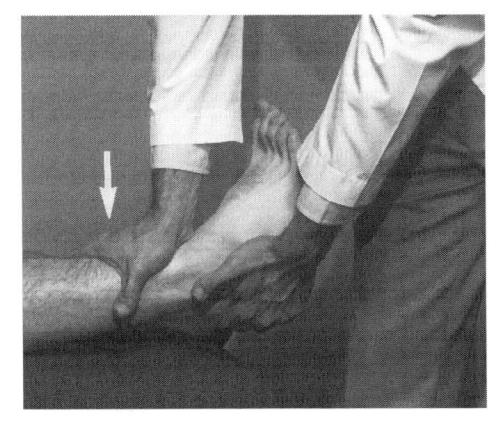

Figura 15.30

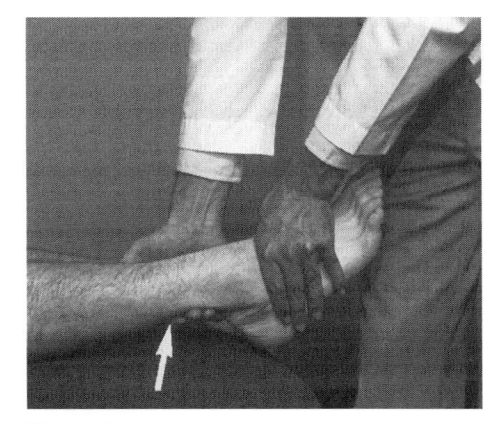

Figura 15.31

Ligamento talofibular posterior

Ligamento talofibular anterior

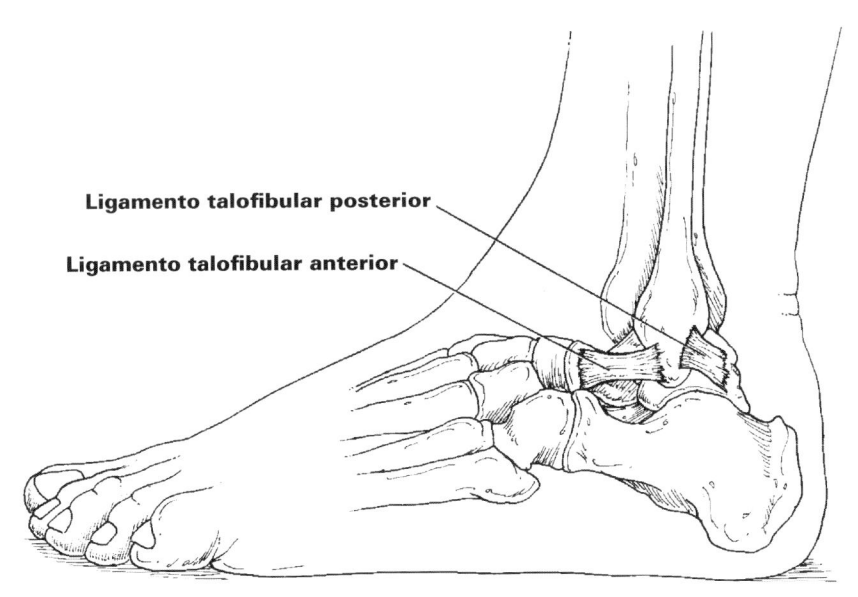

Figura 15.32

Teste da estabilidade lateral (3)

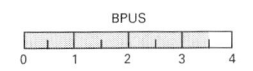

Procedimento

Com o paciente em supino, segurar o pé do paciente e fazer a inversão passiva (Fig. 15.33).

Explicação

Se um deslocamento secundário ao trauma estiver presente, suspeitar de ruptura do ligamento talofibular anterior e/ou do calcaneofibular (Fig. 15.34).

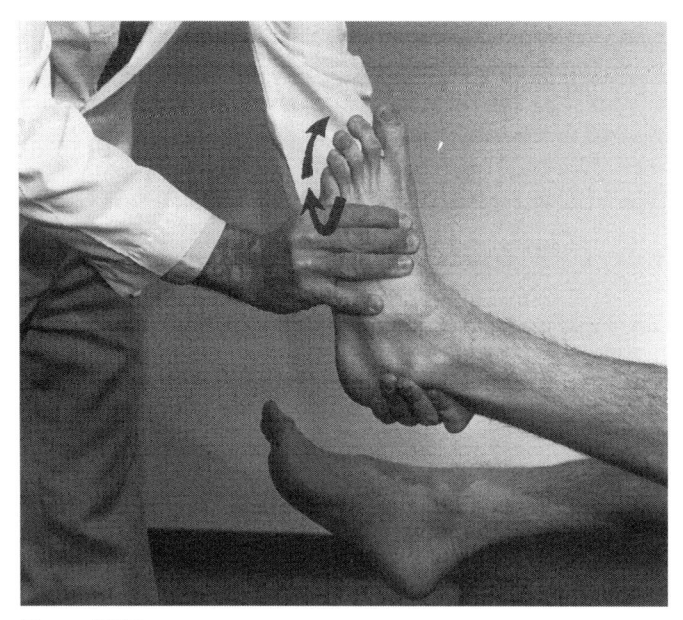

Manual fotográfico de testes ortopédicos e neurológicos **475**

Figura 15.33

Ligamento tibiofibular anterior

Ligamento talofibular anterior

Ligamento tibiofibular posterior

Ligamento talofibular posterior

Ligamento calcaneofibular

Ligamento talocalcaneano lateral

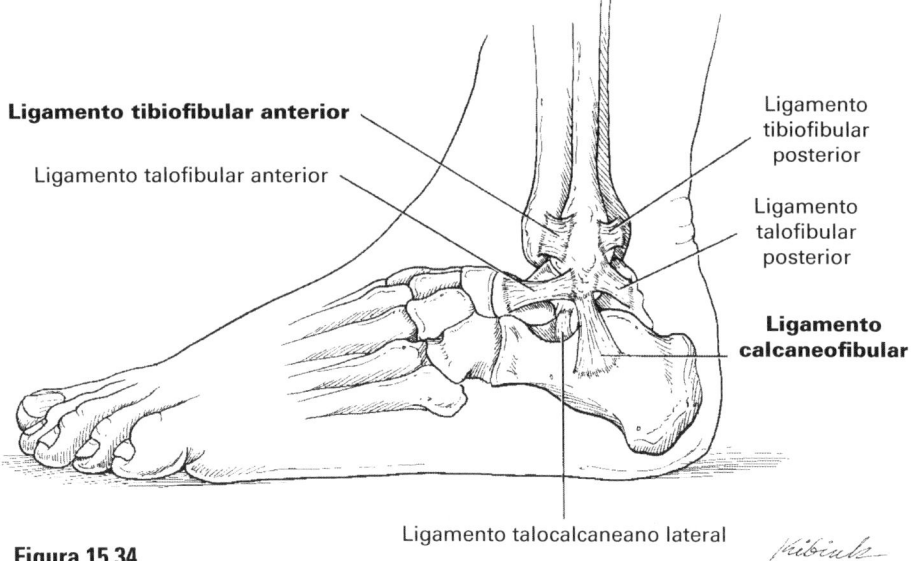

Figura 15.34

Teste da estabilidade medial (3)

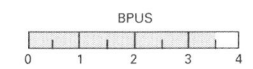

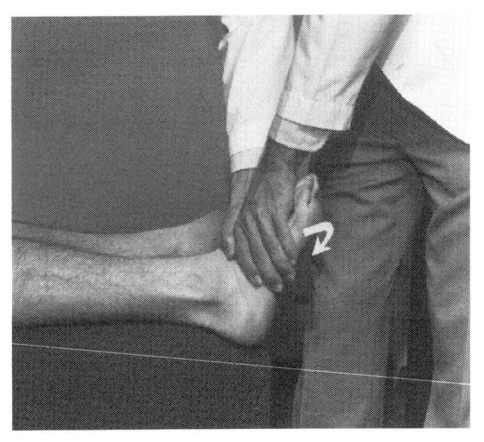

Figura 15.35

Procedimento

Com o paciente em supino, segurar o pé do paciente e fazer a eversão passiva (Fig. 15.35).

Explicação

Se um deslocamento secundário ao trauma estiver presente, suspeitar de ruptura do ligamento deltoide (Fig. 15.36).

SUGESTÃO DE IMAGENS DIAGNÓSTICAS

- Radiologia simples
  Incidência anteroposterior (AP) do tornozelo
  Incidência da mortalha
  Incidência lateral
  Incidências com estresse
- Imagem por ressonância magnética (IRM)

Ligamento deltoide
- Ligamento tibiofibular posterior
- Ligamento tibiocalcaneano
- Ligamento tibiotalar anterior
- Ligamento tibionavicular

Ligamento talocalcaneano posterior

Ligamento calcaneonavicular plantar

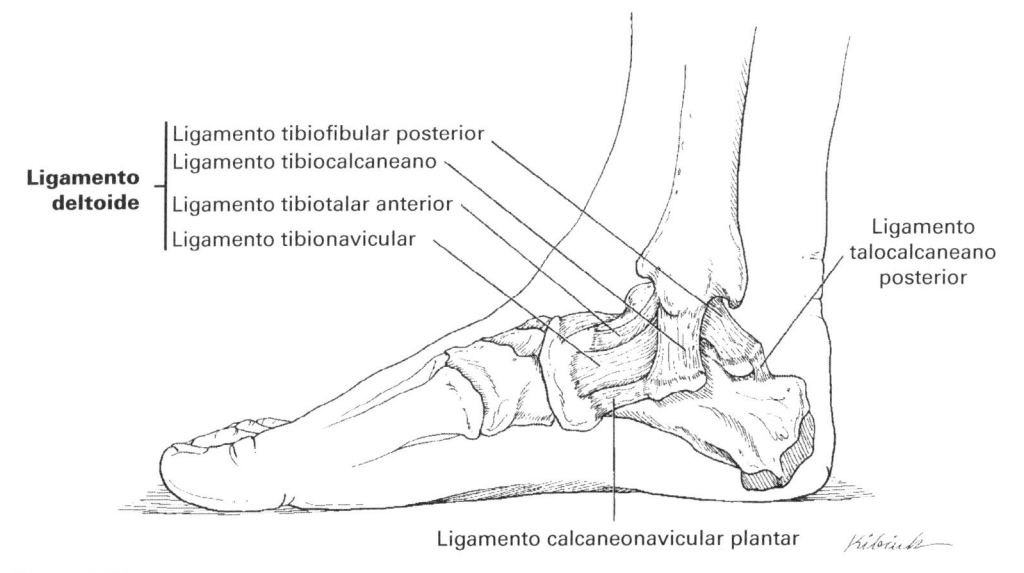

Figura 15.36

SÍNDROME DO TÚNEL DO TARSO

Descrição clínica

A síndrome do túnel do tarso ocorre quando o nervo tibial posterior fica aprisionado em seu túnel, ao passar atrás do maléolo medial, para entrar no pé. O túnel pode estar comprimido intrinsecamente ou extrinsecamente. As lesões expansivas respondem por 50% dos casos. O trauma direto e a dorsiflexão repetitiva representam uma porção significativa dos outros 50%. Um pé plano grave pode estirar indevidamente o nervo tibial posterior, causando a síndrome do túnel do tarso. Outras causas, como calo ósseo, cisto gangliônico da bainha do tendão, lipoma, exostose, plexo venoso ingurgitado e pronação excessiva do retropé, devem ser investigadas.

SINAIS E SINTOMAS CLÍNICOS

- Parestesia intermitente do aspecto plantar do pé
- Dor na inversão e/ou eversão do pé
- Dor irradiada para o aspecto medial da perna
- Dor que piora com atividade e melhora com repouso

Teste do torniquete (4)

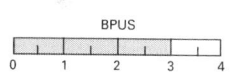

Procedimento

Enrolar o manguito do esfigmomanômetro em volta do tornozelo afetado e inflá-lo logo acima da pressão sanguínea sistólica do paciente. Segurar por 1 a 2 minutos (Fig. 15.37).

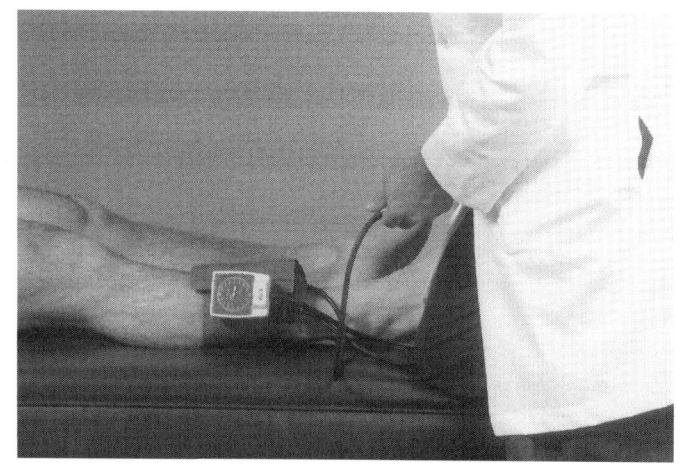

Figura 15.37

Explicação

A síndrome do túnel do tarso é uma compressão do nervo tibial posterior, debaixo do retináculo flexor no tornozelo (Fig. 15.38). A compressão da área pelo manguito acentua o estreitamento do túnel, aumentando a dor do paciente. Se a dor for produzida ou a dor existente for exacerbada, averiguar se há comprometimento do túnel do tarso.

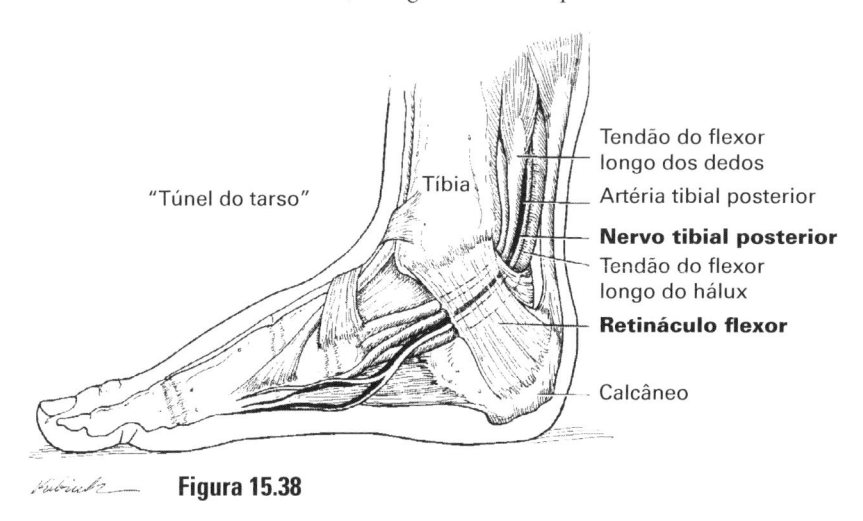

Figura 15.38

Sinal de Tinel do pé

Procedimento

Percutir a área sobre o nervo tibial posterior com um martelo de reflexos neurológicos (Fig. 15.39).

Explicação

As parestesias irradiadas para o pé indicam irritação do nervo tibial posterior, que pode ser causada por constrição no túnel do tarso.

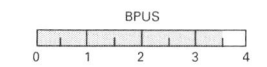

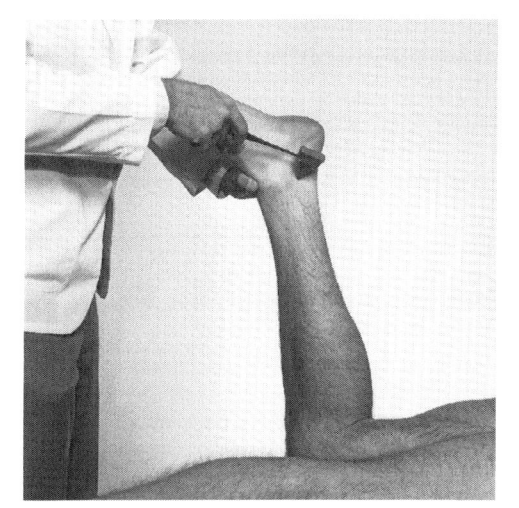

Figura 15.39

SUGESTÃO DE TESTE DIAGNÓSTICO
- Velocidade de condução nervosa do nervo tibial posterior

RUPTURA DO TENDÃO DO CALCÂNEO

Descrição clínica

A ruptura do tendão do calcâneo geralmente ocorre em adultos entre 30 e 50 anos. É habitualmente espontânea em atletas, que respondem pela maior parte dessas lesões. Para alguns autores, isso está relacionado à menor vascularização do tendão do calcâneo, conforme o paciente envelhece. O mecanismo que causa a ruptura é a dorsiflexão forçada do pé quando o sóleo e o gastrocnêmio se contraem. A ruptura habitualmente ocorre de 2 a 6 cm da inserção do tendão do calcâneo. Conforme o aspecto proximal do tendão se retrai, habitualmente existe um defeito palpável do tendão.

SINAIS E SINTOMAS CLÍNICOS

- Dor posterior intensa no tornozelo
- Incapacidade de apoiar-se nos dedos do pé
- Edema posterior na perna e no calcanhar
- Equimose posterior na perna e no calcanhar

Teste de Thompson (5)

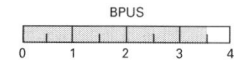

Procedimento

Instruir o paciente em prono a flexionar o joelho. Apertar os músculos da panturrilha contra a tíbia e a fíbula (Fig. 15.40).

Explicação

Quando os músculos da panturrilha são apertados, os músculos gastrocnêmio e sóleo contraem mecanicamente. Esses músculos estão inseridos no tendão do calcâneo, que, por sua vez, faz a flexão plantar do pé. Se o tendão do calcâneo estiver rompido, a contração dos músculos gastrocnêmio e sóleo não fará a flexão plantar do pé.

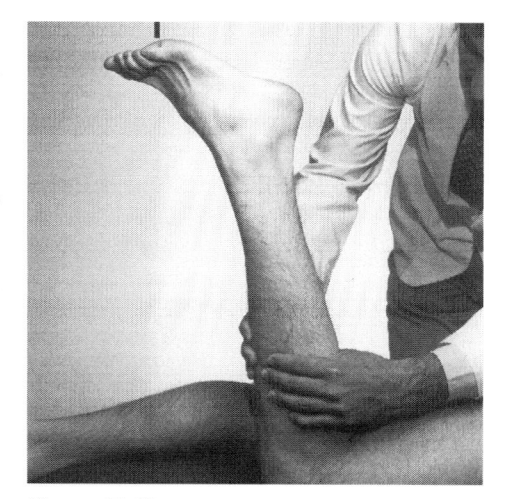

Figura 15.40

Teste de percussão no tendão do calcâneo

Procedimento

Percutir o tendão do calcâneo com um martelo de reflexos neurológicos (Fig. 15.41).

Explicação

A exacerbação da dor e perda da flexão plantar indicam ruptura do tendão do calcâneo.

Nota

O paciente deve estar neurologicamente íntegro para que esse teste seja válido.

SUGESTÃO DE IMAGENS DIAGNÓSTICAS

- Radiologia simples
  Incidência AP do tornozelo
  Incidência lateral
- IRM do tornozelo

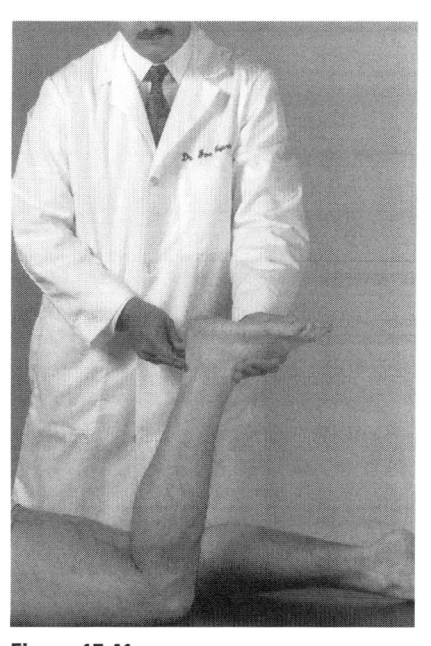

Figura 15.41

Teste de Copeland (6)

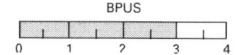

BPUS
0 1 2 3 4

Procedimento

Com o paciente na posição de prono, instruí-lo a flexionar o joelho em 90°. Aplicar um manguito de esfigmomanômetro ao redor do meio da panturrilha. O manguito deve ser inflado até 100 mmHg e deve ser realizada a flexão plantar do tornozelo (Fig. 15.42). Fazer a dorsiflexão passiva do tornozelo, pressionando a sola do pé (Fig. 15.43).

Explicação

Se o tendão do calcâneo estiver intacto, a pressão do aparelho de pressão subirá para aproximadamente 140 mmHg. Se o tendão estiver rompido, haverá uma oscilação no esfigmomanômetro, mas sem aumento sustentável na pressão.

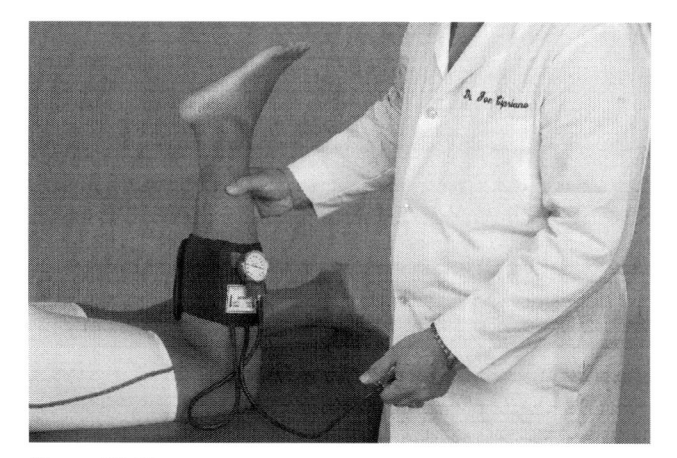

Figura 15.42

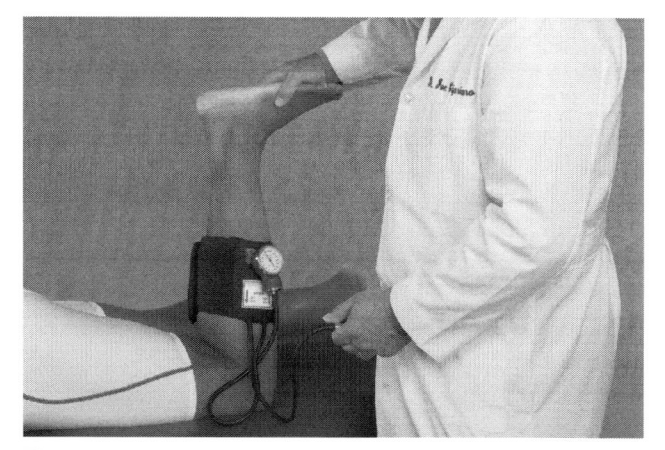

Figura 15.43

REFERÊNCIAS

1. American Academy of Orthopaedic Surgeons. The clinical measurement of joint motion. Chicago: AAOS, 1994.
2. Boone DC, Azen SP. Normal range of motion of joint in male subjects. J Bone Joint Surg Am 1979;61:756–759.
3. Hoppenfeld S. Physical Examination of the Spine and Extremities. New York: Appleton-Century-Crofts, 1976:127.
4. McRae R. Clinical Orthopedic Examination. New York: Churchill Livingstone, 1976.
5. Thompson T, Doherty J. Spontaneous rupture of the tendon of Achilles: a new clinical diagnostic test. Anat Res 1967;158:126.
6. Copeland SA. Rupture of the Achilles tendon: a new clinical test. Ann R Coll Surg Engl 1990, 72:270–271.

REFERÊNCIAS GERAIS

Anderson BC. Office Orthopedics For Primary Care. 2nd ed. Philadelphia: Saunders, 1999.

Colter JM. Lateral ligamentous injuries of the ankle. In: Hamilton WC, ed. Traumatic disorders of the ankle. New York: Springer Verlag, 1984.

Cox JS, Brand RL. Evaluation and treatment of lateral ankle sprains. Sports Med 1977;5:51.

Dvorkin ML. Oddice Orthopaedics. Norwalk, CT: Appleton & Lang, 1993.

Gates SJ, Mooar PA. Musculoskeletal Primary Care. Baltimore: Lippincott Williams & Wilkins, 1999.

Kapandji LA. The Physiology of the Joints. Vol. 2. Lower Limb. New York: Churchill Livingstone, 1970.

Kelikian H. Disorders of the Ankle. Philadelphia: Saunders, 1985.

Lam SJ. Tarsal tunnel syndrome. Lancet 1962; 2:1354.

Mennell JM. Foot Pain. Boston: Little, Brown, 1969.

Post M. Physical examination of the musculoskeletal system. Chicago: Year Book Medical, 1987.

Soma CA, Mandelbaum BR. Achilles tendon disorders. Clin Sports Med 1994;13(4):118.

16
MISCELÂNEOS DE TESTES ORTOPÉDICOS

INSUFICIÊNCIA ARTERIAL PERIFÉRICA	483	Teste de Magnuson	494
Teste de Buerger	484	Manobra de Mannkopf	495
Teste de Allen	485	**IRRITAÇÃO E INFLAMAÇÃO DAS MENINGES**	496
TROMBOSE VENOSA PROFUNDA	486	Teste de Kernig	496
Sinal de Homan	486	Sinal de Brudzinski	497
		Sinal de Lhermitte	498
AVALIAÇÃO DA AMPLIFICAÇÃO SOMATOSSENSORIAL	487	**MEDIDAS DAS PERNAS**	499
Sinais de Waddell	488	Comprimento real da perna	499
Sinal de Hoover	492	Comprimento aparente da perna	500
Teste de Burn	493		

INSUFICIÊNCIA ARTERIAL PERIFÉRICA

A insuficiência arterial periférica pode envolver ambas as extremidades superiores e inferiores. Pode ocorrer devido a obstrução, oclusão traumática, aterosclerose, diabetes, doença de Buerger ou fenômeno de Raynaud. Os pacientes que desenvolvem insuficiência arterial geralmente demonstram um de três padrões clínicos:

a) dígitos frios, cianosados, lívidos e/ou dolorosos (fenômeno de Raynaud)
b) isquemia digital ou
c) dor em cãibra ao exercício (claudicação)

Existe habitualmente tempo prolongado de enchimento venoso após a elevação da extremidade. O fluxo prejudicado ou a insuficiência arterial podem ser adequados para servir as atividades metabólicas dos músculos em repouso, mas não mantêm a circulação necessária para as taxas metabólicas aumentadas ao exercício. Por conseguinte, a testagem com exercícios, como a flexão e a extensão dos braços e pernas ou o ato de caminhar, pode reproduzir os sintomas do paciente. O diagnóstico é baseado na combinação de exame físico e testagem diagnóstica vascular, como angiografia, pletismografia, termografia e ultrassom vascular.

SINAIS E SINTOMAS CLÍNICOS

- Dor nas extremidades
- Extremidades frias
- Amplitude de pulso diminuída
- Palidez ou rubor
- Queda de pelos
- Pele brilhosa
- Claudicação
- Gangrena

Teste de Buerger

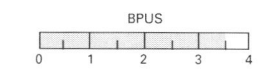

Procedimento

Com o paciente em supino, instruí-lo a levantar uma perna de cada vez. O paciente deve fazer, consecutivamente, a dorsiflexão e a flexão plantar do pé elevado por um mínimo de 2 minutos (Figs. 16.1 e 16.2). A perna deve ser abaixada e pendurada no lado da mesa, com o paciente sentado (Fig. 16.3).

Explicação

A elevação e a flexão do pé diminuem o fluxo sanguíneo na extremidade inferior. Quando a perna é abaixada e pendurada para fora da mesa, ela e o pé devem se encher com sangue. Isso faz o pé adquirir uma cor rosada, e as veias se distendem. Esse processo leva menos de 1 minuto. Se levar mais tempo, o teste é positivo para um comprometimento arterial da extremidade inferior.

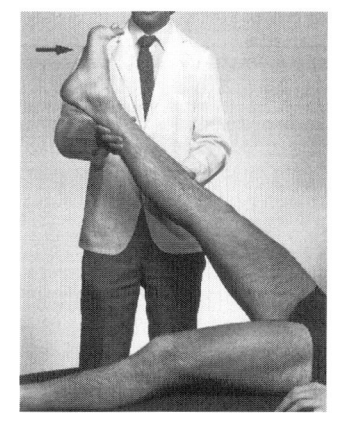

Figura 16.1 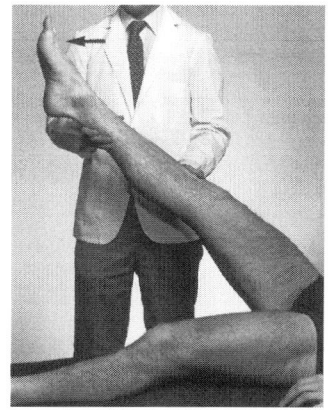   **Figura 16.2** 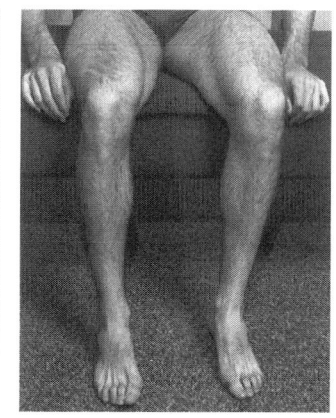   **Figura 16.3**

Manual fotográfico de testes ortopédicos e neurológicos **485**

Teste de Allen (1,2)

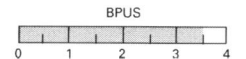

Procedimento

Com o paciente sentado, ocluir as artérias radial e ulnar com ambos os polegares (Fig. 16.4). Após, orientar o paciente a abrir e fechar a mão para expelir o sangue do tecido (Fig.16.5). Nesse ponto, instruí-lo a abrir a mão enquanto você libera a pressão na artéria radial (Fig. 16.6). Repetir o teste com a pressão liberada na artéria ulnar (Fig. 16.7).

Explicação

A abertura e o fechamento consecutivos da mão diminuem o fluxo sanguíneo, causando branqueamento. Quando a pressão em uma das artérias é liberada, a mão deve se encher com sangue, adquirindo cor rosada, e as veias distendem-se. Um atraso de mais de 10 segundos para a cor rosada retornar à mão indica insuficiência arterial ulnar ou insuficiência arterial radial. A artéria que está sendo testada é aquela que não está sendo manualmente ocluída.

SUGESTÃO DE IMAGENS DIAGNÓSTICAS

- Ultrassom vascular periférico
- Termografia
- Pletismografia
- Angiografia

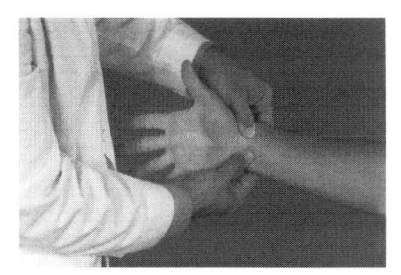

Figura 16.4

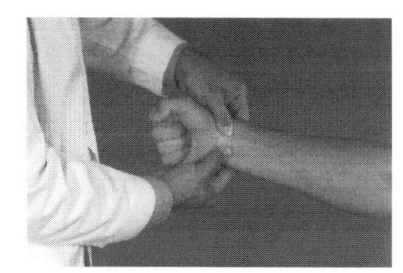

Figura 16.5

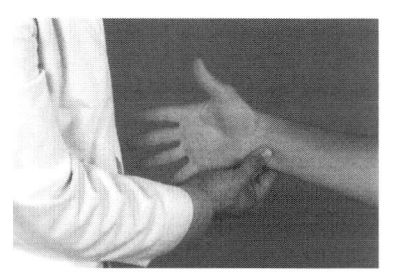

Figura 16.6

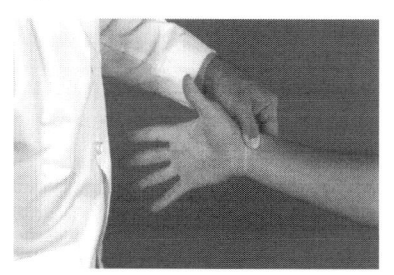

Figura 16.7

TROMBOSE VENOSA PROFUNDA

A trombose venosa profunda (TVP) é a formação de um cordão de coágulo que habitualmente surge nas veias profundas dos músculos da panturrilha. Essa oclusão venosa resulta em edema e cianose dependente. A causa pode ser iatrogênica ou resultante de um trauma mecânico que feriu o endotélio das veias, hipercoagulabilidade associada a tumor maligno ou anticoncepcionais orais, ou a estase que ocorre com o repouso prolongado no leito. Se não tratada, aproximadamente 20% dos trombos podem se estender para o sistema venoso proximal e criar um risco sério e até potencialmente fatal de embolia pulmonar: 90% dos êmbolos pulmonares originam-se no sistema venoso profundo das pernas.

SINAIS E SINTOMAS CLÍNICOS

- Dor na perna
- Edema na perna
- Sensibilidade dolorosa na perna
- Elevação da temperatura local
- Descoloração
- Distensão venosa
- Corda palpável (vaso trombosado)

Sinal de Homan (3)

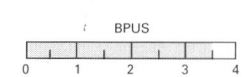

Procedimento

Com o paciente em supino, fazer a dorsiflexão do pé e apertar a panturrilha (Fig. 16.8).

Explicação

A dor profunda na parte posterior da perna ou na panturrilha pode indicar tromboflebite. A dorsiflexão do pé cria um alongamento dinâmico no músculo gastrocnêmio e tensão nas veias profundas. A adição do aperto na panturrilha comprime o tecido circundante contra o trombo, estimulando uma resposta nociceptora.

SUGESTÃO DE IMAGENS DIAGNÓSTICAS

- Ultrassom vascular periférico
- Pletismografia
- Venografia

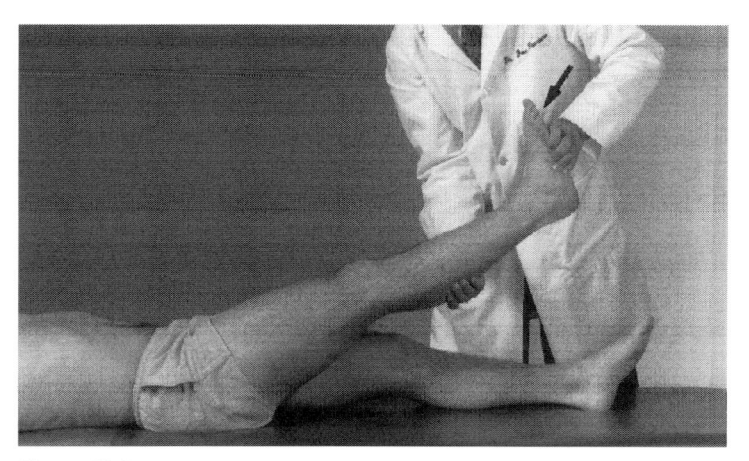

Figura 16.8

AVALIAÇÃO DA AMPLIFICAÇÃO SOMATOSSENSORIAL

A amplificação somatossensorial é habitualmente uma representação errônea dos sintomas do paciente. É frequente em pacientes hipocondríacos, nos pacientes com distúrbio extremo de ansiedade ou na simulação para ganho secundário. É uma avaliação muito difícil. Embora essa condição seja mais comum no contexto do seguro de trabalhadores e nos casos de lesão pessoal, o ganho secundário pode não ser somente financeiro. Pode ocorrer se os indivíduos desejarem uma atividade menos vigorosa no trabalho, pois podem ganhar controle sobre os colegas trabalhadores ou membros da família. A parte lesionada pode permitir que os outros façam o trabalho que o paciente normalmente faria.

A possibilidade de ampliação de sintomas deve ser levantada quando discrepâncias ou inconsistências importantes aparecerem na condição do paciente. Essas inconsistências são mais notadas na história e no exame físico. Alguns exemplos dessas inconsistências:

a) queixas dramatizadas que são vagas ou globais
b) excesso de ênfase em anormalidades da marcha ou posturais
c) resistência para avaliação ou reabilitação e
d) falta de motivação para desenvolver novas habilidades ou falta de cooperação com o tratamento.

Uma vez que a informação tenha sido coletada, pode ser feita a determinação da ampliação dos sintomas. Isso é difícil, porque poucos casos de ampliação de sintomas são totalmente sem dor, ou há o medo de ser colocado em um trabalho visto como potencialmente prejudicial. As segundas opiniões são bastante úteis se você suspeitar de magnificação dos sintomas. A avaliação por mais de um médico é prudente nesses casos.

SINAIS E SINTOMAS CLÍNICOS

- Discrepância entre a apresentação do paciente e o grau de dor relatada
- Investigação negativa para problemas orgânicos por múltiplos médicos
- Queixas dramatizadas que são vagas ou globais
- Marcha ou postura com ênfase excessiva
- Resistência à avaliação
- Resistência à reabilitação

Sinais de Waddell (3)

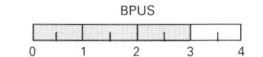

BPUS
0 1 2 3 4

Procedimento 1 (sensibilidade dolorosa não anatômica)

Palpar a área da queixa com leve toque (Fig. 16.9).

Explicação

O paciente relata dor exagerada em resposta ao leve toque, e a distribuição não se correlaciona com estruturas anatômicas conhecidas.

Procedimento 2 (sinal da simulação)

Executar um teste de compressão foraminal (Fig. 16.10). Pode-se também executar uma manobra de simulação da rotação. Com o paciente em pé, estabilizar os quadris e instruir o paciente a rodar os seus ombros (Fig. 16.11).

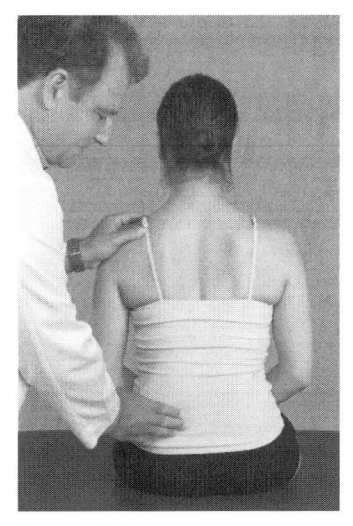

Figura 16.9

Explicação

A execução de um teste de compressão foraminal deve causar somente dor ou desconforto na coluna cervical ou nos ombros. Os pacientes que relatam dor lombar ou dor irradiada em toda a coluna são considerados um sinal positivo de simulação. Uma manobra de simulação de rotação não põe nenhuma força de torção na coluna torácica ou lombar; por conseguinte, a dor na coluna torácica ou lombar indica sinal positivo de simulação.

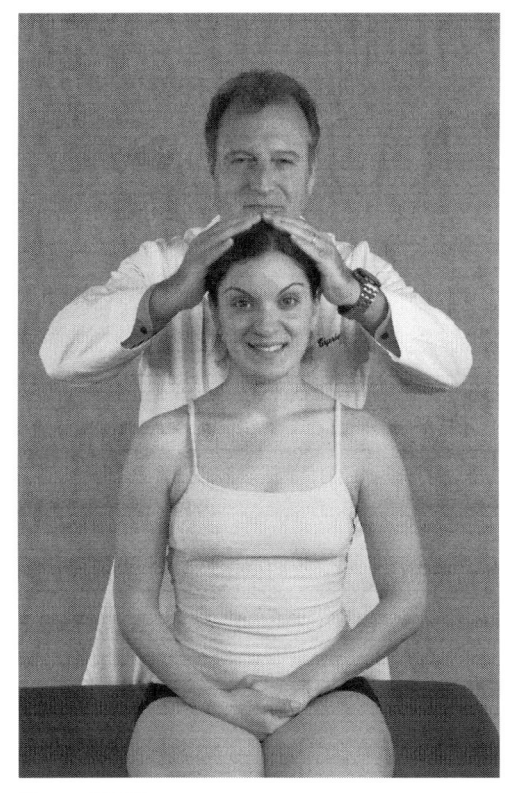

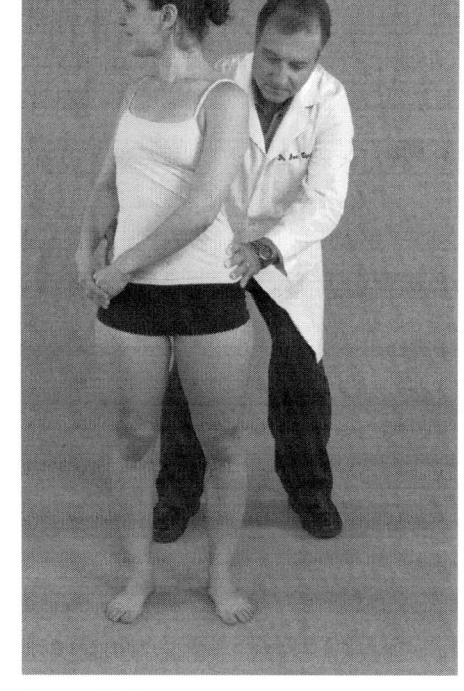

Figura 16.10

Figura 16.11

Procedimento 3 (sinal da distração)

Executar um teste de elevação da perna reta com o paciente em supino (Fig. 16.12) e sentado (Fig. 16.13).

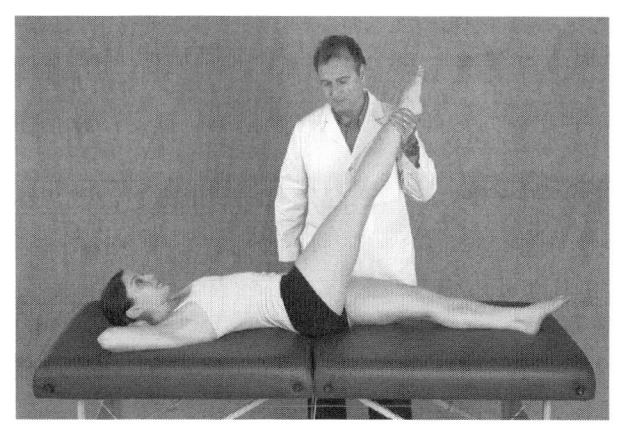

Figura 16.12

Explicação

Os pacientes com dor radicular verdadeira devem experimentar a irradiação em qualquer posição. Os pacientes com dor não orgânica podem não perceber que a extensão passiva do joelho produz a mesma tensão nas raízes do nervo isquiático, por conseguinte falhando em relatar dor na posição sentada. Isso é indicativo de um teste de distração positivo.

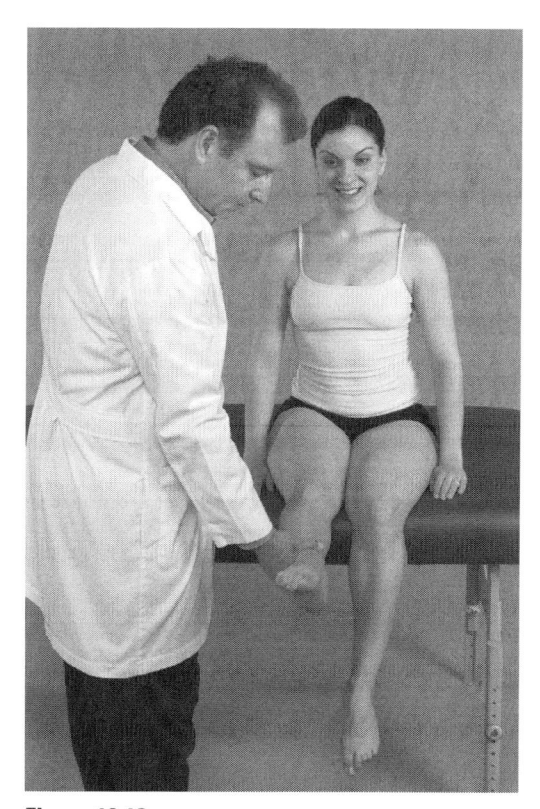

Figura 16.13

Procedimento 4 (distúrbio regional sensitivo ou motor)

Executar a testagem dermatômica na área de queixa (ver Caps. 4 e 10) (Fig. 16.14). A seguir, fazer a testagem muscular correspondente à área de queixa (ver Caps. 4 e 10) (Fig. 16.15).

Explicação

A sensação anormal observada na distribuição não anatômica, como uma distribuição em meia ou em luva, é positiva para o sinal de Waddell de distúrbio sensitivo regional. Se durante o teste de força os músculos do paciente subitamente cedem de maneira não fisiológica, um sinal de Waddell de distúrbio motor regional está presente.

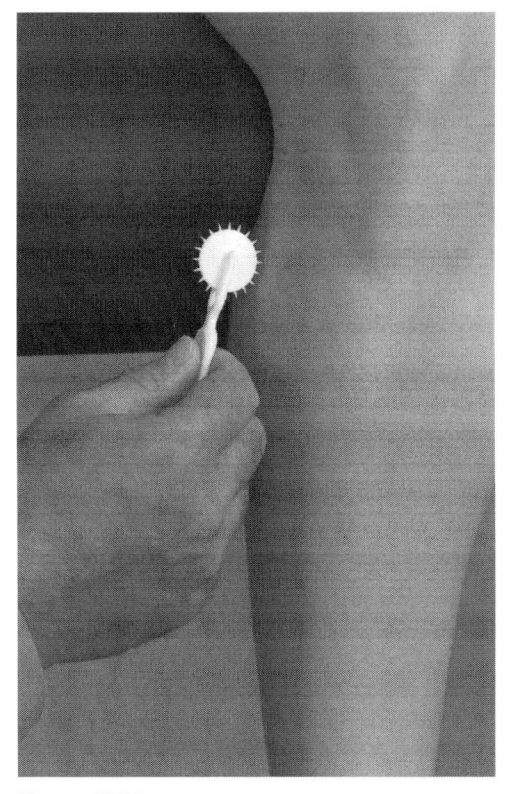

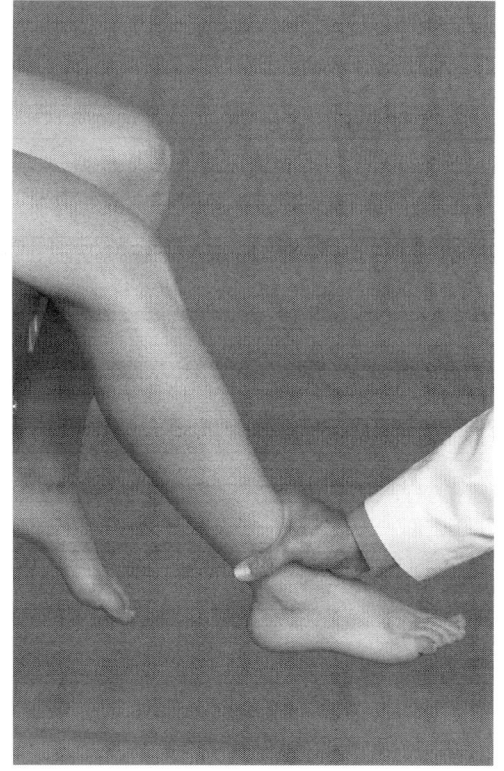

Figura 16.14 **Figura 16.15**

Procedimento 5 (hiper-reação)

Palpar ou examinar suavemente a área de queixa do paciente.

Explicação

A reação do paciente que seja fisicamente ou verbalmente imprópria ou teatral às formas de palpação leve ao exame é um sinal positivo. O examinador deve ter experiências prévias com uma ampla variação de comportamentos normais de pacientes para distinguir o sinal.

Discussão

Embora esses cinco sinais sejam subjetivos, sua significância aumenta quando vários estiverem presentes. Pelo menos três sinais diferentes devem estar positivos para confirmar a positividade dos critérios de Waddell. Os sinais devem ser observados durante um exame físico ortopédico e neurológico comum.

Sinal de Hoover (4,5)

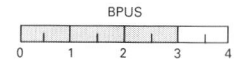

Procedimento

Com o paciente em supino, instruí-lo a elevar a perna afetada enquanto você coloca uma mão sob o calcanhar no lado não afetado (Fig. 16.16).

Explicação

O paciente que estiver aumentando os sintomas não elevará a perna afetada, e nenhuma pressão posterior será colocada no calcanhar não afetado. Se o paciente estiver genuinamente tentando levantar a perna, mas não puder fazê-lo, você deve sentir a pressão do calcanhar não afetado.

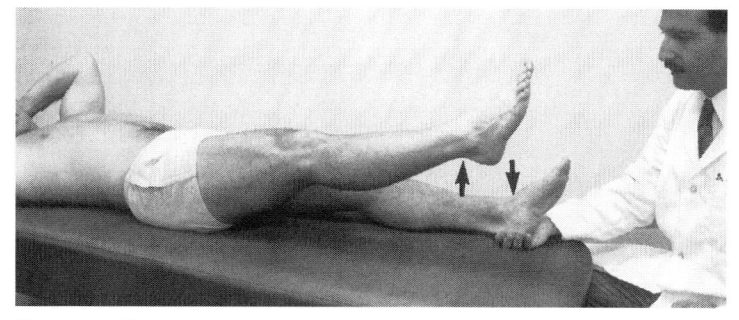

Figura 16.16

Teste de Burn

Procedimento

Orientar o paciente a ajoelhar-se na mesa de exames. Fazer o paciente curvar-se na cintura para tocar o chão, enquanto você estabiliza as pernas (Fig. 16.17).

Explicação

Os pacientes com dor lombar poderão executar esse teste, porque não envolve qualquer atividade vigorosa das costas. O estresse é colocado nos músculos posteriores da perna. Se o paciente com dor lombar não puder executar o teste, suspeitar de magnificação dos sintomas.

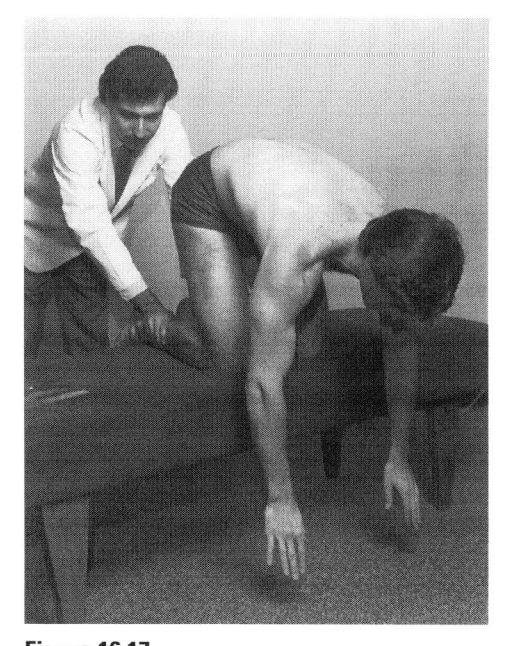

Figura 16.17

Teste de Magnuson

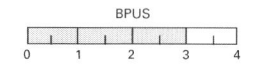

Procedimento

Instruir o paciente (que deve estar sentado) a apontar o local da dor (Fig. 16.18). A seguir, distrair o paciente executando algum teste irrelevante. Após, orientá-lo a apontar novamente o local da dor (Fig. 16.19).

Explicação

O paciente com dor real apontará o local específico da dor em ambas as vezes. O paciente que estiver magnificando os sintomas geralmente não indica o mesmo local duas vezes.

Figura 16.18

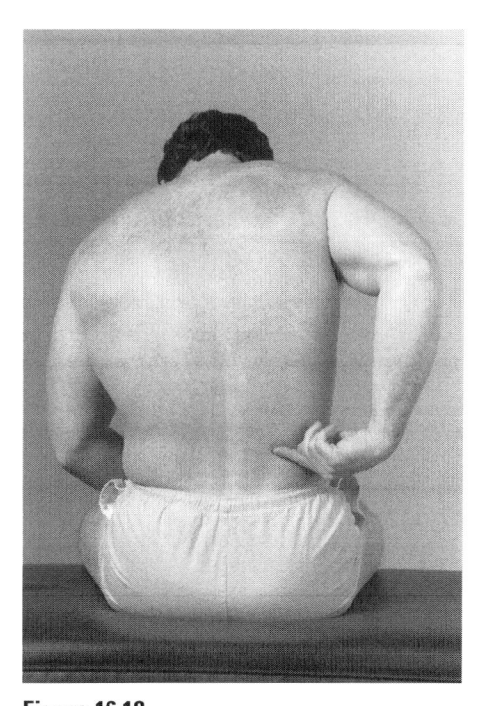

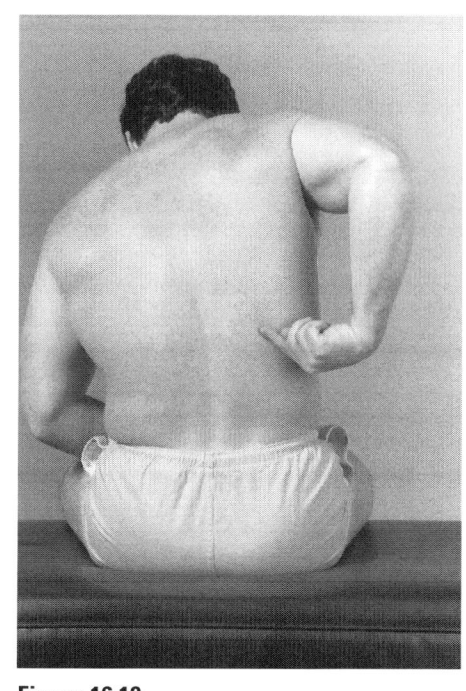

Figura 16.19

Manobra de Mannkopf

Procedimento

Com o paciente sentado, obter a frequência de pulso em repouso (Fig. 16.20). A seguir, massagear o local em que o paciente indica estar a dor, cutucando-o com seu dedo (Fig. 16.21). Após, medir novamente a frequência de pulso.

Explicação

O sistema simpático controla a vasoconstrição e a frequência cardíaca. Quando a área dolorosa é provocada, o paciente com dor verdadeira sofrerá um fenômeno de lutar ou fugir, aumentando a frequência cardíaca e a pressão sanguínea. No paciente que tem dor verdadeira, a frequência de pulso aumentará em 10% ou mais. Essa reação é executada abaixo do nível consciente e não fica sob o controle do paciente. Se a frequência cardíaca não aumentar, o paciente pode estar magnificando os sintomas.

SUGESTÃO DE IMAGENS DIAGNÓSTICAS

- Com base na área da queixa

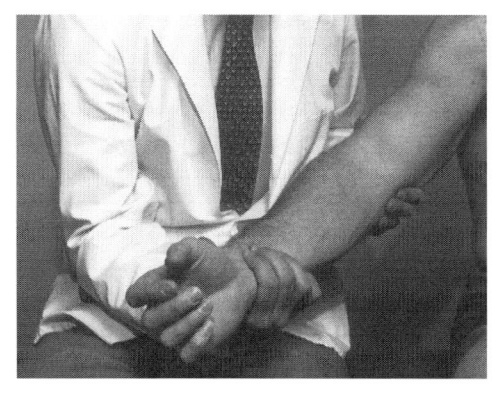

Figura 16.20

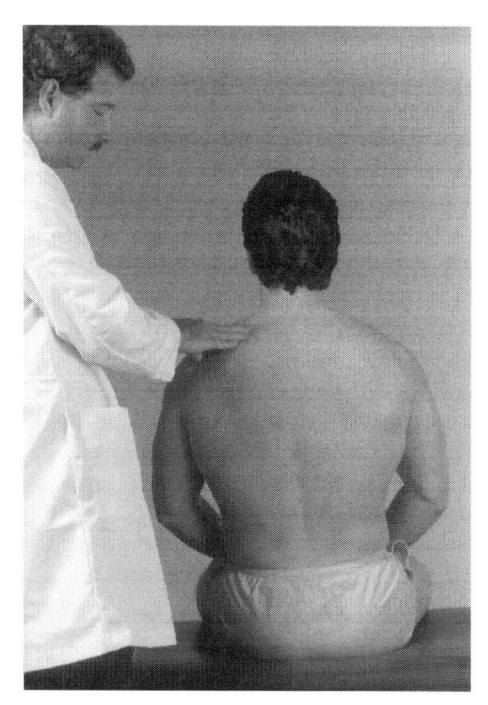

Figura 16.21

IRRITAÇÃO E INFLAMAÇÃO DAS MENINGES

Descrição clínica

A irritação das meninges é uma condição local frequentemente causada por pressão mecânica em uma seção específica das meninges, como um disco intervertebral herniado, estenose vertebral ou tumor. A inflamação das meninges ou a meningite geralmente é causada por infecção, seja bacteriana ou viral. Habitualmente se desenvolve por disseminação hematogênica por meio da circulação sanguínea de um local infectado a distância ou por disseminação contígua de uma estrutura local, como a nasofaringe. A infecção causa uma exsudação de células e proteínas no espaço subaracnóideo. A reação meníngea espalha-se pelo sistema nervoso central (SNC), envolvendo a cobertura das meninges na medula espinal e do cérebro.

SINAIS E SINTOMAS CLÍNICOS

- Irritação meníngea
  Dor local no pescoço ou lombar
  Dor radicular em uma extremidade
  Diminuição ou perda da sensibilidade da extremidade
  Diminuição ou perda da função motora da extremidade
  Perda das funções da bexiga ou do intestino
- Meningite
  Cefaleia violenta
  Pescoço rígido e doloroso
  Temperatura elevada
  Alteração do estado mental

Teste de Kernig (6-8)

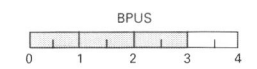

Procedimento

Com o paciente em supino, orientá-lo a flexionar o quadril e o joelho em 90°, com a perna paralela à mesa (Fig. 16.22). A seguir, orientar o paciente a estender o joelho no lado que está sendo testado (Fig. 16.23).

Explicação

Com o quadril e o joelho flexionados, o nervo isquiático e o saco dural estão relaxados. A extensão do joelho põe tração no nervo isquiático, consequentemente sobre o saco dural ou nas meninges. A incapacidade de estender a perna ou a dor durante a extensão da perna indicam irritação meníngea ou envolvimento de raiz nervosa.

Nota

Se a meningite bacteriana estiver presente, o paciente pode ter uma dor de cabeça que aumenta com movimentos súbitos do pescoço, rigidez do pescoço, rigidez nucal, além de temperatura elevada. Esse teste também produzirá dor radicular no paciente com radiculopatia isquiática.

Figura 16.22

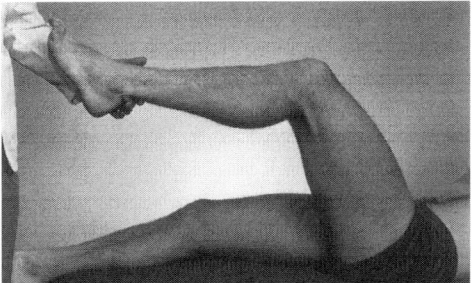

Figura 16.23

Sinal de Brudzinski (9)

Procedimento

Com o paciente em supino, flexionar o pescoço deste até o tórax (Fig. 16.24).

Explicação

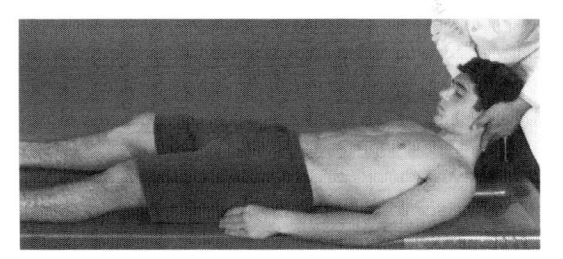

Figura 16.24

A flexão do pescoço põe tração no saco dural e na medula espinal. A irritação do saco dural causa dor no nível da irritação. A flexão dos joelhos reduz a tração na medula espinal e nas meninges. Se o paciente flexionar os joelhos, o teste é positivo e indica irritação meníngea ou envolvimento de raiz nervosa (Fig. 16.25).

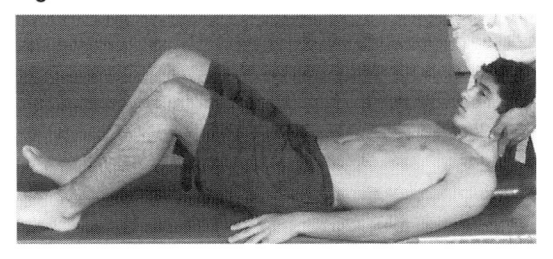

Figura 16.25

Nota

Suspeitar de meningite bacteriana se o paciente apresentar dor de cabeça que aumenta com movimentos súbitos do pescoço, rigidez do pescoço, rigidez nucal e temperatura elevada. Esse teste também produzirá dor radicular no paciente com radiculopatia isquiática.

Sinal de Lhermitte

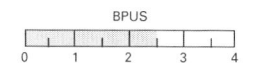

Procedimento

Instruir o paciente (que deve estar sentado) a flexionar passivamente a cabeça até o pescoço (Fig. 16.26).

Explicação

A flexão do pescoço tensiona a medula espinal e as meninges. Uma dor cortante, irradiada na coluna ou nas extremidades superiores ou inferiores pode indicar irritação de raiz nervosa, dural ou meníngea. Também pode indicar mielopatia cervical ou esclerose múltipla.

SUGESTÃO DE TESTES DE IMAGENS DIAGNÓSTICAS

- Irritação meníngea
  Radiologia simples
  Tomografia computadorizada (TC)
  Imagem por ressonância magnética (IRM)
- Meningite
  Exame do fluido cerebrospinal

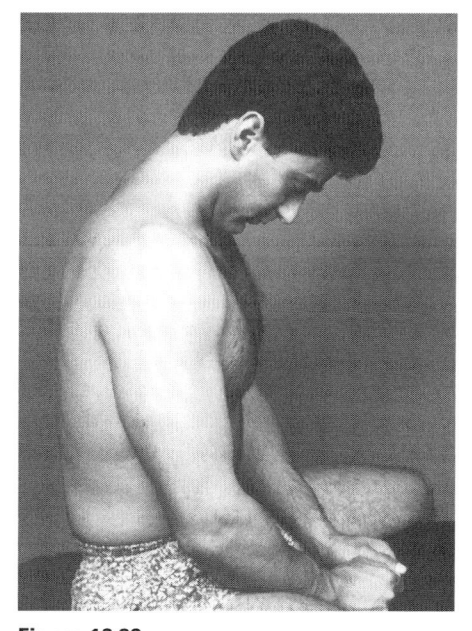

Figura 16.26

MEDIDAS DAS PERNAS

Descrição clínica

A medida das extremidades inferiores é feita para avaliar uma discrepância verdadeira no comprimento anatômico da perna *versus* uma discrepância aparente ou falsa no comprimento da perna. Um membro inferior encurtado verdadeiro pode ocorrer devido a defeito congênito no desenvolvimento, crescimento epifisário prejudicado ou fratura. Um encurtamento aparente ou falso da perna pode ser devido a inclinação pélvica funcional, escoliose ou deformidade de abdução ou adução do quadril. Cada um pode causar um defeito biomecânico distinto, levando dor lombar ou dor articular na extremidade inferior. A avaliação e a correção podem aliviar a dor lombar ou a dor articular na extremidade inferior, especialmente quando os achados ao exame lombar e das articulações da extremidade inferior forem pouco notáveis.

SINAIS E SINTOMAS CLÍNICOS

- Extremidade inferior encurtada
- Dor lombar mais baixa
- Dor no quadril, joelho ou tornozelo

Comprimento real da perna

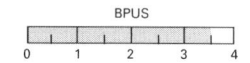

Procedimento

Com o paciente em pé, medir, com uma fita e bilateralmente, desde a espinha ilíaca anterossuperior até o chão (Fig. 16.27).

Explicação

Essa é a medida verdadeira da extremidade inferior do paciente. Comparar as medidas. Qualquer diferença indica uma perna anatomicamente encurtada.

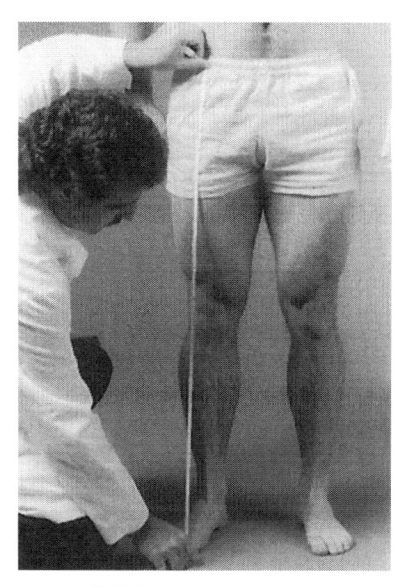

Figura 16.27

Comprimento aparente da perna

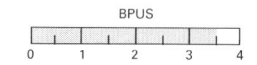

Procedimento

Com o paciente em supino, medir bilateralmente a distância entre o umbigo e o maléolo medial (Fig. 16.28).

Explicação

Qualquer diferença nas duas medidas indica deficiência funcional da perna, que pode ser causada por deformidades de contratura muscular ou ligamentar.

SUGESTÃO DE IMAGENS DIAGNÓSTICAS

- Escanometria radiográfica

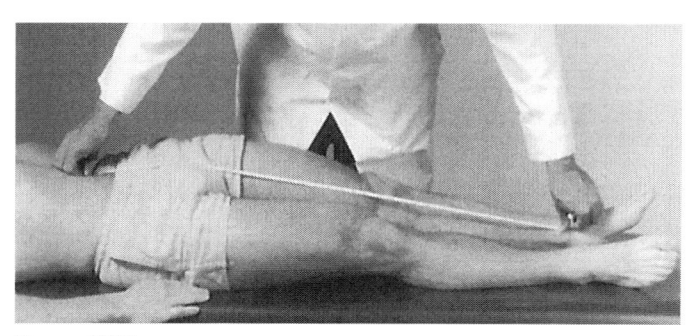

Figura 16.28

REFERÊNCIAS

1. Allen EV, Barker NW, Hines EA Jr. Peripheral Vascular Disease. 4th ed. Philadelphia: Saunders, 1972:37–38.

2. Allen EV. Thromboangiitis obliterans: methods of diagnosis of chronic occlusive arterial lesions distal to the wrist. Am J Med Sci 1929;178:238–239.

3. Waddell G, Main CJ, Morris EW, et al.: Chronic low back pain, psychological distress and illness behavior. Spine 1984; 9:209–213.

4. Arieff AJ, Tigay EI, Kurtz JF, et al. The Hoover sign: an objective sign of pain and/or weakness in the back or lower extremities. Arch Neurol 1961;5:673.

5. Hoover CF. A new sign for the detection of malingering and functional paralysis of the lower extremities. JAMA 1928;51:746–749.

6. Kernig W. Concerning a little noted sign of meningitis. Arch Neurol 1969;21:216.

7. Wartenberg R. The signs of Brudzinski and of Kernig. J Pediatr 1950;37:679.

8. Brody IA, Williams KH. The sign of Kernig and Brudzinski. Arch Neurol 1969;21:216.

9. Brudzinski J. A new sign of the lower extremities in meningitis of children (neck sign). Arch Neurol 1969;21:216.

REFERÊNCIAS GERAIS

American Society for Surgery of the Hand. The Hand: Examination and Diagnosis. Aurora, CO: ASSH, 1978.

Borenstein D, Wiesel SW, Boden SD. Neck Pain: Medical Diagnosis and Comprehensive Management. Philadelphia: Saunders, 1996.

Edgar VA, Barker NW, Hines EA Jr. Peripheral Vascular Disease. Philadelphia: Saunders, 1946:57–58.

Hoppenfeld S. Physical Examination of the Spine and Extremities. New York: Appleton-Century-Crofts, 1976:127.

Woerman AL, Binder-Macleod SA. Leg-length discrepancy assessment: accuracy and precision in five clinical methods of evaluation. J Orthop Sports Phys Ther 1984;5:230.

17

NERVOS CRANIANOS

NERVO OLFATÓRIO (I)   503

NERVO ÓPTICO (II)   504

EXAME OFTALMOSCÓPICO   507

NERVOS OCULOMOTOR, TROCLEAR E ABDUCENTE (III, IV, VI)   509

NERVO TRIGÊMEO (V)   512
   Motor   512
   Reflexo   513
     Reflexo corneal   513
     Reflexo mandibular   513
   Sensitivo   514

NERVO FACIAL (VII)   515
   Motor   515
   Sensitivo   517

NERVO AUDITIVO (VIII)   518
   Teste de Weber: nervo coclear   518
   Teste de Rinne: nervo coclear   519
   Teste da mudança de direção: nervo vestibular   520
   Teste do indicador: nervo vestibular   521
   Teste labiríntico para nistagmo posicional   522

NERVOS GLOSSOFARÍNGEO E VAGO (IX, X)   524
   Sensitivo   525
   Reflexo   526
     Reflexo do vômito   526

NERVO ESPINAL ACESSÓRIO (XI)   527
   Teste do músculo trapézio   527
   Teste do músculo esternocleidomastóideo   527

NERVO HIPOGLOSSO (XII)   528

Doze pares de nervos cranianos saem do cérebro e do tronco cerebral. Esses nervos inervam a face, a cabeça e o pescoço, controlando todas as funções motoras e sensitivas nessas áreas, incluindo visão, audição, olfato e gustação. Os nervos cranianos podem ser lesionados por trauma craniano, infecções, aneurisma, AVC, doenças degenerativas (esclerose múltipla), lesões do neurônio motor superior, lesões do neurônio motor inferior, pressão intracraniana aumentada e massas anormais ou tumores.

    Uma característica anatômica importante dos nervos cranianos é a inervação bilateral e unilateral. Na inervação bilateral, distribuições relativamente iguais de inervação no hemisfério cerebral direito e esquerdo governam a função de uma parte facial específica. Os movimentos que são executados em sincronia bilateral, como a deglutição e a movimentação da testa, são inervados bilateralmente. Na inervação unilateral, o hemisfério contralateral inerva a parte específica do corpo. Os movimentos finos da face são exemplos de inervação com nervo craniano unilateral.

    Os muitos tipos de lesões dos nervos cranianos produzem várias síndromes. Os nervos cranianos V, VII e VIII unilateralmente afetados podem indicar lesão do ângulo cerebelopontino. Os nervos cranianos III, IV, V e VI unilateralmente afetados podem indicar lesão do seio cavernoso. Os nervos cranianos IX, X e XI unilateralmente afetados podem indicar síndrome do forame jugular. Os nervos cranianos X, XI e XII bilateralmente afetados podem indicar paralisia bulbar ou pseudobulbar. As múltiplas anormalidades dos nervos cranianos estão mostradas na Figura 17.1.

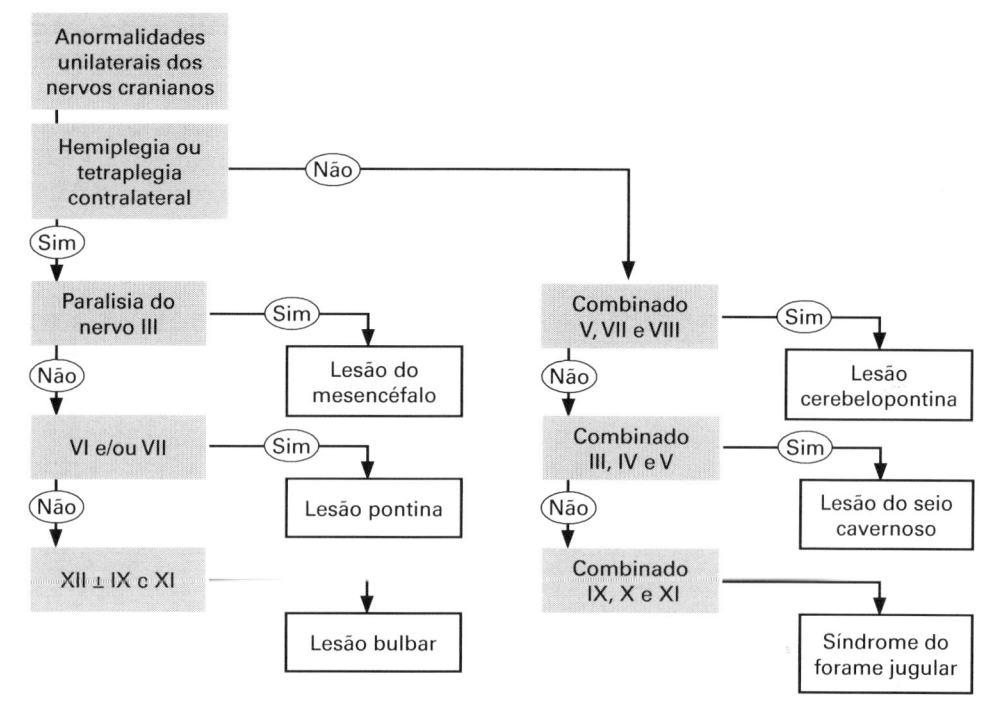

```
Anormalidades
unilaterais dos
nervos cranianos
    │
Hemiplegia ou
tetraplegia ─────(Não)─────────────────────┐
contralateral                              │
    │                                      │
  (Sim)                                    │
    │                                      ▼
Paralisia do ──(Sim)──┐          Combinado ──(Sim)──┐
 nervo III            │          V, VII e VIII      │
    │                 ▼              │              ▼
  (Não)         Lesão do           (Não)         Lesão
    │           mesencéfalo          │         cerebelopontina
    ▼                                ▼
VI e/ou VII ──(Sim)──┐          Combinado ──(Sim)──┐
    │                │           III, IV e V       │
  (Não)              ▼              │              ▼
    │           Lesão pontina     (Não)        Lesão do seio
    ▼                               │           cavernoso
XII ⊥ IX e XI                       ▼
    │                          Combinado
    ▼                          IX, X e XI
Lesão bulbar                       │
                                   ▼
                              Síndrome do
                              forame jugular
```

Figura 17.1 Anormalidades múltiplas dos nervos cranianos.
Reimpressa com permissão de Fuller G. Neurological Examination Made Easy. London: Churchill Livingstone, 1993.

NERVO OLFATÓRIO (I)

Procedimento

O nervo olfatório é responsável pela sensação do olfato. Para testar esse nervo, obter algumas substâncias aromáticas, como café, tabaco ou óleo de menta. Instruir o paciente a fechar uma narina. Colocar a substância sob a narina aberta e perguntar qual cheiro o paciente percebe, se for o caso (Fig. 17.2). Repetir o procedimento na narina oposta.

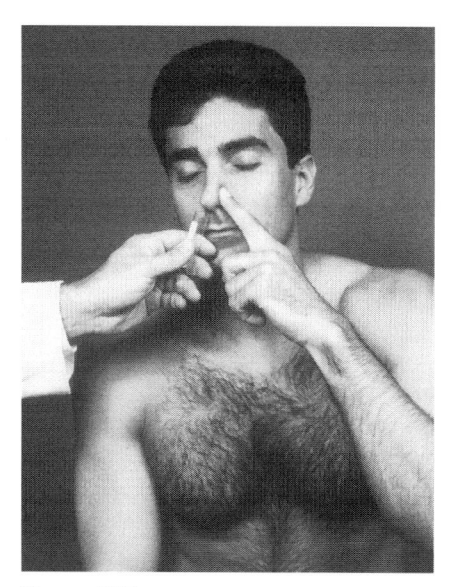

Figura 17.2

Explicação

Se o paciente não puder sentir o cheiro ou identificar o cheiro unilateralmente, suspeitar de lesão do nervo olfatório. Se o paciente não conseguir sentir ou identificar o cheiro bilateralmente, considerar problema não orgânico ou lesão bilateral do nervo craniano I.

Nota

A sensação diminuída ou quase ausente do olfato é comum no idoso. Ficará aparente se a perda do olfato for bilateral e o crânio não tiver sofrido qualquer trauma. Outras lesões não neurogênicas, como infecção sinusal, desvio no septo e lesões causadas por tabagismo, também podem causar uma perda do olfato, uni ou bilateralmente.

NERVO ÓPTICO (II)

Procedimento

O nervo óptico é responsável pela acuidade visual e pela visão periférica. Para testar a acuidade visual, pedir que o paciente cubra um olho e leia o menor trecho impresso possível em uma escala de Snellen (Fig. 17.3). Repetir o teste com o olho oposto. Notar os resultados. Esse não é um teste de acuidade visual para erro refrativo; testa a acuidade para o envolvimento do nervo óptico. Esse teste pode ser feito com paciente usando óculos ou lentes de contato.

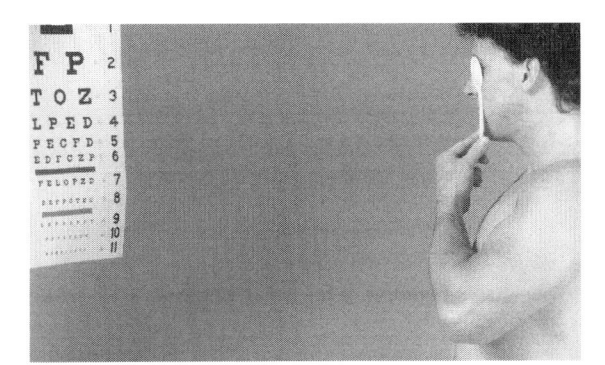

Figura 17.3

Para testar a visão periférica, orientar o paciente a cobrir um olho com a mão e a olhar fixo em seu nariz, com o olho descoberto. Fazer um movimento cruzado grande com o seu dedo, de cima para baixo e da direita para a esquerda (Fig. 17.4). Instruir o paciente a dizer quando ele começar a ver o seu dedo. Repetir com o olho oposto e registrar os resultados.

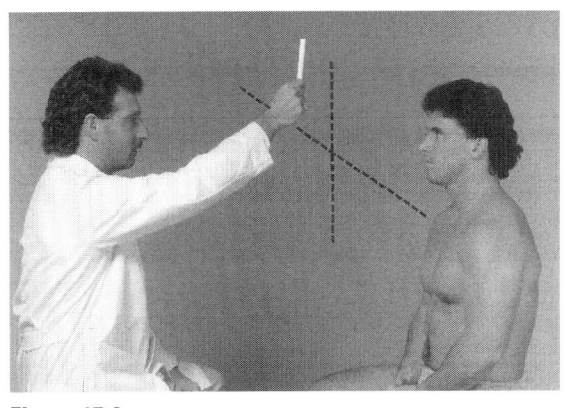

Figura 17.4

Explicação

Qualquer perda de visão, desde a perda unilateral ou bilateral completa da visão até a perda da metade dos campos de visão (hemianopsia) ou um defeito parcial no campo de visão (escotoma), indica lesão do nervo óptico. As lesões do lobo temporal podem produzir quadrantanopsia contralateral superior. As lesões do lobo occipital podem produzir uma hemianopsia homônima contralateral com preservação macular. A Figura 17.5 mostra um esquema da via neural do cérebro até a retina e demonstra a localização da lesão e o seu efeito sobre a visão. Também associado ao esquema há um fluxograma dos defeitos do campo (Fig. 17.6).

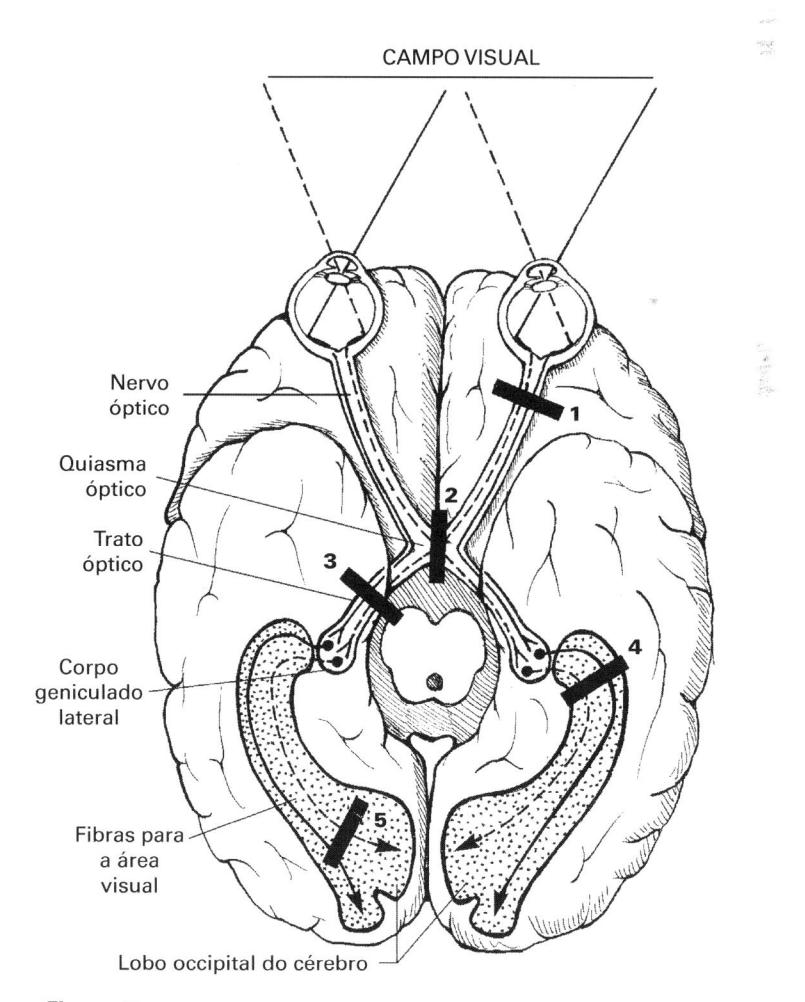

Figura 17.5

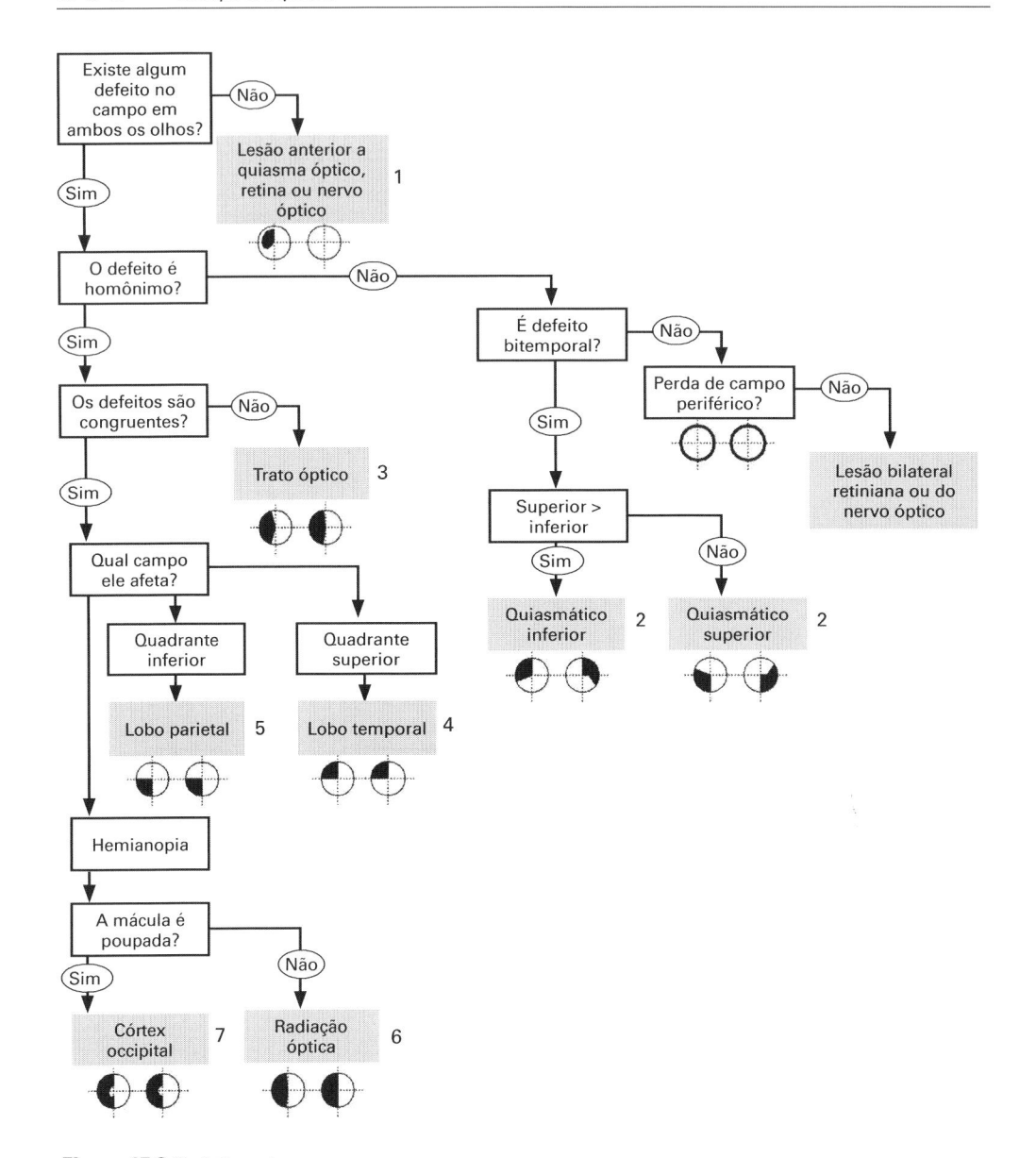

Figura 17.6 Defeitos do campo.
Reimpressa com permissão de Fuller G, ed. Neurological Examination Made Easy. London: Churchill Livingstone, 1993.

EXAME OFTALMOSCÓPICO

Procedimento

Com um oftalmoscópio, examinar o olho do paciente. Leve o instrumento até 1 a 2 cm do olho e encoraje o paciente a fixar o olhar em um ponto distante (Fig. 17.7). Use o anel de foco para corrigir a sua visão e a visão do paciente. Se você ou o paciente for míope e não estiver usando óculos ou lentes de contato, girar o disco do anel de foco no sentido anti-horário para focar o olho. Se você ou o paciente for presbiópico, girar o disco do foco no sentido horário para focar o olho. Olhar para o disco óptico, os vasos sanguíneos e o fundo da retina.

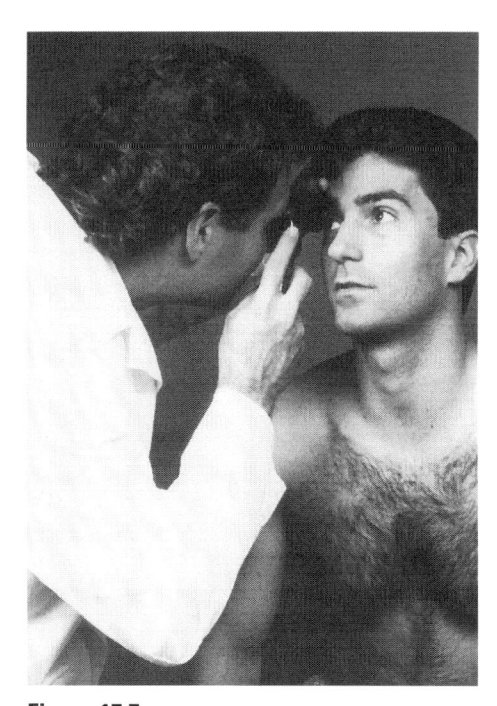

Figura 17.7

Explicação

Visualizar o nervo óptico, o disco óptico e a fóvea central na busca de edema e atrofia (Fig. 17.8).

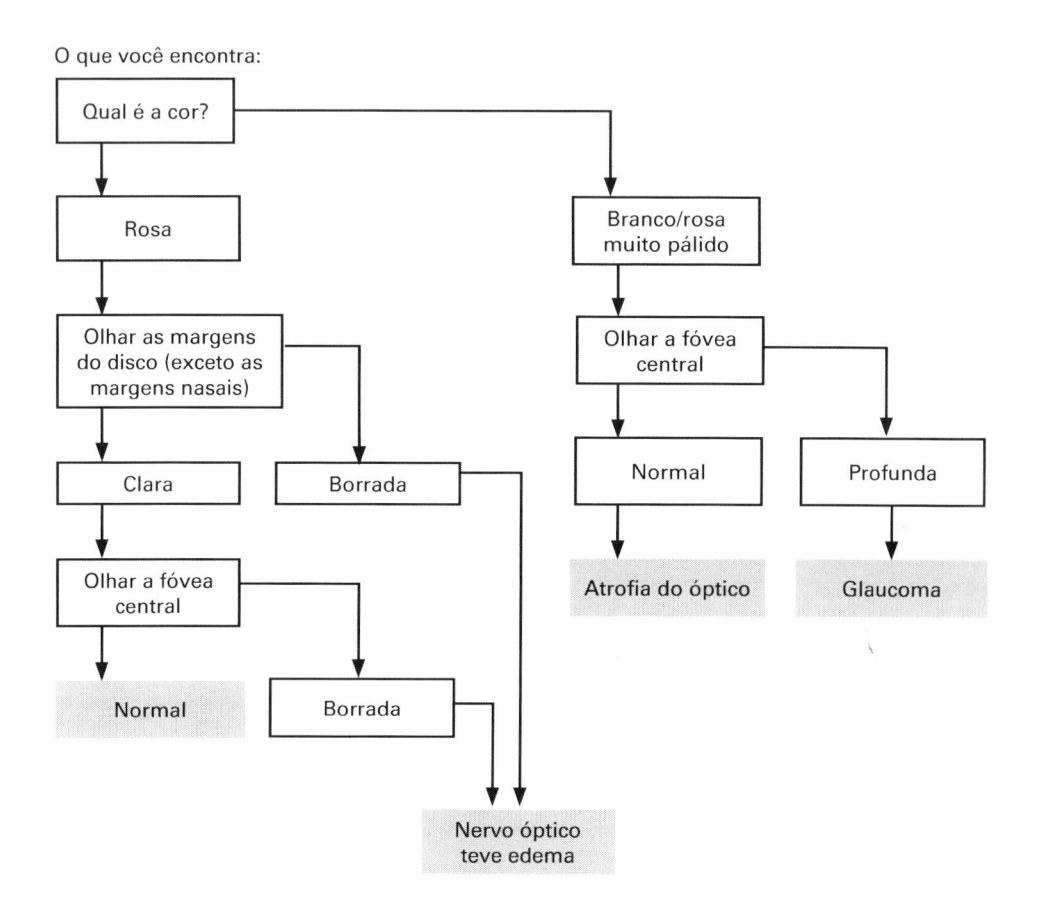

O que você encontra:

```
Qual é a cor?
├── Rosa
│   └── Olhar as margens do disco (exceto as margens nasais)
│       ├── Clara
│       │   └── Olhar a fóvea central
│       │       ├── Normal
│       │       └── Borrada ──► Nervo óptico teve edema
│       └── Borrada ──► Nervo óptico teve edema
└── Branco/rosa muito pálido
    └── Olhar a fóvea central
        ├── Normal ──► Atrofia do óptico
        └── Profunda ──► Glaucoma
```

Figura 17.8 Anormalidades do disco óptico.
Reimpressa com permissão de Fuller G. Neurological Examination Made Easy. London: Churchill Livingstone, 1993.

NERVOS OCULOMOTOR, TROCLEAR E ABDUCENTE (III, IV, VI)

Procedimento

Os nervos cranianos III, IV e VI estão associados à motilidade ocular e pupilar e são testados juntos por razões de simplicidade. O nervo craniano III também inerva os músculos levantadores das pálpebras, que são responsáveis pelos movimentos das pálpebras. Primeiro, olhar para as pálpebras do paciente para ver se há qualquer ptose. Depois da inspeção das pálpebras, verificar os globos oculares para o alinhamento. A disfunção do nervo craniano III, IV ou VI pode ser responsável por desvios do alinhamento do olho. A seguir, inspecionar as pupilas e determinar o seu tamanho e formato. Após, testar o reflexo pupilar piscando uma luz em um dos olhos do paciente (Fig. 17.9). Olhar para as pupilas, uma de cada vez, verificando a constrição ou dilatação.

Para testar os movimentos oculares, fazer o paciente seguir o seu dedo ou um objeto em movimento ao longo de todo o campo de visão, em todos os eixos. Observe a presença de nistagmo e/ou incapacidade de mover o olho em algum eixo em particular (Fig. 17.10). Além disso, testar a convergência, fazendo o paciente olhar para um objeto distante e continuar focando nele enquanto você move aquele objeto para mais perto. A pupila deve contrair e convergir conforme o objeto se aproxima. Olhar para ambas as pupilas em ambos os casos.

Explicação

A lesão do nervo oculomotor causa ptose da pálpebra, com incapacidade de abrir a pálpebra. O alinhamento do olho pode ser baixo e lateral. Além disso, o paciente será incapaz de mover o globo ocular para cima, para dentro ou para baixo, devido à fraqueza dos músculos retos medial, superior e inferior e do músculo oblíquo inferior. A pupila está geralmente dilatada, e o reflexo pupilar está ausente. A causa mais frequente de uma paralisia do nervo craniano III é um aneurisma no círculo de Willis. Outras condições também podem acarretar que a pupila dilate e o reflexo pupilar fique ausente (Fig. 17.11).

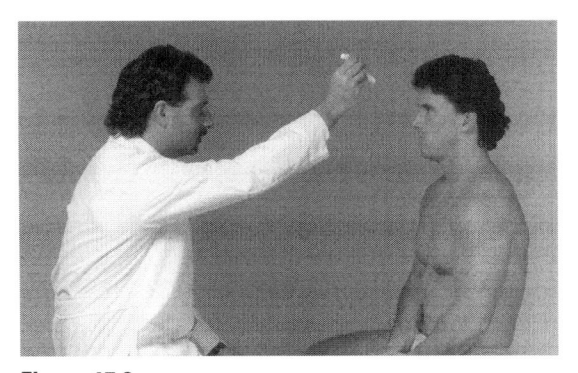

Figura 17.9

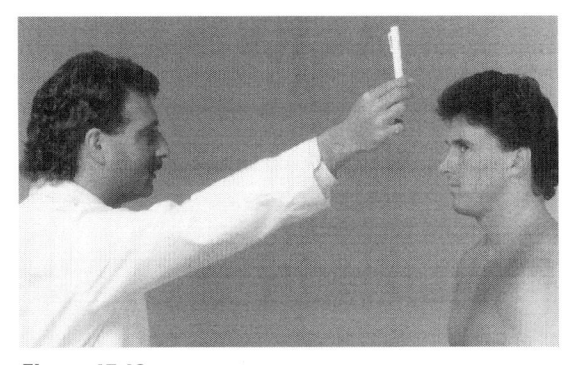

Figura 17.10

A lesão do nervo troclear causa desvio superior e lateral do olho, com incapacidade para mover o globo ocular para baixo e para dentro, devido à fraqueza do músculo oblíquo superior.

A lesão do nervo abducente causa incapacidade para mover o globo ocular para fora, devido à fraqueza do músculo reto lateral. A Figura 17.12 mostra os defeitos de alinhamento do músculo reto lateral.

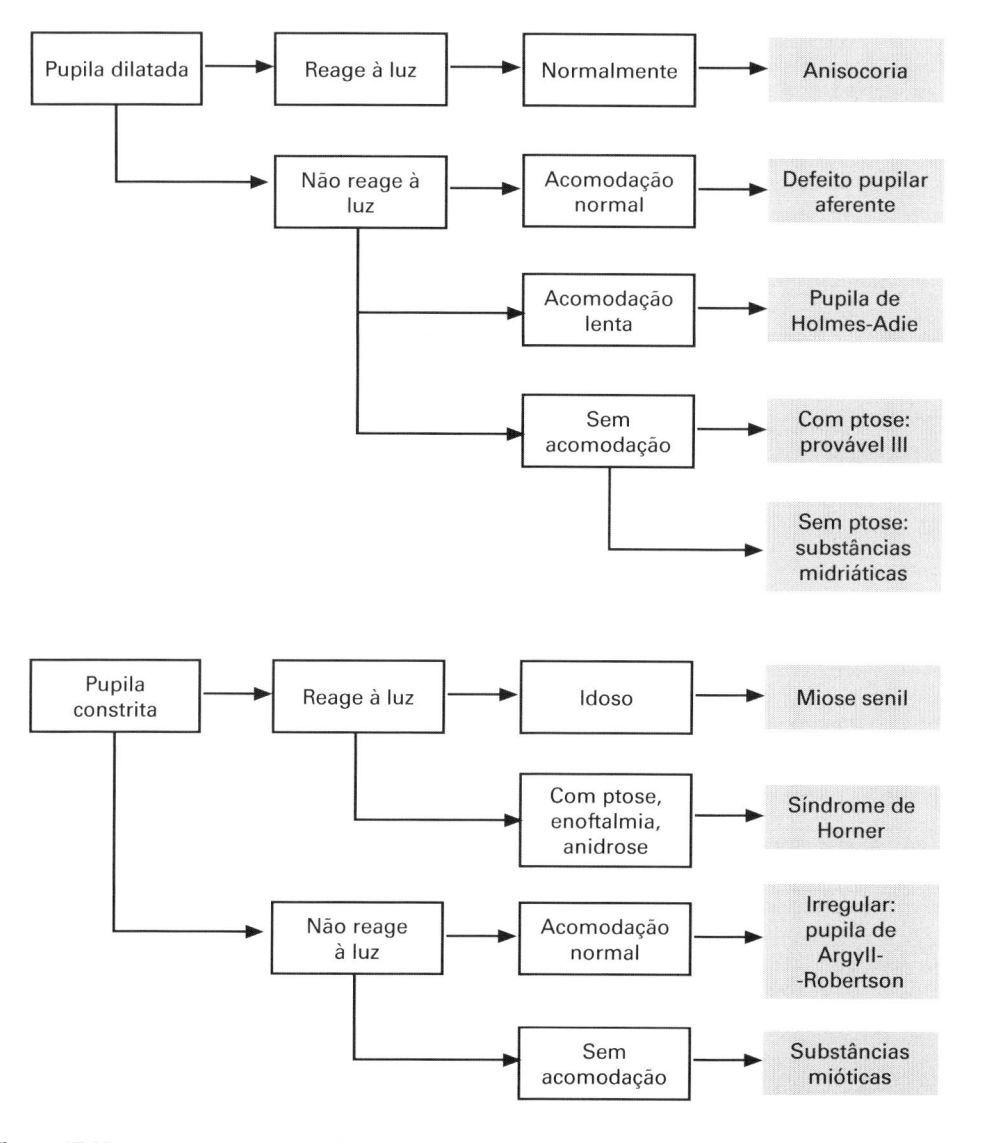

```
Pupila dilatada ──► Reage à luz ──► Normalmente ──► Anisocoria
                │
                └──► Não reage à luz ──► Acomodação normal ──► Defeito pupilar aferente
                                    ──► Acomodação lenta ──► Pupila de Holmes-Adie
                                    ──► Sem acomodação ──► Com ptose: provável III
                                                      ──► Sem ptose: substâncias midriáticas

Pupila constrita ──► Reage à luz ──► Idoso ──► Miose senil
                                 ──► Com ptose, enoftalmia, anidrose ──► Síndrome de Horner
                 ──► Não reage à luz ──► Acomodação normal ──► Irregular: pupila de Argyll-Robertson
                                     ──► Sem acomodação ──► Substâncias mióticas
```

Figura 17.11 Anormalidades pupilares.
Reimpressa com permissão de Fuller G. Neurological Examination Made Easy. London: Churchill Livingstone, 1993.

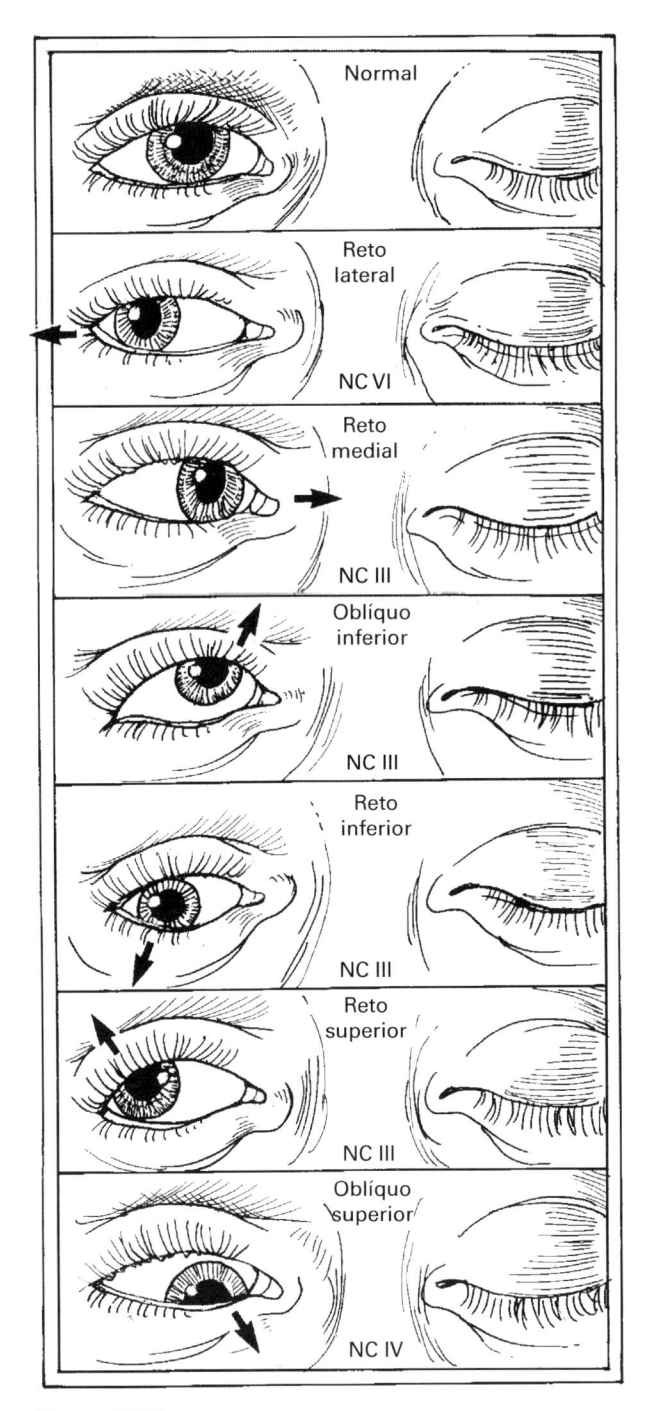

Figura 17.12

NERVO TRIGÊMEO (V)

O nervo trigêmeo é composto de porções motoras e sensitivas. A porção motora inerva os músculos da mastigação. Esses músculos são o masseter, o pterigoide e os temporais. A porção sensitiva é dividida em três ramos: os ramos oftálmico (V1), maxilar (V2) e mandibular (V3).

Motor

Procedimento para os músculos masseter, pterigoide e temporal

Para testar a porção motora que inerva o músculo masseter, instruir o paciente a simular uma mordida enquanto você palpa o músculo masseter e tenta abrir a mandíbula do paciente com seus polegares (Fig. 17.13). Para testar o músculo pterigoide, instruir o paciente a desviar a mandíbula contra a sua resistência (Fig. 17.14). Para testar o músculo temporal, orientar o paciente a fechar a mandíbula enquanto você palpa os músculos temporais com os seus dedos (Fig. 17.15). Observar se a contração muscular é simétrica.

Explicação

Um músculo masseter ou pterigoide fraco pode indicar lesão do nervo trigêmeo. A diferença na tensão do músculo temporal também é uma indicação de lesão motora do trigêmeo. Na paralisia bilateral, a mandíbula pode não fechar firmemente. Em lesões unilaterais, a mandíbula desvia em direção ao lado da lesão quando o paciente abre a boca.

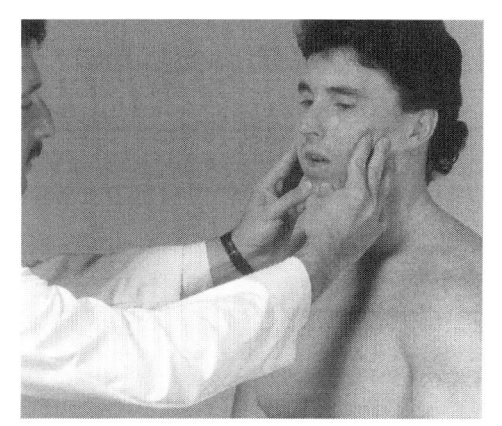

Figura 17.13

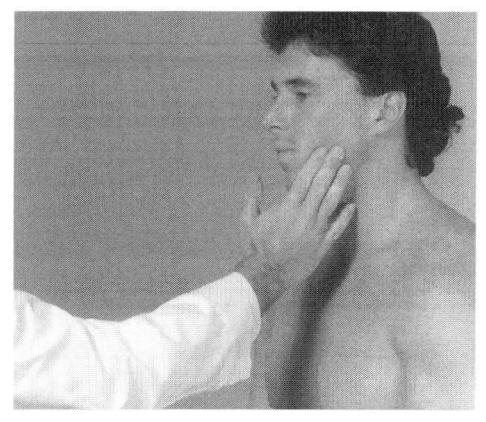

Figura 17.14

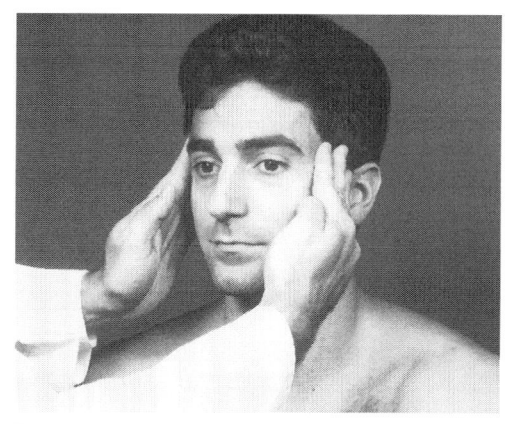

Figura 17.15

Reflexo

Reflexo corneal

Procedimento

Instruir o paciente a olhar para cima e para dentro enquanto você toca a córnea com um chumaço de algodão, aproximando-se desde o lado de fora (Fig. 17.16). Tenha cuidado para não tocar o cílio ou a conjuntiva. O paciente deve piscar quando a córnea for tocada. O reflexo corneal tem fibras sensitivas do nervo trigêmeo e fibras motoras do nervo facial.

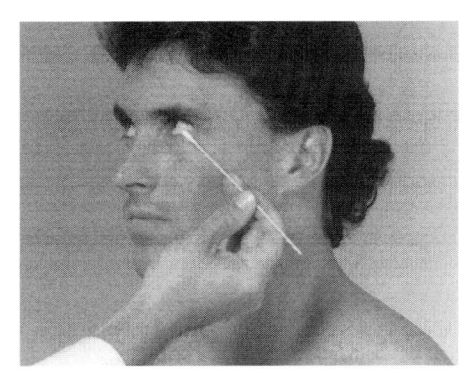

Figura 17.16

Reflexo mandibular

Procedimento

Orientar o paciente a abrir a boca levemente. Colocar o seu polegar ou indicador logo lateral à linha média do queixo do paciente e apertar. Com um martelo de reflexos neurológicos, percutir sobre o seu dedo para abrir a mandíbula (Fig. 17.17). A resposta normal é o rápido fechamento da mandíbula.

Explicação

Os reflexos corneais e de tração da mandíbula têm um componente sensitivo do nervo trigêmeo. O reflexo de tração da mandíbula tem um componente motor do nervo trigêmeo. O reflexo corneal tem um componente motor do nervo facial. Se os reflexos corneais estiverem ausentes, deve-se cogitar uma lesão da porção sensitiva do nervo trigêmeo ou do componente motor do nervo facial. Se o reflexo de tração da mandíbula estiver ausente, suspeitar de lesão do nervo trigêmeo.

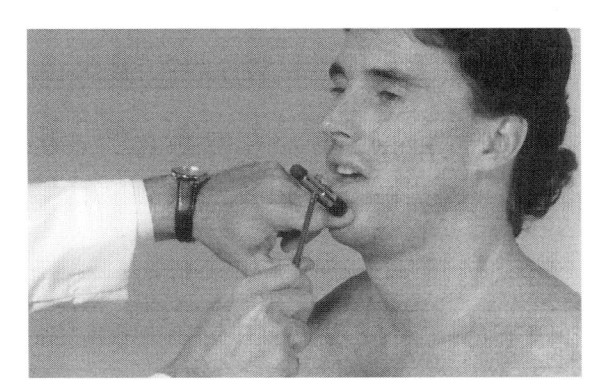

Figura 17.17

Sensitivo

Procedimento

Para testar o déficit sensitivo, instruir o paciente a fechar os olhos. Tocar a testa, a face e o queixo com um alfinete para a sensação dolorosa; um pedaço de algodão para a sensação de toque leve; e pequenos tubos de ensaio com água quente e fria para a sensação térmica (Figs. 17.18 a 17.20). Executar esses procedimentos em ambos os lados da face e pedir ao paciente para comparar as sensações bilateralmente. A seguir, orientar o paciente a abrir a boca; tocar na língua, dentro de ambas as bochechas e no palato duro com um abaixador de língua de madeira (Fig. 17.21). Instruir o paciente a dar um sinal, como levantar a mão, quando sentir o toque.

Explicação

A diminuição na sensação de toque leve, dor e/ou temperatura em um lado indica lesão da porção sensitiva do ramo afetado do nervo trigêmeo. As lesões do ramo oftálmico, maxilar ou mandibular do nervo trigêmeo produzem sensibilidade diminuída na testa, na face ou no queixo, respectivamente.

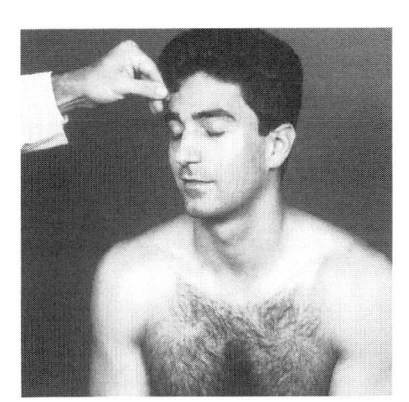

Figura 17.18

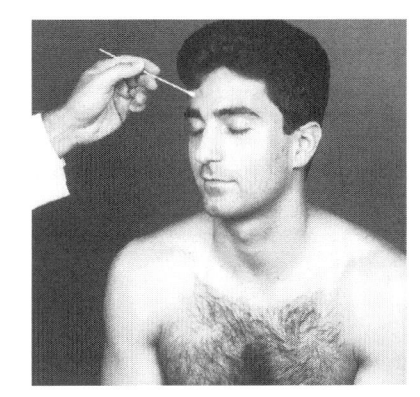

Figura 17.19

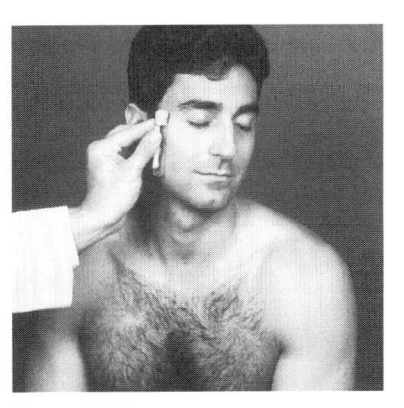

Figura 17.20

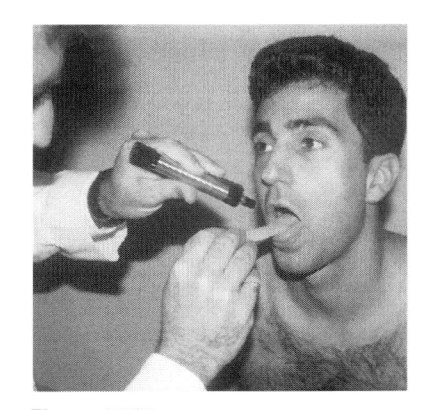

Figura 17.21

NERVO FACIAL (VII)

Motor

Procedimento

O nervo facial tem fibras motoras e sensitivas. As fibras motoras inervam os músculos da face e o platisma. Observar a face do paciente na busca de movimentos anormais, como tiques ou tremores. Notar o grau de mudança de expressão ou a falta de alteração.

Para testar a função motora, observar a face em repouso. A seguir, orientar o paciente a franzir o cenho, levantar as sobrancelhas, fechar os olhos, mostrar os dentes, sorrir e apitar ou encher as bochechas (Figs. 17.22 a 17.25).

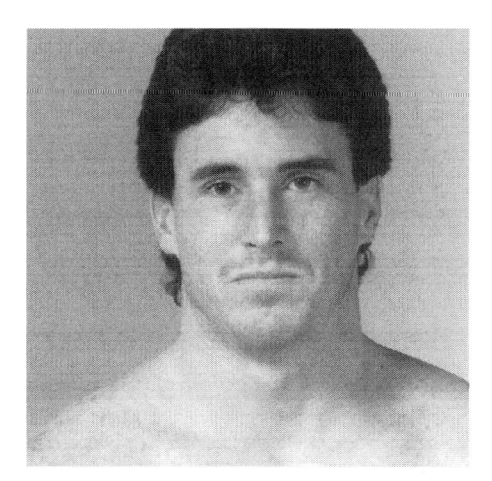

Figura 17.22

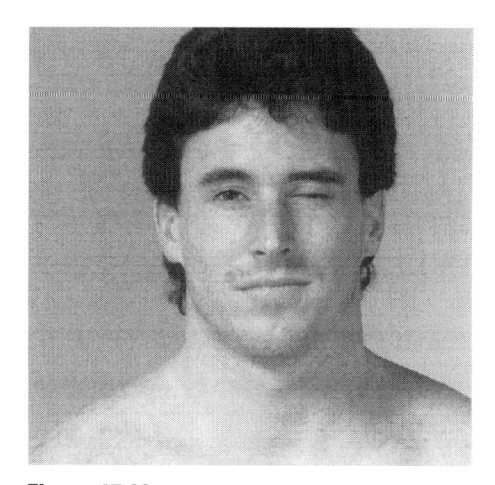

Figura 17.23

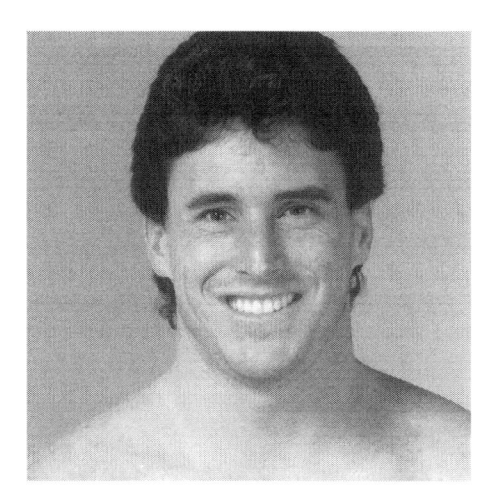

Figura 17.24

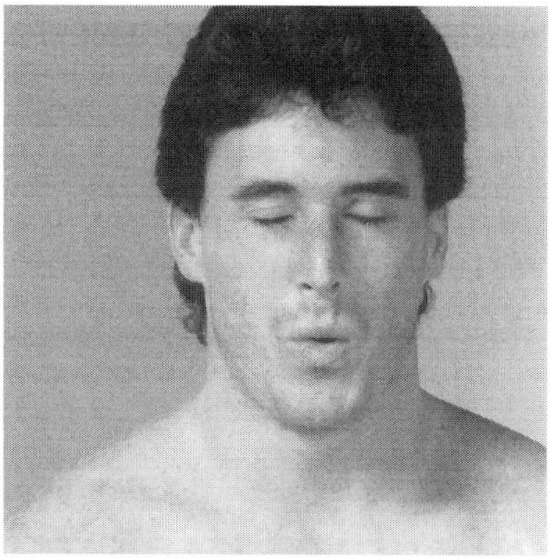

Figura 17.25

Explicação

As lesões do nervo facial podem originar-se dos neurônios motores superiores ou dos neurônios motores inferiores. Esses neurônios podem ser distinguidos pelas várias expressões faciais. Uma lesão do neurônio motor superior geralmente não tem qualquer efeito na testa e nas pálpebras. Em uma lesão do neurônio motor inferior, quando as sobrancelhas são levantadas e abaixadas, a testa não enruga. Mostrar os dentes e assobiar estão ausentes em lesões do neurônio motor superior e do neurônio motor inferior. O sorriso pode não elevar a boca em uma lesão do neurônio motor inferior, mas um sorriso simétrico pode ocorrer em uma lesão do neurônio motor superior. A incapacidade de o paciente executar esses movimentos indica lesão da porção motora do nervo facial (Fig. 17.26).

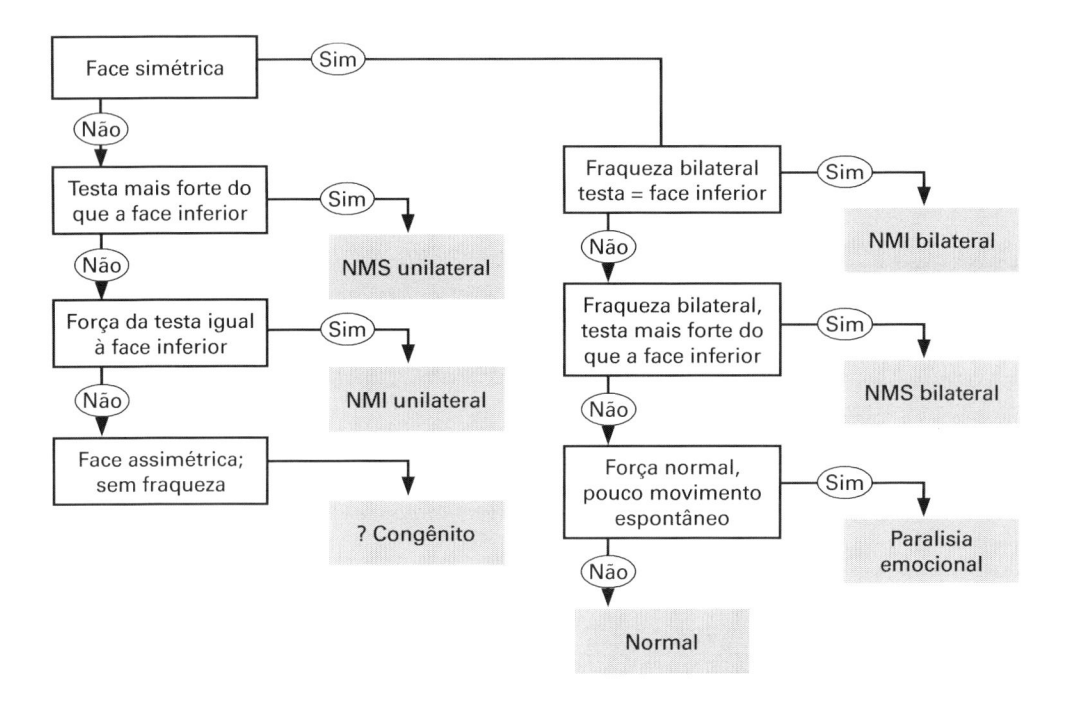

Figura 17.26 Anormalidades do nervo facial.
NMS = nervo motor superior; NMI = nervo motor inferior.
Reimpressa com permissão de Fuller G. Neurological Examination Made Easy. London: Churchill Livingstone, 1993.

Sensitivo

Procedimento

Instruir o paciente a fechar os olhos e pôr a língua para fora. Aplicar soluções de açúcar, sal e/ou vinagre em um lado e nos dois terços anteriores da língua (Fig. 17.27). Orientar o paciente a identificar cada substância sem retrair a língua. Isso pode ser feito fazendo o paciente apontar para uma lista de várias substâncias em um cartão ou em uma folha de papel. Instruí-lo a enxaguar a boca; após, aplicar outra substância no lado oposto.

Explicação

A incapacidade de sentir o gosto e/ou identificar as substâncias pode indicar lesão da porção sensitiva do nervo facial.

Nota

A perda completa da gustação nas lesões do nervo facial é rara. É mais comum que o paciente tenha uma gustação espontânea do que a completa perda do gosto. Se for notada perda completa do gosto, considerar causas não neurogênicas, como infecção viral, envelhecimento, tabagismo e doença tóxica ou metabólica.

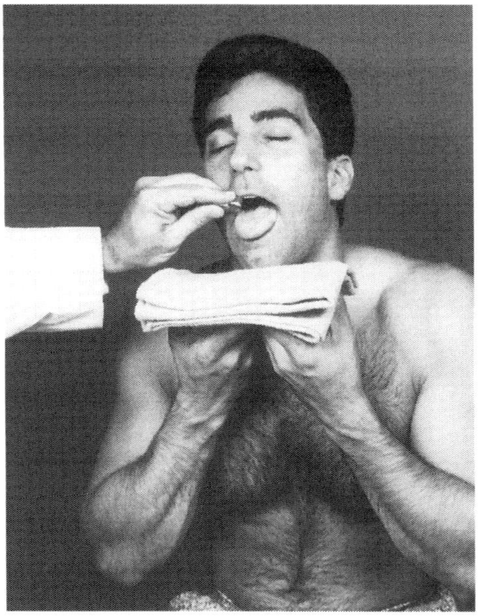

Figura 17.27

NERVO AUDITIVO (VIII)

O nervo auditivo é composto de uma porção coclear e uma porção vestibular. A porção coclear é responsável pela audição, e a porção vestibular é responsável pelo equilíbrio. A porção coclear é testada avaliando a audição do paciente. A forma mais precisa para testar a audição é com um audiômetro. Se não estiver disponível, colocar um relógio com tique-taque perto da orelha do paciente e averiguar se ele pode escutá-lo. Os testes de Weber e Rinne indicam lesões cocleares. As lesões vestibulares também são determinadas com os testes de mudança de direção e de apontar, e observando a presença de nistagmo no paciente.

Teste de Weber: nervo coclear

Procedimento

Posicionar um diapasão de 256 Hz sobre a cabeça do paciente (Fig. 17.28). Perguntar ao paciente se ele ouve igualmente o som em ambas as orelhas.

Explicação

O teste é normal se o paciente ouvir igualmente o som em ambas as orelhas. Se o som for mais alto em uma orelha do que em outra, suspeitar de um problema de condução, como bloqueio do canal auditivo ou doença do ouvido médio no lado do som mais alto. Se uma lesão do nervo estiver presente, o som será somente ouvido na orelha normal. Esse problema de audição pode ser causado por otosclerose, doença de Ménière, meningite, tumores cerebelopontinos, trauma ou por uma lesão desmielinizante.

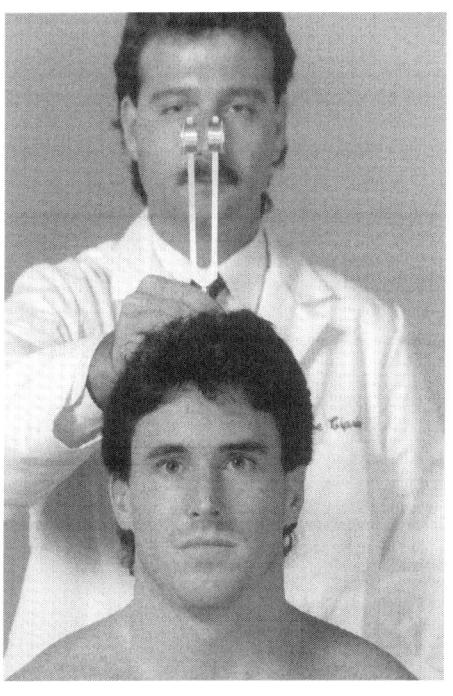

Figura 17.28

Teste de Rinne: nervo coclear

Procedimento

Posicionar um diapasão vibratório sobre o processo mastoide (Fig. 17.29). Pedir ao paciente para dizer quando o som desaparece. Depois que o som desaparecer, colocar o diapasão perto, mas sem tocar a orelha (Fig. 17.30). Pedir para o paciente novamente avisar quando o som desaparecer.

Explicação

Normalmente, a condução aérea é duas vezes mais alta do que a condução óssea – Rinne positivo. Em lesões de condução e lesões não neurogênicas, a condução óssea é maior do que a condução aérea – Rinne negativo. Em lesões do nervo auditivo, a condução aérea é maior do que a condução óssea.

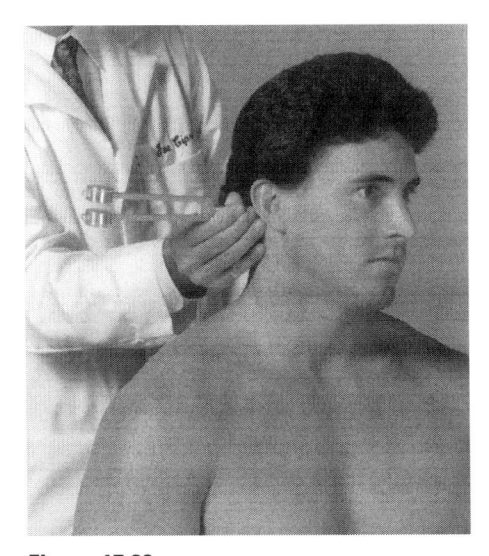

Figura 17.29

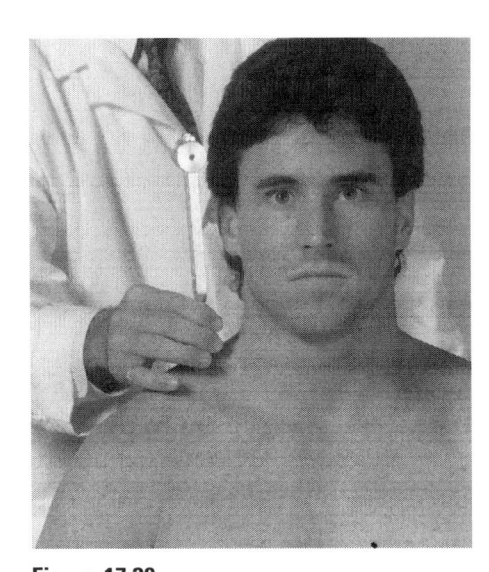

Figura 17.30

Teste da mudança de direção: nervo vestibular

Procedimento

Instruir o paciente a caminhar com os olhos fechados (Fig. 17.31).

Explicação

A mudança de direção ao caminhar ou um teste positivo de Romberg indica lesão vestibular unilateral (ver Capítulo 19 para o teste de Romberg).

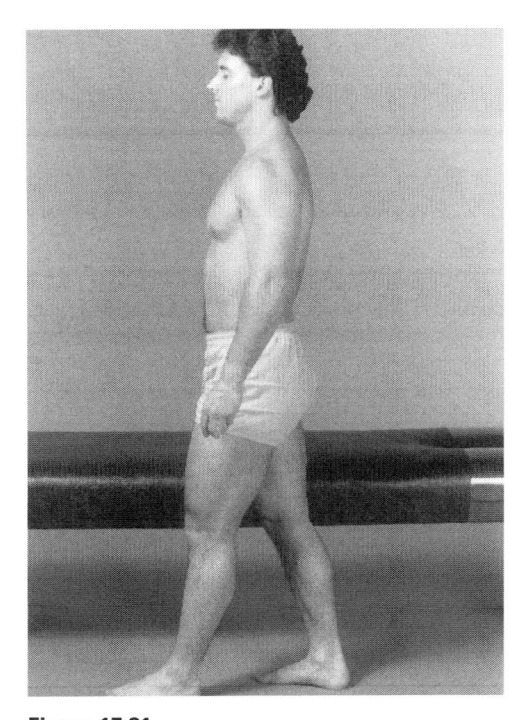

Figura 17.31

Teste do indicador: nervo vestibular

Procedimento

Com os olhos do paciente abertos, instruí-lo a elevar o braço estendido sobre a cabeça com o dedo indicador estendido (Fig. 17.32). A seguir, instruir o paciente a tocar o seu dedo indicador estendido, que você segura próximo ao nível do quadril do paciente (Fig. 17.33). Repetir o teste com os olhos do paciente fechados.

Explicação

Se o paciente tiver uma lesão vestibular, o braço do paciente irá desviar, e ele terá dificuldade em colocar o dedo sobre o seu com os olhos fechados.

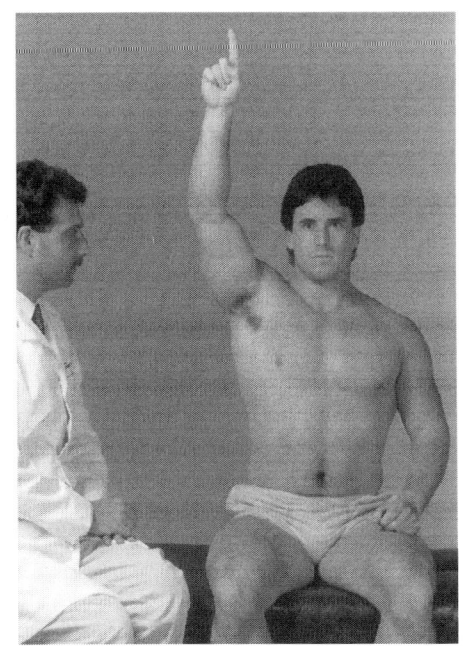

Figura 17.32

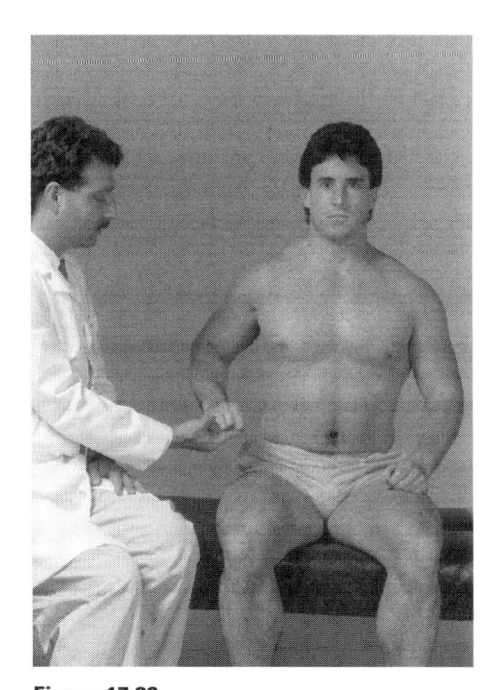

Figura 17.33

Teste labiríntico para nistagmo posicional

Procedimento

Com o paciente sentado, inspecionar os olhos e observar a presença de qualquer nistagmo (Fig. 17.34). O nistagmo é um desvio lento do olho em uma direção, com uma correção rápida na direção oposta. É descrito na direção da fase rápida. A seguir, pedir ao paciente para ficar em supino e inspecionar a presença de nistagmo por 30 segundos (Fig. 17.35). Ajudar o paciente a girar para um lado e estabilizar a cabeça. Observar se há qualquer nistagmo por 30 segundos (Fig. 17.36). Repetir com o paciente virado para o lado oposto. Fazer o paciente estender a cabeça sobre a mesa de exames e inspecionar a presença de nistagmo por 30 segundos (Fig. 17.37). Permitir um tempo suficiente entre os testes para que o paciente com nistagmo se recupere.

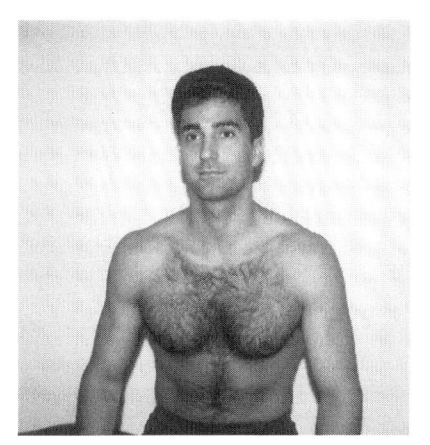

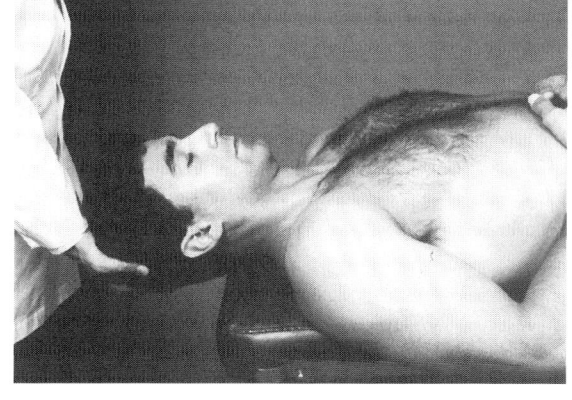

Figura 17.34

Figura 17.35

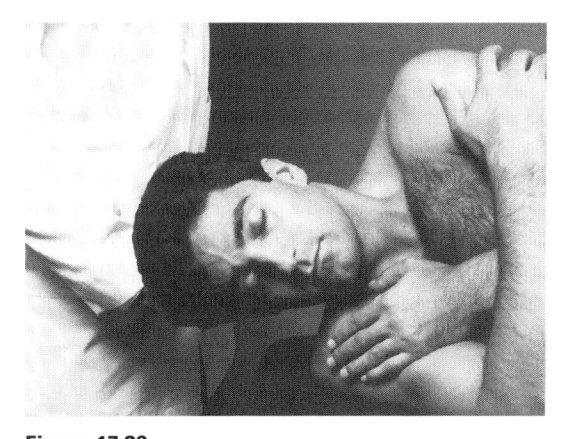

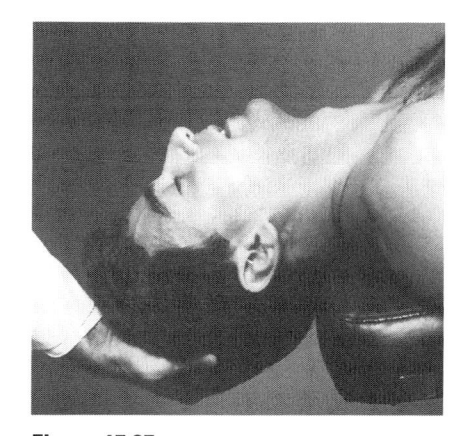

Figura 17.36

Figura 17.37

Explicação

Um paciente com nistagmo persistente que muda de direção com as alterações na posição da cabeça e que aparece em manobras repetidas é indicativo de patologia de tronco cerebral ou de fossa posterior. Uma resposta retardada, branda e de rápido desaparecimento que produza nistagmo em somente uma direção e que não possa ser repetida indica vertigem postural benigna (Fig. 17.38).

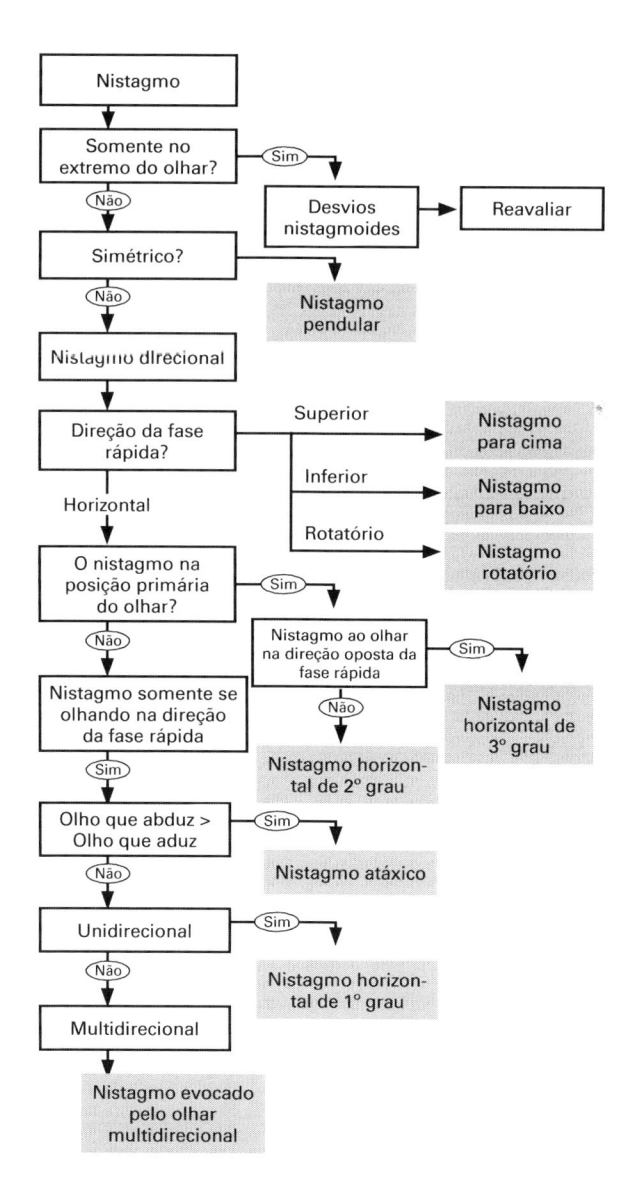

Figura 17.38 Nistagmo.
Reimpressa com permissão de Fuller G. Neurological Examination Made Easy. London: Churchill Livingstone, 1993.

NERVOS GLOSSOFARÍNGEO E VAGO (IX, X)

Os nervos glossofaríngeo e vago são clinicamente inseparáveis devido a sua sobreposição e, por conseguinte, são testados juntos. O nervo glossofaríngeo transporta a gustação da língua posterior e proporciona inervação sensitiva aos pilares tonsilares, ao palato mole e à parede faríngea. O nervo vago sobrepõe-se às funções do nervo glossofaríngeo e inerva a laringe. Notar qualquer rouquidão ou mudança no tom da voz. O nervo vago controla a atividade nos sistemas cardíaco, respiratório e gastrintestinal; contudo, essas funções são difíceis de analisar devido às variadas influências suprassegmentares e hormonais.

A função motora é avaliada pedindo ao paciente para dizer "aaah" e observando a presença de desvio do palato. Colocar um abaixador de língua e observar algum desvio palatal (Fig. 17.39). Se houver desvio, será em direção ao lado normal. A seguir, pedir para o paciente deglutir rapidamente enquanto você palpa a traqueia (Fig. 17.40). A fadiga na deglutição continuada poder ser vista em um paciente que tenha miastenia grave. Você pode também pedir que o paciente encha as bochechas com ar (Fig. 17.41). O vazamento pelo nariz indica fraqueza no músculo do palato mole. Essa fraqueza também é um sinal de uma lesão no nervo craniano IX ou X. O vazamento pode ser parado apertando-se o nariz.

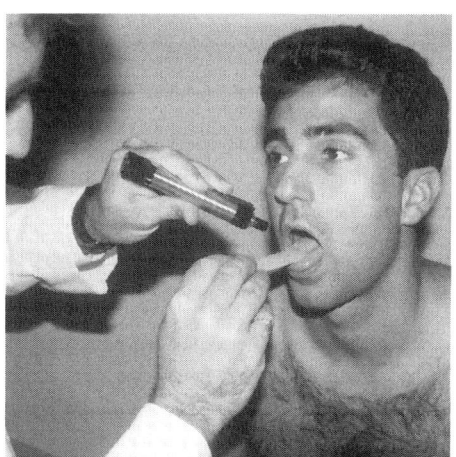

Figura 17.39

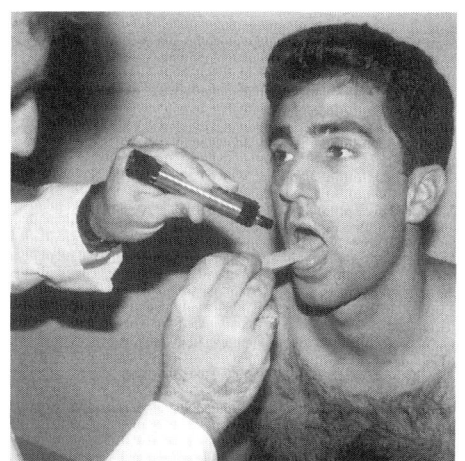

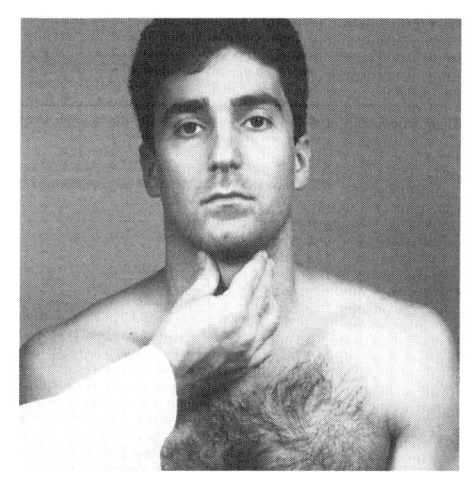

Figura 17.40

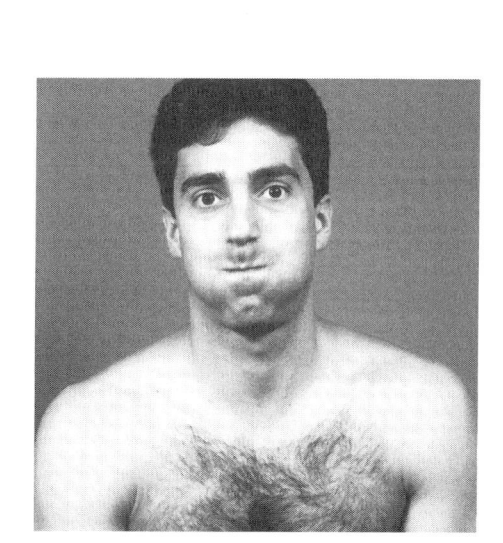

Figura 17.41

Sensitivo

Procedimento

Instruir o paciente a fechar os olhos e pôr a língua para fora. Aplicar uma solução de gosto amargo em um lado do terço posterior da língua (Fig. 17.42). Instruir o paciente a identificar cada substância sem retrair a língua. Isso pode ser realizado fazendo o paciente apontar para um item de uma lista de substâncias em um cartão ou em uma folha de papel.

Explicação

A incapacidade de sentir o gosto e/ou identificar as substâncias pode indicar uma lesão da porção sensitiva dos nervos glossofaríngeo e/ou vago.

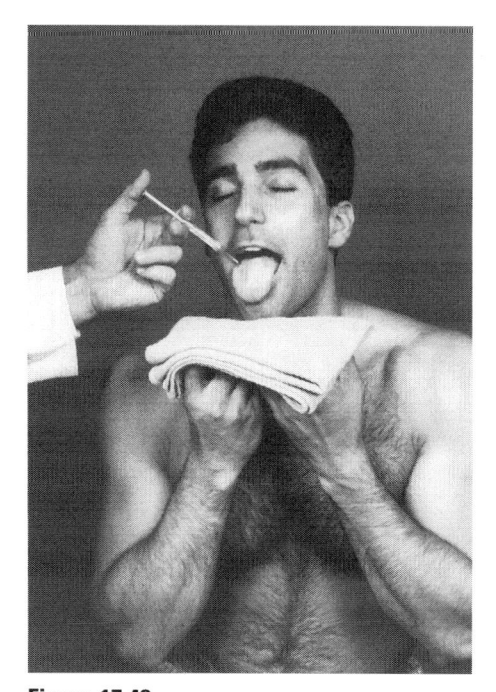

Figura 17.42

Reflexo

Reflexo do vômito

Procedimento

Com um abaixador de língua, tocar a parede faríngea posterior, primeiro em um lado e em seguida no outro (Fig. 17.43). Observar o movimento do palato e o paciente quando ele engasga. Perguntar também ao paciente se o estímulo parece ser o mesmo em ambos os lados ou se é mais forte em um lado do que no outro.

Explicação

O desvio do palato para um lado e/ou uma sensação assimétrica do estímulo indicam lesão dos nervos glossofaríngeo e/ou vago. Se o paciente apresentar tonsilectomia, uma leve assimetria do movimento palatal pode ser normal.

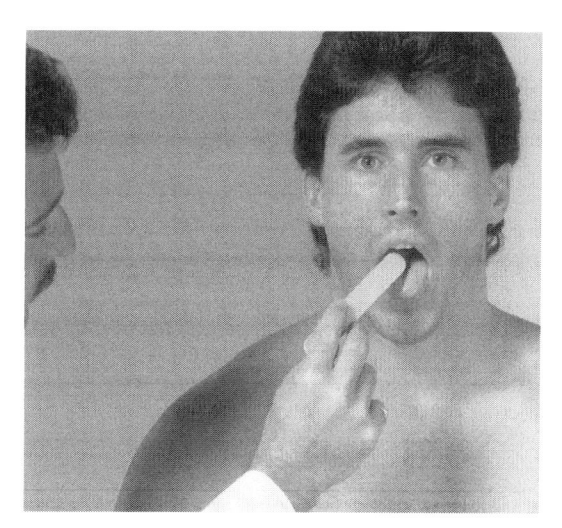

Figura 17.43

NERVO ESPINAL ACESSÓRIO (XI)

O nervo espinal acessório inerva os músculos trapézio e esternocleidomastóideo. Para avaliar o nervo espinal acessório, testar os músculos trapézio e esternocleidomastóideo.

Teste do músculo trapézio

Procedimento

Com o paciente sentado, aplicar pressão aos ombros do paciente, bilateralmente, e pedir que o paciente encolha-os contra a sua resistência (Fig. 17.44). Mensurar cada lado de acordo com o gráfico de pontuação muscular do Capítulo 4.

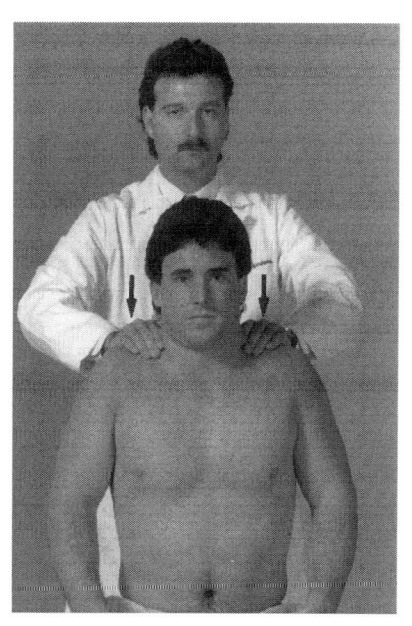

Figura 17.44

Explicação

Um grau de 0 a 4 indica lesão do nervo espinal acessório. Suspeitar de um músculo trapézio fadigado ou fraco se o músculo esternocleidomastóideo tiver uma força razoavelmente normal.

Teste do músculo esternocleidomastóideo

Procedimento

Com o paciente sentado, colocar a sua mão no aspecto lateral da mandíbula do paciente e instruí-lo a virar a cabeça em direção a sua mão, contra a resistência (Fig. 17.45). Mensurar cada lado de acordo com o gráfico de pontuação muscular do Capítulo 4.

Explicação

Um grau de 0 a 4 indica lesão do nervo espinal acessório. Um músculo esternocleidomastóideo fadigado ou fraco deve ser suspeitado se tal músculo tiver uma força razoavelmente normal.

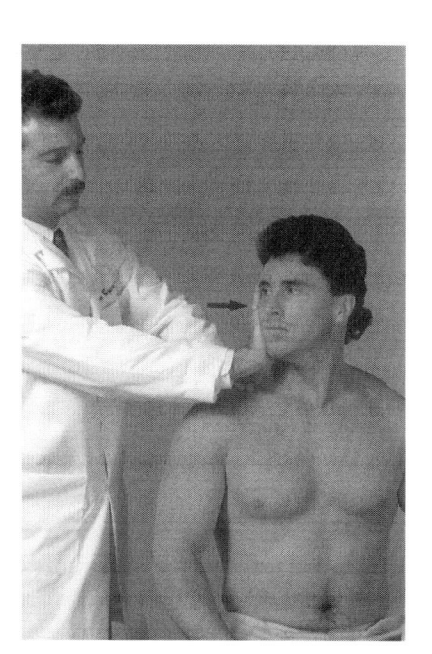

Figura 17.45

NERVO HIPOGLOSSO (XII)

O nervo hipoglosso é puramente motor e é responsável pelo movimento da língua.

Procedimento

Colocar a sua mão na face do paciente e instruí-lo a pressionar com a ponta da língua a bochecha sob sua mão (Fig. 17.46). Fazer o paciente executar bilateralmente. Instruí-lo a por a língua para fora (Fig. 17.47).

Explicação

Se a pressão sob sua mão, pela língua do paciente, for desigual, suspeitar de lesão unilateral do nervo hipoglosso, que exibirá um desvio da língua em direção ao lado da lesão.

Figura 17.46

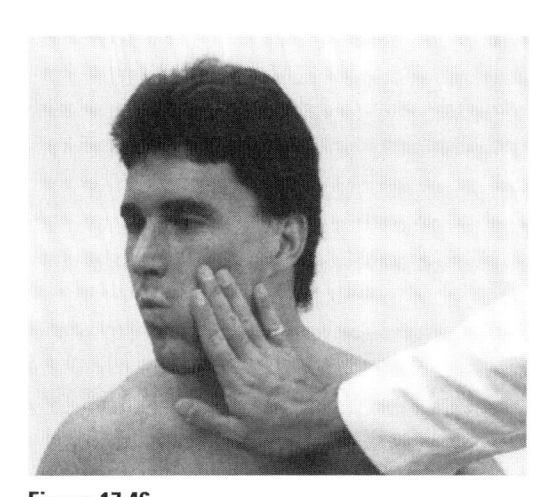

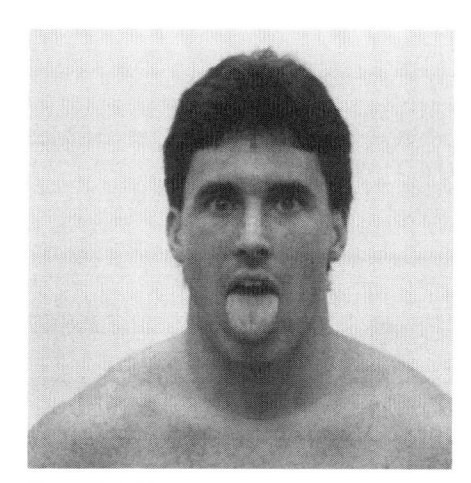

Figura 17.47

REFERÊNCIAS GERAIS

Barrows HS. Guide to Neurological Assessment. Philadelphia: JB Lippincott, 1980.

Bickerstaff ER.Neurological Examination in Clinical Practice. 4th ed. Boston: Blackwell Scientific, 1980.

Chusid JG. Correlative neuroanatomy and functional neurology. 17th ed. Los Altos: Lange Medical, 1976.

Colling RD. Illustrated Manual of Neurologic Diagnosis. 2nd ed. Philadelphia: JB Lippincott, 1982.

DeJong RN. The Neurologic Examination. 4th ed. Hagerstown, MD: Harper & Row, 1979.

DeMyer W. Technique of the Neurologic Examination: A Programmed Text. 3rd ed. New York: McGraw-Hill, 1980.

Devinsky O, Feldmann E. Examination of the Cranial and Peripheral Nerves. New York: Churchill Livingstone, 1988.

Fuller G. Neurological Examination Made Easy. London: Churchill Livingstone, 1993.

Mancall E. Essentials of the Neurologic Examination. 2nd ed. Philadelphia: FA Davis, 1981.

Merritt HH. A Textbook of Neurology. 4th ed. Philadelphia: Lea & Febiger, 1967.

VanAllen MW, Rodnitzky RL. Pictorial Manual of Neurologic Tests. 2nd ed. Chicago: Year Book Medical, 1981.

18
REFLEXOS

**REFLEXOS PATOLÓGICOS
DA EXTREMIDADE SUPERIOR**   **530**
  Sinal de Hoffman   530
  Sinal de Tromner   532
  Sinal da mão de Rossolimo   533
  Sinal do punho de Chaddock   534

**REFLEXOS PATOLÓGICOS
DA EXTREMIDADE INFERIOR**   **535**
  Sinal de Babinski   535
  Sinal de Oppenheim   536

  Sinal do pé de Chaddock   537
  Sinal do pé de Rossolimo   538
  Sinal de Schaeffer   539

REFLEXOS CUTÂNEOS SUPERFICIAIS   **540**
  Reflexo abdominal superior   540
  Reflexo abdominal inferior   541
  Reflexo glúteo superficial   541
  Reflexo corneal   542
  Reflexo faríngeo   542
  Reflexo palatal   542

REFLEXOS PATOLÓGICOS DA EXTREMIDADE SUPERIOR

Este capítulo discute os vários reflexos patológicos que habitualmente estão presentes em doença corticospinal e disfunção cortical mais alta, como AVC, tumor, doenças desmielinizantes e vasculite. Se nenhuma patologia corticospinal ou outra disfunção cortical mais alta estiver presente, esses reflexos devem estar ausentes. Esses reflexos não são pontuados como na escala de Wexler, sendo referidos como presentes ou ausentes. Os sinais do pé de Babinski e de Rossolimo são considerados normais em bebês.

Sinal de Hoffman

Procedimento

Com o antebraço do paciente pronado, segurar a mão e o dedo médio do paciente. Com a mão oposta, sacudir a extremidade distal do dedo médio do paciente, alongando o flexor e produzindo um reflexo de estiramento (Fig. 18.1).

Explicação

Um sinal positivo é produzido se o paciente flexionar o polegar e o dedo indicador (Fig. 18.2). Um sinal positivo indica somente reflexo hiperativo. Se esse sinal estiver presente, pode ser um indicador de doença do trato piramidal.

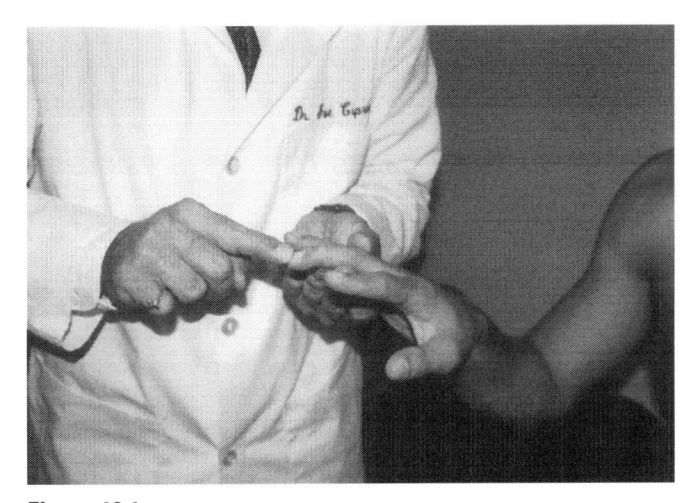

Figura 18.1

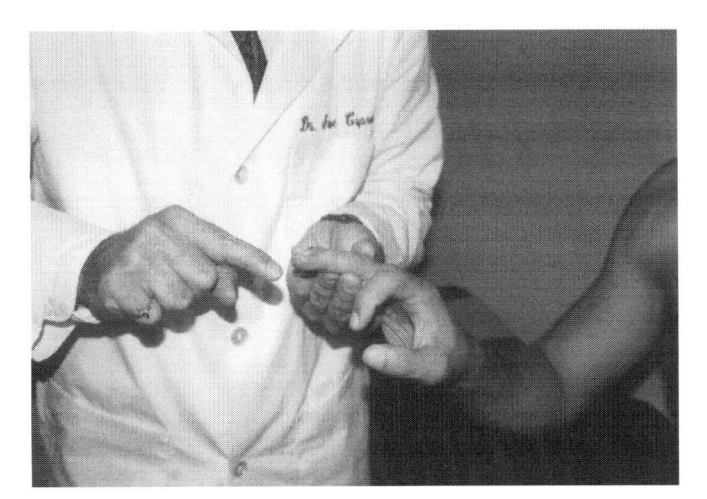

Figura 18.2

Sinal de Tromner

Procedimento

Segurar o punho do paciente e percutir a superfície palmar da ponta dos dígitos indicador e médio (Fig. 18.3).

Explicação

Um sinal positivo é produzido se o paciente flexionar todos os dedos (Fig. 18.4). Um sinal positivo indica somente reflexo hiperativo. Se esse sinal estiver presente, pode ser um indicador de doença do trato corticospinal.

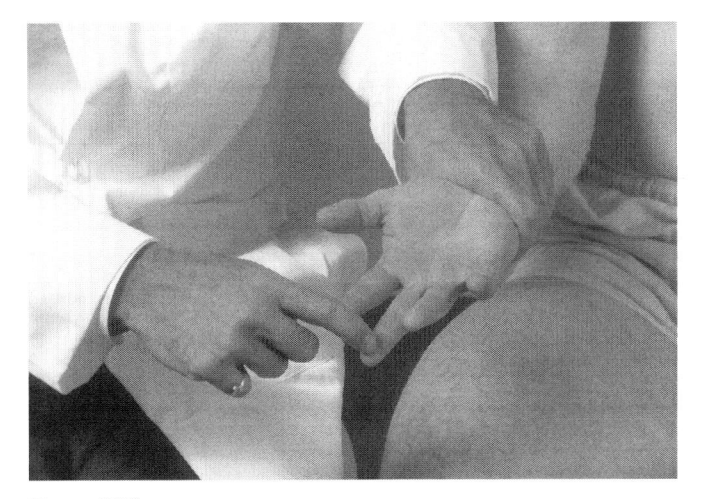

Figura 18.3

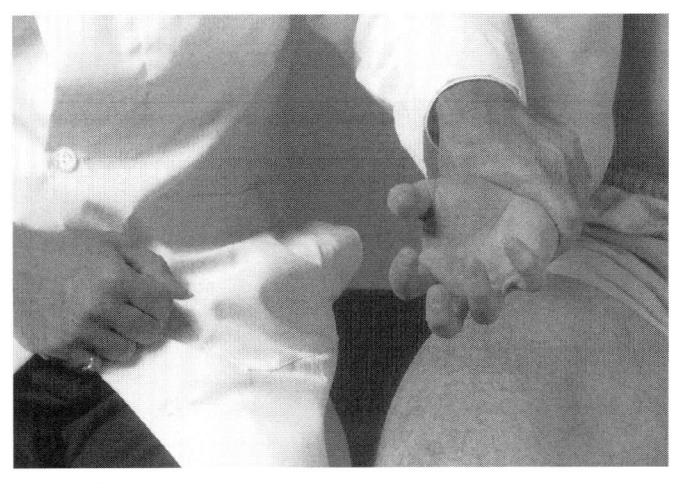

Figura 18.4

Sinal da mão de Rossolimo

Procedimento

Com um martelo de reflexos neurológicos, percutir a superfície palmar da articulação metacarpofalângica (Fig. 18.5).

Explicação

Um sinal positivo é produzido se o paciente flexionar todos os dedos (Fig. 18.6). Esse sinal está presente na doença do trato piramidal.

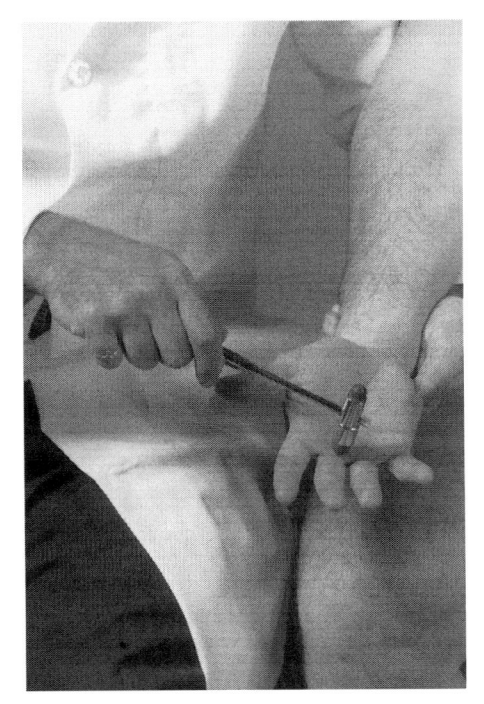

Figura 18.5

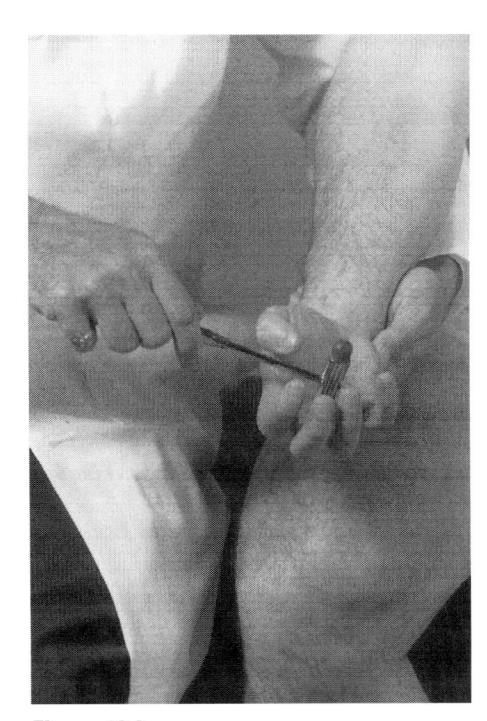

Figura 18.6

Sinal do punho de Chaddock

Procedimento

Segurar o punho do paciente, fazendo pressão sobre o tendão do palmar longo (Fig. 18.7).

Explicação

Um sinal positivo é produzido se o paciente flexionar o punho e estender os dedos (Fig. 18.8). Esse sinal está presente na doença do trato piramidal.

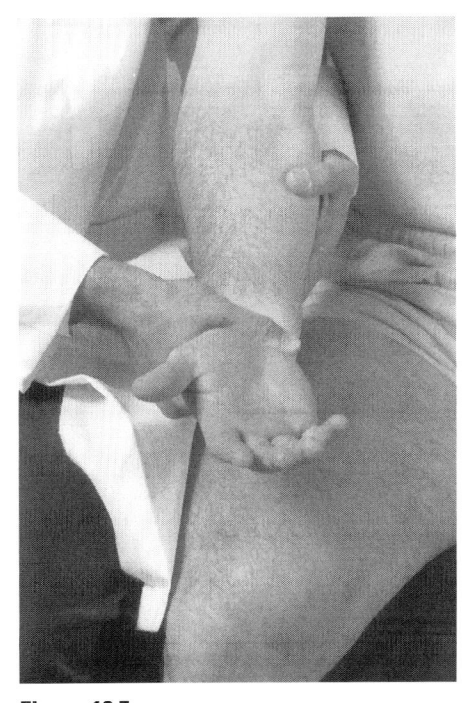

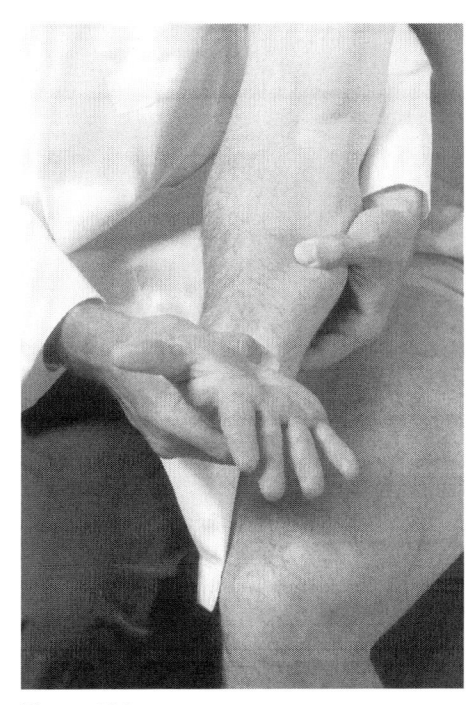

Figura 18.7

Figura 18.8

REFLEXOS PATOLÓGICOS DA EXTREMIDADE INFERIOR

Sinal de Babinski

Procedimento

> Com o paciente em supino, atritar a sola do pé com um objeto não penetrante, como o cabo de um martelo de reflexos neurológicos. Começar a partir do aspecto lateral do calcanhar e mover superior e medialmente até o hálux (Fig. 18.9).

Explicação

> Esse sinal é muito importante no exame neurológico. Um sinal positivo é evidente se o paciente fizer a dorsiflexão do hálux e abrir o resto dos dedos (Fig. 18.10). Esse sinal é uma indicação clássica de lesão do sistema motor corticospinal. Pode estar presente em bebês normais com 12 a 16 meses.

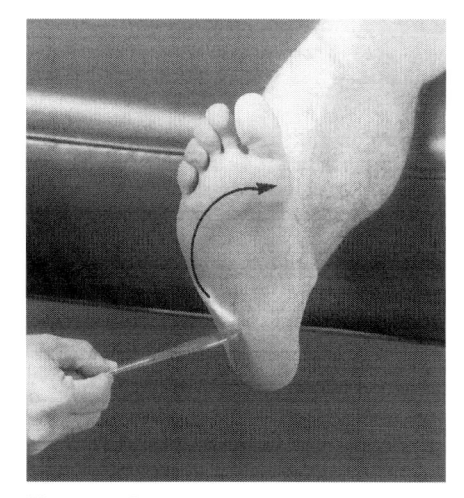

Figura 18.9

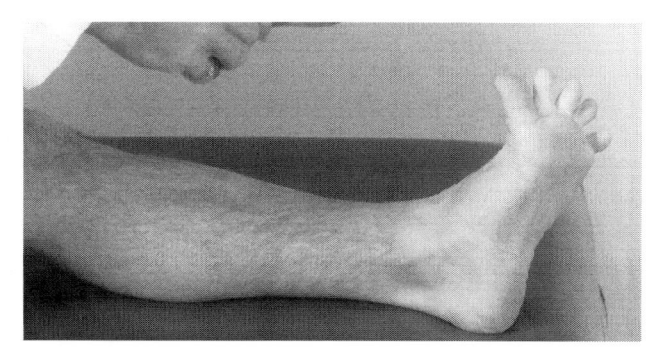

Figura 18.10

Sinal de Oppenheim

Procedimento

Com o paciente em supino, atritar o lado medial da tíbia com um objeto não penetrante (Fig. 18.11).

Explicação

A extensão do hálux é um sinal positivo (Fig. 18.12). Se esse reflexo estiver presente, suspeitar de lesão do sistema motor corticospinal.

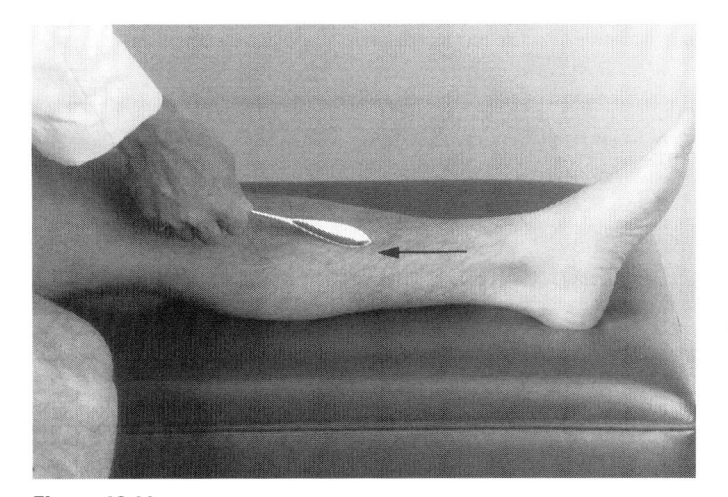

Figura 18.11

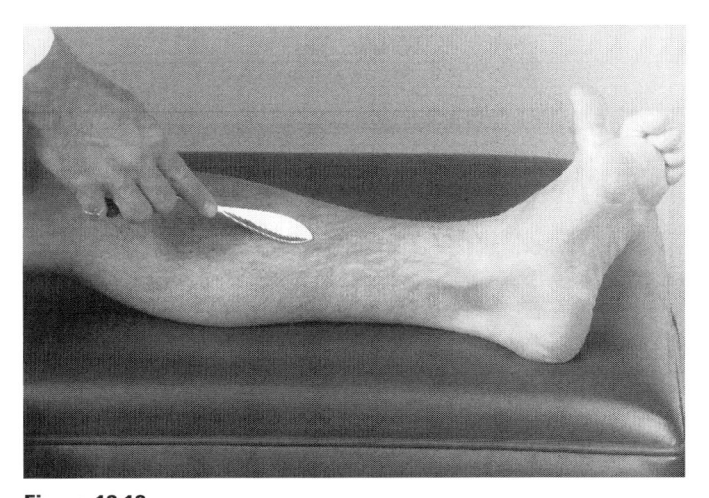

Figura 18.12

Sinal do pé de Chaddock

Procedimento

Com o paciente em supino, atritar o maléolo lateral com um objeto não penetrante (Fig. 18.13).

Explicação

A extensão do hálux indica um sinal positivo (Fig. 18.14). Se esse reflexo estiver presente, suspeitar de lesão do sistema motor corticospinal.

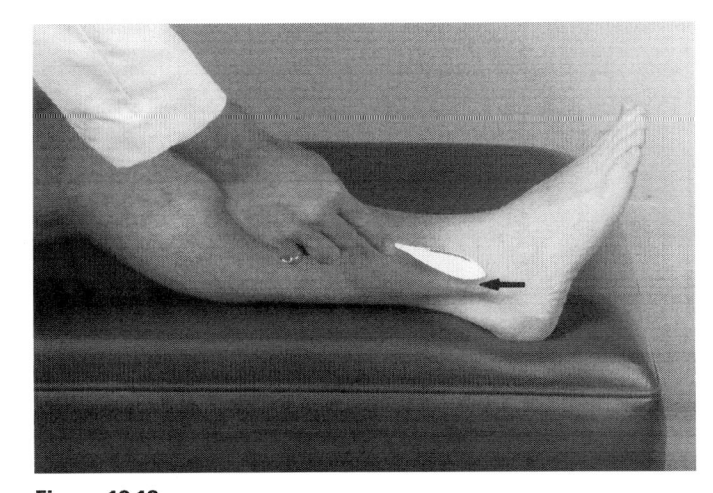

Figura 18.13

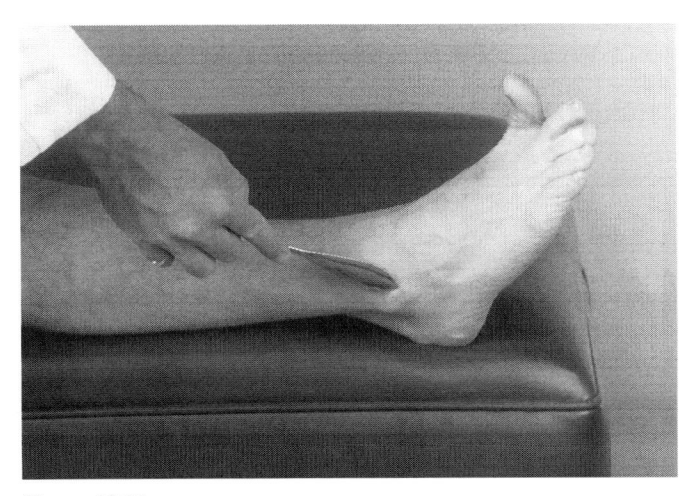

Figura 18.14

Sinal do pé de Rossolimo

Procedimento

Com o paciente em supino, percutir as cabeças metatarsais dos pés do paciente com um martelo de reflexos neurológicos (Fig. 18.15).

Explicação

A flexão plantar dos dedos do pé indica um sinal positivo (Fig. 18.16). Esse sinal é considerado normal em crianças entre 2 meses e 3 anos. Em outros grupos etários, se esse sinal e um sinal de Babinski estiverem presentes, suspeitar de doença do trato piramidal.

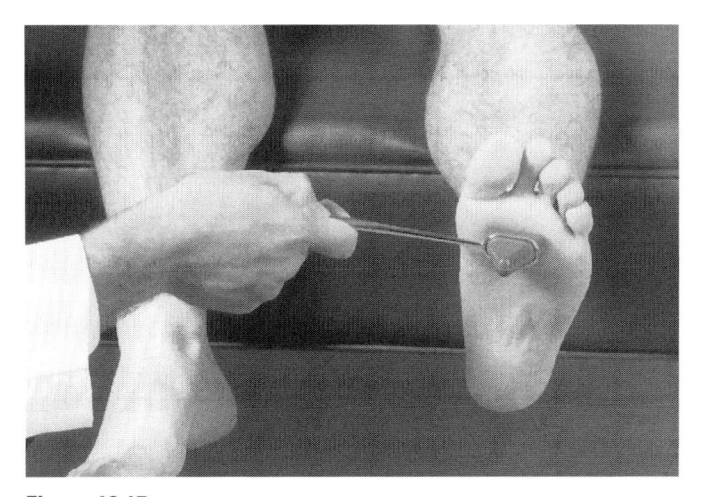

Figura 18.15

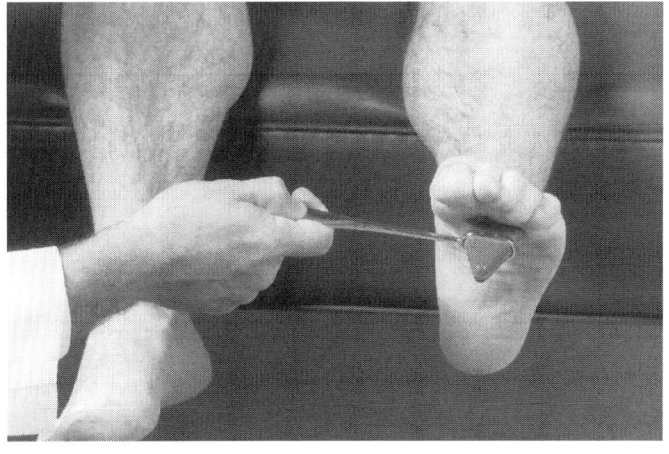

Figura 18.16

Sinal de Schaeffer

Procedimento

Com o paciente em supino e os pés pendendo da mesa de exames, pressionar o tendão do calcâneo (Fig. 18.17).

Explicação

A extensão do hálux é um sinal positivo (Fig. 18.18). Se esse sinal estiver presente, suspeitar de lesão do trato piramidal.

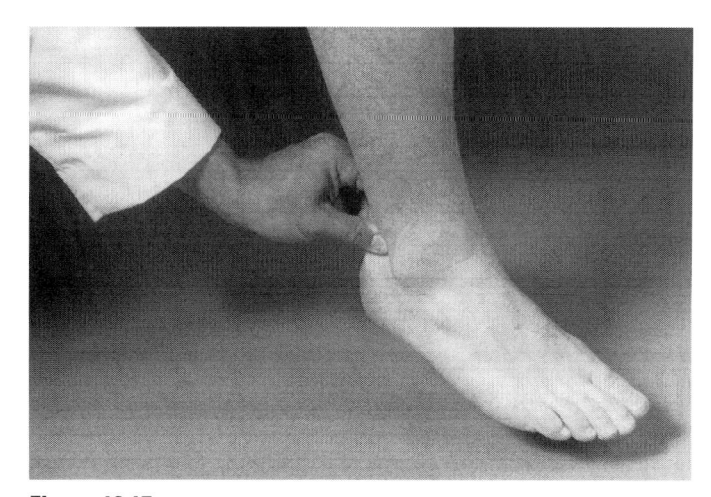

Figura 18.17

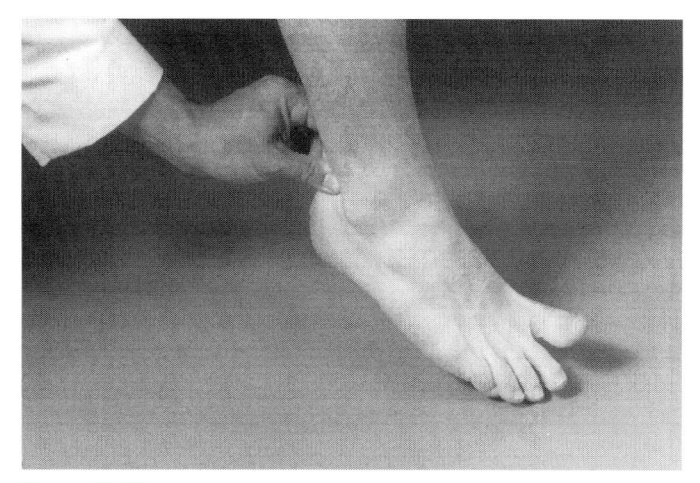

Figura 18.18

REFLEXOS CUTÂNEOS SUPERFICIAIS

Os reflexos cutâneos superficiais são polissinápticos. Eles são mediados por um arco reflexo, mas são controlados inerentemente pelo sistema corticospinal. Esses reflexos não são pontuados como na escala de Wexler, mas são referidos como presentes ou ausentes. Diferentemente dos reflexos patológicos, esses reflexos estão normalmente presentes se não houver nenhuma lesão do trato corticospinal. Os reflexos superficiais corneal, faríngeo e palatal pertencem a esse grupo, mas são discutidos no Capítulo 17.

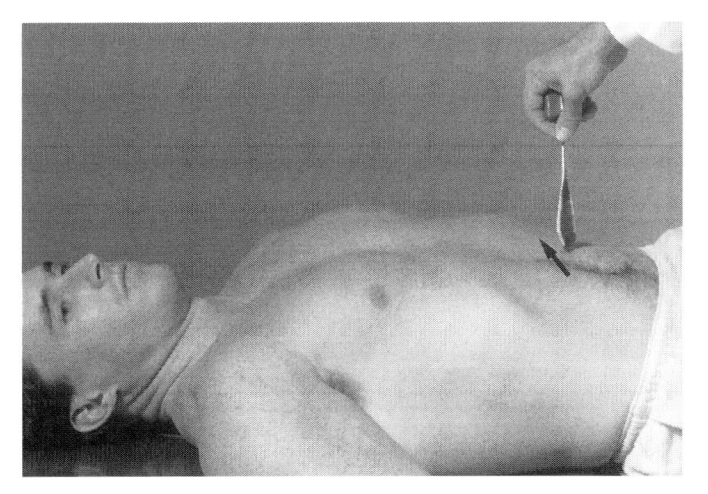

Reflexo abdominal superior

Procedimento

Com o paciente em supino, raspar a pele de medial para lateral, acima do umbigo, com a extremidade não penetrante de um martelo de reflexos neurológicos (Fig. 18.19). Avaliar bilateralmente.

Explicação

O desvio do umbigo para o lado raspado é uma resposta normal. Se o umbigo não mover unilateralmente ou se a resposta for retardada, considera-se que a resposta está ausente. O reflexo pode estar ausente em pacientes obesos e em mulheres grávidas. Esse reflexo ausente é normal, mas somente se estiver bilateralmente ausente. Uma resposta unilateral ausente indica lesão de raiz nervosa de T7 a T9 ou doença do sistema corticospinal. Se você suspeitar desta, executar os outros testes do sistema corticospinal para verificar os seus achados.

Figura 18.19

Reflexo abdominal inferior

Procedimento

Com o paciente em supino, raspar a pele de medial para lateral, abaixo do umbigo, com a extremidade não penetrante de um martelo de reflexos neurológicos (Fig. 18.20) e avaliar bilateralmente.

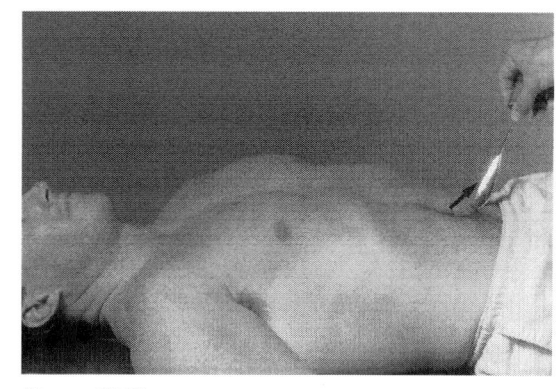

Figura 18.20

Explicação

O desvio do umbigo para o lado raspado é uma resposta normal. Se o umbigo não mover unilateralmente ou se a resposta for retardada, considera-se que a resposta está ausente. O reflexo pode estar ausente em pacientes obesos e em mulheres grávidas. Essa ausência é normal, mas somente se estiver bilateralmente ausente. Uma resposta unilateral ausente indica lesão de raiz nervosa de T10 a T12 ou doença do sistema corticospinal. Se você suspeitar desta, executar os outros testes do sistema corticospinal para verificar os seus achados.

Reflexo glúteo superficial

Procedimento

Com o paciente em supino, raspar a nádega com a extremidade não penetrante de um martelo de reflexos neurológicos (Fig. 18.21). Executar esse teste bilateralmente.

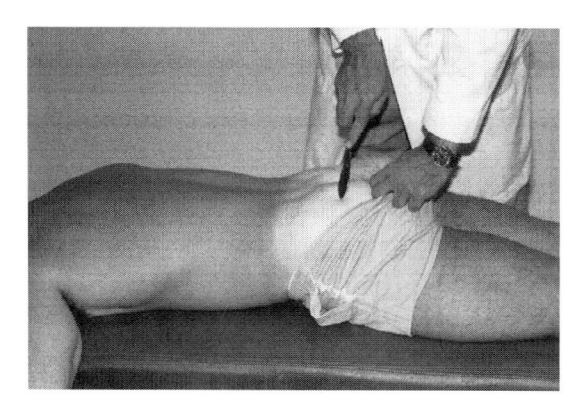

Figura 18.21

Explicação

A contração do músculo glúteo no lado do raspado é uma resposta normal. Se o reflexo estiver ausente unilateralmente, suspeitar de lesão de raiz nervosa de L4 ou L5 ou de lesão do sistema corticospinal. Se você suspeitar desta, efetuar os outros testes do sistema corticospinal para verificar os seus achados.

Reflexo corneal

Ver Capítulo 17.

Reflexo faríngeo

Ver Capítulo 17.

Reflexo palatal

Ver Capítulo 17.

REFERÊNCIAS GERAIS

Adams C. Neurology in Primary Care. Philadelphia: FA Davis, 2000.

Aminoff MJ, Greenberg DA, Simon RP. Clinical Neurology. 3rd ed. Stamford, CT: Appleton & Lange, 1996.

Barrows HS. Guide to Neurological Assessment. Philadelphia: JB Lippincott, 1980.

Bickerstaff ER. Neurological Examination in Clinical Practice. 4th ed. Boston: Blackwell Scientific, 1980.

Bronisch FW. The Clinically Important Reflexes. New York: Grune & Stratton, 1952.

Chusid JG. Correlative Neuroanatomy and Functional Neurology. 16th ed. Los Altos, CA: Lange Medical, 1976.

Colling RD. Illustrated Manual of Neurologic Diagnosis. 2nd ed. Philadelphia: JB Lippincott, 1982.

DeJong RN. The Neurologic Examination. 4th ed. Hagerstown, MD: Harper & Row, 1979.

DeMyer W. Technique of the Neurologic Examination: A Programmed Text. 3rd ed. New York: McGraw-Hill, 1980.

Devinsky O, Feldmann E. Examination of the Cranial and Peripheral Nerves. New York: Churchill Livingstone, 1988.

Heilman NM, Watson RT, Green M. Handbook for Differential Diagnosis of Neurologic Signs and Symptoms. New York: Appleton-Century-Crofts, 1977.

Lapides J, Babbitt JM. Diagnostic value of bulbocavernosus reflex. JAMA 1956;162:971.

Mancall E. Essentials of the Neurologic Examination. 2nd ed. Philadelphia: FA Davis, 1981.

Merritt HH. A Textbook of Neurology. 4th ed. Philadelphia: Lea & Febiger, 1967.

Swanson P. Signs and Symptoms in Neurology. Philadelphia: JB Lippincott, 1989.

VanAllen MW, Rodnitzky RL. Pictorial Manual of Neurologic Tests. 2nd ed. Chicago: Year Book Medical, 1981.

19
TESTES DA FUNÇÃO CEREBELAR

EXTREMIDADE SUPERIOR   543
   Teste dedo-nariz   543
   Teste dedo-dedo   544
   Teste de pronação-supinação   545
   Teste da palmadinha   546
   Teste de destreza   547

EXTREMIDADE INFERIOR   548
   Teste do calcanhar-joelho   548
   Teste da palmadinha   549
   Teste da figura de oito   550
   Teste de Romberg   551

A disfunção cerebelar é interrupção da integração do retorno sensitivo aferente e do produto motor eferente. A perda da sensação de posição articular pode produzir alguma descoordenação, que pode ficar substancialmente pior quando os olhos são fechados. Os testes seguintes buscam avaliar a coordenação do paciente e a sensação de posição articular.

Se qualquer um dos testes for positivo, suspeitar de síndrome cerebelar ipsilateral. Essa síndrome pode ser causada por desmielinização, doença vascular, trauma, tumor ou abscesso. Se qualquer um dos testes for bilateralmente positivo, suspeitar de síndrome cerebelar bilateral. Essa síndrome pode ser causada por consumo de álcool, desmielinização ou doença vascular.

EXTREMIDADE SUPERIOR

Teste dedo-nariz

Procedimento

Com o paciente em pé ou sentado com os olhos fechados, pedir que toque ambos os dedos indicadores no nariz simultaneamente (Fig. 19.1).

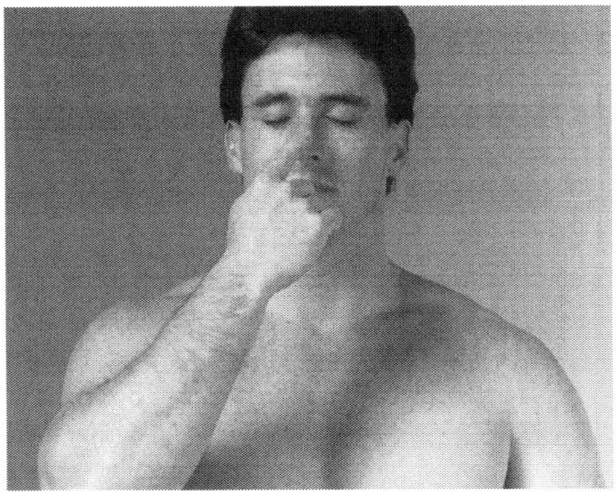

Explicação

Figura 19.1

O paciente deve ser capaz de executar esse procedimento suave e facilmente. Se o paciente não puder executar o procedimento, a função cerebelar está prejudicada.

Teste dedo-dedo

Procedimento

Pedir ao paciente que toque o seu dedo com o dedo dele. Repetir isso várias vezes, com os olhos do paciente abertos e fechados (Figs. 19.2 e 19.3).

Explicação

O paciente deve ser capaz de executar esse procedimento suave e facilmente. Se o paciente não puder executar o movimento, a função cerebelar está prejudicada.

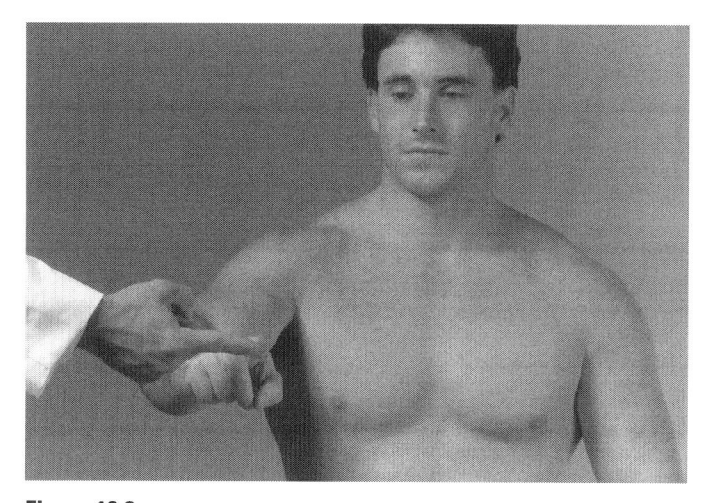

Figura 19.2

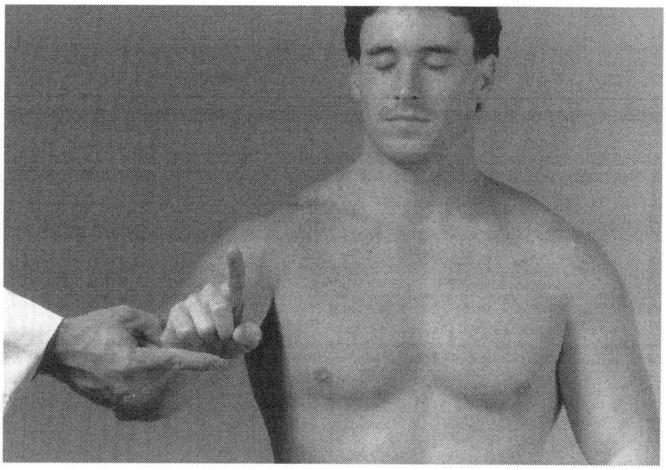

Figura 19.3

Teste de pronação-supinação

Procedimento

Pedir ao paciente (que deve estar em pé) para estender os braços para a frente. A seguir, solicitar ao paciente para rapidamente pronar e supinar os braços (Figs. 19.4 e 19.5).

Explicação

O paciente deve ser capaz de executar esses movimentos suavemente e com um ritmo uniforme. Se o paciente não puder executar os movimentos ou os fizer de uma forma espástica ou sem coordenação, suspeitar de disfunção cerebelar.

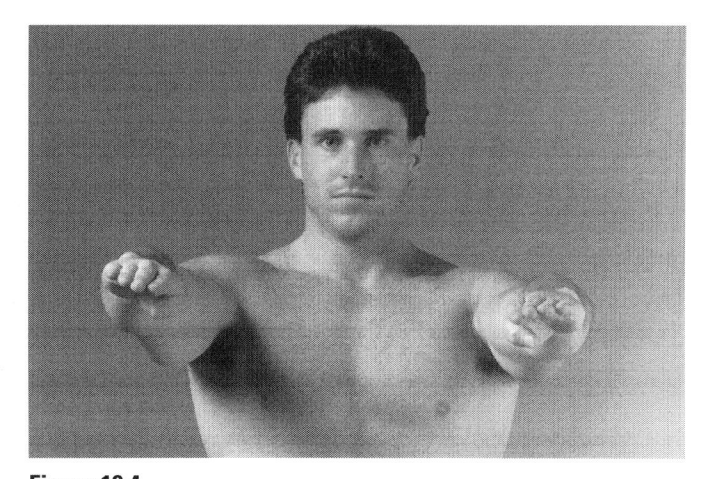

Figura 19.4

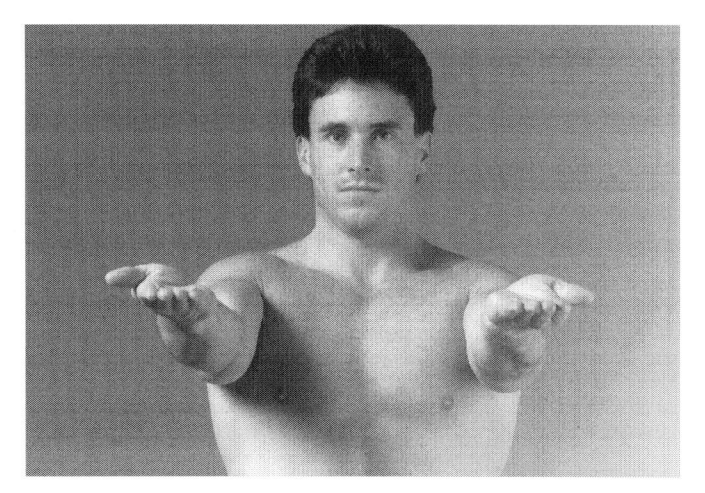

Figura 19.5

Teste da palmadinha

Procedimento

Instruir o paciente (que deve estar sentado) a bater levemente a mão, rápida e repetidamente na coxa (Fig. 19.6).

Explicação

O paciente deve ser capaz de executar esse movimento vivamente e com igual amplitude. Se o paciente não puder executar o movimento ou o fizer de forma lenta, espástica ou sem coordenação, suspeitar de disfunção cerebelar.

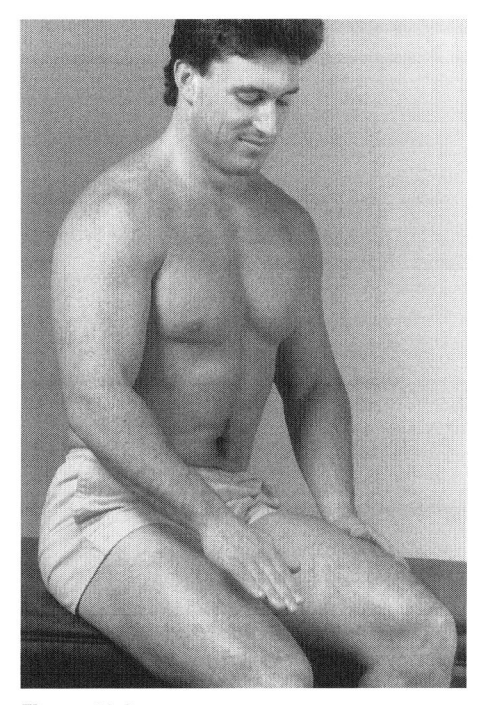

Figura 19.6

Teste de destreza

Procedimento

Pedir para o paciente tocar cada ponta do dedo com o polegar da mesma mão sequencialmente (Figs. 19.7 e 19.8).

Explicação

Esses movimentos são habitualmente feitos de forma suave e coordenada. Se o paciente não puder executar os movimentos ou os fizer de forma espástica ou sem coordenação, suspeitar de disfunção cerebelar.

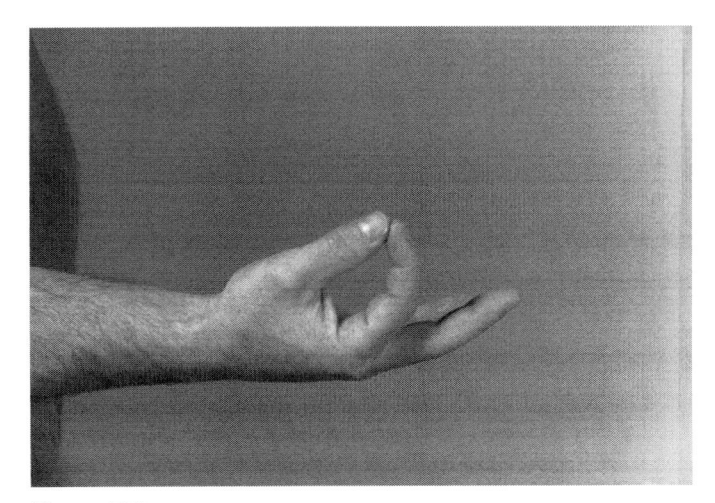

Figura 19.7

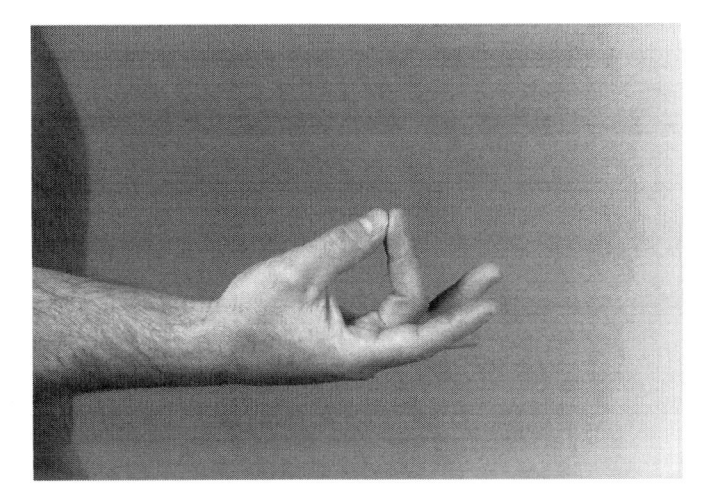

Figura 19.8

EXTREMIDADE INFERIOR

Teste do calcanhar-joelho

Procedimento

Com o paciente em supino, orientá-lo a colocar um pé sobre o joelho oposto (Fig. 19.9). Após, pedir que o paciente deslize o pé até a canela (Fig. 19.10).

Explicação

Esses movimentos são geralmente feitos de forma suave e coordenada. Se o paciente não puder executar os movimentos ou os fizer de forma espástica ou sem coordenação, suspeitar de disfunção cerebelar.

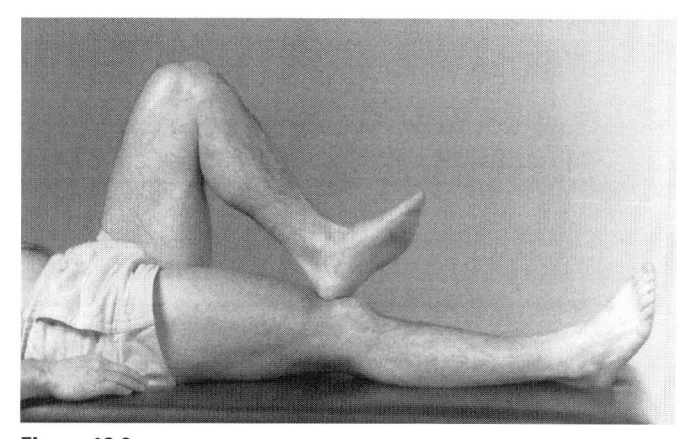

Figura 19.9

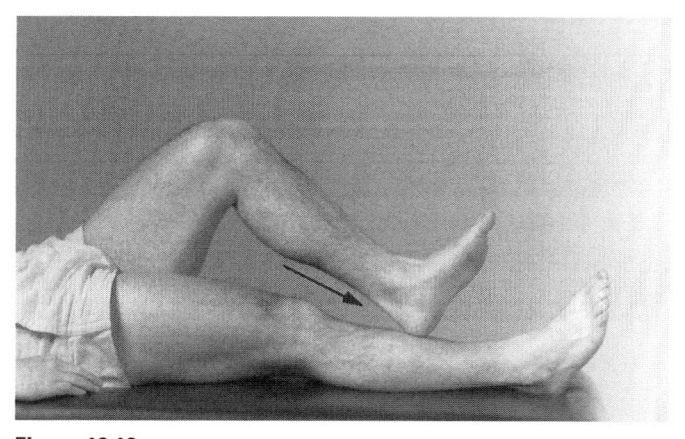

Figura 19.10

Teste da palmadinha

Procedimento

Pedir para o paciente bater o pé rápida e repetidamente no chão (Figs. 19.11 e 19.12).

Explicação

O paciente deve ser capaz de executar esse movimento vivamente e com igual amplitude. Se o paciente não puder executar o movimento ou o fizer de forma lenta, espástica ou sem coordenação, suspeitar de disfunção cerebelar.

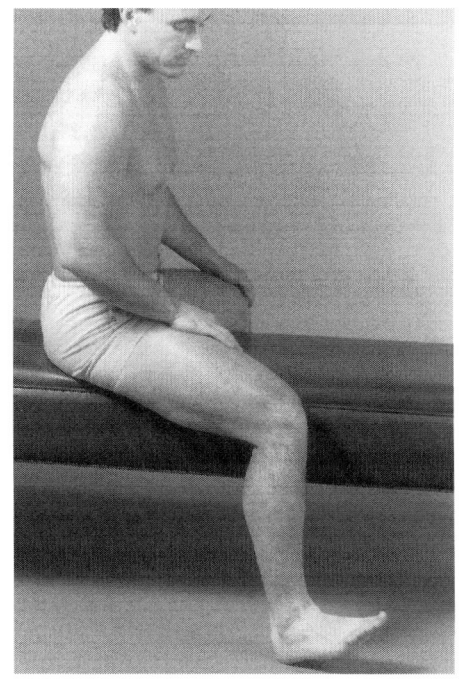

Figura 19.11

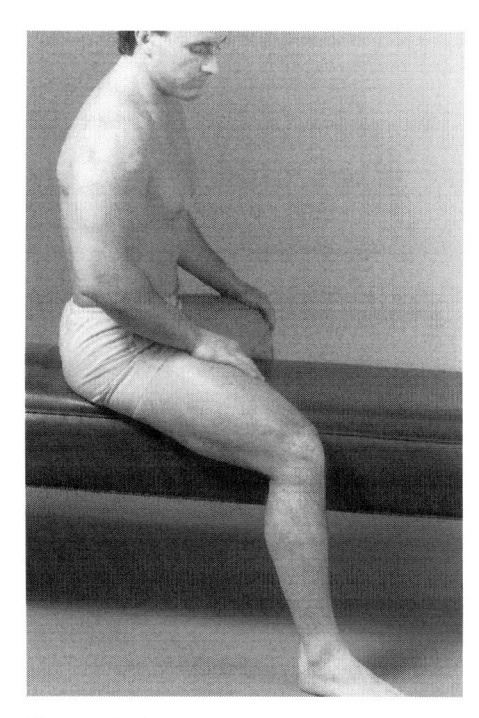

Figura 19.12

Teste da figura de oito

Procedimento

O paciente, em supino, deve traçar uma figura de 8 no ar com o hálux (Fig. 19.13).

Explicação

Esses movimentos são geralmente feitos de forma suave e coordenada. Se o paciente não puder executar os movimentos ou os fizer de forma espástica ou descoordenada, suspeitar de disfunção cerebelar.

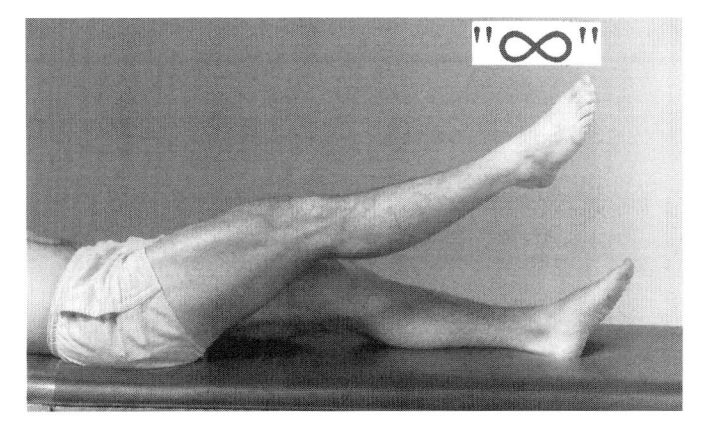

Figura 19.13

Teste de Romberg

Procedimento

Orientar o paciente a ficar em pé. Observar se há qualquer oscilação. Enquanto o paciente ainda está em pé, instruí-lo a fechar os olhos (Fig. 19.14).

Explicação

Esse não é um teste cerebelar em si, mas a oscilação com os olhos fechados indica distúrbio da coluna posterior. Um paciente com disfunção cerebelar oscilará com os olhos abertos, mas a oscilação aumentará com os olhos fechados.

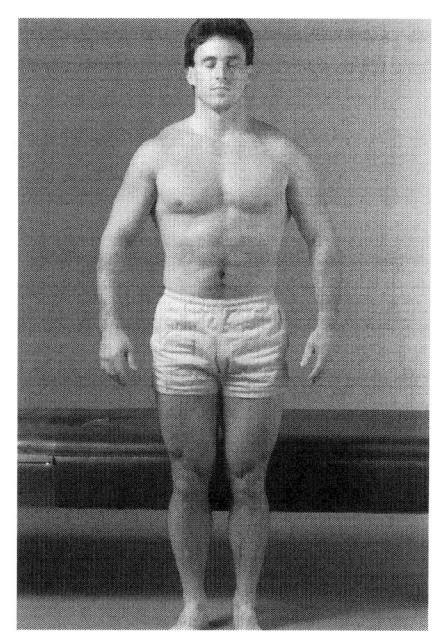

Figura 19.14

REFERÊNCIAS GERAIS

Barrows HS. Guide to Neurological Assessment. Philadelphia: JB Lippincott, 1980.

Bickerstaff ER.Neurological Examination in Clinical Practice. 4th ed. Boston: Blackwell Scientific, 1980.

Chusid JG. Correlative Neuroanatomy and Functional Neurology. 16th ed. Los Altos, CA: Lange Medical, 1976.

Colling RD. Illustrated Manual of Neurologic Diagnosis. 2nd ed. Philadelphia: JB Lippincott, 1982.

DeJong RN. The Neurologic Examination. 4th ed. Hagerstown, MD: Harper & Row, 1979.

Greenberg DA, Aminoff MJ, Simon RP. Clinical Neurology. 2nd ed. Norwalk: Appleton & Lange, 1993.

Heilman NM, Watson RT, Green M. Handbook for Differential Diagnosis of Neurologic Signs and Symptoms. New York: Appleton-Century-Crofts, 1977.

Klein R, Mayer-Gross W. The Clinical Examination of Patients With Organic Cerebral Disease. Springfield, IL: Charles C. Thomas, 1957.

Mancall E. Essentials of the neurologic examination. 2nd ed. Philadelphia: FA Davis, 1981.

Merritt HH. A Textbook of Neurology. 4th ed. Philadelphia: Lea & Febiger, 1967.

Scheinberg P. An Introduction to Diagnosis and Management of Common Neurologic Disorders. 3rd ed. New York: Raven, 1986.

Steegmann AT. Examination of the Nervous System: A Student's Guide. Chicago: Year Book Medical, 1970.

Swanson P. Signs and Symptoms in Neurology. Philadelphia: JB Lippincott, 1989.

VanAllen MW, Rodnitzky RL. Pictorial Manual of Neurologic Tests. 2nd ed. Chicago: Year Book Medical, 1981.

ÍNDICE

Nota: os números de páginas seguidos por t denotam tabelas.

A

Abbott-Saunders, teste, 184-185
Abdução, 149
    quadril, 386
Abdutor curto do polegar, 254-255
Abdutor do dedo mínimo, 130-131, 255-256
Abdutor longo do polegar, 249-250, 256-257
Abertura atlanto-occipital, 84, 103
Aceleração e diminuição de velocidade cervical (ADC), lesões, 66-67
Acidentes cerebrovasculares, 82
Acrômio, 138-139, 142-143, 160-161
Adução, 150
    quadril, 387
Adutor longo do polegar, 237
Adutores, 42-43
American Academy of Orthopaedic Surgeons, gráfico de pontuação muscular, 78-79, 120-123, 342-343
Amplificação somatossensorial, 487-488
    avaliação, 487-495
    sinais e sintomas clínicos, 487-488
Amplitude de movimento, avaliação da, 23-25
    movimento ativo, 25-28
    movimento passivo, 25-26
Amplitude de movimento contra a resistência, 27-29
Amplitude de movimento na dor, variações da, 25-26
Amplitude de movimento vertebral, medida da, 72-73
Análise da marcha, 22-23
Angiografia, 483-485
Angiografia cerebral, 92-93
Angiorressonância magnética, 92-93, 95-96
Ângulo de extensão cervical, 75
Ângulo de flexão cervical, 74
Ângulo de flexão lateral cervical, 76
Anormalidades do disco óptico, 508
Anormalidades do nervo facial, 516
Anormalidades pupilares, 509-510
Anquilose da articulação costovertebral, 289-291
AP, boca aberta, 92-93, 95-98, 102, 106, 108, 117
Ápice do pulmão, 94-95
Arco posterior do Atlas, 84
Artéria axilar, 189-192
Artéria basilar, 82-83
Artéria braquial, 210
Artéria carótida comum, 83
Artéria carótida interna, 84
Artéria radial, 235
    palpação, 235, 235
Artéria subclávia, 94-95, 189
    comprometimento da, 94-96
Artéria tibial posterior, 460
Artéria ulnar, 235
    palpação, 235
Artéria vertebral, 83-84
Artérias carótidas, 67
Articulação acetabular, 402-403
Articulação acromioclavicular, 136-138
Articulação costocondral, 271-272
Articulação do quadril, 381
Articulação do tornozelo, 472-473
Articulação esternoclavicular, 136-138
Articulação esternocostal, 271-272
Articulação glenoumeral, 209
Articulação interfalângica, 258-259
Articulação sacroilíaca, 362-363, 371

Articulações atlantoaxiais, 103
Articulações das facetas, 71-73
Articulações sacroilíacas, 361-362
Artrose, 84
Artrotomografia, 168, 172, 175, 181, 187, 249-250
Assimetria abdominal, 57-58
Atlas, 71-72, 83-84, 104
Audiômetro, 518
Avaliação com vista posterior, avaliação postural, 42-44
Avaliação da amplitude de movimento
    cotovelo, 211-213
    joelho, 419-420
    ombro, 145-150
    punho, 238-241
    quadril, 384-389
    torácica, 278-280
Avaliação da sensação de final de movimento, 25-26, 27t
Avaliação da vista lateral, avaliação postural, 43-46
Áxis, 71-72, 83

B

Bolsa, porção subacromial da, 137-138
Bolsa anterior do joelho, 409-410
Bolsa calcaneana, 466
Bolsa infrapatelar profunda, 409-410
Bolsa infrapatelar superficial, 409-410
Bolsa pré-patelar, 409-410
Bolsa retrocalcaneana, 466
Bolsa subacromial (subdeltóidea), 137-138
Bolsa subacromial, 136-138, 160-161
Bolsa subdeltóidea, 161
Bolsa subescapular, 160
Bolsa suprapatelar, 409-410
Bursite, 159
    causas da, 159
    sinais e sintomas clínicos, 159
    sinal do botão subacromial, 159-160
    teste de Dawbarn, 161
Bursite pré-patelar, 408

C

C5, raiz nervosa, 124-125
C6, raiz nervosa, 126-127
C7, raiz nervosa, 128-130
C8, raiz nervosa, 130-132
Cabeça longa do tendão do bíceps, 136-138
Cabeças do músculo pronador redondo, 227
Canal de Guyon
    palpação, 234
Cápsula articular, 97-98, 205, 207
Cartilagens costais, palpação, 271-272
Cavidade acetabular, 390-391, 400-401
Cavidade glenoidal, 138-139
Ciclo da marcha, 22-23
Cintilografia esquelética, 29-30, 32-34
Cintilografia óssea, 29-30, 32-34, 285-286, 288-289, 308-309, 393-394, 403.
Circulação vertebrobasilar, avaliação da, 82-93
Círculo de Willis, 82-83
Cisto de Baker, 418
Clavícula, 66-67, 94-95, 136-139, 160-161, 190-192
Coluna cervical, 120-122
Coluna vertebral, 294-295
Compressão da medula espinal cervical, 103
Compressão extraespinal do canal, 309-310
Compressões intraespinais do canal, 309-310
Côndilo femoral lateral, 414-415
Côndilo femoral medial, 412-413
Contraturas do quadril, 395
    sinais e sintomas clínicos, 395
    testes para, 395-399
Costocondrite, 271-272
Cotovelo do golfista. Ver epicondilite medial
Cotovelo do tenista. Ver epicondilite lateral
Coxim gorduroso, 433
Crepitação, 25-26
Crista ilíaca, 296-297, 360-361, 378-379
Crista ilíaca anterior, 382

D

Defeitos de alinhamento, músculo reto lateral, 511
Defeitos do campo visual, 506
Defeitos do disco intervertebral, 30-31
Desequilíbrio do ombro, 52-53
Desvio radial, 241
Desvio ulnar, 240
Disfunção articular, 304
    sinais e sintomas clínicos, 304
    testes, 305-307
Disfunção cerebelar, 543. Ver também testes de função cerebelar
Disfunção patelofemoral, 446-447
    sinais e sintomas clínicos, 446-447
    testes para, 446-450
Displasia congênita do quadril, 390-391
    sinais e sintomas clínicos, 390-391
    testes para, 390-392
Distensão cervical, 96-98

categorias de, 96-98
versus entorse, 96-98
Distorções vertebrais, 39
Doença de Osgood-Schlatter, 408
Dor lombar miofascial, 296-297
Dor na extremidade inferior, 309-310. Ver também testes ortopédicos lombares
Dor radicular neurogênica na extremidade inferior, 309-310. Ver também testes ortopédicos lombares
Dor referida *versus* dor radicular, 309-310
Dorsiflexão, tornozelo, 468, 468

E

Edema, avaliação do, 23-25
Eletroencefalografia (EEG), 32-34
Eletromiografia (EMG), 27-29, 32-34, 123, 132-133, 246-330, 333, 344, 356
Elevação da escápula, 54-56
Eminência hipotenar
    palpação, 255-256
Eminência tenar
    palpação, 254-255
Epicondilite lateral, 214
    sinais e sintomas clínicos, 214
    testes para, 214-217
Epicondilite medial, 218-219
    sinais e sintomas clínicos, 218-219
    testes para, 218-219
Epicôndilo lateral, 206, 214-215
Epicôndilo medial, 204, 218-219, 223-224
Episódios cerebrovasculares, sinais e sintomas clínicos em, 85
Eretor da espinha, 60-61
Escala de avaliação da estabilidade lateral, 445-446
Escala de avaliação da sensibilidade dolorosa, 66-67
Escala de pontuação muscular, 27-29, 78-79
Escala de Wexler, 120-123, 342-343
Escala funcional da melhor prática (Best Practice Utility Scale, BPUS), 29-30
Escanometria radiográfica, 500-501
Escápula, 136-139, 142-143, 272-273
    anatomia e palpação, 142-143
    palpação, 272-273
Escoliose adquirida, 56-57
Escoliose congênita, 56-57
Espinal, 275
Espinha, 22-23. Ver também testes ortopédicos cervicais; testes ortopédicos lombares; postura

desvio vertebral lateral, 56-58
flexionada para a frente, 101
instabilidade rotacional, 82
medida com inclinômetro da, 27-28
mielografia, 32-33
Espinha bífida, 294-295
Espinha da escápula, 272-273
Espinha ilíaca anteroinferior, 378-379
Espinha ilíaca anterossuperior, 378-379
Espinha ilíaca posterossuperior, 360-361
Espondilite anquilosante, 371
Espondilólise, 304
Espondilolistese, 294-295, 304
    graus, 305
    grupos clínicos de, 305
Estenose vertebral, 331
Esterno, 66-67, 136-138
    palpação, 270-271
Estrutura óssea, avaliação da, 22-23
Estudo eletrodiagnóstico, 194-195
Estudos do potencial evocado somatossensorial (PESS), 32-34
Eversão do tornozelo, 471
Extensão
    amplitude de movimento do ombro, 146
    cotovelo, 212-213
    joelho, 420
    método do inclinômetro, 75, 302
    punho, 239
    quadril, 385
    testagem muscular isométrica resistiva, 79
Extensor curto do polegar, 249-250, 256-257
Extensor do dedo mínimo, 206, 209, 214-215, 237
Extensor do indicador, 237
Extensor dos dedos, 206, 209, 214-215, 237, 256-257
Extensor extrínseco, palpação, 256-257
Extensor longo do hálux, 463-465
Extensor longo do polegar, 237, 256-257
Extensor radial curto do carpo, 206, 209, 237
Extensor radial longo do carpo, 206, 209, 237
Extensor ulnar do carpo, 206, 209, 214-215, 237
Extensores cervicais, 49, 52

F

Fáscia omoióidea, 66-67
Feixe neurovascular, 189, 190-191
Fenômeno de Raynaud, 483-484
Fibular curto, 42-43
Fibular longo, 42-43

Flexão
   amplitude de movimento do ombro, 145
   cotovelo, 211
   joelho, 419
   método do inclinômetro, 74, 278, 301
   punho, 238
   quadril, 384
   testagem muscular isométrica resistiva, 78-79
   torácica, 278
Flexão lateral
   método do inclinômetro, 76, 279, 303
   testagem muscular isométrica resistiva, 80
   torácica, 279
Flexão plantar, tornozelo, 469
Flexor curto do polegar, 254-255
Flexor do dedo mínimo, 255-256
Flexor longo do hálux, 42-43, 458
Flexor longo do polegar, 232
Flexor longo dos dedos, 42-43, 458-459
Flexor profundo dos dedos, 232
Flexor radial do carpo, 204, 218-219, 232
Flexor superficial dos dedos, 232
Flexor ulnar do carpo, 204, 209, 218-219, 232
Flexores cervicais anteriores, 49, 52
Fossa poplítea e estruturas associadas, 417, 418
Fossa supraclavicular, 66-68
Fratura de compressão, coluna lombar, 308-309
Fratura-avulsão, 361-362
Fraturas cervicais, 99
   sinais e sintomas clínicos, 99
   sinal de Rust, 102
   teste de percussão vertebral, 99-100
   teste de Soto-Hall, 101
Fraturas da coluna lombar, 308-309
Fraturas do quadril, 393-394
   sinais e sintomas clínicos, 393-394
   testes para, 393-394
Fraturas torácicas, 284-286, 285-286
Fraturas-luxações, coluna lombar, 308-309

G

Goniômetros, 27-28
Grupo abdutor do dedo, testagem motora, 130-131
Grupo extensor do dedo, testagem motora, 129-130
Grupo extensor do punho, testagem motora, 126-127
Grupo flexor do dedo, testagem motora, 130-131
Grupo flexor do punho
   testagem motora, 128-129
Grupo sacroespinal, 295-296

H

Hipercifose, 281
Hipertrofia do eretor da espinha toracolombar, 56-58
História do paciente, protocolo de avaliação clínica, 19-22
   história aberta, 21-22
   história familiar, 21-22
   história fechada, 21-22
   histórias ocupacionais e sociais, 21-22
História familiar, 21-22
Histórias ocupacionais e sociais, importância, 21-22

I

Iliocostal, 275
Iliopsoas, 60-61
Imagem por ressonância magnética (IRM), 19-20, 27-29, 31-32, 106, 153-154, 158, 161, 181, 222, 246-250, 393-394, 430, 449, 476, 498
   cervical, 108, 117, 132-133
   joelho, 435, 445-446
   lombar, 356
   tornozelo, 480
Imagens diagnósticas, 29-30
   cintilografia esquelética, 32-34
   mielografia, 32-33
   radiologia simples, 29-31
   ressonância magnética nuclear, 31-32
   tomografia computadorizada, 30-31
Incidência AP do cotovelo, 217-219, 221
Inclinação e rotação da cabeça, 52-53
Inclinação pélvica lateral, 57-58
Inclinômetro, 25-28, 72-73
Inervação do nervo axilar, 124
Inflamação do supraespinal, 151-152
Instabilidade anterior do ombro, 162
Instabilidade articular, 258-259
   e testes, 258-261
   sinais e sintomas clínicos, 258-259
Instabilidade carpal, 250-251
   sinais e sintomas clínicos, 250-251
   testes para, 250-252
Instabilidade cervical, 103-106
Instabilidade de tendão, testes para, 264-266
Instabilidade do manguito rotador, 180
   sinais e sintomas clínicos, 180
   testes para, 180-181
Instabilidade do tendão do bíceps, 182-183
   sinais e sintomas clínicos, 182-183

teste para, 182-187
Instabilidade glenoumeral anterior, 162-168
Instabilidade glenoumeral posterior, 169-172
Instabilidade ligamentar
   cotovelo, 219-220
     sinais e sintomas clínicos, 219-220
     teste para, 219-222
   tornozelo, 472-473
     sinais e sintomas clínicos, 472-473
Instabilidade ligamentar, joelho, 436, 436
   sinais e sintomas clínicos, 436
   testes para, 437-446
Instabilidade meniscal, 421-422
   sinais e sintomas clínicos, 421-422
   testes para, 421-432
Instabilidade multidirecional do ombro, 173
   sinais e sintomas clínicos, 173
   testes para, 173-175
Insuficiência arterial periférica, 483-484
   sinais e sintomas clínicos, 483-484
   testes para, 483-485
Interósseos palmares, testagem motora, 131-132
Inversão, tornozelo, 470
IRM lombar, 329-330, 333, 356
Irritação e inflamação meníngea, 496-497
   sinais e sintomas clínicos, 496-497
   testes para, 496-498
Isquiotibiais, 44-45
Ístmico, 304-305

J

Joelhos aproximados, 60-63

L

Lábio glenoide, 138-139, 176
Lesão de raiz nervosa cervical, 120-123
Lesões da articulação do quadril, 400-401
   sinais e sintomas clínicos, 400-401
   testes para, 400-403
Lesões de raiz nervosa lombar, 340-343
   testagem de reflexos
     Aquiles, 356
     isquiotibial medial, 353
     patela, 348, 350
   testagem motora
     extensor longo do hálux, 351
     extensor longo e curto dos dedos, 353
     fibular longo e curto, 355
     glúteo médio, 352
     iliopsoas, 345

     músculo quadríceps, 347
     tibial anterior, 349
   testagem sensitiva
     Aquiles, 356
     iliopsoas, 346
     isquiotibial medial, 354
Lesões de raízes nervosas
   cervical, 120-123
   lombar (ver lesões de raiz nervosa lombar)
   torácica, 286-289
Lesões de raízes nervosas torácicas, 286-289
Lesões expansivas, coluna cervical e, 107-108
Lesões expansivas, da coluna, 331-333
Lesões SLAP. Ver rupturas labrais
Lesões torácicas, 286-287
Levantador da escápula, 49, 52-54, 274
Ligamento alar, 97-98, 103
Ligamento amarelo, 97-98
Ligamento anular, 205, 207
Ligamento calcaneofibular, 461
Ligamento colateral lateral, 415-416
Ligamento colateral medial, 413-414
Ligamento colateral radial, 207
Ligamento colateral ulnar, 205, 207
Ligamento cruzado anterior, 438-442, 444-446
Ligamento cruzado posterior, 438-439
Ligamento deltoide, 457-458
Ligamento iliofemoral, 366, 381
Ligamento inguinal, 383
Ligamento interespinhoso, 97-98
Ligamento isquiofemoral, 366, 381
Ligamento longitudinal anterior, 97-98
Ligamento longitudinal posterior, 97-98
Ligamento patelar, 407
Ligamento pubofemoral, 381
Ligamento sacroespinal, 362-363
Ligamento sacroilíaco, 362-363
Ligamento sacrotuberal, 362-363
Ligamento supraespinal, 97-98
Ligamento talocalcaneano posterior, 457-458, 476
Ligamento talofibular anterior, 461, 472-474
Ligamento talofibular posterior, 461, 473-474
Ligamento tibiocalcaneano, 457-458, 476
Ligamento tibiofibular anterior, 461
Ligamento tibiofibular posterior, 461
Ligamento tibionavicular, 457-458, 476
Ligamento tibiotalar anterior, 457-458, 476
Ligamento tibiotalar posterior, 457-458, 476
Ligamento transverso, 97-98, 103
Ligamento umeral transverso, 139-140, 157,
     183-187

Ligamentos colaterais, 258-259
Ligamentos da articulação sacroilíaca anterior, 364-366
Linha articular
　lateral, 414-415
　medial, 412-413
Lombarização, 294-295
Longuíssimo, 275

M

Maléolo lateral e ligamentos inseridos, 461
Maléolo medial, 457-458
Manguito rotador, 138-139
Manobra de Hallpike, 92-93
Manobra de Halstead, 194-195
Manobra de Mannkopf, 495
Manobra de O'Donoghue, 96-98
Manobra de Valsalva, 107, 331
Manobra funcional da artéria vertebrobasilar, 86-87
Medidas das pernas, 499
　comprimento aparente da perna, 500-501
　comprimento real de perna, 499
Mielografia, 32-33, 102, 106, 117
Movimento ativo, avaliação do, 25-28
Musculatura intrínseca cervical, 70-71
Musculatura paratorácica, palpação, 274-275
Músculo adutor longo, 383
Músculo adutor magno, 298-299
Músculo bíceps braquial, 139-140, 154-155, 183
Músculo bíceps femoral, 298-299
Músculo braquiorradial, testagem de reflexos, 127
Músculo de bíceps, 140
　testagem motora, 124-127
Músculo deltoide, 69-70, 136-137, 141-144, 160
　anatomia, 141-142
　palpação, 141-142
　testagem motora, 124
Músculo escaleno médio, 189
Músculo esplênio da cabeça, 69-71, 143-144
Músculo esplênio do pescoço, 69-71, 143-144
Músculo esternocleidomastóideo, 66-67
Músculo gêmeo inferior, 298-299
Músculo gêmeo superior, 298-299
Músculo glúteo máximo, 44-45, 60-63, 298-299
Músculo glúteo médio, 42-43, 61-63, 298-299
Músculo glúteo mínimo, 298-299
Músculo infraespinal, 138-139
Músculo latíssimo do dorso, 274
Músculo longuíssimo do pescoço, 69-71
Músculo masseter, 512

Músculo oblíquo interno, 42-43
Músculo obturador interno, 298-299
Músculo paravertebral lombar, 305-306
Músculo peitoral menor, 191-192
Músculo piriforme, 298-299
Músculo pronador redondo, 204
Músculo pterigoide, 512
Músculo quadrado femoral, 298-299
Músculo redondo menor, 138-139
Músculo romboide, 274
Músculo sartório, 383
Músculo semiespinal do pescoço, 69-71
Músculo semimembranáceo, 417
Músculo semitendíneo, 417
Músculo serrátil inferior, 275
Músculo serrátil posterior, 275
Músculo serrátil superior, 275
Músculo subescapular, 138-139
Músculo supraespinal, 136-139, 160
Músculo temporal, 512
Músculo tensor da fáscia lata, 42-45, 382
Músculo trapézio, 69-70, 141-144, 274
　anatomia e palpação, 143-144
Músculo tríceps, 138-139
　testagem do reflexo, 129-130
　testagem motora, 128-129
Músculo tríceps braquial, 209
Músculos abdominais, avaliação postural, 44-45
Músculos escalenos anteriores, 94-95
Músculos glúteos, 298-299
Músculos laterais do tronco, 42-43
Músculos vertebrais, 295-296
Músculos vertebrais intrínsecos, 295-296

N

Nervo abducente, 509-511
Nervo auditivo (VIII), 518-523, 519-523
Nervo coclear
　teste de Rinne, 519
　teste de Weber, 518
Nervo espinal, 120-122. Ver também lesão de raiz nervosa cervical
Nervo espinal acessório (XI), 527
Nervo hipoglosso (XII), 528
Nervo isquiático, 298-300, 309-310, 316. Ver também teste da elevação da perna reta
Nervo mediano, 210
Nervo musculocutâneo, 210
Nervo olfatório (I), 503-504
Nervo óptico (II), 504-506

Nervo tibial, 460
Nervo troclear, 509-511
Nervo ulnar, 223-224
  compressão do, local de, 226
Nervo vestibular
  teste da mudança de direção, 520
  teste do indicador, 521
Nervos cranianos, 502-503
  anormalidades múltiplas dos nervos cranianos, 502-503
  características anatômicas de, 502-503
  exame oftalmoscópico, 507-508
  nervo auditivo (VIII), 518-523
  nervo espinal acessório (XI), 527
  nervo facial (VII), 515
  nervo hipoglosso (XII), 528
  nervo olfatório (I), 503-504
  nervo óptico (II), 504-506
  nervo trigêmeo (V), 512-517
  nervos glossofaringeo e vago (IX, X), 524-526
  nervos oculomotor, troclear e abducente (III, IX, VI), 509-511
Nistagmo, 522-523
Notas SOAP, 19-20

O

Oblíquo externo, 42-45
Observação/inspeção do paciente, 22-23
Olécrano, 208, 223-224, 226
Ombros arredondados, 56-57
Ombros góticos, 53-54
Oponente do dedo mínimo, 255-256
Oponente do polegar, 254-255
OPQRST, mnemônica, 21-22
Osso, radiologia simples, 30-31
Ossos das falanges, 257-258
Ossos metacarpais e palpação das falanges, 257-258

P

Padrões dermatômicos, 120-122, 342-343
Palmar longo, 204, 232
Palpação, 22-25
  cotovelo, 203-210
  estruturas ósseas, 23-25
  joelho, 407-418
  mão, 254-258
  ombro, 136-144
  pele, 23-25
  punho, 232-237
  quadril, 378-383
  sacroilíaca, 360-362
  tecido mole subcutâneo, 23-25
  torácica, 270-277
Palpação das costelas e espaços intercostais, 271-272, 277
Patela, 407-408
Pele
  avaliação, 22-23
  temperatura, avaliação da, 23-25
Pelve anterior, 49-50, 58-60
Pelve posterior, 58-60
Pernas arqueadas, 61-63
Platô tibial, 412-413
Platô tibial medial, 412-413
Pletismografia, 483-485
Plexo braquial, 120-122, 203
  irritação do, 196-199
Plexo cervical, 120-122
Ponto-gatilho miofascial, 66-67
Posição de Adam, 282
Postura
  alterações estruturais *versus* adaptativas, 36-39
  avaliação, 39-46
  distorções e adaptações, 49, 52-63
  ideal, 36-37
  importância da, 36-37
  neutra, 36-37
  síndrome, 46, 48-50, 51t
  tipos, 46-47, 48t
Postura cifolordótica, 46-47, 48t
Postura da cabeça para a frente, 49, 51-52
Postura de swayback, 46-47, 48t
Postura do dorso plano, 46-47, 48t
Postura militar, 46-47, 48t
Potencial evocado somatossensorial, 132-133, 356
Prega sinovial, 433
Prega sinovial anterior, 433
Prega sinovial patelar medial, 433
Prega sinovial suprapatelar, 433
Procedimento de rastreamento de George, 94-96
Processo articular posteroinferior, 71-72
Processo articular posterossuperior, 71-72
Processo coracoide, 136-138, 191-192
Processo estiloide ulnar
  palpação, 236
Processo mastoide, 66-67
Processos espinhosos, 71-72, 294-295
  palpação, 276
Processos espinhosos lombares, 294-295
Pronação, cotovelo, 213

Pronação dos pés, 61-63
Protocolo de avaliação clínico, 19-20
    avaliação da amplitude de movimento, 23-29
    história do paciente, 19-22
    imagens diagnósticas e testagem estrutural, 29-34
    observação/inspeção, 22-23
    palpação, 22-25
    testagem física, ortopédica e neurológica, 27-30
    testagem funcional, 32-35
Protrusão do abdome, 60-61

Q

Quadrado do lombo, 42-43, 296-297

R

Rádio, 203, 205, 207
Radiografia axilar do ombro, 168, 172, 175, 181
Radiografia tangencial do ombro, 168, 172, 175
Radiografias anteroposteriores do ombro, 153-154, 158, 161, 168, 172, 175, 181, 187
Radiologia simples, 19-20, 27-31
    cervical, 498
    comprometimento de artéria subclávia, 95-96
    cotovelo, 218-219, 222
    joelho, 430, 445-446, 449
    ligamento alar, 106
    ligamento sacrotuberal, 368
    lombar, 307-309, 329-330, 333, 337
    manobra de Halstead, 194-195
    manobra de O'Donoghue, 97-98
    mão, 259-261, 263, 266
    punho, 252
    quadril, 392-394, 399, 403
    sinal de Bakody, 117
    sinal de Kaplan, 217
    sinal de Rust, 102
    teste da deglutição, 108
    teste do flamingo, 374
    torácica, 283, 285-286, 288-291
Raiz nervosa de L4, 349
Raiz nervosa de L5, 351
Raiz nervosa de S1, 355
Raiz nervosa de T1, 132-133
Raízes nervosas de L2, L3 e L4, 347
Raízes nervosas de T12, L1, L2 e L3, 344
Rastreamento de escoliose, 56-58, 281
    posição de Adam, 282
    sinais e sintomas clínicos, 281
    teste do deslizamento de McKenzie, 283

Reflexo abdominal inferior, 541
Reflexo abdominal superior, 540
Reflexo corneal, 513
Reflexo do vômito, 526
Reflexo glúteo superficial, 541
Reflexo mandibular, 513
Retináculo flexor, 233, 243
Reto do abdome, 44-45
Reto femoral, 44-45, 411-412
Rotação
    amplitude de movimento do ombro
        rotação externa, 148
        rotação interna, 147
    método do inclinômetro, 77, 280
    testagem muscular isométrica resistiva, 81
    torácica, 280
Rotação escapular, 54-56
Rotação externa, quadril, 389
Rotação interna, quadril, 388
Ruptura do tendão do calcâneo, 479
    sinais e sintomas clínicos, 479
    testes para, 479-481
Rupturas labrais, 176
    testes para, 177-179

S

Sacralização, 294-295
Sensibilidade dolorosa, 23-25
    escala de pontuação, 23-25
Serrátil anterior, 49, 52
Sinais de Waddell
    distúrbio regional sensitivo ou motor, 491
    hiper-reação, 492
    sensibilidade dolorosa não anatômica, 487-488
    sinal da distração, 490
    sinal de simulação, 489
Sinal da corda do arco, 325
Sinal da flexão do joelho, 315-316
Sinal da gaveta, 437-439
Sinal da gaveta do pé, 473-474
Sinal da inclinação antálgica, 323-324
Sinal da mão de Rossolimo, 533
Sinal da telescopagem, 392
Sinal de Babinski, 535
Sinal de Bakody, 117
Sinal de Barrè-Lièou, 85
Sinal de Beevor, 287-288
Sinal de Bikele, 197
Sinal de Bohler, 429
Sinal de Brudzinski, 497
Sinal de Cox, 320

Sinal de Déjérine, 108
Sinal de Gilchrest, 158
Sinal de Hoffman, 530-531
Sinal de Homan, 486-487
Sinal de Hoover, 493
Sinal de Impacto de Neer, 153-154
Sinal de Kaplan, 217
Sinal de Lhermitte, 115, 498
Sinal de Lindner, 329
Sinal de Minor, 321
Sinal de Oppenheim, 536
Sinal de Rust, 102
Sinal de Schaeffer, 539
Sinal de Schepelmann, 288-289
Sinal de Tinel, 199, 223-224
Sinal de Tinel do pé, 478
Sinal de Tinel no punho, 242
Sinal de Tinnel, 199
Sinal de Tromner, 532
Sinal de Wartenberg, 224-225
Sinal do aperto de botão subacromial, 159-160
Sinal do pé de Chaddock, 537
Sinal do pé de Rossolimo, 538
Sinal do punho de Chaddock, 534
Sinal do sulco, 175
Sinal poplíteo de Cabot, 428
Síndrome cerebelar bilateral, 543
Síndrome cerebelar ipsilateral, 543
Síndrome cruzada inferior, 49-50, 51t
Síndrome cruzada superior, 46, 48-50, 51t
Síndrome da articulação sacroilíaca, 334
Síndrome do desfiladeiro torácico, 188-189
    sinais e sintomas clínicos, 188-189
    testes para, 188-195
Síndrome do impacto, 151-152
    sinais e sintomas clínicos, 151-152
    sinal do impacto de Neer, 153-154
    teste da tendinite do supraespinal, 151-152
    teste de coçar de Apley, 152-153
    teste de impacto de Hawkins-Kennedy, 152-153
Síndrome do piriforme, 368-369
    sinais e sintomas clínicos, 369
    teste para, 369-371
Síndrome do túnel cubital, 226
Síndrome do túnel do carpo, 242
    sinais e sintomas clínicos, 242
    testes para, 242-247
Síndrome do túnel do tarso, 477
    sinais e sintomas clínicos, 477
    testes para, 477-478
Síndrome do túnel radial (STR), 223-224, 228

Síndrome do túnel ulnar, 248
    sinais e sintomas clínicos, 248
    tríade do túnel ulnar, 248
Síndromes posturais, 46, 48-50, 51t
    síndrome de postura cruzada inferior, 49-50, 51t
    síndrome de postura cruzada superior, 46, 48-50, 51t
Suboccipitais, 49, 52
Sulco bicipital, 139-140, 183
Sulco pleural, 94-95
Supinação, do cotovelo, 212-213

T

TC lombar, 329-330, 333
Tecido mole subcutâneo, 22-25
Técnica de Cobb-Lippman, 281
Tendão bicipital, 139-140
Tendão do bíceps, 210
Tendão do calcâneo, 466-467
Tendão do quadríceps femoral, 407-408, 433
Tendão do tibial anterior, 463-465
Tendão tibial posterior, 458-459
Tendinite bicipital, 154-155
    sinais e sintomas clínicos, 154-155
Tendinite calcária, 151-152
Tendões do extensor longo dos dedos, 463-465
Tendões extensores, palpação, 237
Tendões fibulares, 462-463
Tendões flexores
    anatomia, 232
    palpação, 232
Tenossinovite estenosante, 249-250
    sinais e sintomas clínicos, 249-250
    teste de Finkelstein, 249-250
Termografia, 483-485
Testagem de reflexos
    cutâneo superficial, 540-542
    extremidade inferior, 535-539
    extremidade superior, 530-534
    músculo bíceps, 124-125
    músculo braquiorradial, 127
    músculo tríceps, 129-130
Testagem física, 27-29
Testagem funcional, 32-34
    eletroencefalografia (EEG), 32-34
    eletromiografia (EMG), 32-34
    potencial evocado somatossensorial (PESS), 32-34
Testagem motora
    grupo abdutor dos dedos, 130-131

grupo extensor do punho, 126-127
grupo extensor dos dedos, 129-130
grupo flexor do punho, 128-129
grupo flexor dos dedos, 130-131
interósseos palmares, 131-132
músculo tríceps, 128-129
Testagem sensitiva, 120-122
Teste costoclavicular, 190-191
Teste da abdução sacroilíaca resistida, 367
Teste da altura da nádega, 327
Teste da apreensão anterior, 163
Teste da apreensão patelar, 448
Teste da apreensão posterior, 169
Teste da aproximação escapular passiva, 286-287
Teste da artéria vertebral, 88
Teste da compressão, 452
Teste da compressão ativa, 177
Teste da compressão de Apley, 421-423
Teste da deglutição, 108
Teste da distração de Apley, 443
Teste da elevação da mão, 245
Teste da elevação da perna reta, 309-310, 317-318
Teste da elevação dupla das pernas retas, 312
Teste da estabilidade lateral, 474-475
Teste da estabilidade medial, 476
Teste da FAIR, 370
Teste da figura de oito, 550
Teste da flutuação, 452
Teste da fungada de Lewin, 332
Teste da gaveta anterior, 162
Teste da gaveta posterior, 170-171
Teste da inclinação pélvica (compressão do ilíaco), 372
Teste da instabilidade anterior de Andrews, 165
Teste da instabilidade anterior em decúbito ventral, 164
Teste da marcha com calcanhar e dedos, 329-330
Teste da mudança de direção, 520
Teste da palmadinha, 546, 549
Teste da percussão do calcâneo, 480
Teste da percussão vertebral, 99-100, 284-285, 284-285, 308-309
Teste da pinça, 246-247
Teste da pinça digital, 227
Teste da prega de Hughston, 435
Teste da prega mediopatelar, 434
Teste da pronação-supinação, 545
Teste da queda do braço, 180
Teste da tendinite do supraespinal, 151-152
Teste da tração, 193
Teste da tração do nervo femoral, 315-316

Teste de abdução do ombro, 117
Teste de Adson, 188-189
Teste de Allen, 485
Teste de Allis, 390-391
Teste de alongamento do plexo braquial, 196
Teste de Anvil, 393-394
Teste de Bechterew, 319
Teste de Bragard, 316. Ver também teste de levantamento da perna reta
Teste de Buerger, 483-484
Teste de Bunnel-Littler, 261-262
Teste de Cipriano, 371
Teste de coçar de Apley, 152-153
Teste de compressão carpal, 245
Teste de compressão de Jackson, 110
Teste de compressão e extensão, 111
Teste de compressão e flexão, 112
Teste de compressão esternal, 285-286
Teste de compressão foraminal, 109, 114
Teste de contratura do reto femoral, 396
Teste de Copeland, 481
Teste de Cozen, 214-215
Teste de Dawbarn, 161
Teste de Dekleyn, 89
Teste de depressão do ombro, 116-117
Teste de destreza, 547
Teste de distração, 116-117
Teste de Dreyer, 449
Teste de Dugas, 168
Teste de Ely, 397
Teste de empurra-puxa, 172
Teste de estresse de Norwood, 170-171
Teste de estresse do ligamento alar, 106
Teste de estresse do ligamento sacrotuberal, 368
Teste de estresse do ligamento transverso, 105
Teste de estresse em abdução, 222, 445-446
Teste de estresse em adução, 219-221, 444-445
Teste de estresse em varo e valgo, 258-259
Teste de expansão do tórax, 289-291
Teste de extensão lombar sobre uma perna, 307
Teste de extensão resistida do dedo médio, 228
Teste de Fajersztajn. Ver teste da elevação da perna reta
Teste de Feagin, 173
Teste de Finkelstein, 249-250
Teste de flexão do cotovelo, 226
Teste de flexão do joelho, 322
Teste de flutuação semilunopiramidal, 250-251
Teste de frouxidão ligamentar do colateral ulnar do polegar, 259-261
Teste de Gaenslen, 364

Teste de Goldthwaith, 334. Ver também teste de elevação da perna reta
Teste de Hautant, 90
Teste de Helfet modificado, 427
Teste de Hibb, 372
Teste de impacto de Hawkins-Kennedy, 152-153
Teste de inclinação anterior com apoio, 335
Teste de instabilidade segmentar, 305-306
Teste de Kemp, 328
Teste de Kernig, 496-497
Teste de Lachman, 440-441
Teste de Lachman invertido, 440-441
Teste de Laguerre, 403
Teste de Lasègue, 311
Teste de Lewin-Gaenslen, 365
Teste de Lippman, 157
Teste de Losee, 442
Teste de Ludington, 184-185
Teste de Magnuson, 494
Teste de Maigne, 87
Teste de McMurray, 422-423
Teste de Milgram, 332
Teste de Mill, 216
Teste de Nachlas, 336
Teste de Naffziger, 333
Teste de Ober, 398
Teste de Patrick, 400-401
Teste de Phalen invertido, 244
Teste de Rinne, 519
Teste de Rockwood, 166
Teste de Romberg, 551
Teste de Roos, 194-195
Teste de Rowe para instabilidade anterior, 167
Teste de Rowe para instabilidade multidirecional, 174
Teste de Sharp-Purser, 104
Teste de Sicard, 317
Teste de Slocum, 441
Teste de *slump*, 312-314
Teste de Soto-Hall, 101, 285-286
Teste de Speed, 156
Teste de Spurling, 113
Teste de tensão do isquiático, 326
Teste de tensão do plexo braquial, 198
Teste de Thessaly, 431-432
Teste de Thomas, 395
Teste de Thompson, 479
Teste de Trendelenburg, 401
Teste de Underburg, 90
Teste de Waldron, 450
Teste de Watson, 252
Teste de Weber, 518
Teste de Wright, 191-192
Teste de Yeoman, 366
Teste de Yergason, 182-183
Teste dedo-dedo, 544
Teste dedo-nariz, 543
Teste do alongamento do piriforme, 369
Teste do alongamento sacroilíaco, 367
Teste do atrito medial-lateral de Anderson, 430
Teste do atrito patelar, 446-447
Teste do calcanhar-joelho, 548
Teste do clique de Ortolani, 391
Teste do cotovelo do golfista, 218-219
Teste do deslizamento anterior, 179
Teste do deslizamento de McKenzie, 283
Teste do deslocamento doloroso de Steinman, 425
Teste do extensor comum dos dedos, 266
Teste do extensor e flexor longo do polegar, 265
Teste do flamingo, 374
Teste do fulcro, 167
Teste do indicador, 521
Teste do ligamento umeral transverso, 186-187
Teste do músculo esternocleidomastóideo, 527
Teste do músculo trapézio, 527
Teste do piriforme, 327, 399
Teste do profundo, 264
Teste do pulo, 394
Teste do quadrante, 402
Teste do rechaço patelar, 451
Teste do ressalto, 178
Teste do retorno, 424
Teste do retrocesso do menisco, 426
Teste do sinal da nádega, 337
Teste do supraespinal, 181
Teste do torniquete, 246-247, 477-478
Teste labiríntico, para nistagmo posicional, 522-523
Teste muscular isométrico contra a resistência, 78-79
Teste para ligamentos retinaculares tensos, 263
Teste Phalen, 243
Testes da cápsula articular, 261-263
Testes de função cerebelar
    extremidade inferior, 548-551
    extremidade superior, 543-547
Testes ortopédicos cervicais
    avaliação da amplitude de movimento, 72-77
    avaliação da circulação vertebrobasilar, 82-93
    compressão e irritação neurológica, 109-117, 110-117
    comprometimento da artéria subclávia, 94-96

diagnóstico diferencial, 96-98
fluxograma do exame, 65
fraturas cervicais, 99-102
instabilidade cervical, 103-106
lesões expansivas, 107-108
palpação cervical
  aspecto anterior, 66-68
  aspecto posterior, 69-73
testagem muscular isométrica resistiva, 78-81
Testes ortopédicos da articulação do quadril
  avaliação da amplitude de movimento, 384-389
  displasia congênita do quadril, 390-392
  fluxograma do exame, 377
  fraturas, 393-394
  lesões articulares, 400-403
  palpação, 378-383
  testes de contratura, 395-399
Testes ortopédicos da mão
  instabilidade articular, 258-261
  instabilidade de tendão, 264-266
  palpação
    aspecto anterior, 254-256
    aspecto posterior, 256-258
  testes da cápsula articular, 261-263
Testes ortopédicos do cotovelo
  avaliação da amplitude de movimento, 211-213
  epicondilite lateral (cotovelo do tenista), 214-217
  epicondilite medial (cotovelo do golfista), 218-219
  fluxograma do exame, 202
  instabilidade ligamentar, 219-222
  palpação, 203-210
    aspecto anterior, 210
    aspecto lateral, 206-207
    aspecto medial, 203-205
    aspecto posterior, 208-209
  síndromes compressivas/neuropatia, 223-228
Testes ortopédicos do joelho
  avaliação da amplitude de movimento, 419-420
  derrame da articulação do joelho, 451-452
  disfunção patelofemoral, 446-450
  fluxograma do exame, 406
  instabilidade do menisco, 421-432
  instabilidade ligamentar, 436-446
  palpação
    aspecto anterior, 407-412
    aspecto lateral, 414-416
    aspecto medial, 412-414
    aspecto posterior, 417-418
  testes de pregas sinoviais, 433-435

Testes ortopédicos do ombro
  avaliação de amplitude de movimento, 145-150
  bursite, 159-161
  fluxograma do exame, 135
  instabilidade do manguito rotador, 180-181
  instabilidade do tendão do bíceps, 182-187
  instabilidade glenoumeral
    anterior, 162-168
    posterior, 169-172
  instabilidade multidirecional, 173-175
  irritação do plexo braquial, 196-199
  palpação
    aspecto anterior, 136-142
    aspecto posterior, 142-144
  rupturas labrais, 176-179
  síndrome do desfiladeiro torácico, 188-193
  síndrome do impacto (supraespinal), 151-154
  tendinite (bicipital), 154-158
Testes ortopédicos do punho
  avaliação da amplitude de movimento, 238-241
  fluxograma do exame, 231 palpação
    aspecto anterior, 232-235
    aspecto posterior, 236-237
  instabilidade carpal, 250-252
  síndrome do túnel do carpo, 242-247
  síndrome do túnel ulnar, 248-250
  tenossinovite estenosante, 249-250
Testes ortopédicos do tornozelo
  avaliação da amplitude de movimento, 468-471
  fluxograma do exame, 456
  instabilidade ligamentar, 472-476
  palpação
    aspecto anterior, 463-465
    aspecto lateral, 461-463
    aspecto medial, 457-460
    aspecto posterior, 466-467
  ruptura do tendão do calcâneo, 479-481
  síndrome do túnel do tarso, 477-478
Testes ortopédicos lombares
  avaliação de amplitude de movimento, 301-303
  dor lombar vs. sacroilíaca, diagnóstico diferencial, 334-337
  fluxograma do exame, 293
  fraturas lombares, 308-309
  lesões expansivas, 331-333
  palpação, 294-300
  raiz nervosa lombar e testes de irritação/compressão do nervo isquiático, 309-330
  testes de disfunção articular, 304-307
Testes ortopédicos sacroilíacos

alongamento sacroilíaco, 362-368
fluxograma do exame, 359
lesões articulares, 371-374
palpação, 360-362
síndrome do piriforme, 368-371
Testes ortopédicos torácicos
   anquilose da articulação costovertebral, 289-291
   avaliação da amplitude de movimento, 278-280
   fluxograma do exame, 269
   fraturas torácicas, 284-286
   lesões de raiz nervosa, 286-289
   palpação
      aspecto anterior, 270-272
      aspecto posterior, 272-277
   rastreamento da escoliose, 281-283
Tibial anterior, 61-63
Tibial posterior, 42-43
Tomografia computadorizada (TC), 19-20, 27-31, 102, 106, 108, 117, 222, 285-286, 307, 449, 498
Tomografia computadorizada com emissão de próton único (SPECT), 307
Transecção da medula espinal cervical, 103
Trato iliotibial, 415-416
Trato iliotibial da fáscia lata, 42-43
Tríade de Déjérine, 332

Triângulo femoral, 383
Trocânter maior, 380
Trombose venosa profunda (TVP), 486-487
   sinais e sintomas clínicos, 486-487
   testes para, 486-487
Túber isquiático, 361-362
Tubérculo radial, 236
   palpação, 236
Túnel de Guyon, 235, 248
Túnel do carpo, palpação, 233

U

Ulna, 203, 205, 207
Ultrassom da vertebral e da carótida, 92-93
Ultrassom vascular, 483-484
Ultrassom vascular periférico, 485-487
Ultrassonografia, 153-154, 158, 161, 392
Úmero, 136-138, 160, 203-204

V

Vasto intermédio, 411-412
Vasto lateral, 411-412
Vasto medial, 411-412
Veia axilar, 190-191
Venografia, 486-487
Vista anteroposterior, avaliação postural, 45-46